A Practical Handbook on
Pediatric Cardiac Intensive Care Therapy

儿童心脏重症监护治疗
实用手册

主　编　［德］Dietrich Klauwer

　　　　［德］Christoph Neuhaeuser

　　　　［德］Josef Thul

　　　　［瑞士］Rainer Zimmermann

主　译　张维敏

主　审　丁以群

译　者　（按姓氏笔画排序）

　　　　王鹏程　刘怀普　李秀红

　　　　吴文智　张　程　周晓东

　　　　郑丰楠　黄骏荣　梁穗新

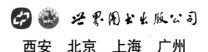

世界图书出版公司

西安　北京　上海　广州

图书在版编目(CIP)数据

儿童心脏重症监护治疗实用手册/(德)迪特里希·克拉文(Dietrich Klauwer)等主编;张维敏主译. —西安:世界图书出版西安有限公司,2021.3

书名原文:A Practical Handbook on Pediatric Cardiac Intensive Care Therapy

ISBN 978 - 7 - 5192 - 7928 - 8

Ⅰ. ①儿… Ⅱ. ①迪…②张… Ⅲ. 小儿疾病—心脏病—险症—护理—手册②小儿疾病—心脏病—险症—治疗—手册 Ⅳ. ①R473.72 - 62②R725.405.97 - 62

中国版本图书馆 CIP 数据核字(2021)第 043307 号

First published in English under the title
A Practical Handbook on Pediatric Cardiac Intensive Care Therapy
edited by Dietrich Klauwer, Christoph Neuhaeuser, Josef Thul and Rainer Zimmermann, edition:1
Copyright © Springer International Publishing AG, part of Springer Nature, 2019 *
This edition has been translated and published under licence from
Springer Nature Switzerland AG.
Springer Nature Switzerland AG takes no responsibility and shall not be made liable for the accuracy of the translation.

书　　名	**儿童心脏重症监护治疗实用手册**	
	ERTONG XINZANG ZHONGZHENG JIANHU ZHILIAO SHIYONG SHOUCE	
主　　编	〔德〕Dietrich Klauwer　　〔德〕Christoph Neuhaeuser	
	〔德〕Josef Thul　　〔瑞士〕Rainer Zimmermann	
主　　译	张维敏	
责任编辑	马可为	
出版发行	**世界图书出版西安有限公司**	
地　　址	西安市锦业路 1 号都市之门 C 座	
邮　　编	710065	
电　　话	029 - 87214941　029 - 87233647(市场营销部)	
	029 - 87234767(总编室)	
网　　址	http://www.wpcxa.com	
邮　　箱	xast@ wpcxa.com	
经　　销	全国各地新华书店	
印　　刷	西安雁展印务有限公司	
开　　本	787mm × 1092mm　　1/16	
印　　张	31.5	
字　　数	600 千字	
版次印次	2021 年 3 月第 1 版　　2021 年 3 月第 1 次印刷	
版权登记	25 - 2021 - 010	
国际书号	ISBN 978 - 7 - 5192 - 7928 - 8	
定　　价	298.00 元	

医学投稿　xastyx@ 163.com ‖ 029 - 87279745　029 - 87284035

☆如有印装错误,请寄回本公司更换☆

原著主编
Editors

Dietrich Klauwer

Center for Paediatrics and Youth
Health Singen
Singen
Germany

Christoph Neuhaeuser

Universitätsklinikum Gießen und Marburg
Paediatric Cardiac ICU and Heart
Transplantation Program
Gießen
Germany

Josef Thul

Universitätsklinikum Gießen und Marburg
Paediatric Cardiac ICU and Heart
Transplantation Program
Gießen
Germany

Rainer Zimmermann

Global Medical Leader in Medical Affairs
Actelion Pharmaceuticals
Allschwil
Switzerland

原著作者
Contributors

Maria B. Gonzalez y Gonzalez Pediatric Heart Center of Giessen, Children's Heart Transplantation Center, UKGM GmbH, Giessen, Germany

Christian Jux Pediatric Heart Center of Giessen, Children's Heart Transplantation Center, UKGM GmbH, Giessen, Germany

Dietrich Klauwer Department of Pediatrics, Singen Medical Center, Gesundheitsverbund Landkreis Konstanz, Krankenhausbetriebsgesellschaft Hegau-Bodensee-Klinikum, Singen, Germany

Edward Malec Division of Pediatric Cardiac Surgery, Münster University Medical Center, Münster, Germany

Christoph Neuhaeuser Pediatric Heart Center of Giessen, Children's Heart Transplantation Center, UKGM GmbH, Giessen, Germany

Christoph Schmidt Department of Anesthesiology, Surgical Intensive Care Medicine and Pain Therapy, Münster University Medical Center, Münster, Germany

Josef Thul Pediatric Heart Center of Giessen, Children's Heart Transplantation Center, UKGM GmbH, Giessen, Germany

Rainer Zimmermann Global Medical Affairs, Actelion Pharmaceuticals Ltd. , Allschwil, Switzerland

译 序
Foreword

　　心脏外科有别于众多传统外科学,它不仅要求外科医生有灵巧的双手,还要有扎实的理论基础,必须对解剖、病理、生理及血流动力学有充分的认识和理解,唯有如此,才能做出合理的手术决策和科学、有效的围术期管理;缺乏围术期管理技能的心脏外科医生是一个"瘸腿的"外科医生,而仅仅依靠经验来管理心脏外科 ICU 的内科医生也不是一名真正意义上的医生。与同道分享国际知名儿童心脏中心的临床经验,促进更多心脏外科医生强化儿童心脏疾病的重症监护管理,全面提升患者的预后和生存质量,是我们这个年轻的团队翻译此书的初衷。

　　2003 年,当我还在以色列施耐德国立儿童医院进行心脏外科 Fellow 培训时,接触到 Anthony Zhang 的 *Pediatric Cardiac Intensive Care* 及 Robert Bojar 的 *Manual of Perioperative Care in Cardiac Surgery*,受益匪浅,时时有种醍醐灌顶的感觉,让我慢慢体会到循环系统的整体性和科学性,而各个参数间的相互作用又是如此奇妙,甚至匪夷所思。我把这些关键内容整理成一条条清单式的治疗流程,打印在名片大小的硬卡上,一共有两百多张,每天坐地铁的十五分钟,快速复习一些,收获颇丰。然而,这两本书有一个共同的不足之处,就是在呼吸治疗领域着墨不足,对呼吸治疗的相对欠缺也成为我日后不得不面对的一个致命弱点,虽然我是一位外科医生。2018 年,日本静冈县富士儿童医院心外科 ICU 主任 Ozaki 博士到访我院,他对呼吸机的娴熟管理让我震惊,Ozaki 医生通过对呼吸参数的调整、对呼吸曲线的解读,直指要害,可以很快判断出是呼吸因素还是循环因素导致的治疗无果。这对我是一个极大的触动,让我深感作为一名心脏外科医生,全面掌握心肺之间的相互作用,高效处理复杂的血流动力学变化的重要性。

　　恰在此时,我们接触到了这本书——*A Practical Handbook on Pediatric Car-*

diac Intensive Care Therapy（《儿童心脏重症监护治疗实用手册》），本书原著为德文版，出版后受到了业内的高度赞誉和读者的普遍欢迎。书中围绕儿童心脏重症监护全方位地解读了循环、呼吸、泌尿、凝血等系统的管理，面向临床，有切实的指导意义，相信本书一定会对心脏外科医生、ICU 医生、麻醉医生等有所帮助；但由于本书的英文版从德文版翻译而来，因此英文版中一些表述习惯与中国医生的使用习惯存在一定的差异，这给我们从英文再翻译为中文的工作带来很大的挑战。在我们与责任编辑反复研究、磋商后，将仍然无解的问题提交给原书作者进行了讨论，尽最大努力减少了对原文的曲解。

《中国心外科手术和体外循环数据白皮书》中的数据显示，虽然我国先天性心脏病的占比在逐年下降，但出现了越来越多的小年龄、罹患复杂先天性心脏病的患者，这部分患者更加需要得到科学、高效的救治和围术期管理，以便改变他们未来的生活状况。希望此书的翻译出版，能为中国先天性心脏病临床实践水平的提升做出贡献。

深圳市儿童医院胸心外科

丁以群

2020.11

原序一
Foreword

　　儿童心脏重症监护是一个相对新兴的重症监护亚学科，如果能将知识、经验和技术直接赋能给配备有现代设备的新建医疗中心，无疑是最为理想的情况。目前，新一代的新生儿心血管重症监护医生正逐渐崭露头角，对他们而言，开启职业生涯伊始便具有扎实的理论功底并能学以致用非常必要。儿童心脏重症监护的治疗需要医务人员了解和管理好患有先天性心脏病的新生儿及低龄儿童，且常常需要跨学科决策，因此本书旨在以患者为导向，为上述工作者提供丰富、翔实的信息。

　　本书对于初学者而言，核心价值在于在讲述临床相关知识的同时，还可促进对不同先天性心脏病基础生理和器官功能的思考，这有助于他们全面考量和管理后续出现的问题。书中对每种特殊畸形的诊断、干预和医学治疗相关的具体困难和特殊情况进行了详细解读，还重点关注了医生和护士的一般日常实践和床旁医学，所述易于理解、易于实施，并以结果为导向。同时，为应对在心脏重症监护中可能出现的多重血流动力学状况，还特别加入了对心肺之间相互作用的阐述。

　　在俄罗斯、东欧及亚洲的一些地区，很多医院的手术室和ICU都存在管理及技术方面的不足，从而使医生面临"难以管理的"新生儿和复杂技术的问题。由于这些原因，新建立的中心即使在简单的病例中也存在较高的死亡率和并发症发生率，因此只能治疗有限的迫切需要心脏手术的患者。本书为读者构建了广泛的知识基础，使他们在面对ICU的每例患者时，都能够提前认识到发生紧急情况的征象，及时做出反应，预见并发症，并获得适当的帮助。

　　Dietrich Klauwer 和 Christian Jux 在圣彼得堡国立儿科医学院新生儿中心

的医疗援助期间(当时该中心正在开展新的儿童心脏项目),曾为当地专家提供一对一的教学。正是得益于本书的德语第一版,俄罗斯圣彼得堡儿科心脏 ICU 的初学者引进了培训系统。如何以务实、具体和基于经验的方式来管理复杂问题,本书给出了详尽的答案,而这已成为下一代跨学科心血管重症监护专科医生实践教育的基石。

Sergey Marchenko, MD

Professor of Cardiac Surgery

Division of Cardiac Surgery

Neonatal Center of St. Petersburg State

Pediatric Medical University

St. Petersburg, Russia

2018.01

原序二
Foreword

　　在过去的几十年里,先天性心脏病患儿的治疗发生了重大变化。手术的数量和复杂性均有增加,许多结构性病变从起初的姑息手术转向早期的畸形矫治。随着更具挑战性的手术的开展,需要建立更专业的儿科心脏重症监护室以改善患儿预后,由此,欧洲和北美地区一些大型医疗机构中的儿童心脏重症监护室应运而生;与此同时,该领域也需要更多经过培训、知识丰富的护士和医生。一个新的儿科亚专业正在出现,但经常缺少健全的培训计划。对于儿科心脏重症监护领域的初学者来说,一切都是新的,获取相应的合理的知识可能具有一定挑战性。面对不同的先天性心脏病术语,做出正确的诊断和制订治疗计划是一种能力的考验。重症监护室中的患儿需要接受高级治疗,包括医生和护士在内的整个团队都需要了解正常的生理、合并心脏畸形时的生理,以及畸形相关的术前和术后血流动力学。

　　本书最大的优点是既可以满足初学者的需求,同时也可作为高年资医生的参考书,它将多个专科领域联系起来,并提供了详细的问题解决方案。

　　在此强调几个重要章节,包括针对不同情况下的详细通气策略、常用的药物(抗生素、正性肌力药、血管升压药等)、早期拔管或延长通气支持的镇痛和镇静策略,以及介绍快通道(支持/反对理由)的章节。此外,本书还涵盖了其他重要的领域,如结构化的交接流程、营养、肺动脉高压和机械辅助循环等。精心设计的插图和表格为所述内容提供了快速概览。

　　通过长期的、一以贯之的实践和学习,作者将上述所有主题整合,以德语出版了这部优秀著作,并获得高度赞誉,甫一问世,很快售罄。

　　我要祝贺本书写作团队和 Springer Verlag 出版社共同出版了这一重要的专著。本书德语版的第二版已经出版,对存在的一些小问题进行了修正,并加入了新的治疗策略。英文版面向国际受众，包括正在发展心脏外科中心的国家，以及相应的护士、儿科重症监护医生、心脏专科医生、麻醉医生和正在接受培训和早期实践的外科医生。本书并非教条式的指导，而是作为培训项目建立的基础指南或课程，我相信它将使该领域新一代医护人员的临床实践达到更高水平。

Tilman Humpl, MD
Associate Professor of Pediatrics
Department of Critical Care Medicine
Division of Cardiac Critical Care Medicine
Hospital for Sick Children
Toronto, Canada
2018.01

前　言
Preface

　　将这本广受好评的德语第二版《儿童心脏重症监护治疗实用手册》翻译成英文版的动机,是向国际医学界传授我们如何通过最具病理生理学和经验导向的方法来管理心脏疾病的患儿,我们的意图源于三个方面。

　　需求　在我们到东欧、亚洲和非洲许多国家的医院交流期间,在帮助他们的科室启动或开展最先进的儿童心脏手术项目过程中明显可以感受到,术后治疗最大的问题在于缺乏清晰、全面、易于理解、操作性强的治疗方案。很多处于发展阶段的中心,其临床评估、术前诊断、手术规划及手术实施过程缺少完备的方案和工作流程,协调良好的团队也不到位。

　　在这里,最明显的需求是如何将几十年来获得的综合经验重新整合并分享给他人。这种分享可转化为实际应用,用于患者的临床评估、在危急情况下的器官功能维持、病程预测、教会他人如何有效应用现代设备,以及以最佳方式给予药物治疗。

　　通过本手册,我们希望读者可以从病理生理学方面深入理解儿科心脏ICU日常的流程、问题和并发症,以便更好地选择处理方式和方案。

　　我们希望公正客观地看待关于"证据"的学术之争,因此本手册的编写结构更注重于去阐释如何基于个体化获得成功的治疗结局,这也是为什么本书没有提供详细参考文献(可能代表理论上的最佳实践)的原因之一。相反,它结合了各位作者多年的经验,包括建立经自我验证有效的、创新的、先进的临床方法,这些方法更加符合自身实际,同时将目前有关文献囊括在内,体现了真正意义上的循证医学。

　　目标　2011年,我们诞生了将Giessen中心儿科ICU的入门指南改写为儿科重症监护手册的想法。在德语第一版出版并获得了出乎意料的高度认可后,我们决定撰写第二版作为第一版的修订和扩展。在第二版中,作者邀请了其他著名的权威人士共同编写,进一步拓展了本书的范围。在这一新版本中,增加了重要的相关主题,对于读者进一步理解不同心脏畸形的血流动力学,以及心脏术后使用或不使用呼吸机时的循环系统变化起着关键的作用。

我们希望本书能满足上述未能实现的需求,并与同类英语书籍竞争。我们深信本书的理念并付诸实践——以一种不同于常规的编写方式,向全球儿科心脏病学领域的医护人员分享。

机会 我们感谢 Getinge 公司赞助了本书的专业医学翻译,得以实现英文版的出版目标。本书由著名的 Springer Verlag 出版社出版及其全球分销网络发行,我们感到非常幸运。

我们还要由衷感谢所有参与完成这一项目的人们:感谢欧亚心脏基金会对最初想法的示范性贡献,感谢 Deborah A. Landry 女士在翻译过程中的耐心,以及 Katja Kassem 女士对数据图表的描绘,感谢德国出版商 Deutscher Ärzteverlag 公司的授权,感谢所有作者及其家人对编写工作的支持。

Dietrich Klauwer
Singen, Germany
Christoph Neuhaeuser
Gießen, Germany
Josef Thul
Gießen, Germany
Rainer Zimmermann
Allschwil, Switzerland
2018.02

利益冲突说明:R. Zimmermann 是瑞士 Actelion 制药公司的员工。

要点导读
Important General Preliminary Remarks

编写架构

本书主要面向儿科重症监护和儿科心脏重症监护的初学者,总论部分旨在讲述儿科重症监护病房(ICU)中患者管理实践的原则,对不同器官系统的功能和监测的基础知识,以及不同患者的个体化问题。

书中的知识可以为初级医护人员提供一个明确的框架,在这一框架内,尽管可能面临很复杂的情况,但医护人员仍可充满自信地应对那些病情极其严重的患者。

为了能够在紧急情况下为患者提供快速的帮助并获得同道的协助,了解ICU的后勤保障以及所有关于患者的关键数据至关重要。必须对ICU的各种设备充分了解,包括吸引装置的使用、适用于不同体型患者的通气球囊,以及通气设备、除颤仪、心电图及起搏器的操作等;当夜间和周末单独值班时,了解ECMO(体外膜肺氧合)、透析和Berlin Heart的详细信息至关重要。此外,对复苏实施、相关药物的应用及急救车上设备的掌握同样非常重要。

因此,除了熟知本书在开篇涉及的诊断和治疗概念外,现场向新的医护人员介绍所有设备和后勤流程尤其重要。我们建议发放设备操作员许可证,及时补给急救包或急救车,与护理人员一起定期练习患者床旁设备的独立使用。

更重要的是,我们需要察觉即将发生的紧急情况的一般前驱症状,从而防止紧急情况的出现或及时寻求援助。ICU的工作人员都应获得每例患者的一定量的基础信息,以便了解病情,同时能对同事提出的问题做出快速响应。本教科书系统描述了一些最重要的细节,从而使 ICU 人员在患者出现紧急情况时,能更好地理解和沟通,同时也讲述了用于预测儿科 ICU 患者最常遇到的问题所必须了解的信息。

所需了解的重要信息

- 年龄和体重。

- 疾病诊断、手术时间,以及尽可能详细的既往病史。

- 血流动力学:

    – 正常的串行循环。

    – 动脉导管依赖的体循环或肺循环灌注、体 – 肺动脉分流。

    – Glenn 或 TCPC 循环(全腔静脉 – 肺动脉连接)。

    – 左心室或右心室梗阻。

- 血流动力学数据:血压、中心静脉压、微循环、乳酸水平、中心静脉血氧饱和度等,引流、呼吸和通气状态、肾功能、实验室资料。

- 心脏以外的重大疾病:

    – 呼吸系统。

    – 肾脏。

    – 胃肠道。

    – 神经系统。

- 特殊的既往史,如内分泌疾病、综合征性疾病、特殊的社会因素等。

阅读该书后,儿科心脏病学团队的新成员都应该对包含着重症监护患者总体情况的个体化细节有充分的掌握。这种概念上的理解同样应该结构化地交接至下一个班次和其他参与患者护理的工作人员。此外,即使是 ICU 的初学者,明确的结构化交接也可确保关键点不会丢失或被忽视。

结构化的交接

为了能够尽快识别患者的问题,避免丢失相关的信息,结构化的交接图表对于接班人员至关重要。

交接图表所需的详细信息最好牢记或将纸质或电子记录就近放置作为参考。报告的形式应便于在短时间交接清楚重要信息。

- 疾病诊断、既存疾病、既往用药。
- 总体健康的变化:好转－恶化－与前相同(值班期间)。
- 循环参数:血压、中心静脉压、微循环、静脉血氧饱和度、尿量、心血管药物使用情况。
- 进行抗心律失常治疗时心律和起搏器的状态。
- 肺功能与通气参数:压力、吸氧浓度、每分通气量、潮气量和通气类型。
- 肾功能、尿量、特殊的尿液特征和利尿剂治疗情况。
- 引流液和具体的出血特征。
- 神经系统的状态:包括警觉程度、镇痛和镇静情况及其他特殊情况。
- 胃肠道功能、营养代谢、作用于肠动力的药物及葡萄糖代谢的情况。
- 实验室检查,尤其是肌钙蛋白 I、凝血功能、感染标志物、肝功能检查、微生物检查的数据。
- 与患者的护理和进一步治疗相关的重要社会因素情况。

除以上信息外,还包括:

- 手术类型、确切的术中步骤应由监护室接诊人员记录(尽可能得到外科医生的手术示意图)。
- 超声和 X 线检查结果应由外科医生记入图表中,监护室人员应当熟悉这些结果。

为了确保高效和规范化的交接（即便对那些不太精通的人员），必须遵守以下基本规则：

- 在场人员需仔细聆听交班，可以就个别要点提出问题。

- 在交接结束时如情况允许，所有人应共同、全面地讨论存在的问题并确定好后续程序。

Dietrich Klauwer

补充说明：

- 为使表述更加简洁，个别图表中直接使用了医学专业人士广为熟知的一些指标缩略语，例如，PaO_2（动脉氧分压）、$PaCO_2$（动脉二氧化碳分压）、SaO_2（动脉血氧饱和度）等。

- 因书中涉及一些公式的计算，故对某些指标的单位保留了英文原著中的非规范表达，例如血糖单位 mg/dL（$1mg/dL \div 18 = 1mmol/L$）。

目　录
Contents

第 1 部分　儿童心脏重症监护医学概述

第 2 部分　　儿童心脏特殊问题的管理

郑重声明

　　本书提供了相关主题准确及权威的信息。由于医学是不断更新并拓展的领域，因此相关实践操作、治疗方法及药物都有可能会改变，建议读者审查相关主题的最新信息，包括产品的制造商、建议剂量、配方、方法和疗程、不良反应及相关措施。作者、编辑、出版者或经销商不对书中的错误或疏漏以及应用其中信息产生的任何后果负责，关于出版物的内容不作任何明确或暗示的保证。作者、编辑、出版者和经销商不承担由本出版物所造成的任何人身或财产损害责任。

PART 1

第1部分

General Considerations on
Pediatric Cardiac Intensive Care Medicine

儿童心脏重症监护医学概述

第1章

氧供应、二氧化碳及酸碱平衡

Christoph Neuhaeuser   Dietrich Klauwer

1.1 氧供应和二氧化碳平衡

1.1.1 氧分压及氧的级联反应

环境空气中(在标准条件下),氧分压(PO_2)约为160mmHg。

公式1

$$PO_2 = P_{atm} \times FiO_2 = 760mmHg \times 0.21 = 160mmHg$$

$P_{atm} = 760mmHg$;FiO_2:吸氧浓度

吸入的空气在呼吸道内被湿化[静水压(PH_2O)=47mmHg],然后与释放的二氧化碳在通气的肺泡中混合。因此,肺泡氧分压(PAO_2)下降至大约100mmHg。

公式2

$$PAO_2 = (P_{atm} - PH_2O) \times FiO_2 - PaCO_2/RQ = (760mmHg - 47mmHg) \times 0.21 -$$
$$40mmHg/0.8 = 100mmHg$$

RQ(呼吸商)=0.8(混合饮食)

C. Neuhaeuser (✉)
Pediatric Intensive Care Unit, Pediatric Heart Center of Giessen, Children's Heart
Transplantation Center, UKGM GmbH, Giessen, Germany
e-mail:christoph. neuhaeuser@ paediat. med. uni-giessen. de

D. Klauwer
Department of Pediatrics, Singen Medical Center, Gesundheitsverbund Landkreis Konstanz, Krankenhausbetriebsgesellschaft Hegau-Bodensee-Klinikum, Singen, Germany

© Springer International Publishing AG, part of Springer Nature 20193
D. Klauwer et al. (eds.),*A Practical Handbook on Pediatric Cardiac Intensive
Care Therapy*, https://doi. org/10. 1007/978-3-319-92441-0_1

然而,即使在健康受试者中,动脉氧分压(PaO_2)也与肺泡氧分压并不匹配,仅约为 95mmHg[动脉血氧饱和度(SaO_2)= 98% ~ 100%;详见第 1.1.3 节的氧结合曲线]。这可以解释为弥散损耗(通常非常少)及 1% ~3% "生理性分流"的混合(如支气管循环、心最小静脉循环)。

在组织中,由于氧从毛细血管到细胞的弥散距离相对较长,组织氧分压(PtO_2)下降至 20 ~ 40mmHg。因 PaO_2 与 PtO_2 之间存在压力差,血红蛋白(Hb)所运载的氧被释放。在通过毛细血管期间,静脉氧分压(PvO_2)因而接近相应的 PtO_2(即 PtO_2 和 PvO_2 按比例地下降)。在正常情况下, PvO_2 约为 40mmHg,而静脉血氧饱和度(SvO_2)约为 75%(正常动、静脉血氧饱和度差值约为 25%)。在肌肉中,氧与肌红蛋白结合。与血红蛋白相比,肌红蛋白呈现氧结合曲线左移。最终在线粒体内的氧分压只有 1 ~ 3mmHg。氧气在线粒体中被消耗,这在氧分压变化梯度上就形成了一个"低谷"(图 1.1)。

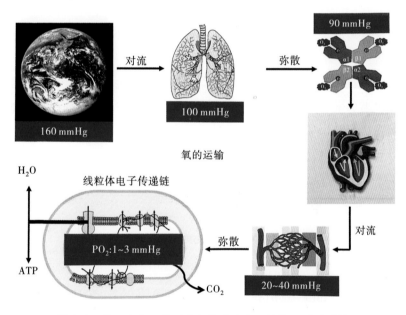

图 1.1 氧从大气运输到线粒体的过程。ATP:三磷酸腺苷

◆ **PaO_2 需下降多少方能导致细胞内缺氧?**

若 PtO_2 低于 20mmHg,则氧无法克服组织中的弥散距离,导致组织细胞缺氧;若 PtO_2 低于 10mmHg,线粒体中的氧化能量生产将停止。不同组织或细胞的缺氧阈值有所差异,但有报道认为,缺氧阈值通常为 PaO_2 < 40mmHg(SaO_2 < 75%)或 PvO_2 20 ~ 25mmHg(SvO_2 = 35% ~ 40%)(图 1.2)。如果 PaO_2 下降太剧烈,外周弥散距离不能被克

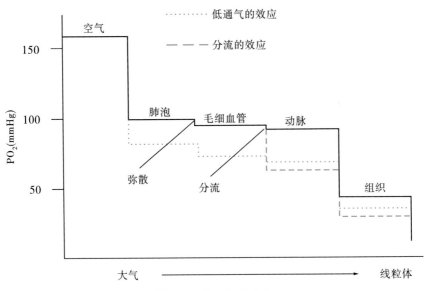

图1.2 氧的级联反应

服从而到达缺氧阈值。上述为重症监护医学设定了重要的监护目标值,为避免缺氧,需进行相应观察(表1.1)。

注意:必须始终单独检查氧分压,以确保达到上述规定目标值。可以根据需要,将目标值调至更高水平,或将容限下调。但应始终记住,在下限区域没有余地进行干预操作,因此,在情况恶化时必须采用另一种手段作为供氧的替代策略[如体外膜肺氧合(ECMO)]。

表1.1 预防缺氧的目标值

	非发绀	发　绀
PaO_2	>60mmHg（SaO_2>88%）	>40mmHg（SaO_2>75%）
PvO_2	>30mmHg（SvO_2>60%）	>25mmHg（SvO_2>40%）

1.1.2 血氧张力/血氧饱和度(PaO_2或SaO_2)降低的原因

◆ 右向左分流

血液没有进行气体交换而通过毛细血管床(如肺部或外周组织)的情况可称作"分流"。一旦出现右向左分流,部分静脉回流的血液越过肺循环,与体循环的动脉血相混合,可导致氧分压降低(相当于PvO_2)。这将导致主动脉的PaO_2及SaO_2均降低(详见第1.1.3节的氧结合曲线)。下文中,我们将用氧饱和度替代氧分压来进行讨论。

分流对SaO_2的影响,直接取决于分流分数[即分流量占总心排出量(CO)的百分比]和SvO_2的水平。

◆ 肺外右向左分流

以 Glenn 分流为例(将上腔静脉与肺动脉血管床连接,是单心室循环姑息手术的第一步):在理想情况下,Glenn 术后,约有 50% 的静脉回流通过上腔静脉进入肺部得以氧合,并通过肺静脉到达心室[理想的肺静脉血氧饱和度($SpvO_2$) = 99%],仅由这一部分进入肺循环的血液来承担机体的全部供氧;剩余的 50% 静脉回流(来自身体下半部分的血液)通过下腔静脉以非氧合形式输送至心室($SvO_2 = 50\%$)。心室充当混合腔室,因而主动脉的 SaO_2 约为 75%($0.5 \times 50\% + 0.5 \times 99\% = 75\%$)。

肺循环血流量(Qp)与体循环血流量(Qs)的比率可以通过氧饱和度水平估算。对于并行循环(更多介绍参见第 15.11 节)应采用以下计算:

公式 3

$$CO = Qp + Qs$$

公式 4

$$Qp/Qs = (SaO_2 - SvO_2)/(99 - SaO_2)$$

$$99 = 理想化的肺静脉血氧饱和度(SpvO_2)$$

公式 4 相当于体循环动 - 静脉血氧饱和度差与肺循环静 - 动脉血氧饱和度差之比。在并行循环中,最适宜的 $Qp:Qs$ 比值为 1.5:1,这样可以持续降低功能心室的容量负荷,同时仍可以向周围组织输送足够的氧气。这样的 $Qp:Qs$ 比值通常代表着 SaO_2 为 75% ~ 85%(前提是没有影响肺部氧合的疾病且 $SvO_2 > 40\%$)。该计算公式在实际工作中非常有意义,例如以下情况:

- 左心发育不良综合征(HLHS)。
- Norwood 手术或体肺分流术后。
- 动脉导管依赖性肺灌注。

注意:用作计算的理想化肺静脉血氧饱和度($SpvO_2$)为 99%,但这并不是实际存在的 $SpvO_2$(通常无法测量)。如存在影响肺氧合的疾病(如肺不张、肺炎),假设 $SpvO_2$ 的实际值降为 90%,应用上述公式进行计算,则肺/体血流比可能被低估。例如,估计 Qp/Qs 为 $(75 - 50)/(99 - 75) = 1.0$;而实际应该是 $(75 - 50)/(90 - 75) = 1.6$。更多范例可见于本书的专门章节。

◆ 肺内右向左分流

肺内分流可能是严重缺氧的原因,例如急性呼吸窘迫综合征(ARDS)。在被压迫或填充(水肿液、分泌物、细胞碎片)而使肺泡不再通气时,就会出现这种情况。这时通气(V)与灌注(Q)之比等于零。与被称为"功能性分流"的低 V:Q 区不同,肺内分流被称为"真正分流"(即此处的血流根本没有被氧合)。从理论上说,"真正分流"和"功能性分流"可以通过将吸氧浓度提高至 100% 来区分:"真正分流"者 SaO_2 提高很少(图 1.3);相比之下,当低 V∶Q 区域比例较高时,尽管通气不足,但吸气氧浓度为 100%,肺泡氧分压会增高,SaO_2 也会相应提高。但实际上,两种形式的静脉混合通常在不同程度上共存,故难以明确区分。

此外,低氧性肺血管收缩(HPV)等因素也会影响结果。肺血流会因 HPV 重新分配。通气不良的肺泡(低肺泡氧分压)灌注也较少(血管收缩),而具有较高氧分压的肺泡则有更多的灌注(血管舒张)。HPV 是减少肺内分流最重要的生理机制。例如,全身给药使用肺血管扩张剂(β2 拟交感药物、硝酸甘油、西地那非、伊洛前列素)或炎症介质引起的肺血管扩张,将导致肺内分流增多,因此出现 SaO_2 下降。分流分数也会随着心排出量和 SvO_2 的增加而增加。

已经开发出计算肺内分流程度影响机体氧供的方法。肺内分流(%)可以根据以下公式,从体循环 SaO_2 和肺动脉血氧饱和度(即真正的混合 SvO_2)进行估算(吸氧浓度为 100% 时测量),详见下文。

对于串行循环:Qp = CO = Qs

公式 5

Qp = Qpc + Qshunt

Qpc:参与气体交换的肺毛细血管血流(设定 $SpvO_2$ 为 99%);Qshunt:肺内分流

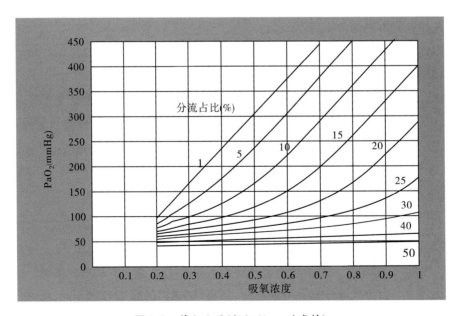

图 1.3　等分流图(根据 Nunn 的资料)

公式6

$$Qshunt/Qp = (99 - SaO_2)/(99 - SvO_2) \times 100$$

当分流量 >35% 时,吸氧浓度对 PaO_2 或 SaO_2 几乎没有实质性影响。

◆ **低 V∶Q 区域**

相对于灌注而言,肺内通气不足的区域被描述为低 V∶Q 区域(0 < V∶Q < 1.0)。在单位时间内,通过血流灌注从这些肺泡移除的氧大于通气所能提供的数量,因此,这些肺泡的氧分压下降(图1.4)。由于这些区域的通气非常低,其氧分压仅略高于 PvO_2。血液通过这些肺泡毛细血管时未能有效地氧合,从而使静脉血的混合增加。流经低 V∶Q 区域的这部分肺血流也称为"功能性分流"。在许多肺部疾病中(如急性呼吸窘迫综合征、哮喘危象),低 V∶Q 区域是引致低氧血症的重要原因。

1.1.3 血红蛋白氧结合曲线的意义

血红蛋白的氧结合曲线呈"S"形(图1.5),具有以下特征。

• 上段较为平坦的区域,代表肺摄取氧的过程(图1.5,浅红色区域),尽管肺泡氧分压发生变化,但对 SaO_2 的影响不大,即:即使肺泡氧分压波动于 60 ~ 100mmHg,SaO_2 也仅会出现约12%的变化。

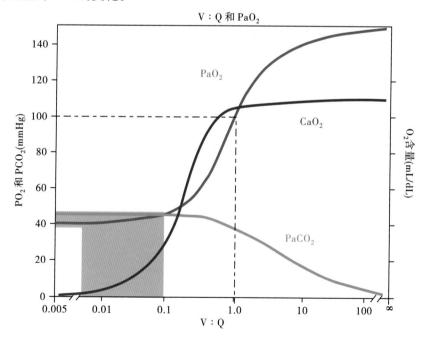

图1.4 PaO_2 与肺泡相应通气与血流比值(V∶Q)的关系。V∶Q < 0.1 的肺泡氧分压极低(紫色区域),增加了静脉血的混合;虚线为 V∶Q = 1.0(PaO_2 = 100mmHg)。PCO_2:二氧化碳分压;CaO_2:动脉血氧含量;$PaCO_2$:动脉二氧化碳分压

- 当 PaO_2 达到 100mmHg 后,其进一步升高并不会导致 SaO_2 的同步升高。因此,增加吸氧浓度使 $PaO_2 > 100mmHg$ 并无必要,且长期使用吸氧浓度 $> 60\%$ 的吸氧对肺组织有潜在的毒性。

- 氧饱和曲线中段的陡峭部分与氧气释放有关(图 1.5,浅紫色区域),该阶段中,氧分压的微小差异就会导致 SaO_2 发生极大变化,例如只有 10mmHg 的较小分压差,血红蛋白就会多释放 $20\% \sim 30\%$ 的氧气。

- 波尔效应(Bohr effect)发挥重要作用:由于肺部的二氧化碳释放,血液变得"更碱",氧饱和曲线左移,血红蛋白对氧的亲和力增加;而组织二氧化碳的产生使外周血"更酸",氧饱和曲线右移,有利于氧的释放。

正常情况下,PaO_2 为 27mmHg 时,所对应的 SaO_2 为 50%(即半饱和压力:根据这一点的位置,判读氧饱和曲线左移或右移;表 1.2 及图 1.5)。

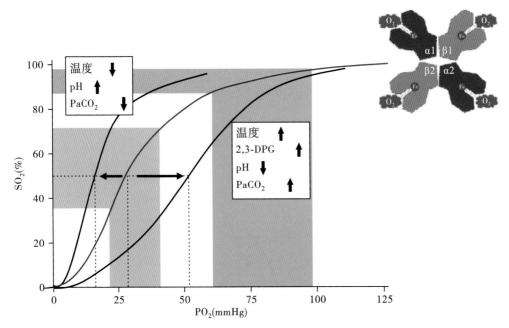

图 1.5 氧饱和曲线显示氧分压(PO_2)与氧饱和度(SO_2)的关系(改编自 Vincent 等的资料)。2,3 - DPG:2,3 - 二磷酸甘油酸

表 1.2 正常氧饱和曲线的关键数据

PaO_2(mmHg)	SaO_2(%)
80	94
60	88
40	75
27	50

在重症监护医疗实践中,与碱中毒相比,轻微酸中毒对氧结合曲线的影响是有益处的。肺内充分的氧合需要适当的呼吸及吸氧浓度,而轻微的酸中毒促进外周氧的释放。例如,氧分压为30mmHg(存在于组织中),曲线右移时血氧饱和度约为40%,而曲线左移时则约为70%,也就是说,曲线右移时多释放约30%的氧气。

◆ **血氧饱和度的测量**

在临床实践中,常用外周血氧饱和度(SpO_2,通过脉搏血氧仪测量)替代SaO_2(通过一氧化碳血氧仪测量)。

公式7

$$SaO_2 = O_2 - Hb/(O_2 - Hb + deoxy - Hb + Met - Hb + CO - Hb)$$

$O_2 - Hb$:氧合血红蛋白;$deoxy - Hb$:脱氧血红蛋白;$Met - Hb$:高铁血红蛋白;$CO - Hb$:碳氧血红蛋白

公式8

$$SpO_2 = O_2 - Hb/(O_2 - Hb + deoxy - Hb)$$

当SaO_2在70% ~ 100%时,其与SpO_2的关联性良好,可以满足临床应用(表1.3)。若有疑问,必须通过动脉的一氧化碳血氧仪(金标准)进行检测。

注意:由于发绀儿童的血氧饱和度刚好位于氧结合曲线的陡峭部分($SaO_2 = 70\% \sim 80\%$),因此应谨记:即使是轻微的肺部疾病也会导致SaO_2的显著下降。

表1.3 SpO_2 目标值

	非发绀	发　绀	保护性通气	早产儿	肺动脉高压
SpO_2	≥ 92%	75% ~ 85%	≥ 88%	87% ~ 95%	≥ 95%

◆ **氧输送(DO$_2$)**

在血液中,氧气是通过与血红蛋白的结合来进行运输。当血氧饱和度为100%时,每摩尔(mol)血红蛋白可结合4mol的氧气(Hüfner常数约1.39 mL/g)。在正常体温下,血液中氧的溶解度极低,可忽略不计,也没有实际的临床意义(除非血红蛋白<30g/L、吸氧浓度达100%,或者在高压氧状态下)。血红蛋白氧饱和度取决于氧分压及以下因素:pH、温度、PCO_2和红细胞2,3 - 二磷酸甘油酸(2,3 - DPG)含量。动脉血氧含量(CaO_2)可通过以下公式计算:

公式9

$$CaO_2 (mL/dL) = [Hb (g/dL) \times 1.39 \times SaO_2 + 0.003 (mL/dL) \times PaO_2 (mmHg)]$$

氧输送(DO_2)最重要的参数是心排出量(CO)。

公式 10

$$DO_2(mL/min) = CaO_2(mL/dL) \times CO(L/min) \times 10$$

也可简化为：

公式 11

$$DO_2 = CO \times Hb \times SaO_2$$

由于血红蛋白和 SaO_2 通常是相对固定的常数，只有心排出量的变化才能使氧气供应动态适应身体的需求（健康成人中，心排出量增加可高达 5 倍）。当血红蛋白或血氧饱和度急骤下降一半时，心排出量的重要性会变得更为突出：为了维持稳定的氧供应，心排出量必须增加 1 倍。另一方面，在 SaO_2 为 100% 的状态下，如果心排出量急剧减半，则无法通过增加血红蛋白来弥补。在这种情况下，只能通过外周更高的氧摄取进行补偿。

注意：患有心脏病的儿童，其心排出量可能是固定的、减少的，或只能略有增加（取决于心力衰竭、心脏缺陷、流出道梗阻及分流等），对氧需求的增加只能通过心排出量做出有限的代偿。

1.1.4 静脉血氧饱和度及动 – 静脉血氧差的解读

氧供减少引起组织氧分压（PtO_2）下降，导致 PaO_2 与 PtO_2 之间的分压差增大，血红蛋白释放氧随之增多。在心排出量下降的情况下，血液在毛细血管内的滞留时间也会延长，最终每摩尔血红蛋白释放更多氧气到组织中（更高的氧摄取即为代偿）。较低的 PtO_2 及相对较高的氧摄取会导致静脉氧分压（PvO_2）或静脉血氧饱和度（SvO_2）下降。上述过程以氧摄取率（ERO_2）的形式被描述：

公式 12

$$ERO_2 = (SaO_2 - SvO_2)/SaO_2$$

实际上，可以用动 – 静脉血氧差（$avDO_2$）替代：

公式 13

$$avDO_2 = SaO_2 - SvO_2$$

如果血红蛋白、SaO_2 和氧消耗量（VO_2）相对恒定，则心排出量与氧摄取率的变化相呼应：如果心排出量下降则氧摄取率升高，反之亦然（图 1.6）。在实践中，SvO_2 可用作氧摄取率升高和氧输送（DO_2）降低的标志。SvO_2 直接取决于 SaO_2 的水平及氧消耗和氧输送的比率。

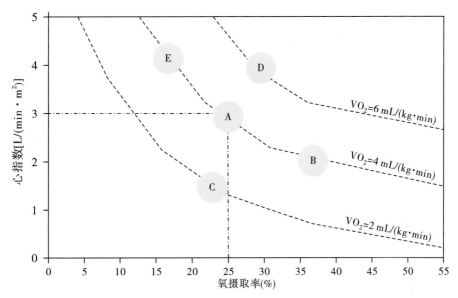

图1.6 心排出量与氧摄取率（ERO_2）的关系示意图。A:正常的氧消耗和氧输送比率（VO_2 : DO_2），（虚线）；B:心力衰竭；C:麻醉,低体温；D:体育锻炼；E = 循环高动力状态（如脓毒症、甲状腺功能亢进），等位线表示 VO_2,虚线表示正常的 ERO_2 和 心指数（改编自 Vincent 等的资料）

公式14

$$SvO_2 = SaO_2 \times (1 - VO_2/DO_2)$$

衍生出：$VO_2 = CO \times (CaO_2 - CvO_2) \times 10 \rightarrow VO_2 = CO \times (SaO_2 - SvO_2) \times Hb$

$\times 13.9 \rightarrow SvO_2 = (SaO_2 - VO_2)/CO \times Hb \times 13.9$

在术后镇静镇痛（氧消耗相对稳定）、控制通气（SaO_2 相对稳定）以及几乎无失血（血红蛋白相对稳定）的情况下,SvO_2 可作为心排出量水平的指示,但这两者间并不存在线性关系（图1.7）。若出现 SvO_2 下降的情况,需进行具体的检查,这与术后情况密切相关,诸如脓毒症、氰化物中毒、高动力循环和体温过低等均可出现 SvO_2 升高（图1.8）。

根据贫血的严重程度,非低血容量引发的贫血可导致心排出量及 $avDO_2$ 的升高。相反,在急性失血中,由于容量不足亦可导致心排出量下降。

◆ **名词解释**

根据定义,SvO_2 被理解为混合静脉血氧饱和度,即身体上、下半部的静脉血在右心室混合后进入肺动脉中的血氧饱和度,仅可通过肺动脉导管（PA 导管,Swan-Ganz 导管,测压管）来确定。

根据不同灌注区域的氧摄取差异,下半身和上半身（通常下半身为80%,上半身为70%）及心脏的血氧饱和度有所不同。从中心静脉导管测量的 SvO_2 被称为 $ScvO_2$（需注意中心静脉导管尖端的位置）。SvO_2 与 $ScvO_2$ 密切相关（尽管相差5%～10%）。由于仅有少数儿童（存在术后肺动脉高压风险者）在术后会留有肺动脉导管,因此为简单起见,实际工作中通常将 $ScvO_2$ 作为"SvO_2"看待。

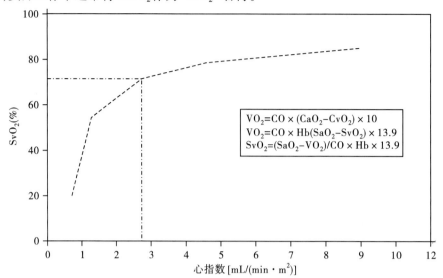

图 1.7　静脉血氧饱和度(SvO_2)对心排出量(CO)的依赖性

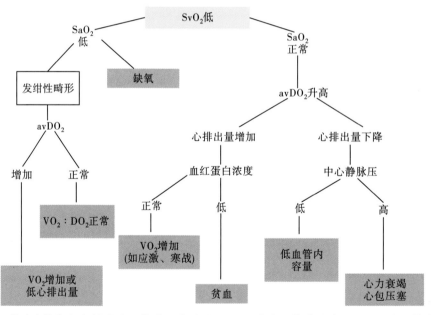

图 1.8　静脉血氧饱和度(SvO_2)下降的可能原因。SaO_2:动脉血氧饱和度;$avDO_2$:动-静脉血氧差;VO_2:氧消耗;DO_2:氧输送

◆ 氧消耗(VO_2)与氧输送(DO_2)的比率

每个器官都需要一定量的氧气来满足新陈代谢,这即为氧消耗量(VO_2),耗氧的多少取决于器官的活力(表1.4)。由于细胞在一个单位时间内从血液中摄取的氧气量等于相同时间内从肺部吸收的氧气量,因此 VO_2 计算如下:

表 1.4　VO_2 的正常值

	mL/min	mL/(kg·min)	mL/(min·m²)
新生儿(3.5 kg,0.22 m²)	35	10	160
儿童(14.5 kg,0.6 m²)	100	7	165
成人(75 kg,1.8 m²)	250	3	140

公式 15

$$VO_2 = CO \times (CaO_2 - CvO_2) = RMV \times (FiO_2 - FeO_2)$$

RMV:每分通气量;FeO_2:呼出气氧浓度

VO_2 必须通过 DO_2 来满足(正常 VO_2∶DO_2 = 1∶4)。如果 VO_2 增多,例如在运动过程中,生理上可通过相应增高的 DO_2(提高心排出量)来满足更高的氧需求。另一方面,DO_2 的下降几乎不会对 VO_2 造成很大的影响(即 VO_2 相对独立于 DO_2),因为机体可通过更高的氧摄取率来适应变化。并非所有氧合血红蛋白都能被组织摄取利用,因此,氧摄取率的峰值为 50%~60%(图 1.9)。如果 DO_2 进一步出现急剧下降(如休克、贫血、缺氧),达到临界值后,VO_2 将直接依赖于 DO_2(通常 VO_2∶DO_2 ≥ 1∶2)。如果 DO_2 不足以满足最低 VO_2 的需要,则会出现氧供不足及器官功能不全(缺氧阈值)。乳酸性酸中毒的进展证实了这一点。在濒死的成人重症监护患者中,确定的平均临界 DO_2 为 4mL/(kg·min),而成年人正常静息时的 DO_2 为 10~20mL/(kg·min)。

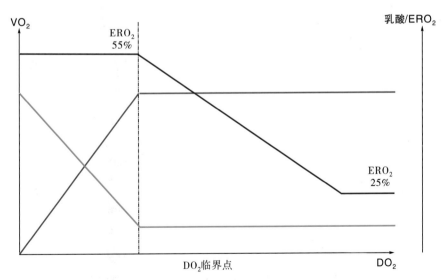

图 1.9　氧消耗(VO_2)对氧输送(DO_2)的依赖性。尽管 DO_2 有所下降,但最初的 VO_2(红线)并没有下降(从右向左读取),因为 DO_2 的下降可由增加的氧摄取量(ERO_2,蓝线)补偿。如果 DO_2 已无法再补偿(DO_2 临界点,黑色虚线),则 VO_2 也会下降(即开始取决于 DO_2);因存在氧债,故此时乳酸浓度增高(绿线)

临床上必须确定 $VO_2:DO_2$ 值是否正确。在实际操作中,通常不计算 DO_2 和 VO_2,因此必须根据 $avDO_2$、SvO_2 及乳酸水平估算氧平衡。需要记住的是:这种相对"全局性"的替代标志物,其所反映的人体氧供状态是不全面的,它并没有反映出每个特定区域的灌注情况(如各部位的 $VO_2:DO_2$ 不一致时)。

VO_2 与 DO_2 不匹配可能有两个原因:

- VO_2 增加(如发热、肌肉震颤、运动等),而 DO_2 却没有充分增加。
- DO_2 急剧下降(低心排出量、贫血等)。

在镇静、气管插管患者(VO_2 相对恒定)中,所出现的不匹配通常是 DO_2 减少的结果。

举例:大脑中的 $VO_2:DO_2$ 正常成人的脑血流量为 $50mL/(100g \cdot min)$(对于一个1500g 的大脑,相当于 $750mL/min$ 的血流量或 $15\% \sim 20\%$ 的心排出量)。在大脑中与其他器官一样,VO_2 和 DO_2 在生理上相互关联,若大脑活动增多(VO_2 增加),则血液供应相应增多,因此 DO_2 也增多(代谢耦合现象,即由于功能相关的血管舒张,通过大脑的血流量成比例增多)。相反,若脑血流量减少(如灌注压下降)超过临界值,则 VO_2(新陈代谢)也无法维持。若脑血流量降至 $20mL/(100g \cdot min)$ 以下,则开始出现脑功能可逆性损伤(意识障碍、电活动延迟),以及颈静脉球(venous jugular bulb)血氧饱和度($SvjO_2$)下降至 55% 以下。脑血流量低于 $10mL/(100g \cdot min)$ 时通常会发生不可逆性损伤(脑死亡、脑电图平线)。

◆ **如果符合以下条件,临床上认为氧平衡处于"稳态"**

- $avDO_2 = 25\% \sim 30\%$。
- $SvO_2 > 65\%$(非发绀患者)。
- 无乳酸性酸中毒(乳酸 $< 2mmol/L$)。
- 器官功能正常。

表1.5 阐明了如何改善 VO_2 与 DO_2 的比率。

表1.5 影响或改善氧平衡的措施

增加氧输送(DO_2)	减少氧消耗(VO_2)
增加心排出量(增加前负荷、减轻后负荷、使用正性肌力药物、控制心律、机械辅助循环等)	镇静镇痛[a],肌松
增加血红蛋白浓度(输血)	退热 ,低温[a]
提高 SaO_2(吸氧、机械通气等)	减少呼吸做功(CPAP/BIPAP、机械通气)
	控制感染

SaO_2:动脉血氧饱和度;CPAP:连续气道正压通气 ;BIPAP:双相气道正压通气。[a] 就大脑而言,深度镇静(如巴比妥类)可降低脑细胞的代谢率;如果需要进一步降低代谢,只有通过降低体温才能实现(体温每下降1℃,大脑 VO_2 下降 $5\% \sim 7\%$)

1.1.5 缺 氧

血流减少(如心力衰竭、低血压、局部缺血)、血红蛋白丢失(如出血、贫血)、SaO_2 下降(低氧血症、高铁血红蛋白血症、一氧化碳中毒)和(或)线粒体功能异常(如氰化物中毒、脓毒性线粒体病)均可引发缺氧。这 4 种类型的缺氧分别为:缺血性缺氧,贫血性缺氧,低张性缺氧,线粒体性缺氧。

如果线粒体中的氧含量严重下降,则不会再通过有氧代谢产生能量,细胞会尝试通过无氧酵解来满足能量需求。一旦细胞的能量需求不能被满足,就会发生器官功能障碍。

举例:缺氧对心肌功能的影响　心脏在静息状态下的氧摄取量已经相对较高,因此必须主要通过冠状动脉灌注的增加来满足局部 VO_2 的增加(增加局部氧供)。发生心肌缺血性缺氧时,最初会出现心肌顿抑(可逆性功能下降),进而发生细胞死亡(坏死)。由于心肌细胞的收缩及舒张均依赖于 ATP(三磷酸腺苷),因此在缺血时会出现两种功能的紊乱(舒张紊乱先于收缩紊乱)。如果细胞对缺氧情况出现了适应,例如通过下调 VO_2(功能下降而无细胞死亡),则进入休眠状态而非顿抑和坏死。临床上难以区分顿抑和休眠(尽管在恢复灌注的同时使用变力性药物便可激发顿抑)。

◆ **缺氧、乳酸增高和乳酸性酸中毒时的细胞能量产生**

当丙酮酸的产出量多于实际"流向"三羧酸循环的数量时(通过形成乙酰辅酶A),就会出现乳酸的增高。这可能是因为"上游"丙酮酸大量产生(如糖酵解增加)或者"下游"三羧酸循环及氧化磷酸化受抑制(氧缺乏)而导致。"过量"的丙酮酸通过乳酸脱氢酶(LDH)转化为乳酸,在反应方程的乳酸侧达到平衡(正常乳酸:丙酮酸 = 10 : 1)。

术后状态的最主要关注点在于乳酸的增高是否由细胞的缺氧所引起。乳酸水平增高或治疗后不能快速恢复正常,可能导致与循环休克相关的不良预后。

如果由于缺氧使氧化磷酸化进程受阻,则细胞只能通过非常低效的无氧糖酵解获得 ATP:每摩尔葡萄糖有氧代谢可产生 36mol ATP,而无氧酵解仅产生 2 mol(约为正常能量生成的 5%)。其他营养物质(如脂肪和氨基酸)不能再用于 ATP 合成。由于消耗了 ATP, ATP:ADP(二磷酸腺苷)比值下降,可通过刺激磷酸果糖激酶(PFK)导致糖酵解增加,从而导致丙酮酸在细胞内蓄积。由于氧的缺乏,线粒体内 NADH(还原态烟酰胺腺嘌呤二核苷酸)再氧化为 NAD(烟酰胺腺嘌呤二核苷酸)被阻断,因此丙酮酸必须转化为乳酸方可在细胞质中"再生"NAD^+。如果没有 NAD^+,糖酵解将无法进行。

公式 16

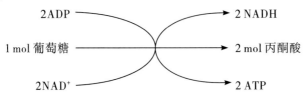

$$2ADP \longrightarrow 2\,NADH$$
$$1\,mol\ 葡萄糖 \longrightarrow 2\,mol\ 丙酮酸$$
$$2NAD^+ \longrightarrow 2\,ATP$$

公式 17

$$丙酮酸 + NADH + H^+ \leftrightarrow 乳酸 + NAD^+$$

公式 18

$$乳酸/丙酮酸 = K \times NADH/NAD^+ \times H^+$$

$$K = 解离常数$$

公式 18 阐明了当 NADH∶NAD 比值增高或细胞内 pH 下降时,乳酸∶丙酮酸的比值(LPR)如何增高。因此,在缺氧情况下,LPR 将大幅增高(>20∶1)。然而,由于耗时且存在技术层面的问题,LPR 测定很少用于临床。

每一分子的丙酮酸转化为乳酸,均需消耗 H^+(公式 17)。该反应充当细胞内 pH 的"缓冲";此外,乳酸被 H^+ 同向转运蛋白运输至细胞外。然而,因缺氧产生的乳酸堆积仍会导致代谢性酸中毒(在无氧糖酵解中,每摩尔葡萄糖可产生 2mol H^+)。对此有两种解释:

- 在无氧条件下,ATP 水解为 ADP 所产生的 H^+ 不能像往常一样参与氧化磷酸化的进程从而堆积。

- 乳酸是一种强阴离子,为确保电化学平衡,会引起 H_2O 的离解($H_2O \leftrightarrow H^+ + OH^-$),其结果就是 H^+ 浓度增高(>40nmol/L)及 pH 降低(<7.35)。

如果缺氧持续存在,则 H^+ 的蓄积会通过细胞内酸中毒,最终导致无氧糖酵解(磷酸果糖激酶受抑制)产生的能量减少,所有富能的磷酸盐消耗殆尽,腺苷从细胞内扩散出来,转化为尿酸(难治性休克)。ATP 依赖性离子转运蛋白(如 Ca^{2+} 和 Na^+/K^+ - ATP 酶)失效,Ca^{2+} 及 Na^+ 离子内流,发展为细胞内水肿最终导致细胞死亡。

在乳酸产生中,存在许多"非缺氧"原因(表 1.6),在术后受到特别关注的一种原因是:通过刺激肌膜 Na^+/K^+ - ATP 酶,肾上腺素可导致肌肉细胞糖酵解增加,从而增加乳酸的生成。

正常情况下,人体的乳酸生成量约为 1500 mmol/d [15 ~ 30 mmol/(kg·d)]。其中:肌肉占 25%,大脑占 20%,肠道占 10%,皮肤占 20%,红细胞占 25%。乳酸代谢主要在肝脏(50% ~ 60%,最多 3.5 mol/d)和肾脏(20% ~ 30%)。通过消耗能量,机体可利用乳酸合成葡萄糖(乳酸循环)。其他器官,如大脑和肌肉,也可利用乳酸来产生能量。在乳酸水平 <2mmol/L 时,身体处于平衡状态(表 1.7)。肾脏的乳酸排出阈为

表1.6 高乳酸血症的原因(实例)

肌肉活动增多	肌肉收缩,颤抖,抽搐,恶性高热
无氧糖酵解	与绝对或相对缺氧相结合(LPR > 10∶1)
糖酵解增多	肾上腺素刺激 $Na^+/K^+ - ATP$ 酶
呼吸链紊乱	毒素诸如氰化物,代谢紊乱(LPR > 10∶1)
炎症、应激后综合征	白细胞大量生成,分解代谢增多等
清除率下降	急性或慢性肝损害(乳酸循环紊乱)
再灌注	乳酸流入大循环
医源性乳酸摄入	使用乳酸林格液(除了肝衰竭患者,并无副作用)
药物	二甲双胍,丙戊酸,异丙酚
硫胺素和生物素缺乏	术后很少见

经验法则:没有酸中毒的高乳酸血症(代偿作用)并不像有酸中毒的高乳酸血症(如休克、缺氧)那样令人担忧。LPR:乳酸与丙酮酸之比

表1.7 乳酸的正常值

	mmol/L	mg/dL
动脉血	< 2.1	< 19
脑脊液	< 1.8	< 16

注:1mmol/L(乳酸) = 1mg/dL(乳酸) × 0.11

5 ~ 6mmol/L,因此,在通常情况下,乳酸并不会通过肾脏排出。

碱中毒也会增加乳酸水平:

- 通过激活磷酸果糖激酶(PFK)和乳酸脱氢酶(LDH)来增加生成。
- 清除率降低(呼吸性碱中毒使肝脏清除率下降40%,即乳酸的半衰期从15min增加至45min)。

◆ **慢性发绀的适应机制**

慢性低 SaO_2(或低 PaO_2)的发绀患儿,可通过多种机制进行代偿,包括:更高的心排出量(每搏输出量增加)、更高的血红蛋白(> 140g/L,部分病例可出现红细胞增多症)、外周毛细血管化更明显(弥散距离更短)、氧饱和曲线的适应(更高的红细胞2,3 - DPG);还包括一些可能的细胞机制,如更高的肌红蛋白浓度、缺氧诱导因子(HIF)等。这时的机体状态可称为低氧血症而非缺氧。这种情况类似已适应高海拔地区的人(海拔6000 m:PaO_2 = 40mmHg,SaO_2 = 75%)。然而,生理储备是有限的,一旦发生影响肺氧合的疾病(如肺不张、肺炎、阻塞性疾病)、肺血流受限(如肺血管阻力增高、肺栓塞、右向左分流)、低心排出量(如心力衰竭、心律失常、血容量不足),以及(或)贫血时,会迅速发生失代偿。

◆ 缺氧与缺血

通常情况下,机体对于缺氧(灌注正常,$PaO_2 < 60mmHg$)的耐受优于对缺血(无灌注)的耐受,只要保持灌注,细胞的内部环境(PCO_2、pH、Na^+、K^+、葡萄糖浓度等)就可以在一定程度上保持平衡。

举例:心脏缺氧与缺血　缺血时,冠状动脉灌注急剧下降或停止时(如冠状动脉灌注压极低),在几秒钟内就会对心肌功能产生影响。另一方面,缺氧可被耐受"相对较长"的时间,如 D - 大动脉转位时,冠状动脉主要接受低血氧饱和度的血液(来自连接右心室的主动脉),特别是在心房间交通受限的情况下。

然而,在实际工作中,缺氧或缺血均无"安全"时间窗,因此,必须尽早纠正高危因素,以避免造成损伤。

1.1.6　二氧化碳平衡

虽然在原则上,窒息状态下依然可以完成氧的摄入(高流量氧气"充满"肺部),但二氧化碳的排出必须有充分的肺通气。在每分通气量(RMV)稳定的情况下,每分钟通过呼气排出的二氧化碳量(VCO_2)等于外周血液每分钟吸收的二氧化碳量(公式 19)。

公式 19

$$RMV \times FECO_2 = VCO_2 = CO \times (CvCO_2 - CaCO_2)$$

$FECO_2$:呼出气体中二氧化碳的比例

二氧化碳排出的决定性因素是肺泡通气(VA)。无效腔(VD)内没有发生气体交换(此处的气体成分很大程度上与外部空气的气体成分相匹配,即 $PAO_2 = PO_2 = 160mmHg$,$PACO_2 = 0mmHg$)。区分如下:

- 功能性无效腔(肺泡存在通气,但无灌注)。
- 解剖性无效腔(呼吸道)。
- 器械性无效腔(气管插管)。

由于解剖性无效腔和器械性无效腔的比例是恒定的,因此就二氧化碳的排出而言,通气越有效,潮气量(Vt)越大。潮气量越大,解剖性及器械性无效腔的占比就会越小,肺泡通气的比例会相应增加。

公式 20

$$Vt = VA + VD$$

实际上,每分通气量越大,二氧化碳呼出越多。

公式 21

$$RMV = RR \times Vt$$

RR:呼吸频率

正常情况下,静–动脉二氧化碳差(vaDCO$_2$)仅为 5mmHg。由于肺泡中二氧化碳的弥散能力比氧气高 20 倍,所以,即使仅有如此小的压差,也足以消除产生的二氧化碳。与 PaO$_2$(高 avDO$_2$)相比,静、动脉二氧化碳仅需轻微差异这一现象也解释了为什么肺内分流对 PaCO$_2$ 的影响很小(图 1.10)。

相比之下,PaCO$_2$ 对无效腔的增大非常敏感,最终导致肺泡呼吸的比例下降。无效腔可以通过以下公式估算(Bohr 效应)。

公式 22

$$VD = Vt \times (PaCO_2 - PECO_2)/PaCO_2$$

PECO$_2$:平均呼出的二氧化碳分压

大多数二氧化碳图未给出 PECO$_2$。因此,在临床实践中,可以使用以下公式作为替代:

公式 22a

$$VD = Vt \times (PaCO_2 - PetCO_2/PaCO_2)$$

PetCO$_2$:呼气末二氧化碳分压

通气不均匀是指:过度通气、正常通气与通气不足的肺泡并存,例如阻塞性肺疾病(细支气管炎、哮喘),它会导致呼气末二氧化碳(etCO$_2$ 或 PetCO$_2$)与 PaCO$_2$ 之间的差异增大,该变化会在二氧化碳图记录中呈现。正常曲线常为“锯齿状”(矩形),即所有肺泡可均一地呼出气体,同时二氧化碳含量相似。由于通气不均匀,二氧化碳图变成“鲨鱼鳍

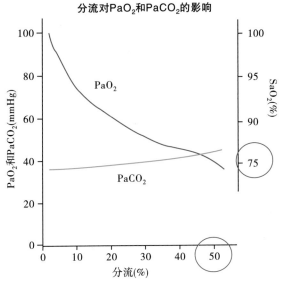

图 1.10　分流比(%),氧分压[PaO$_2$(mmHg)],以及二氧化碳分压[PaCO$_2$(mmHg)]

状"(三角形),原因是快相肺泡(过度通气的肺泡)较慢相肺泡(通气不佳的肺泡)先排空。而对于非常慢相的肺泡,设定的呼气时间可能完全不足以充分排空(气体潴留,详见第2.2.8节)。如果将患儿连接到呼吸机同时使用二氧化碳监测仪,则可以观察到潴留的气体如何逸出,二氧化碳描记图信号不断增加(从而显示出"真实的"呼气末二氧化碳)。如果延长呼气时间,曲线将继续增加(图1.11,浅蓝色区域)。

除了通气以外,二氧化碳的释放还取决于循环(即取决于心排出量或肺灌注)。在持续机械通气时(如容积控制通气),二氧化碳的释放与肺部灌注成正比。

在复苏过程中,呼气末二氧化碳的出现或增加是循环恢复的确定性标志。相反,呼气末二氧化碳的突然下降可能提示肺血流量急剧减少(如肺栓塞)。在低心排出量的情况下,$PaCO_2$ 与呼气末二氧化碳之间的差异会增加,这是因为高通气血流比(V:Q)的肺泡比例增多。

二氧化碳在线粒体中产生(有氧代谢产生的二氧化碳),然后弥散到血液中。大部分以碳酸氢盐的形式在血液中运输,碳酸酐酶活性和红细胞在此过程中发挥根本性作用(Hamburger转移)。若停止有氧代谢产生能量,则不会产生更多的二氧化碳,这是因为无氧糖酵解不会产生二氧化碳。然而,即使在缺氧状态下,也可通过 H^+ 缓冲碳酸

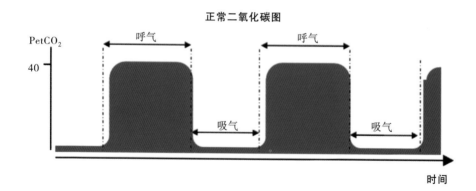

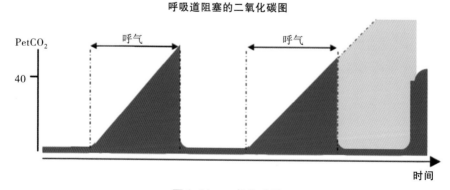

图1.11　二氧化碳图

氢盐而释放出二氧化碳(无氧二氧化碳生成)。一旦组织灌注不足,组织形成的二氧化碳则无法被充分带走。结果就是组织二氧化碳分压和 $PvCO_2$ 增高,pH 下降。在临床上,vaDCO$_2$ 增高(>10~15mmHg)及碱剩余负值增大(BE < -5mmol/L)可能表示机体处于灌注不足状态。

除了细胞活动(如肌肉震颤、发热),二氧化碳的产生还依赖于能量载体燃烧的类型。如果燃烧的是碳水化合物,其呼吸商为 1.0($RQ = VCO_2/ VO_2$)。如果是脂肪燃烧,呼吸商为 0.7,即:脂肪燃烧时,在每克脂肪消耗相同的氧气量时所产生的二氧化碳更少。例如,纯脂肪饮食时,产生 1000 kcal(1kcal =4.184J)约需要 100g 脂肪(1g 脂肪 ≈ 9~10 kcal),其间约消耗 200 L 氧气并产生约 140L 二氧化碳(140 L / 200 L = 0.7)。而纯碳水化合物饮食时,产生 1000 kcal 能量必须代谢约 200 g 葡萄糖(1g 葡萄糖 ≈ 4~5 kcal),其间消耗 165 L 氧气并产生约 165 L 二氧化碳(165 L / 165 L = 1.0)。因此,与脂肪代谢相比,纯碳水化合物燃烧消耗的氧气减少了约 17%,而二氧化碳的生成增加了约 17%。因此从理论上讲,富含碳水化合物的饮食对于氧合障碍的疾病(如严重急性呼吸窘迫综合征)有好处;而富含脂肪的饮食对于呼吸泵功能受限的疾病(如肌肉疾病、气道阻塞性疾病)有好处。但从临床上看,饮食组成对二氧化碳平衡的影响要比诸如肌肉震颤的预防、机械通气及循环的优化等少得多。

碳酸氢盐 – 碳酸系统在调节酸碱平衡(ABB)中的重要性将在下一节讨论($CO_2 + H_2O \leftrightarrow H_2CO_3 \leftrightarrow H^+ + HCO_3^-$)。

PCO_2 的另一个重要作用是对血管反应性的影响(表 1.8)。肺血管床的小动脉与体循环血管床的小动脉对于二氧化碳分压的改变表现出截然不同的反应。例如高碳酸血症,会导致肺血管收缩(肺血管阻力升高)和外周血管舒张(外周血管阻力下降)。低碳酸血症的情况则相反。然而,此时的决定因素并不是 PCO_2,而是细胞内 pH。如果随着时间推移(6~24 h),细胞内 pH 得到补偿,则二氧化碳效应会逐渐下降并恢复到稳定状态。PCO_2 突然恢复正常可能会出现反跳现象(例如,从低碳酸血症到正常碳酸血症时)。

过度通气在临床上用于治疗肺动脉高压危象(目的是舒张肺动脉)和急性脑压迫综合征(目的是收缩脑血管)。相反,在"保护性"肺通气策略中(详见第 2.14 节),只要没有出现过诸如右心衰竭或颅内压增高等严重不良反应,就可以接受可容许性高碳

表 1.8　血管对二氧化碳急剧变化的反应

二氧化碳	肺循环	体循环
↑	血管收缩	血管舒张
↓	血管舒张	血管收缩

酸血症。如果 $PaCO_2$ 升高并伴有可容许性高碳酸血症,那么,与每分通气量相关的二氧化碳排出会变得愈发有效(每次呼吸将输送"更多"的二氧化碳)。

术后过度通气或通气不足的原因分析详见表 1.9。

警告:对于存在自主呼吸的患者,如果出现因过度通气而导致严重低碳酸血症($PaCO_2 < 30mmHg$),这种情况常发生于酮症酸中毒(酮症酸中毒的呼吸代偿)、复苏后或新生儿窒息(可能的脑损伤表现)后,通常不予治疗或纠正。

表 1.10 显示了 $PaCO_2$ 急剧变化的影响。

注意: PCO_2 的急剧升高也应"迅速"纠正。PCO_2 的慢性升高(尤其是在代偿良好且 pH > 7.2 的情况)无须纠正,即使纠正,也只能缓慢进行(表 1.11)。

表 1.9 术后过度通气和通气不足的原因

过度通气	通气不足
压力,焦虑,疼痛	疼痛(特别是胸痛)
高碳酸血症,低氧血症	药物源性(如苯二氮䓬类药物、阿片类药物等)
心力衰竭	其他意识障碍
中枢性(如脑部病变)	呼吸道阻塞
代偿性(如代谢性酸中毒)	膈肌麻痹,肌无力
	积液,腹水
药物源性	腹内压升高

表 1.10 $PaCO_2$ 急剧变化的影响

通气不足 → 高碳酸血症	过度通气 → 低碳酸血症
左心室后负荷降低	左心室后负荷增加
右心室后负荷增加	右心室后负荷降低
颅内压增加	脑血管灌注减少
呼吸性酸中毒	呼吸性碱中毒
交感神经兴奋	游离钙减少(可引发手足抽搐)

表 1.11 $PaCO_2$:治疗和目标

	正常值	可容许性高碳酸血症	急性脑疝	颅内压 >20mmHg	肺动脉高压
$PaCO_2$	35 ~ 45mmHg	45 ~ 65mmHg (pH > 7.15)	25 ~ 30mmHg[a]	30 ~ 40mmHg	30 ~ 40mmHg (pH 7.45 ~ 7.55)

[a] 在急性脑疝中,强烈的过度通气可能会有所帮助,但仅作为短期急诊措施使用,直到开始明确的治疗(如减压)。一旦尝试强烈的过度通气,必须始终保持对脑缺血风险的警觉

1.2　酸碱平衡

1.2.1　概　述

血液 pH 的变化表明体内存在疾病(如高碳酸血症、乳酸性酸中毒或酮症酸中毒、肾衰竭等),而它们本身又可能会导致机体功能紊乱(如负性肌力、儿茶酚胺抵抗、血红蛋白饱和曲线的移位、高钾血症等)。在这方面,代谢性酸中毒在术后重症监护医学中扮演着重要的角色,故在此进行更详细的讨论。

只要患者处于受控的机械通气状态且肺部未受到严重疾病侵扰,术后急性呼吸性酸中毒或碱中毒通常是医源性的,可通过调整通气参数进行纠正。在有自主呼吸的患者中,这种情况常常作为肺部、代谢性或中枢性疾病的重要指征。慢性呼吸性酸中毒在儿童时期非常罕见,仅存在于支气管肺发育不良(BPD)、严重哮喘和晚期囊性纤维化等。

代谢性碱中毒常发生在术后患者中,尤其是使用了呋塞米(别名"速尿",导致氯离子丢失)、输血(提供的柠檬酸盐在肝内代谢,柠檬酸盐→ HCO_3^-)以及发生严重的低钾血症时。胃管内氯的丢失(氯敏感的碱中毒)、肠道与肾脏中 HCO_3^- 丢失和醛固酮增多症(氯抵抗的碱中毒)起次要作用。

引起术后酸碱平衡变化的主要原因包括:机械通气(低碳酸血症、高碳酸血症),缺氧,高氯血症,代谢异常(如酮症、分解代谢、糖酵解增加),药物因素(如呋塞米),肾功能受损,再灌注,输血(最初为酸中毒,之后为碱中毒),低蛋白血症。

1.2.2　酸中毒的病理生理学改变

◆ 呼吸性酸中毒

$PaCO_2$ 的急剧增加会通过碳酸($CO_2 + H_2O \leftrightarrow H_2CO_3 \leftrightarrow H^+ + HCO_3^-$)的形成,导致 H^+ 及 HCO_3^- 浓度增加。 H^+ 可与非碳酸氢盐缓冲对(特别是蛋白质缓冲对)相结合。随着非碳酸氢盐缓冲对的消耗和 HCO_3^- 浓度的增加到达平衡,缓冲总量(缓冲碱 = BB)可在开始阶段保持不变[碱剩余(BE)正常]。数天之后,由于肾脏重吸收碳酸氢盐, HCO_3^- 浓度进一步增加,pH 因而得到了纠正(肾脏代偿:BE 为正值)(图 1.12)。

◆ 代谢性酸中毒

由于新陈代谢(如无氧糖酵解)会生成新的 H^+ ,而碳酸氢盐与非碳酸氢盐缓冲对会因此被同等消耗来进行缓冲。因此, HCO_3^- 浓度和非碳酸氢盐缓冲对浓度均下降(BE 为负值)。 HCO_3^- 在缓冲时($H^+ + HCO_3^- \rightarrow CO_2 + H_2O$)释放的二氧化碳通过呼气排出(最初的 $PaCO_2$ 为正常)。在短时间内(几分钟),通气量增加会导致 $PaCO_2$ 下降,从而纠正 pH(呼吸代偿)。

因此,在有自主呼吸的患者中,很少会出现 $PaCO_2$ 正常的代谢性酸中毒。然而,在重症监护患者中,用控制通气和深度镇静经常会阻止自主呼吸代偿(图 1.13)。

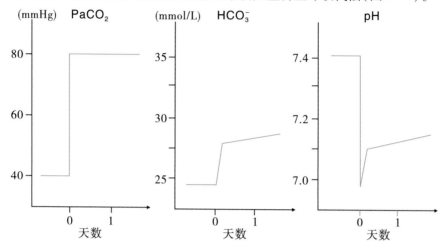

图 1.12 急性呼吸性酸中毒的时程(早期的肾脏代偿)

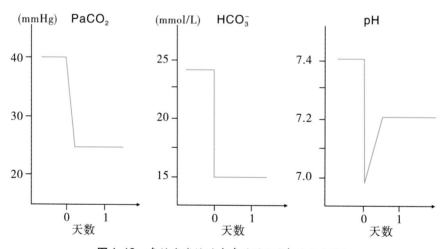

图 1.13 急性代谢性酸中毒的时程(有呼吸代偿)

1.2.3 血气分析(BGA)解读

成功治疗的决定性因素在于能快速确定及正确解读相关的酸碱平衡紊乱。

一般来说,动脉血气可用于分析酸碱状态,同时可提供肺功能的情况(也可选择毛细血管血气分析)。静脉血气分析(如中心静脉插管)可以更好地反映外周组织的情况。但由于血气分析测定容易出错(血液采样错误、校准错误等),因此必须检查每个测量值,以确保其正确可信,与临床表现相符。

pH 是 H^+ 功能的表现,针对其变化的经验分析参见表 1.12。表 1.13 和表 1.14 提供了酸碱状态的快速指引。

表 1.12　pH 与 H_2O 中 H^+ 的等效浓度

pH	$[H^+]$浓度(nmol/L)	
7.6	约 25	
7.5	约 32	↑ 碱中毒
7.4	约 40	
7.3	约 50	↓ 酸中毒
7.2	约 63	
7.1	约 80	
7.0	约 100	
6.9	约 125	

经验法则:在生理范围内,H^+ 浓度每变化 1 nmol/L,pH 就会改变约 0.01。$pH = -\log[H^+]$,以 nmol/L 为单位

表 1.13　原发性疾病的血气分析变化

	代谢性酸中毒	呼吸性酸中毒	代谢性碱中毒	呼吸性碱中毒
pH	↓	↓	↑	↑
$PaCO_2$	正常	↑	正常	↓
HCO_3^-	↓	可能↑	↑	可能↓
BE(碱剩余)	↓	正常	↑	正常
STB(标准碳酸氢盐)	↓	0	↑	0

表 1.14　疾病代偿后的血气分析变化

	代谢性酸中毒	呼吸性酸中毒	代谢性碱中毒	呼吸性碱中毒
pH	可能↓	可能↓	可能↑	可能↑
$PaCO_2$	↓	↑	↑	↓
HCO_3^-	↓	↑	↑	↓
BE(碱剩余)	负值	正值	正值	负值
STB(标准碳酸氢盐)	↓	↑	↑	↓

许多商用血气分析仪仅直接测量了 pH 和 PCO_2(mmHg),而 BE(mmol/L)和 HCO_3^-(mmol/L)是换算得来的。因此,由于实际的算法不同,BE 和 HCO_3^- 可出现不同的数值(偏差可高达 2mmol/L)。

◆ **标准碳酸氢盐和碱剩余**

标准碳酸氢盐(STB)是指在标准条件(37℃,$SpO_2 = 100\%$,$PCO_2 = 40mmHg$)下所

测得的 HCO_3^- 浓度值。该数值(类似当前的 HCO_3^- 浓度)是通过血气分析仪,利用 pH 及 $PaCO_2$ 及 Henderson-Hasselbalch 方程计算得出:

公式 23

$$pH = 6.1 + \log[HCO_3^-]/(PaCO_2 \times 0.03) \rightarrow [HCO_3^-] = 10^{pH-6.1} \times (PaCO_2 \times 0.03) = [STB]$$

STB 正常值:$(24 \pm 2)mmol/L$

碱剩余(BE)描述了带负电荷的缓冲碱(BB)总和(在 PCO_2 为 40mmHg、pH 为 7.4 及蛋白碱基为 70g/L 的状态下测量)的实际值与正常值的差异:

公式 24

$$BE = \sum[BB]_{实际} - \sum[BB]_{正常}$$

公式 25

$$\sum[BB]_{正常} = [HCO_3^-] + [A_{tot}^-] + [Phos^-] = (42 \pm 2)mmol/L$$

A_{tot}^-:解离的蛋白(主要是白蛋白和血红蛋白)

例如:在缓冲 H^+ 时,如果 BB 的浓度下降至 32mmol/L,那么 BE 则为 $-10mmol/L$ $(32 - 42 = -10mmol/L)$。正如我们在公式 25 中所见,BB 实际上是血液中 3 种主要的弱酸。由于弱酸 A^- 在生理 pH 下不能完全解离,故可充当缓冲剂。这意味着它们能够相应地接受或解离出 H^+($A^- + H^+ \leftrightarrow AH$)。例如,如果缓冲 H^+"消耗"了 A^-,则 BB 浓度下降至 32mmol/L,BE 变成 $-10mmol/L$($32 - 42 = -10mmol/L$)。可以根据以下 HCO_3^- 浓度估算 BE:

公式 26

$$BE = 1.2 \times ([HCO_3^-] - 24)$$

严格来说,BE 仅适用于血液而不适用于整个细胞外液。因此,BE 的计算可能会产生错误,因为体内 HCO_3^- 浓度的实际变化被细胞外液中的 HCO_3^-"削弱"了。为了使 BE 的概念适用于整个细胞外液,又引进了标准碱剩余的概念(SBE,BE_{ecf})。如今,大多数血气分析仪报告上的是 SBE 而非 BE。

公式 27

$$SBE = 0.9287 \times \{[HCO_3^-] - 24.4 + 14.83 \times (pH - 7.4)\}$$

SBE 的正常值为 $-2.5 \sim 2.5mmol/L$

注意:BE 和 SBE 用于计算 $PaCO_2$ 对 HCO_3^- 浓度的影响,从而量化酸碱平衡紊乱中的"代谢"组分。换言之,BE 和 SBE 是全血或细胞外液中强酸(代谢性酸中毒)或强碱(代谢性碱中毒)的量化指标。

静脉血与动脉血的 BE 之间存在良好的相关性,静脉血中的 BE 总是稍高(由于较

高的 PCO_2 导致较高的 HCO_3^-)。如果不能获得 HCO_3^- 浓度和 BE,则可以使用以下实际测量的参数(pH 和 $PaCO_2$)来分析酸碱状态。

- 评估 pH:
  - 若 pH < 7.35,酸中毒。
  - 若 pH 为 7.35 ~ 7.45,正常。
  - 若 pH > 7.45,碱中毒。
- 评估 $PaCO_2$:
  - 若 $PaCO_2$ > 45mmHg,高碳酸血症。
  - 若 $PaCO_2$ 为 35 ~ 45mmHg,正常。
  - 若 $PaCO_2$ < 35mmHg,低碳酸血症。
- 如果 pH 和 $PaCO_2$ 指向不一致:
  - pH ↓ 和 $PaCO_2$ ↑,呼吸性酸中毒。

  (例如:pH = 7.08,$PaCO_2$ = 80mmHg)

  - pH ↑ 和 $PaCO_2$ ↓,呼吸性碱中毒。

  (例如:pH = 7.56,$PaCO_2$ = 20mmHg)
- 如果 pH 和 $PaCO_2$ 指向一致:
  - pH ↓ 和 $PaCO_2$ ↓,代谢性酸中毒伴呼吸代偿。

  (例如:pH = 7.33,$PaCO_2$ = 33mmHg)

  - pH ↑ 和 $PaCO_2$ ↑,代谢性碱中毒伴有呼吸代偿。

  (例如:pH = 7.47,$PaCO_2$ = 47mmHg)

  - 在这种情况下,$PaCO_2$ ≈ pH 小数点后的前两位数字(见上文)。
- 如果发生呼吸性酸中毒或碱中毒,可以检查是否存在其他代谢紊乱。以下经验法则用于评估 pH 的变化是否与 $PaCO_2$ 的变化相一致:

  - $PaCO_2$ 每变化10mmHg,pH 相应变化约0.08。

公式 28

$$pH_{预期值} = 7.4 - [(PaCO_{2实际值} - 40) \times 0.008]$$

- 例如,对于 $PaCO_2$ = 60mmHg,$pH_{预期值}$ = 7.4 - (20 × 0.008) = 7.24
  - 如果 $pH_{实际值}$ < $pH_{预期值}$,额外的代谢性酸中毒。
  - 如果 $pH_{实际值}$ > $pH_{预期值}$,额外的代谢性碱中毒。

注意: 严格来说,$PaCO_2$ 每增加10mmHg,pH 下降0.1;而 $PaCO_2$ 每减少10mmHg,pH 上升0.05。为简化起见,取平均值为0.08。

代偿机制的评估很少用于术后,但对于代谢性疾病或其合并症很有帮助。

- 以下公式可用于估算代谢紊乱中的呼吸代偿:

公式29

$$[HCO_3^-]_{实际值} + 15 \approx PaCO_{2\,预期值} \pm 2mmHg$$

 – 如果 $PaCO_{2\,实际值} > PaCO_{2\,预期值}$，额外的呼吸性酸中毒。

 – 如果 $PaCO_{2\,实际值} < PaCO_{2\,预期值}$，额外的呼吸性碱中毒。

确定代偿状态下的原发性酸碱失衡：

• 即使在代偿状态下，实际的pH也有助于识别原发性疾病。

• 通常情况下，人体不会出现"过度代偿"，即酸中毒的生理代偿不能达到pH $\geqslant$ 7.4，而碱中毒的生理代偿也不能使pH $\leqslant$ 7.4。具有较高 PCO_2 和 HCO_3^- 浓度升高但 pH < 7.35 的酸碱失衡，必须解释为原发性呼吸性酸中毒伴肾脏代偿，而不是代谢性碱中毒伴呼吸代偿（此时应 pH > 7.4）。

• 例外：慢性呼吸性碱中毒可以代偿到正常pH范围内。

注意：在代谢性碱中毒中，呼吸代偿（通气不足）可能仅在有限范围内。

肺部疾病患者可能无法获得足够的呼吸代偿，而肾脏疾病患者可能无法获得足够的代谢代偿。

1.2.4 代谢性酸中毒

代谢性酸中毒的最佳治疗方法就是确定并消除潜在疾病（图1.14）。有两个基本问题是：①代谢性酸中毒的病因是什么？②对患者有危险吗？

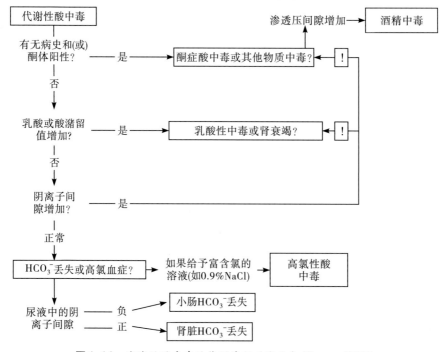

图1.14 代谢性酸中毒的鉴别诊断（修改自 Vincent，2009）

对问题 1 的回答:如果术后出现代谢性酸中毒,在明确病因前,应考虑是由于氧供异常、组织灌注异常、氯离子过多摄入所致。

对问题 2 的回答:阴离子间隙加大的代谢性酸中毒特别危险,因为其根本原因是细胞能量失稳态(如乳酸性酸中毒)、代谢异常(如酮症酸中毒)、肾衰竭(及其并发症)或中毒(如甲醇、水杨酸盐)。

原因不明的代谢性酸中毒的可能解释如下。

◆ Steward 模型

- 解释基于 3 种生理缓冲系统的 pH 变化:
  - 碳酸($PaCO_2$,HCO_3^-)。
  - 强离子差(血液中强阳离子的总和减去强阴离子的总和) = ($[Na^+]$ + $[K^+]$) – ($[Cl^-]$ + $[乳酸^-]$) = (42 ± 2)mmol/L。
  - 弱酸(白蛋白,磷酸盐)。

- 根据电化学平衡,血液中所有带负电荷的粒子(阴离子)的总和等于所有带正电荷的粒子(阳离子)的总和。形象地说,阳离子(Na^+、K^+、Ca^{2+}、Mg^{2+}、H^+)的总和"决定"了阴离子(Cl^-、HCO_3^-、白蛋白$^-$、PO_4^{3-}、SO_4^{2-}、酸$^-$ 和 OH^-)的空间。HCO_3^- 不是"独立于"上述阴离子,因为它可以转化为 CO_2(开放系统)。在 Steward 模型中,HCO_3^- 与其他阴离子竞争可利用空间。如果一个"独立"的阴离子的浓度增加(如 Cl^-、乳酸),而阳离子浓度保持不变,则 HCO_3^- 转化为 CO_2 + H_2O,HCO_3^- 浓度随之下降(反之亦然)。这导致缓冲碱的减少,BE 因此为负值。详见图 1.15 和图 1.16。

- 图 1.15:
  - 正常分布。
  - Cl^- 相较 Na^+ 浓度不成比例地增加,HCO_3^- 浓度降低(高氯性酸中毒)。
  - Cl^- 相较 Na^+ 浓度不成比例地减少,HCO_3^- 浓度增加(低氯性碱中毒)。
  - 白蛋白$^-$ 减少,HCO_3^- 增加(低白蛋白性碱中毒)。
  - 产生了其他酸(如乳酸),HCO_3^- 减少(如急性乳酸性酸中毒)。
  - 产生了其他酸(如酮体),HCO_3^- 增加,Cl^- 和(或)白蛋白$^-$ 也会通过代偿的方式增加。这种情况在长期代谢性酸中毒(如酮症酸中毒)中并不少见。

注意:强离子差(SID)和缓冲碱总和(BB)具有相同的值[SID = BB = (42 ± 2) mmol/L]。因此,$SID_{实际值}$ – $SID_{正常值}$ = BE = $BB_{实际值}$ – $BB_{正常值}$。

- 可以在参考文献[12]中找到全面或简明的解释。
- Steward 模型的益处:

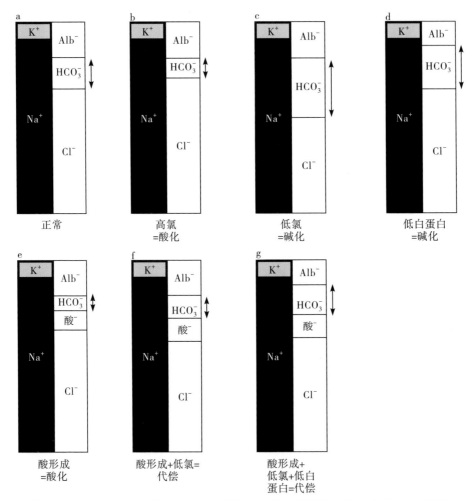

图 1.15 阳离子与阴离子的分布。对 HCO_3^- 造成不同的影响(修改自 Duward,2009)

　　–了解特定的酸碱失衡(如高氯性酸中毒)。

　　–酸碱紊乱被认为与电解质变化有关。

　　–调节酸碱平衡的 3 个最重要器官(肺:$PaCO_2$;肾:强离子差;肝:白蛋白)均有涉及。

　　• Steward 模型的缺点:

　　–在临床实践中计算强离子差有些麻烦(通常使用 BE 替代)。

　　–该模型相当复杂且难以理解。

　　◆ Durward 模型或[Cl^-]:[Na^+]

　　• [Cl^-]:[Na^+]的应用是基于 Steward 模型的简化程序,用于解释酸碱平衡紊乱。

　　• 就血浆中阴离子和阳离子的定量而言,Cl^- 和 Na^+ 为主要成分,强离子差的计算可因此简化。[Cl^-]:[Na^+]还可用于估算组织酸的存在(如乳酸和未测量的酸或阴离子)。

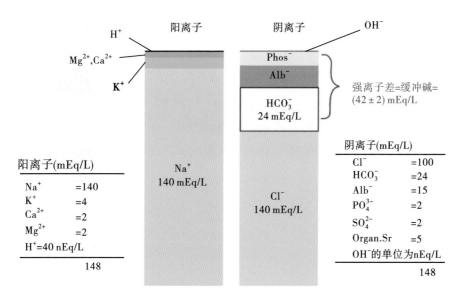

图 1.16 强离子差(1 mmol = 1 mEq × 电荷数 或 1 mEq = 1 mmol/电荷数)Phos:磷酸盐;
Alb:白蛋白

- 血浆[Cl⁻]必须始终根据[Na⁺]来评估(正常值:[Cl⁻] = 95 ~ 105mmol/L,[Na⁺] = 135 ~ 145mmol/L)。

公式 30

$$[Cl^-]:[Na^+] = 105:140 = 0.75$$

- 正常值为 0.72 ~ 0.8。
  - 若 < 0.72,为碱化作用。
  - 若 > 0.8,为酸化作用。
  - pH < 7.35 伴 [Cl⁻]:[Na⁺] < 0.72,表明存在组织酸。[①]
  - pH < 7.35 伴 [Cl⁻]:[Na⁺] > 0.8,表明为高氯性酸中毒。
  - pH > 7.45 伴 [Cl⁻]:[Na⁺] < 0.72,表明为低氯性碱中毒。
- 因此,[Na⁺]和[Cl⁻]对 BE 也有可计算的影响。

---

①关于组织酸,在临床实践中通常仅定量测定乳酸值(酮体通常仅定性测定)。未测定酸和阴离子仍然无法识别。在存在组织酸的情况下,最初 HCO₃⁻ 的浓度会降低(图 1.15,e 栏)。如果酸中毒持续时间较长(数小时至数天),即使之前的 Cl⁻ 是医源性以输液形式提供,Cl⁻ 浓度也会出现代偿性下降(图 1.15,f 栏)。因此,[Cl⁻]:[Na⁺]下降的酸中毒很可能表明存在大量组织酸。相反,[Cl⁻]:[Na⁺] > 0.85 排除了组织酸作为酸中毒的原因。如果发现高氯血症和乳酸,情况就不那么清楚了,这时的[Cl⁻]:[Na⁺]为 0.72 ~ 0.8。

公式 31

$$[Na^+] - [Cl^-] - 32 = BE_{\text{由于}[Na^+]:[Cl^-]\text{的变化}} = BE_{Cl}$$

- 举例:$BE = -15mmol/L$,$[Na^+] = 140mmol/L$,$[Cl^-] = 115mmol/L$;在这种情况下,$140 - 115 - 32 = -7mmol/L$,即在 $-15mmol/L$ 的 BE 中,$-7mmol/L$ 是由 Cl^- 引起,而其余的 $-8mmol/L$ 需由其他因素解释(如乳酸)。

- 为了考虑白蛋白和未测定酸和阳离子的影响,可以将 BE 划分如下。

公式 32

$$BE = BE_{Cl} + BE_{\text{白蛋白}} + BE_{\text{未测定酸}}$$

$$BE_{\text{未测定酸}} = BE - (BE_{Cl} + BE_{\text{白蛋白}})$$

- BE_{Cl} 计算见公式 31。

- $BE_{\text{白蛋白}} = [42 - \text{白蛋白}(g/L)] \times 0.25$。

◆ **阴离子间隙(AG)**

- AG 的计算有助于鉴别未知来源的代谢性酸中毒。

- 区分 AG 增加的酸中毒及 AG 正常的酸中毒(高氯性酸中毒)。

- AG 可根据以下公式计算:

公式 33

$$AG = ([Na^+] + [K^+]) - ([Cl^-] + [HCO_3^-]) = (15 \pm 5)mmol/L$$

- 如前所述,如果 Cl^- 浓度增加,$[Cl^-] + [HCO_3^-]$ 的总和不变,这将保持 AG 在正常范围(图 1.17,中间一栏)。相比之下,体内产生的酸(组织酸)或提供给人体的酸会导致 HCO_3^- 浓度急剧下降(Cl^- 浓度不变),$[Cl^-] + [HCO_3^-]$ 总和减少,因此 AG 增加(图 1.17,右栏)。

注意:在计算 AG 时,还存在如下问题,即:务必获得各个组分的准确浓度,否则,各组分的误差将会累积。AG 的 95% 可信区间为 $10 \sim 20mmol/L$,因此,只有 AG $\geqslant 20mmol/L$ 时,才认为是显著增加。在 Gabow 等的研究中:多达 1/3 的患者 AG 在 $20 \sim 29mmol/L$ 时,并未显示乳酸性酸中毒或酮症酸中毒;但当 AG$\geqslant 30mmol/L$ 时,即会存在乳酸性酸中毒或酮症酸中毒。

- 以下几点必须注意:

  - AG 值在 $15 \sim 20mmol/L$ 之间,存在可疑异常。

  - 当 $\geqslant 20mmol/L$ 时,通常表示存在问题。

  - 当 $\geqslant 30mmol/L$ 时,几乎都预示有严重问题(但在此情况下,应核查结果)。

- 图 1.17 结果显示,所谓的阴离子间隙不是真正的间隙,只是因为它包含未测定的阴离子(白蛋白、磷酸盐、硫酸盐、有机酸、乳酸等)而被称为阴离子间隙。这些阴离子

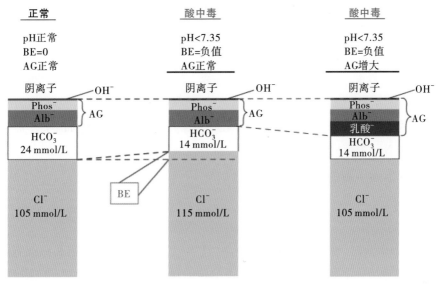

图 1.17 不同的阴离子间隙（AG）。各栏显示总阴离子。左侧：正常状态，SID = 42mmol/L，AG = 15mmol/L，BE = 0mmol/L。中间：酸中毒伴正常 AG，SID = 32mmol/L，AG = 15mmol/L，BE = − 10 mmol/L。右侧：乳酸引起的酸中毒伴 AG 增加，SID = 32mmol/L，AG = 25mmol/L，BE = − 10mmol/L。SID：强离子差；BE：碱剩余

浓度的变化会影响阴离子间隙。由于白蛋白是可定量的主要成分，因此必须使用实际白蛋白值对 AG 进行校正（AG$_{校正}$），对于经常出现 < 30g/L 的低白蛋白血症（正常值为 40g/L）的重症监护患者，这一点尤其重要。

公式34

$$AG_{校正} = AG + \left[(42 − 白蛋白)/4 \right]$$

- 经验法则：白蛋白每降低 10g/L，BE 就会增加 2.5mmol/L（另参见 BE$_{白蛋白}$）。
- 在确诊 AG 增高的代谢性酸中毒（如乳酸性酸中毒、酮症酸中毒、肾衰竭）时，必须综合考虑既往病史、临床特征和其他实验室检查，包括检测乳酸、酮体、肾小管功能障碍所导致的酸潴留（retention values）（图 1.14）。

◆ 乳酸性酸中毒和高氯性酸中毒

乳酸性酸中毒

- 有关乳酸性酸中毒的病理生理学变化，详见第 1.1.5 节。

高氯性酸中毒

- 由于在治疗过程中输入大量含氯溶液（如 0.9% NaCl），因此，经常会发生医源性高氯性酸中毒。
- 0.9% NaCl：[Na$^+$] = 154mmol/L，[Cl$^-$] = 154mmol/L，pH = 4.5 ~ 7.0，渗透压 = 308mosm/L。

- 原因：血液中 Na^+ 和 Cl^- 的生理浓度与 0.9% NaCl 溶液存在差异, Cl^- 的差值约为 Na^+ 的 5 倍。在输注生理盐水后, 血浆中 Cl^- 浓度比 Na^+ 浓度增加更多。HCO_3^- 浓度相对于 Cl^- 浓度的变化如图 1.15(b 栏)。

- 儿童高氯性酸中毒的临床意义尚不清楚。但有证据表明：成年人的高氯性酸中毒会导致肾脏灌注减少, 从而导致肾功能恶化; 也有研究描述了其对免疫功能的影响。然而, 除了避免进一步增加氯的负荷, 也无须特殊处理。仅在特殊情况下才需要用碳酸氢钠缓冲(Na^+ 浓度的增加是校正因子, 而非碳酸氢盐)。

◆ **代谢性酸中毒的影响**

见表 1.15。

被弱化的效应：

- 在 pH > 7.0 时, 直接的负性肌力作用(H^+ 与 Ca^{2+} 竞争离子通道和肌细胞的收缩组分, 导致收缩活性下降)可通过增加儿茶酚胺的释放量及降低后负荷(扩张全身血管导致外周血管阻力下降)来代偿。在 pH < 7.0 时, 收缩力进一步降低。

- 由于交感神经张力增加, 儿茶酚胺释放增多, 但在 pH < 7.0 时, 儿茶酚胺抵抗明显增加; 因此, 全身血管扩张作用可能占主导地位(外周血管阻力和血压降低)。

- 代偿性过度通气(PCO_2 下降, pH 升高)可使有自主呼吸患者的肺动脉阻力增加(肺血管收缩)的情况减轻。

表 1.15 代谢性酸中毒的影响

肺	过度通气(伴呼吸代偿, Kussmaul 呼吸)
心	负性肌力
	心律失常(伴高钾血症)
脑	通过脑血管扩张增加颅内压(增加颅内血容量)
血管	
全身小动脉	血管舒张, 外周血管阻力下降
全身小静脉	血管收缩, 减少"静脉淤积"
肺小动脉	血管收缩, 肺血管阻力升高
儿茶酚胺受体	儿茶酚胺抵抗增加
交感神经系统	兴奋性增加
电解质	血清钾水平升高
氧结合曲线	直接效应：右移
	间接效应：通过减少红细胞 2,3 二磷酸甘油酸(2,3 - DPG), 引起曲线左移
细胞的耐缺氧能力	通过降低细胞耗氧量和保护机制[如缺氧诱导因子(HIF)]来提高耐缺氧能力

- 酸中毒直接导致氧结合曲线的右移,但红细胞中 2,3 二磷酸甘油酸(2,3 – DPG)浓度的下降会间接减弱这种作用。

被增强的效应:

- 肺动脉阻力增加(肺血管收缩)、静脉回流增多(静脉血管收缩)和心肌收缩力下降均可诱发或加重右心衰竭。

- 由于负性肌力作用、外周血管扩张和儿茶酚胺抵抗间的相互作用,pH < 7.0 时常会导致动脉低血压。

◆ 代谢性酸中毒状态下的机械通气

对于一名通过过度通气来代偿酸中毒的患者,如果需要气管插管来控制通气,那么,正常通气有可能导致酸中毒及其相关状态的进一步恶化(细胞内酸中毒加重、负性肌力加重、肺动脉高压危象、颅内高压危象、心律失常等)。因此,机械通气的首要目标应该是获得与插管前相似的 $PaCO_2$ 值。然后根据血气分析监测结果(或校正)等进行逐步调整,同时需要考虑临床需要和特点。

1.2.5 缓 冲

◆ 缓冲不是病因治疗

由于缓冲并非针对病因的治疗,因此,使用缓冲液必须有一个充分的理由(如心血管不稳定、高钾血症)。

低 pH(可低至 pH 为 7.0)常可被很大程度耐受,有时令人吃惊。如今,几乎没有在 pH < 7.2 时推荐使用缓冲液的建议(无正当理由)。休克时使用碳酸氢盐进行缓冲,可能使外周情况进一步恶化。如果碳酸氢盐缓冲液中释放的二氧化碳扩散在细胞中,则可能加重细胞内酸中毒(见第 1.1.6 节)。因此,必须确保可通过灌注和机械通气消除生成的二氧化碳。

◆ 实践应用

- 如果患者术后血流动力学稳定且外周灌注正常,则 pH 并无重要意义。

- 如果循环不稳定(包括需要儿茶酚胺类维持稳定的患者)和(或)外周灌注受损,则可考虑使用碳酸氢钠来"校正"pH,以改善心肌收缩力,增加对儿茶酚胺的反应或降低肺血管阻力。但是,这只能与其他改善灌注的措施结合使用。

- 建议:尽管如此,我们的临床经验表明,在长时间的复苏过程中使用碳酸氢钠常可取得突破性进展,这可能是因为非难治性肺动脉高压患者的肺动脉压力出现了意想不到的下降,或者可能是有助于"不稳定的循环"趋向稳定。

◆ 使用缓冲液的指征

- 有症状的高钾血症(如心律失常、心脏停搏等)。

- 中毒(如三环类抗抑郁药)。

- 肺动脉高压发作。

- 长时间的复苏(如儿茶酚胺抵抗)。

- 横纹肌溶解症中碱化尿液(见第4.6.1节)。

◆ **缓冲液**

使用8.4%的碳酸氢钠缓冲

- 每毫升含1mmol HCO_3^- 及1mmol Na^+。

- 紧急情况下的经验法则:0.5~1mmol(mL)/kg,最大剂量为3mL/kg。

- 其他情况下的使用量:mmol(mL) = BE × 0.3 × 体重(kg)。

- 在早产儿和新生儿中:用注射用水或5%葡萄糖以1:1的比例稀释。

使用TRIS缓冲液(THAM,氨基丁三醇)

- 例如:THAM – Köhler 3 M(1 mL = 3 mmol THAM)。

- 紧急情况下的经验法则:0.5~1 mmol/kg 或 0.15~0.3 mL(3 M)/kg。

- 其他情况下的使用量:mL(3 M) = 0.1 × kg(体重) × BE。

- 不能用于早产儿和新生儿,因为存在呼吸暂停的风险。

1.2.6　应对酸碱平衡紊乱

◆ **需要做什么**

对动脉或毛细血管血做如下检测:

- 血气分析:pH、PCO_2、HCO_3^-、BE。

- 电解质浓度:Na^+、K^+、Cl^-。

- 乳酸。

- 实验室检查:肌酐、尿素、白蛋白。

◆ **初步分析**

- 步骤1:确定pH和PCO_2的变化。

- 步骤2:确定[HCO_3^-]、BE或标准碳酸氢(STB)盐的变化。

- 步骤3:评估代偿机制。

- 步骤4:测定乳酸。

- 步骤5:将所有结果放在临床环境中评估。

【**实例1**】癫痫发作后立即进行的毛细血管血气分析(BGA)测量

- BGA:pH = 7.08,$PaCO_2$ = 87mmHg,BE = -2mmol/L,[HCO_3^-] = 27.8mmol/L。

- pH 和 $PaCO_2$ 指向相反方向,表明是呼吸性酸中毒。
- $pH_{预期值} = 7.4 - [(87 - 40) \times 0.008] = 7.024$。
- $pH_{实际值} \approx pH_{预期值}$。
- 诊断:急性呼吸性酸中毒(表1.16)。

【实例2】新诊断糖尿病的毛细血管 BGA 测量

- BGA:$pH = 7.25$,$PaCO_2 = 17.6mmHg$,$BE = -19mmol/L$,$[HCO_3^-] = 7.8mmol/L$,乳酸 $= 1.5mmol/L$。
- 尿检测:酮体。
- pH 和 $PaCO_2$ 指向相同方向,表明为代谢性酸中毒伴呼吸代偿。
- 呼吸代偿的评估。
- $PaCO_{2预期值} \approx [HCO_3^-]_{实际值} + 15 = 7.8 + 15 = (22.8 \pm 2)mmHg$。
- $PaCO_{2实际值} < PaCO_{2预期值}$,表明是额外的呼吸性碱中毒。
- 诊断:代谢性酸中毒伴呼吸代偿和过度通气(表1.17)。

◆ 根据 Durward 模型的监测和扩展诊断

如果情况不受控制和(或)诊断仍不确定,则以下程序可提供进一步帮助。

- 步骤1:确定 pH(酸中毒还是碱中毒)。
- 步骤2:确定影响 pH(酸化和碱化能力)的各种因素及其之间的平衡(表1.18)。
- 步骤3:测定阴离子间隙(AG)。

有关计算,详见公式30～33。

表1.16　呼吸性酸中毒例表

	呼吸性酸中毒	代谢性碱中毒
pH	↓	
$PaCO_2$	↑	
HCO_3^-	↑	
BE	正常	

表1.17　代谢性酸中毒伴呼吸代偿例表

	代谢性酸中毒(代偿)	过度通气
pH	↓	
$PaCO_2$	↓	↓
HCO_3^-	↓	
BE	↓	

表 1. 18 影响 pH 的因素

	酸化作用	碱化作用
呼吸	$PaCO_2$ ↑	$PaCO_2$ ↓
氯化物	Cl^- ↑	Cl^- ↓
白蛋白	Alb^- ↑	Alb^- ↓
未测定酸(AA)	AA ↑	AA ↓
磷酸盐[a]	PO_4^{3-} ↓	PO_4^{3-} ↑

[a] 磷酸盐浓度通常太低,不能产生任何显著影响

【实例 1】新诊断糖尿病的毛细血管 BGA 测量

- BGA:pH = 7. 25, $PaCO_2$ = 17. 6mmHg, BE_{ecf} = – 19mmol/L, $[HCO_3^-]$ = 7. 8mmol/L,乳酸 = 1. 5mmol/L。

- 实验室检查:$[Na^+]$ = 131mmol/L, $[K^+]$ = 5mmol/L, $[Cl^-]$ = 90mmol/L,白蛋白 = 35g/L。

- 尿检测:酮体。

- pH = 7. 25,表明为酸中毒。

- $PaCO_2$ = 17. 6mmHg,表明为碱化。

- $[Cl^-]$:$[Na^+]$ = 90:131 = 0. 68,表明为低氯血症、碱化。

- BE_{Cl} = $[Na^+]$ – $[Cl^-]$ – 32 = 9mmol/L,表明为碱化。

- $BE_{白蛋白}$ = (42 – 35) × 0. 25 = 1. 75,表明为碱化。

- $BE_{未测定阴离子}$ = – 19 – (9 + 1. 75) = – 29. 75mmol/L,表明为酸化(酮体!)。

- AG = (131 + 5) – (90 + 7. 8) = 38. 2mmol/L。

- 诊断:酮症酸中毒伴呼吸与代谢代偿(表 1. 19)。

表 1. 19 阴离子间隙:通过呼吸与低氯血症代偿

	酸化作用	碱化作用
呼吸		过度通气
氯化物		低氯血症
白蛋白		低白蛋白血症
未测定酸(氨基酸)	酮体[a]	

[a] 在这种情况下,酮体可在尿液中定性测定

【实例 2】术后机械通气患者的 BGA 测量

- BGA:pH = 7. 2, $PaCO_2$ = 38. 5mmHg, BE_{ecf} = – 15mmol/L, $[HCO_3^-]$ = 14mmol/L,乳酸 = 3mmol/L

- 实验室检查：$[Na^+] = 145mmol/L$，$[K^+] = 4mmol/L$，$[Cl^-] = 125mmol/L$，白蛋白 $= 25g/L$。

- $pH = 7.2$，表明为酸中毒。

- $PaCO_2 = 38.5mmHg$，正常。

- $[Cl^-]:[Na^+] = 125:145 = 0.86$，表明为 高氯血症 、酸化。

- $BE_{Cl} = [Na^+] - [Cl^-] - 32 = -12mmol/L$ ，表明为酸化。

- $BE_{白蛋白} = (42 - 25) \times 0.25 = 4.25$ ，表明为碱化。

- $BE_{未测定阴离子} = -15 - (-12 + 4.25) = -7.25mmol/L$ ，表明为 酸化(乳酸)。

- $AG = (145 + 4) - (125 + 14) = 10mmol/L$ ，正常。

- $AG_{校正} = 10 + [(42 - 25) \times 0.25] = 14.25mmol/L$。

- 诊断：混合性代谢性酸中毒(主要是高氯血症)伴失代偿(表1.20)。

酸化和碱化作用的净组合决定了 pH ！(Durward)

表1.20 高氯血症混合代谢性酸中毒伴正常阴离子间隙

	酸化作用	碱化作用
呼吸部分		
氯化物	高氯血症	
白蛋白		低白蛋白血症
未测定酸(氨基酸)	乳酸	

推荐阅读

[1] Carlesso E, et al. The rule regulating pH changes during crystalloid infusion. Intensive Care Med, 2011, 37: 461 - 468.

[2] Constable PD. Hyperchloremic acidosis: the classic example of strong ion acidosis. Anesth Analg, 2003, 96: 919 - 922.

[3] DuBose TD, Hamm LL. Acid-base and electrolyte disorders: a companion to Brenner & Rector's, the kidney. Philadelphia: Saunders, 2002.

[4] Durward A. Modern acid base interpretation. STRS, 2009.

[5] Durward A, et al. The value of the chloride: sodium ratio in differentiating the aetiology of metabolic acidosis. Intensive Care Med, 2001, 27: 828 - 883.

[6] Eisenhut M. Causes and effects of hyperchloremic acidosis. Crit Care, 2006, 10: 143.

[7] Feld LG, Kaskel FJ. Fluids and electrolytes in pediatrics: a comprehensive handbook. NewYork: Humana Press, 2010.

[8] Foegel MA. Ventricular function and blood flow in congenital heart disease. Philadelphia: Blackwell Fu-

tura, 2005.

［9］ Gabow PA, et al. Diagnostic importance of an increased serum anion gap. N Engl J Med, 1980, 303: 854 – 858.

［10］ Gravenstein JS, Paulus DA, Hayes TJ. Capnography in clinical practice. Stoneham: Butterworth Heinemann, 1988.

［11］ Kellum JA. Disorders of acid-ace-balance. Crit Care Med, 2007, 35: 2630 – 2636.

［12］ Kellum JA, Elbers PWG. Steward's textbook of acid-base. 2009. http://www. acidbase. org.

［13］ Kiessling SG, Goebel J, Somers MJG. Pediatric nephrology in the ICU. Berlin/ Heidelberg: Springer, 2009.

［14］ Lumb AB. Nunn's applied respiratory physiology. 6th ed. Philadelphia: Butterworth Heinemann, 2005.

［15］ Morris CG, Low J. Metabolic acidosis in the critical ill: Part 1. Classification and pathophys-iology. Anaesthesia l. , The use of sodium-chloride difference and chloride-sodium-ratio as strong ion differ-ence surrogates in the evaluation of metabolic acidosis in critically ill patients. J Crit Care, 2010, 25: 525 – 531.

［16］ Orban JC, Leverve X, Ichai C. Lactate: métabolisme et physiopathologie//Ichai C, Quintard H, Or-ban JC. Désordre métabolique et réanimation: de la physiopathologie au traitement. Berlin/Heidel-berg: Springer, 2011.

［17］ Pinsky MR, et al. Applied physiology in intensive care medicine. 2nd ed. Berlin/ Heidelberg: Spring-er, 2009.

［18］ Rudolf AM. Congenital disease of the heart. Clinical physiological considerations. 3rd ed. West-Sus-sex: Wiley-Blackwell, 2009.

［19］ Sheldon M. Chapter 61: Assessment of acid-base balance: a physical-chemical approach//Hamid Q, Shannon J, Martin J. Physiologic basis of respiratory disease. Hamilton: B. C. Decker, 2005.

［20］ Sibbald WJ, Messmer KFW, Fink MP. Tissue oxygenation in acute medicine. Heidelberg: Springer, 2002.

［21］ Siggaard-AndersenO, Fogh-AndersenN. Baseexcessorbufferbase (strongiondifference) asmeasure of a non-respiratory acid-base disturbance. Acta Anaesthesiol Scand, 1995, 39(Suppl 106): 123 – 128.

［22］ Vincent JL. Le manuel de reanimation, soins intensifs et medicine d' urgence. 3e ed. France: Spring-er, 2009.

第 2 章

机械通气

Dietrich Klauwer

第 1 章着重讲解了氧运输及呼吸对酸碱平衡的影响,本章我们将阐述正压通气(PPV)的相关问题。

2.1 机械通气的优缺点

详见表 2.1。所有的正压通气除了对气体交换和酸碱平衡产生影响之外,对循环也有特殊的影响。在介绍机械通气的生理学之前,必须首先了解这些影响:人们常常会利用机械通气对循环的"正性"影响,而其"负性"变化则要在拔除气管插管后方能终止。简言之,机械通气可导致以下循环状况的变化。

- 呼气末正压(PEEP):降低左、右心室前负荷,同时降低左心室后负荷。
- 肺内正压:右心室后负荷增加,而左心室后负荷降低。

这对整体血流动力学的意义是什么?

- 机械通气对右心室功能存在负面影响:机械通气参数越高,右心室的负担越大(呼吸机相关性肺心病)。
- 机械通气通常有利于左心室收缩功能:正压通气可减轻左心室负荷,因为机械通气条件下胸腔正压可降低左心室的跨壁压,这对衰竭的左心室的收缩功能有利,例如,拔管后可能出现撤机失败、肺水肿重现,即患者仍需要 PEEP。然而,如果左心室存在严重的舒张功能障碍,过高的 PEEP 也可能阻碍心室的充盈。

D. Klauwer
Department of Pediatrics, Singen Medical Center, Gesundheitsverbund Landkreis Konstanz, Krankenhausbetriebsgesellschaft Hegau-Bodensee-Klinikum, Singen, Germany

© Springer International Publishing AG, part of Springer Nature 2019
D. Klauwer et al. (eds.), *A Practical Handbook on Pediatric Cardiac Intensive Care Therapy*, https://doi.org/10.1007/978-3-319-92441-0_2

表 2.1 机械通气的优缺点

优 点	缺 点
麻醉期间可给予镇痛药物	患者无法进行语言沟通
可以进行肌松	需要镇静
肺不张区域的重新开放	黏膜纤毛清除能力受损
可以清理目标支气管	随之而至的感染
可治疗严重气体交换障碍	容积伤、气压伤
在控制良好的条件下可进行心血管病治疗	插管损伤
	正压导致肺循环恶化（特别是 TCPC/ Glenn 术）
减少呼吸做功和氧消耗，控制二氧化碳的呼出以确保术后稳定	大脑回流变差（对大脑灌注压和颅内压的影响，见正文[a]）
	内脏循环血量下降

[a] 在被动肺循环中，如 Glenn 吻合术和 TCPC 术中，由于机械通气导致胸腔内压力增加，静脉回流及心排出量减少。如果 MAP 因每搏输出量减少、静脉压力升高（在肺部之前）而降低，CPP 也随之下降：CPP = MAP – CVP（当 ICP > CVP：CPP = MAP – ICP）。临界 CPP 与年龄有关，例如新生儿为 < 35mmHg。MAP：平均动脉压；CPP：脑灌注压；CVP：中心静脉压；ICP：颅内压；TCPC：全腔静脉 – 肺动脉连接术

PEEP 与颅内压（ICP）的升高：PEEP 的增加会导致胸腔内压力增加，脑静脉回流减少，因此颅内压升高。然而，在颅内顺应性正常的情况下，机械通气相关的胸腔内压增高仅会对颅内压产生轻微的影响。即使颅内顺应性受损（如脑水肿），高达 $10cmH_2O$ 的 PEEP 仍对颅内压影响甚微；在颅内顺应性受损的情况下，还必须特别注意确保脑灌注压力（CPP = MAP – ICP）保持稳定（CPP 50 ~ 60mmHg）。

2.2 机械通气的基本概念

许多不同的呼吸机被用于儿童和新生儿的机械通气。机械通气的首选模式是压力控制或限压通气，特别是在新生儿中。这些机械通气模式采用降低的吸气气流，以同时完成肺部充盈，从而确保在增加肺部充盈后，给患者维持一个逐渐减慢的气流（吸气流量减少）。我们可以用非常简化的术语区分呼吸机的 3 种工作原理。

2.2.1 流量控制

第一组设备，在整个呼吸周期内设备中均存在连续气流。通过控制呼吸机呼气部分阀门的开关，连续气流将以时间控制的方式"控制性"进入患者的肺部。在此过程中，达到控制器限定的吸气压力（吸气峰压）所需的时间是由上述气流所决定的，这被视作流量控制（flow-controlled）、时间控制（time-controlled）和限压（pressure-limited）通气的原理。如果气流设置过低，则无法达到压力上限；如果气流设置太高，过快到达吸气峰压可能导致通气性肺损伤加剧。此类呼吸机运行的原理类似挡土墙或水坝。该

工作原理意味着,达到设定吸气峰压的速度越快,设定的连续气流就越高。因此,此时的减速气流概念仅涉及部分气道。为了使肺部排空,"水坝"会被再次移除(回到 PEEP 水平),患者通过其肺部的自然回缩力来被动地完成呼气动作,这是 Babylog(Dräger)和许多其他"新生儿呼吸机"在新生儿中经常采用的工作模式。

2.2.2 压力控制与容积控制

与第一组设备不同,第二组和第三组设备是在呼吸周期的每一点均产生连续基本气流的同时,融入特殊要求的气流,达到医生设定的压力(第二组)或容积(第三组)。辅以理想的阀门和测量技术,许多品牌的呼吸机都可以在指定时间内达到设定的压力和容积目标,并能与患者所需的呼吸周期达到非常好的同步效果,且适用的患者人群比较广泛(体重从 2kg 到 100kg 以上),这些呼吸机额外的优势就是可以达到非常高的精确度。

有时,由于通气与循环调节存在不同的目标,需要通过不同的目标通气模式来实现,因此,有必要了解一些基本概念,并对呼吸机有所认识。

2.2.3 PEEP:呼吸末正压

理想状况下,该压力可防止肺部在两个呼吸周期之间发生塌陷,避免通气障碍,尤其是背段和基底段。另外,这也确保了肺可呼吸部分的维持(功能残气量,FRC),并因此获得"生理性"通气与灌注比(V:Q)。PEEP 的设定要求是:一方面能防止肺部在两个呼吸周期之间塌陷,另一方面又不会增加不必要的胸腔内压力,使肺动脉阻力相应增加。PEEP 会使右心室的前负荷下降,而非常高的 PEEP 还会使右心室的后负荷增加。

气道正压可明显改善肺膨胀不全或肺不张区域,使其重新开放,进而通过改善通气来有效地降低右心室后负荷(Euler-Liljestrand 机制),这恰恰区别于因气道压升高所致的右心室后负荷增加。

将 PEEP 设定在 $3 \sim 7cmH_2O$,但对于限制性肺疾病,PEEP 要高很多。

2.2.4 吸气峰压(PIP)

PIP 是呼吸道在吸气相的最大压力。在呼吸机上设定吸气上升时间/梯度,或者根据患者的呼吸状况(顺应性和阻力)设定一定的时间,随着呼吸机气流的给入,即可达到 PIP,这是流量控制呼吸机通过气流的变化来达到的。简言之,流量越大,达到 PIP 越早。

PIP 决定了所希望达到的潮气量（通气幅度即"PIP – PEEP"所产生的潮气量）。PIP 的设置取决于肺功能和通气目标,每次呼吸应吸入和呼出约 4mL/kg、6mL/kg、8mL/kg 或最多 10mL/kg 的气体。如果未测量潮气量,则仅能依靠间接程序来估算准确的 PIP(包括胸廓的起伏、血气分析和呼气末二氧化碳浓度测定)。在这种情况下,PIP 并非呼吸机相关性肺损伤的唯一原因。实际上,压力幅度(PIP – PEEP)和潮气量也起着至关重要的作用;在呼吸周期之间,肺部的周期性塌陷与复张同样非常重要(见下文的 RACE 创伤)。

PIP 通常设置在 $16 \sim 25cmH_2O$。

2.2.5　吸气时间（I-Time）

吸气时间是指:从压力开始升高并达到 PIP 至呼气相开始的这段时间。

在纯流量控制的设备中,吸气时间包括吸气上升时间。在这种情况下,应设置气体流量,以便经过 1/4 ~ 1/3 的吸气时间后即可达到 PIP。

在大多数压力和容积控制的呼吸机中,吸气时间也包括吸气上升时间,但会被专门说明。表 2.2 中给出的数据只是一个初始值,因为在不同的肺部疾病中,肺部充盈和排空所需的时间可存在显著差异(请参阅"时间常数和流量曲线"部分)。

在完全控制呼吸的情况下,根据吸气时间和设定的呼吸频率就可得出吸气时间与呼气时间的比值(Ti∶Te)。除非存在严重的顺应性障碍,否则不应低于 1∶2。

表 2.2　吸气时间

呼吸机参数	早产儿	新生儿	婴　儿	幼　儿	成　人
吸气时间（s）	0.2 ~ 0.35	0.3 ~ 0.5	0.5 ~ 0.8	0.6 ~ 0.9	0.9 ~ 1.6

2.2.6　顺应性:肺的可扩展性(dV/dP)

只有动态顺应性可以通过呼吸机测量出来。在呼吸机上测量潮气量(Vt)时,可以通过 $Vt/(PIP – PEEP)$ 确定此参数。

对于存在肺顺应性疾病的患者,顺应性是理解呼吸参数设置的关键。如果顺应性较差,即使在高压之下,也只有有限的吸入气体进入肺部,这要归结于明显升高的肺回缩力。此时,仅在吸气开始时有一定程度的气体流向肺部,且迅速又回归至零水平。如果将吸气时间设置得过长,则将导致一段时间没有气流导向患者(即零流量);这些时间的浪费使每分通气量下降,而又由于肺顺应性疾病导致二氧化碳潴留。

在这种情况下,最好通过以下方法来提高顺应性:①使用肺表面活性物质（SF）;②对不通气的肺部区域行机械复张;③胸腔积液和水肿液引流。对于肺顺应性疾病,这些方法涉及了所有避免肺损伤的策略(低潮气量策略,最佳 PEEP 策略,肺复张策略,给予肺表面活性物质)。

考虑到这些肺部力学因素(顺应性与阻力),如何能获得最安全、最温和的肺通气参数?这首先需要回答一些基础问题:哪些呼吸机设置会影响气体交换,以及如何影响气体交换?

2.2.7 氧 合

实现最佳氧合的最有效方法,就是将尽可能多的氧气输送到尽可能多的、具有通气功能和血流灌注的肺泡。因此,可以得出以下结论:①必须增加吸氧浓度;②优化平均气道压(它是肺复张程度的最佳预测参数)。

可通过以下方法改善肺复张:①增加 PEEP(平均气道压升高);②延长吸气时间;③增加 PIP。但是,这些参数的提高并不会导致氧合的无限改善,这是因为:在肺处于过度扩张的状态下,无法获得合适的潮气量及有意义的通气压力。不仅如此,高通气压力还会阻碍右心室的充盈,进而降低心排出量,由此导致氧输送减少。

呼吸机上所显示的压力 - 容积曲线提示:曲线最陡峭的部分对应着最大顺应性,在这一状态下,即使呼气低于下拐点,肺泡也不会发生塌陷;而要获得合适的潮气量,吸气时同样无须达到上拐点,即无须较大的 PIP(图 2.1)。

2.2.8 机械通气

二氧化碳的排出量主要是由每分通气量决定的,也可以理解为由吸气潮气量所决定,但前提是潮气量大于无效腔容积(约为 2mL/kg)。这样,通过增加潮气量(未塌陷肺泡中 PIP 与 PEEP 之差)和呼吸频率,可以增加二氧化碳的排出。关于二氧化碳的呼出极限,应考虑以下问题:

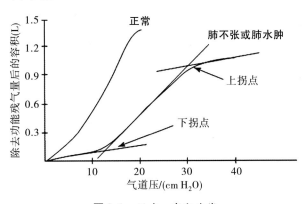

图 2.1 压力 - 容积曲线

• 当肺处于过度扩张区域（压力-容积曲线图），高于上拐点的 PIP 几乎无法产生更大的潮气量，且最主要的结果反而是气压伤。

• 在下拐点区域，如果进一步降低 PEEP 来增加潮气量，可能会导致肺泡在两次呼吸之间出现塌陷，进而出现肺复张不全及通气功能恶化。此外，人们认为："塌陷-张开-塌陷"循环是导致肺在通气过程中受到损伤的原因（重复性肺泡塌陷和扩张，RACE）。

2.2.9　呼吸频率的设定极限

在设定呼吸机最大呼吸频率时，需要考虑的关键点是，肺驱动气体流动的力是一种机械回缩力。呼吸频率的实质是肺恢复到两次呼吸周期之间状态（在机械通气期间，这等同于 PEEP 水平）的速率。因此，这意味着肺顺应性越差，呼气相越早开始，这是因为此时的机械回缩力过高（时间常数的顺应性部分见下文，另参见图 2.2）。

在通畅的气道中，气道阻力通常不会影响呼吸频率的设置。但随着阻力的增加，例如在阻塞性肺疾病（或气管插管过细）时，在上一周期的呼气相尚未结束时，呼吸机即已开始新的吸气相，这会无意间导致中间呼吸增加（内源性 PEEP），进而可能造成肺过度扩张、泄漏和气压伤等肺损伤（图 2.3）。

时间常数（TC）＝顺应性×阻力，这是以数学方式表达了这种关系。它表示从（被动）呼气开始到呼气至潮气量的 63% 所需要的时间。时间常数越低，说明肺部越僵硬（顺应性越低），并且通过增加呼吸频率可以排出更多的二氧化碳——前提是患者气道不存在阻塞。应允许患者的呼气时间至少为 3~4 个时间常数，以避免因不完全呼气而引起的肺过度扩张。

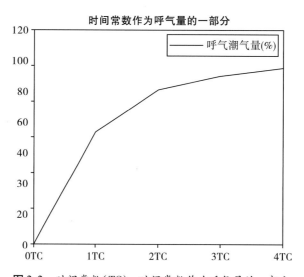

图 2.2　时间常数（TC）。时间常数作为呼气量的一部分

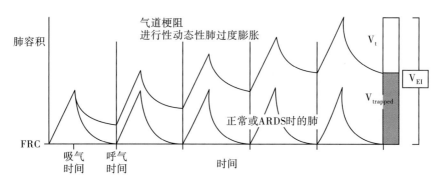

图 2.3　由于呼气不完全而导致不希望的 PEEP 增加（内源性 PEEP）（修改自 Tuxen 和 Lane, 1987）。FRC: 功能残气量；ARDS: 急性呼吸窘迫综合征；V_t: 潮气量；$V_{trapped}$: 陷闭气体量；V_{EI}: 吸气末容积

当肺部顺应性突然改善时,会出现一系列问题:此时患者肺部的机械回缩力弱,不足以在短时间内完成呼气,如果此时的呼吸频率没有相应下调,则会出现内源性 PEEP,导致肺过度膨胀。

时间常数可以反映机械回缩力的状态,因此,只要患者的气道没有阻塞,就可以此参数来决定最大呼吸频率。注意:一些呼吸机的同步间歇指令性通气(SIMV)可带来潜在的危险。一旦患者恢复意识并满足"触发标准",就会由于"空气饥渴"及焦躁而出现过高的呼吸频率,以至于无法充分呼出气体。建议:应特别注意不同的呼吸机制造商对 SIMV 通气的不同定义。

过短的呼气时间使肺内气体无法充分呼出,进而发生气体陷闭(air trap),最终导致过度扩张;对于呼吸道梗阻的患者,这种情况尤其严重(气道阻塞引起时间常数延长,因为"顺应性×阻力"升高)。在临床实操中,理想的状态是:在新的吸气开始之前,呼气流量已经下降为零(请注意呼吸机上的流量曲线)。

2.3　压力控制通气与容积控制通气的区别

原则上,每次呼吸应将足够量的气体送入患者体内,然后,在机械回缩力和气道阻力的作用下,被动地离开肺部。为此,可使用呼吸机预先的配置(容积呼吸)为患者提供呼吸支持。气体在预设的吸气时间内进入患者体内。根据通气肺的容积扩张性(顺应性)和所设定的吸气时间,呼吸机会产生所需的压力。这意味着:如果顺应性太差(如急性呼吸窘迫综合征、血胸、肺水肿等),或者如果吸气时间过短,可能会产生非常高的气道压力,进而导致通气并发症。

在采用纯容积控制的机械通气时,从达到设定的容积到达到设定的吸气时间结束这一阶段,没有气流进入肺部(至多不过是补偿泄漏)。在此阶段中,由于最初克服气道阻力所需的附加压力下降了,因此肺压会恢复到平台水平。在纯容积控制的通气模式中,上述特点对于通过压力－时间曲线来确定顺应性和阻力状态非常重要,本章末尾将详细讨论(图2.5)。在容积控制模式下,设置压力上限非常必要,可避免峰压造成的气压伤。

机械通气也可以采用压力控制模式。此时,在个体化设定的吸气时间内,将气道压升至设定值,此后,呼吸机将会在设定的吸气时间内以设定的压力送入气体。如果肺泡开放压较低(合理的PEEP)、顺应性较高(如健康的肺部),则可采用较低的峰值压力送入合适的潮气量(如4～7mL/kg)。但是,对患者肺部顺应性的依赖,可能会导致潮气量大幅度变化,进而影响每分通气量(RMV)及气体交换。因此,必须设置每分通气量的限值。

综上所述,更易理解为什么在讨论时要将通气分为吸气和呼气两部分,在呼气相,气体的呼出是一个被动的行为。

所谓的正压,是相对于大气压而言,它全时相地存在于呼吸道中;根据呼吸机模式的不同,一定的压力或一定的容积会作用于肺部。肺内压达到峰值的速率存在很大差异,这取决于送入气体的水平或设定的吸气上升时间。此外,时间常数曲线图显示:必须留有足够的时间来完成被动压力所驱动的呼气(pressure-passive expiration)。与肺实质相关的顺应性降低相比,此原则更适用于阻塞性肺疾病。如果呼气时间不充分,可能会出现肺过度膨胀。通过观察呼吸机的流量曲线,能够发现这一问题。

前文已经讨论了影响气体交换的参数。对于使用了肌松剂的患者,从理论上而言,通气不应该出现问题。但这种管理方式存在显著的缺陷,大多数患者不应该使用肌松剂治疗,因此,这在客观上要求呼吸机具备同步化功能。需要同步的另一个原因是减少镇静剂的使用(见第2.4节)。

2.4 同步化

同步通气是指在患者试图开始呼吸后的极短时间内即启动呼吸机辅助,它的目的是:①为了避免过高的气道压力,同时可以降低发生气胸的风险;②改善呼吸做功和气体交换;③减少镇静剂的使用;④为拔管铺平道路。

实现此辅助模式的先决条件是:呼吸机可以检测到患者呼吸动作的开始,并依此启动吸气相辅助。检测呼吸动作的方法包括:检查肌肉活动(胸部、腹部和食管)的变化,胸廓阻抗的变化,或发现膈肌活动的电信号。然而,目前的呼吸机仍以检测气流变化或气压变化为主。患者所吸入的气体需经流量传感器,当气流发生变化时,传感器会记录下来。在气压变化的情况下,患者会吸入旨在维持PEEP的气体,呼吸机也会记录下来。

然而,呼吸机并不是在任何时相都允许患者触发吸气,否则吸气可能会在呼气开始后不久很快再次出现。这意味着:所谓的触发窗口取决于呼吸频率,即在呼气开始后的某个时间点才开始(许多设备上的触发窗口医生不能改变)。此外,呼吸动作、气体流量、压力变化、脉冲水平均可被检测出来作为吸气的开始,并需要个体化设定。因此,如果触发器设定太灵敏,则任何分泌物引起的波动都可以通过压力或流量变化来模拟吸气;而触发器设定太迟钝则根本无法引起呼吸触发,最终患者会停止他们的自主努力。特别提及的是,触发器的响应时间因不同设备而各异,范围在 10~40ms,从技术层面而言,完全同步化是不可实现的。

一种特殊的"快速"同步化方法是通过食管探头(NAVA 探头,Maquet Solna, Sweden)探查膈肌电脉冲衍生而来。与传统的"全或无"触发器不同,它还可以量化利用电信号来影响呼吸支持的大小;因此,可以长时间减少镇静剂的使用。此外更为重要的是:在无创通气情况下,大量泄漏会导致检测错误,而通过使用 NAVA 探头可以避免此类情况发生;特别是在长期通气、缺乏插管和肺顺应性严重损伤的情况下,为该探头的额外支出是合理的,因为可以避免使用镇静剂,可量化分析呼吸困难的进展,还可避免非同步辅助所导致的压力峰(相关详细信息可从制造商处获得)。

何谓同步通气?

现代的呼吸机是在用户侧、以同步方式设定的强制管理呼吸。高于设定值后,患者会尝试进一步吸入气体(满足触发标准),这些触发没有获得呼吸辅助,而是以 PEEP 水平、像连续气道正压(CPAP)通气一样连续送入气流(真正的 SIMV 模式)。或者,也可以选择同步间歇正压通气(SIPPV)模式。在这种情况下,只要符合触发标准的每次呼吸尝试都在触发窗口里,则由控制性呼吸来支持,即患者自己"主宰"呼吸频率。

从方法学角度说,这两种形式的通气之间存在多种组合模式,是指令性通气与附加压力或容积的呼吸支持一同使用。此时,呼吸机给出具体频率的指令呼吸,然后通过预定的容积或压力来辅助超出此阈值(满足触发标准)的任何呼吸。为了使此类辅助呼吸的持续时间适应患者的需求,当给患者送入的气流下降至最大气流量的一定比例后(呼气触发),呼吸停止。同样在这种情况下,如果能利用神经或肌肉电脉冲来检测吸气与呼气,则可以提供更准确的同步。

某些设备在 SIMV/SIPPV 模式下指定了固定的吸气时间,吸气时间通常比患者的自发吸气时间长得多,尤其是在年幼儿撤停呼吸机的过程中,这种情况可能阻碍真正的呼吸驱动。装备合适的配件后,可以通过压力支持通气(PSV)来解决此问题。在这种模式下,通过流量触发而不是固定的吸气时间来检测患者的吸气,吸气的终止同样是通过患者触发。

如上所述,在气流减速、吸气终止时,呼吸机的算法采用了抛物线样流体曲线,例如,当实际气流降至峰值气流的15%以下时,呼气阀打开。呼吸机长时间处于峰值流量时,所出现的气体泄漏会导致吸气时间延长,甚至出现过长现象;确定好最长吸气时间可以避免这一问题。

在肺机械功能允许的情况下,设定好呼吸参数进行压力支持通气,患者会在PEEP水平、以连续气流进行呼气;在吸气时进行支持,直至达到预设的潮气量(达到压力上限为强制性指征)。当肺顺应性改善(应用肺表面活性物质)或因神经肌肉疾病而需机械通气时,为了获得长时间、无创伤的机械辅助通气,可下调呼吸机的压力。

综上可以看出,明确知晓所采用的辅助模式及设备术语是非常重要的:一方面,一个设备的通气模式并非需要在另一些设备上再现;另一方面,只有知道所使用设备的工作原理,才能进行辅助通气的评估。

要点总结如下:

- 流量控制、压力控制及容积控制之间存在差异。肺机械功能参数(压力、流量或胸阻抗的变化)、肌肉或神经信号均可用于使呼吸机与患者同步。

- 通过同步,患者自身决定吸气(由设备定义应答时间),必须明确触发标准。患者端触发的呼吸辅助会以不同的方式实施和终止。

- 完全的指令性通气采用预先设定的容积/PIP和吸气时间;与之相反,支持性通气则"仅"以呼气开始作为辅助的终结。鉴于此,一些设备制造商利用流量曲线(以最大流量的一定百分比作为终止辅助进气的界点),或使用肌肉、神经信号。

- 当患者完全自主呼吸时,压力支持或容积支持的通气保持在PEEP水平。在这种情况下,必须立即重新设定每分通气量的限值。在肺功能充分恢复且获得了充足的呼吸驱动力和理想的循环状态下,此时同步呼吸的目的是拔除气管插管;如果需要长时间呼吸辅助,则通过同步来增加舒适度,以降低镇静剂的使用量。不同的技术手段可帮助医护人员评估患者的呼吸驱动力及清醒程度(与此相关的还有刺激性咳嗽),进而判断是否可以拔除气管插管。

所有这些意味着目前有可能设置更有意义的呼吸机参数,并从呼吸机侧判读通气情况及患者肺功能的基线状态。在临床实践中的应用可大致分为以下3种场景:

- 术后患者被转移到监护室(本文将就此进行阐述)。
- 非紧急状态下的气管插管。
- 紧急状况下的气管插管(复苏时)。

2.5 术后转运至ICU后的通气

根据以下检查,获得患者通气状态的第一手材料:①听诊呼吸音(两侧是否对称);②胸廓起伏程度;③从麻醉机上读取的通气参数;④与监护室设备上预设的参数进行比较;⑤询问术中是否存在通气方面的特殊问题(插管、通气障碍、呼吸困难)。目前,许多单位都在尝试手术室内拔管,因此应询问该过程是否有任何障碍。

术后应注意,所有心脏手术都会造成明显的肺部改变:手术会造成肺部受压,进而发生肺不张、表面活性物质失活、炎症,因此可能引起较小的肺内分流;体外循环时毛细血管渗漏增多(功能残气量下降);疼痛所致的呼吸抑制;药物引起的呼吸动力和肺灌注的改变;此外,术前已存在的肺部疾病会明显影响术后通气情况。

体外循环术后,由于毛细血管渗漏增加,对缺氧的敏感性增加,同时可能术前已经存在增多的肺水,因此可依照表2.3设置呼吸机的初始参数(此处描述适用于根治性心脏手术)。对于心导管检查术后、但尚未接受心脏外科手术的儿童,通常只需要较低的峰值压力;其他设置无实质性差异。

除了临床检查和外科手术前的近期病史外,X线检查和初始血气分析对术后处理也具有指导意义。在X线检查时,应特别注意:确保所有异物(气管插管、中心静脉插管、引流管、胃管)都处于正确位置;同时确保两侧肺通气均匀,且膈肌顶部位于第8~9肋之间。

在心脏畸形根治手术后的第一次动脉血气分析中,PaO_2是该患者肺氧合能力的体现;例如:如果需要吸氧浓度为100%方可使PaO_2达到200mmHg,尽管此时血氧饱和度为100%,但仍预示着即将发生肺功能异常。对于一个过了新生儿期的患者,在上述条件下,如果通气良好,其PO_2可达600mmHg(肺静脉血)。

手术后,如果拟通过中心静脉管路取样进行血气分析,必须确保:

表2.3 术后通气的基本设置

	模　式	容　量 (mL/kg)	PEEP (cmH_2O)	PIP (cmH_2O)	吸气时间 (s)	RR (/min)	限　值
新生儿	压力控制	6~8	4~5	20~25	0.4~0.6	20~25	压力/RR/MV
新生儿采用 Babylog[a]	压力限制	测量值: 6~8	4~5	20~25	0.4~0.6	20~25	通过流量计控制 MV的高低
婴儿	压力控制, 必要时 PRVC	6~8	4~5	20~25	0.6~0.75	18~25	压力/RR/MV
幼儿	压力控制, 必要时 PRVC	6~8	4~5	20~25	0.7~0.8	15~25	压力/RR/MV
儿童	压力控制, 必要时 PRVC	6~8	4~5	20~25	0.9~1.0	13~22	压力/RR/MV
成人	压力控制, 必要时 PRVC	6~8	4~5	20~25	1.0~1.5	10~15	压力/RR/MV

PEEP:呼气末正压;PIP:吸气峰压;PRVC:压力调节容积控制;MV:每分通气量;RR:呼吸频率。
[a]通过流量控制、时间控制的通气可确保在吸气时间的前1/3即达到PIP;如上所述,观察流量曲线还可以根据患者的肺功能来调整吸气时间

• 二氧化碳值及相应的 pH 相较动脉血气分析结果发生改变,二氧化碳高 5 ~ 10mmHg, pH 下降 0.3 ~ 0.5。

• 血氧饱和度应视为外周氧供的衡量指标,因此,外周血氧饱和度(SpO_2)可视作氧合质量的衡量指标。

对于不同类型的心脏畸形,其机械通气的参数设置及撤机目标将在下文中详细讨论。对于患者和医护人员,拔除气管插管的核心要素是:

• 循环功能良好,无须过多的支持——注意:左心室功能的维持可能需要 PEEP !

• 肺功能良好,没有任何明显的顺应性障碍(不需要过高的压力即可获得良好的潮气量)。拔管后鼻导管吸氧的患者,约 35% 的氧气供给可轻松地满足机体需要。

• 血气分析结果可接受(标准:对于串行循环的患者,在吸氧浓度低于 40% 的条件下,$PaO_2 > 60mmHg$)。

• 没有与手术相关的出血或胸腔积液,且无明显的二氧化碳潴留。

• 患者神志清醒,无组织水肿;没有证据提示存在膈肌麻痹或胸腔积液,也没有发热。

• 不在人员短缺时拔管。如果存在可预见的困难,应在与经验丰富的医护人员讨论后,且经验丰富的医护人员在场时方可拔除气管插管。

拔管后,除了床边有可用的辅助设施之外,还需有备用方案来应对可能出现的问题。包括:①应对喉头水肿所致喘鸣所必需的吸入药物及器材;②保持气道稳定所需的口咽插管(Guedel & Wendel tubes);③拮抗残余麻醉剂的药物(纳洛酮/氟马西尼);④气管插管套件以备重新插管;⑤抢救车。

2.6 完全性大动脉转位

对于完全性大动脉转位(D-TGA)矫治术后的新生儿,其机械通气方案也存在一定的特殊性(表 2.4)。

• 由于需要广泛的分离,因此主动脉阻断时间通常会非常长(80 ~ 120min),有时甚至需要在深低温状态下进行手术。

• 在新生儿期,患者发生毛细血管渗漏的可能性更大,包括肺部和外周组织;因此,经常有大量的容量要求,进而出现外周水肿和肺水肿。

• 新生儿体重虽然很小,但其单位体重的静息氧耗却更高,因此需要更多的肺泡通气(表 2.13 比较了新生儿与成人的肺参数)。

• 由于主动脉阻断时间长,术后约 6 h 常常表现出严重的心肌功能障碍。

• 在手术时间较迟、术前肺动脉阻力已经很低的情况下,左心室在术后所面临的体循环血管阻力会使其处于超负荷状态,容易发生充血性心力衰竭。

表2.4　大动脉调转术后新生儿通气示例(流量控制、时间控制和压力限制)

大动脉转位	模　式	PEEP (cmH₂O)	PIP (cmH₂O)	吸气时间 (s)	呼吸频率 (/min)	潮气量 (mL/kg)	流　量 (L/min)	吸氧浓度 (%)
初始参数	(同步)间歇指令通气	5	22	0.6	22	8	11~14	80~100
氧合障碍		6~7 (X线检查!)	上调	上调		密切关注		100
通气障碍		上调,功能残气量通常会下降	上调 (通常显著)	0.6	适当上调	密切关注		

要选择适当的吸气时间,请始终关注流量曲线。PEEP:呼气末正压;PIP:吸气峰压

鉴于上述原因,术后早期必须确保良好的氧合(SpO_2 和 SaO_2 超过95%,PaO_2 超过75mmHg)、通气均衡($PaCO_2$ 40~45mmHg)和酸碱平衡(pH≥7.30)。因为一旦出现大量毛细血管渗漏、呈现为负值的 BE 持续增加,伴随血管内容量不足,只能通过大量的输液来补偿血管内容量,而这些液体又经常会渗漏到肺部和组织间隙。因此,许多大动脉转位患者存在明显的肺间质水肿倾向及与水肿相关的弥散障碍。

通常情况下,直至尿量出现明确的负平衡、水肿消除、曾需要反复上调的吸气峰压开始下降(如 20~22mmHg),且有足够的潮气量或胸廓活动度,才能考虑撤停呼吸机。对于存在心肌功能障碍、并需要机械通气的患者,应使用镇痛和(或)镇静剂治疗,以耐受机械通气、减少氧需求,同时缓解疼痛。因此,在这种情况下,应确保患者神志足够清醒,这一点非常重要。如果肺功能良好,在拔管前应减少非生理性长吸气时间(如0.4s),以促进患者的自主呼吸。

如果大动脉转位患者持续存在肺顺应性疾病(水肿)和呼吸动力障碍(使用阿片类制剂),拔管后经常需要支持性连续气道正压(CPAP)通气治疗。此外,如上所述,PEEP 可减少左心室做功。

2.7　室间隔缺损

室间隔缺损(VSD)手术期间,通气困难通常只发生在分流量大的大室间隔缺损手术中。在这种情况下,分流导致肺动脉血流量增加,肺动脉阻力升高,这将导致术后存在发生肺动脉高压危象的倾向,进而导致右心室衰竭,必须通过延长机械通气时间或全身性应用降低肺动脉阻力的药物进行治疗(延长的适应阶段)。另一方面,如果手术延迟,则可能发生肺部感染,影响术后通气策略(表2.5)。在这两种情况下,唐氏综合征患者往往更容易感染,也更早出现肺血管阻力增高。

对于简单病例,应进行超声监测,如果术后常规评估指标达到要求,应迅速切换到

表2.5　手术关闭室间隔缺损的术后通气

室间隔缺损	模式	PEEP (cmH$_2$O)	PIP (cmH$_2$O)	吸气时间 (s)	呼吸频率 (/min)	潮气量 (mL/kg)	流量 (L/min)	吸氧浓度 (%)
初始参数	压力控制，必要时PRVC	5	22	0.8	16～20	6～8	Servo-i 或其他"成人"呼吸机	60～80
氧合障碍		6～7 (X线检查!)	上调	延长		密切关注		100
通气障碍		上调	上调（通常显著上调）	0.8	适度增加	密切关注		

PEEP:呼气末正压；PIP:吸气峰压；PRVC:压力调节容积控制

同步/压力支持的机械通气。如果在手术室内不能达到此标准，则应在手术当天、在充分镇痛下，尽快拔除气管插管。但是，如果存在快速拔管的禁忌证(21 – 三体综合征、确认存在肺动脉高压危象、吸气困难、肺部感染)，则应在镇静、镇痛下进行控制通气，这样可避免 pH 下降、二氧化碳升高及缺氧，同时应避免频繁的吸痰和刺激操作，这些操作可诱发肺动脉高压危象。一般情况下，肺血管床会在术后1～2 d 内适应，这时拔管更安全。在肺动脉高压的情况下，镇静或使用肺动脉血管扩张剂会有所帮助(第9章详述)。

2.8　房室间隔缺损和房室通道

与室间隔缺损一样，术前状况(分流量大、既往感染、21 – 三体综合征、患者年龄)决定了术后的机械通气情况。除此之外，如果瓣膜重建耗时过长，则左心室功能可能受损。非平衡的心室或术后二尖瓣狭窄或关闭不全，可导致左心房充盈压升高。

因需要大量输入液体及左心室和瓣膜功能障碍可能导致左心房的压力显著升高，所致的肺淤血会造成肺水肿。因此，如果术后处于适应阶段（即：如果左心房压力明显增加、外科矫治效果牵强，则不建议在手术当天拔除气管插管）的患者，通气情况(PaO$_2$、PaCO$_2$)发生恶化，应尽早行 X 线检查以排除肺水肿。房室通道手术后当晚，对处于镇静状态的患者（如静脉滴注芬太尼/咪达唑仑），如果发生肺淤血，应充分利尿。

房室通道的患者常常合并21 – 三体综合征，这些患者常有肺部疾患及特殊的生理学特征，包括：①存在发生肺动脉高压危象的趋势；②镇静常伴"开/关"现象：呼吸抑制与剧烈躁动交替发生；③痰液分泌增加，有既往肺部感染（保护性气管分泌，尽早使用抗生素），拔管后易发生喘鸣。这将会影响术后通气和撤机。鉴于上述原因，房室通道术后的患者,其拔管应充分考虑手术矫治的效果,达到下列要求后方可拔管:左心室的功能和心率(必要时使用心脏起搏器)达到理想状态,降低后负荷以减轻肺淤血,应用 X 线监测肺通气。此外,拔管后的物理治疗可增加拔管成功率,通常选择在白班时操作;但是,如果满足所有血流动力学、肺功能和人员配备要求,也可在手术后尝试早期拔管(表 2.6)。

表 2.6 房室通道矫治术后的通气

房室通道	模 式	PEEP (cmH$_2$O)	PIP (cmH$_2$O)	吸气时间 (s)	呼吸频率 (/min)	潮气量 (mL/kg)	流 量 (L/min)	吸氧浓度 (%)
初始参数	压力控制,必要时 PRVC	5	22	0.6~0.9,视年龄而定	16~20	8	Servo-i 或其他"成人"呼吸机	100
氧合障碍		6~7(X 线检查!),必要时可更高	上调	延长		密切关注		100
通气障碍		上调,X 线检查!	上调(通常需明显上调)	0.8	适度增加	密切关注		

PEEP:呼气末正压;PIP:吸气峰压;PRVC:压力调节容积控制

2.9 Glenn 术后的机械通气

在 Glenn 术中(表 2.7),身体上半部分的静脉血液被导入肺动脉(通常是右侧);因此,这部分血液的驱动力恰是肺动脉床上游的静脉前负荷[以下可视作肺动脉压(PAP)]。关闭已知的侧支血管(奇静脉)。动脉血与来自下半身的静脉血在共同心

表 2.7 同步间歇指令通气 + 压力支持模式下的 Glenn 术后通气

Glenn 术	模 式	PEEP (cmH$_2$O)	PIP (cmH$_2$O)	吸气时间 (s)	呼吸频率 (/min)	潮气量 (mL/kg)	支 持	吸氧浓度 (%)
初始设定	SIMV,压力控制 + 压力支持	4~5	24	0.8~0.9	12~15	10(每分通气量限制!)	注意平均气道压(7~8cmH$_2$O)	100
氧合障碍		X 线检查!若可能,不要更高	增高	延长		密切关注	容量支持,吸一氧化氮,拔管	100
通气障碍		不要更高,X 线检查!	增高(通常明显增高)	0.8	最好不要增加	密切关注		

请特别注意:在 SIMV 模式下,使吸气末环(end-inspiratory cycle)适应患者的吸气时间,并设置压力支持,这样,即使在支持呼吸下也可产生足够的潮气量(如 5mL/kg),同时可降低 SIMV 的频率,否则平均气道压也会相应增高。PEEP:呼气末正压;PIP:吸气峰压;PRVC:压力调节容积控制;SIMV:同步间歇指令通气

房内混合,然后进入体循环心室。在心房上游的下腔静脉压力[中心静脉压(CVP)]在此循环生理中占据着主导地位。跨肺压力梯度(PAP – CVP)可作为衡量肺循环阻力的指标。跨肺压力越小,动脉血氧饱和度越好,血液越容易通过 Glenn 吻合流经肺部并氧合。

为了解肺通气、辅助通气下肺内正压,以及通气障碍和胸腔积液时出现肺内分流之间的复杂关系,首先需要进行一些解释:

- 术后,血液经 Glenn 吻合进行被动肺灌注,因此机械通气时,低通气压力对此过程的影响最小。

- 无通气障碍、功能良好的肺泡通气可降低肺动脉阻力,并降低支气管阻力。

- 吸氧、低二氧化碳、吸一氧化氮可降低肺动脉阻力。

- 良好的体循环心室功能、无反流的房室瓣可降低对中心静脉压的要求,从而间接地减小跨肺压。

- 通过肾脏途径排出过多水分,可防止间质肺水肿的发生和发展。

然而,遗憾的是,上述模式经常会出现恶性循环,例如:呼吸性酸中毒需要增加辅助通气量,这将导致 Glenn 吻合口流量减少,而酸中毒本身会增加肺动脉阻力,促进肺内分流。如果通过 Glenn 吻合口的流量减少(SpO$_2$ < 70%),就可能导致缺氧,只能通过容量替代(增加肺血流)来纠正。在此过程中,必须避免"过多"的容量,以免使肺部液体过多(弥散距离增大),并防止积液形成。这个恶性循环可以总结为:通气需求增加,导致胸腔内压力增加,进而肺血流量降低,其后导致积液增加等。

因此,重点应放在术后立即尝试拔管,并尽可能减少容量给入,保持肺通气并维持良好的血氧饱和度,因为正压通气不再是肺灌注的障碍,呼吸泵的启动(相当于胸腔内吸气负压)也可以代替右心功能。自主呼吸恢复后,应迅速切换到同步通气模式(例如,带压力支持的压力控制 SIMV 或带压力支持的 CPAP),有的患者在监护室时就已经在接受此模式的呼吸辅助。

使用某些呼吸机时,必须确保患者自主呼吸的出现不会增加强制性通气,因为机械通气时的胸腔正压可阻止被动的肺血流。

绝不可使患者遭受过长时间的通气不足,无论是在使用呼吸机时,还是在拔管后,对于 Glenn 术后的患者,应尤为小心;否则,严重的肺内负压可能引发肺水肿。因此,选择足够大的通气导管在应对这个问题上起着重要的作用。

在停机拔管之前,应评估患者的呼吸和咳嗽能力。除了先前提到的拔管标准外,还应确保患者有足够的镇痛,同时不引起呼吸抑制,确保循环状态稳定,拔管时应有经验丰富的医生在场。

如果在充分准备的情况下仍无法拔管,应在轻微镇痛、镇静下(可乐定/右美托咪定、氯胺酮、对乙酰氨基酚和必要的非甾体抗炎药,以及少量的苯二氮䓬类药物),将辅助通气维持在 CPAP 水平,并选择压力支持模式。

给予肺动脉扩张剂(如西地那非),同时在引流积液、减轻充血(降低后负荷)治疗后提升心率,但应慎用 β 受体激动剂,这些措施或可有助于成功拔管。

2.10　单心室的肺动脉环缩术

肺动脉环缩术是在单心室循环中,利用外科手段减少肺血流的术式。新生儿适应期后,肺循环阻力约为体循环阻力的 25%。血流通常会选择阻力较小的途径,即肺循环;但在肺动脉环缩术后,血流会选择阻力更小的体循环。当患者的 SaO_2 为 75% ~ 80%(所对应的 PaO_2 为 40 ~ 50mmHg),肺循环与体循环流量比(Q_p : Q_s)约为 1 : 1(如果没有严重的肺不张形成导致肺内分流)。如果 SaO_2 上升至 85%,说明肺循环流量是体循环流量的 2 倍;当 SaO_2 为 90% ~ 95% 时,肺循环流量已达到体循环流量的 4 倍。因此,可用经皮氧饱和度估测手术后体循环与肺循环血流比值(在肺部健康的情况下)。

通气会引起肺动脉阻力的变化,可采用过度通气给氧使更多的血液进入肺部;同样,也可以利用这一方法使体循环获得更多的血流,即:患者吸入室内空气来替代氧气,维持容许性高碳酸血症。

达到以下条件方可尝试拔管:①吸入氧浓度近似等同空气水平;②可接受的 pH 值(静脉血 pH 维持在 7.3 左右);③通气呼吸频率低;④稳定的循环状态。为此,除了监测血压和尿量外,还主要需分析中心静脉氧饱和度和超声检查结果。

可采用机械通气对肺血流产生暂时的影响,在此期间可以尝试使用其他医学手段(如药物)优化全身血流。然而,成功与否主要取决于术中对环缩效果的评估。术后必须行超声心动图复查。

在我们 Giessen 中心,几乎没有体 – 肺动脉分流术或 BT 分流术的病例。因此,这里只是强调,只有同时评估肺功能参数(潮气量、压力需求、氧需求和 X 线检查)和循环功能参数[临床特征、血压、尿量、中心静脉氧饱和度(SvO_2)和超声],才能对血气分析、外周血氧饱和度(SpO_2)及患者本身的状况做出正确的解释,这些病例在概念上非常相似,其肺循环和体循环均表现为并行血流。原则上,体 – 肺动脉分流和 BT 分流患者的通气与肺动脉环缩的患者没有区别(表 2.8)。

2.11　串行循环大龄患者的通气

此类情况包括 Ross 手术、同种异体移植、瓣膜置换和非心脏手术等患者(表 2.9)。只要术中没有异常,这些患者应迅速撤机,同时牢记拔管的一般标准。

表2.8　肺动脉环缩术后的通气

肺动脉环缩	Babylog 或类似的模式	PEEP（cmH_2O）	PIP（cmH_2O）	吸气时间（s）	呼吸频率（/min）	潮气量（mL/kg）	流量（L/min）	吸氧浓度（%）
初始参数	(S)IMV	4	20~22	0.4	22	6	11~14	21~25
氧合障碍		SpO_2 <70%（X线检查!）环缩过紧?	观察胸廓活动	维持不变		密切关注		适度增加
通气障碍		$PaCO_2$ 目标为60mmHg	注意潮气量	0.4	适度增加	密切关注		

PEEP:呼气末正压;PIP:吸气峰压;PRVC:压力调节容积控制;IMV:间歇指令通气;SIMV:同步间歇指令通气;SpO_2:外周血氧饱和度;$PaCO_2$:动脉二氧化碳分压

表2.9　串行循环心脏手术后的通气

大龄患者[a]	模　式	PEEP（cmH_2O）	PIP（cmH_2O）	吸气时间（s）	呼吸频率（/min）	潮气量（mL/kg）	吸氧浓度（%）
初始参数	压力控制,必要时 PRVC	4~5	限制	0.9~1.3	12~15	大约8	70
快速转换	SIMV,压力控制 + 压力支持	4					快速下调
氧合障碍		X线检查!如有需要可增加	可增加	延长		密切关注并注意每分通气量	增加,尿量增加
通气障碍			潮气量增加,如果可以,维持不变	维持不变	增加	密切关注并注意每分通气量	

[a]串行循环。PEEP:呼气末正压;PIP:吸气峰压;PRVC:压力调节容积控制;IMV:间歇指令通气;SIMV:同步间歇指令通气;SpO_2:外周血氧饱和度

如果患者能够达到以下指标,则认为能够拔管:①具有足够的沟通能力;②可按照指令进行用力的双手抓握;③吸入氧浓度低于35%时,SpO_2 仍可维持在95%(PaO_2 约为70mmHg);④在可耐受的通气幅度下,可充分呼出二氧化碳;⑤在通气压力不超过22 cmH_2O 水平时,其潮气量仍可达到 6~8 mL/kg(具备合适的吸气时间)。

此外,在压力支持(如压力支持为 10 cmH_2O)的指令呼吸模式下,应保证患者的潮气量达到约5mL/kg。如果在手术时未能达到这种状态,则术后一旦满足上述要求,可快速下调指令性呼吸的频率,并可拔管。

2. 12　全腔静脉 – 肺动脉连接术的通气

与 Glenn 术一样,全腔静脉 – 肺动脉连接术(TCPC)后同样面临正压通气对血流动力学的影响。对于大多数 Glenn 吻合术后的患者,其呼吸泵(respiratory pump)均经历了良好的训练,适应了利用吸气负压来促进静脉血回流,静脉血被"抽吸"至肺动脉血管床。这种被动的肺灌注替代了右心的作用(表 2.10)。

表 2. 10　TCPC 术后通气

TCPC	模　式	PEEP (cmH₂O)	PIP (cmH₂O)	吸气时间 (s)	呼吸频率 (/min)	潮气量 (mL/kg)	支　持	吸氧浓度 (%)
初始参数	SIMV,压力控制 + 压力支持	4 ~ 5	22 ~ 24	0.9 ~ 1.2	12 ~ 15	8 ~ 10(每分通气量限制!)	注意平均气道压(7 ~ 8 cmH₂O)	100
拔管前					6 ~ 8			40

TCPC:全腔静脉 – 肺动脉连接;PEEP:呼气末正压;PIP:吸气峰压;PRVC:压力调节容积控制;SIMV:同步间歇指令通气

通气压力(平均气道压)越高,肺循环上游的静脉血就需要有更高的压力(可视为前负荷),只有这样,才能将血液"挤入"肺部。由于肺阻力通常较高,必须有非常高的前负荷才能使全部心排出量的血液穿行肺血管,因此,许多 TCPC 患者面临的是一个所谓的静脉血与动脉血之间的"窗口";这一表述对于存在肺阻力增加、房室瓣反流、心室功能受损或心室流出道狭窄尤为适用。

然而,高前负荷会使这些患者在术后短时间内即出现腹腔和胸腔积液。这种积液将阻碍早期拔管的尝试,必须尽快引流排出,因此应紧急置入双侧胸腔引流管。

TCPC 患者也应尝试快速拔管,最好是在手术室内完成,以应对此前在 Glenn 吻合术一节所述的恶性循环:通气需求增加导致容量需求增加、积液形成、心排出量下降及肺灌注减少。如果无法立即拔管,应尽早转入同步通气模式,利用氧气作为肺血管扩张剂,必要时吸入一氧化氮或吸入伊洛前列素。如果无肺内通气与血流不匹配的迹象,建议早期应用肺动脉血管扩张剂(西地那非)。在充分镇痛下,可以在床边严密监测下早期拔管。

在这种被动肺灌注环境中,发生氧合障碍的最可能原因包括:肺灌注存在问题、腔静脉与肺动脉间"窗口"过大、低中心静脉压及通气与血流不匹配(出现积液)。在这些情况下,缺氧通常对机械通气没有反应。

如果拔管不成功,则应在谨慎的镇静下选择同步通气,最好是在压力支持下的 CPAP 通气[同样确保患者在压力支持下(如 10cmH₂O),潮气量达到约 5 mL/kg]。

如果能够达到上述目标,可尝试优化平均气道压,这将会使肺灌注得到改善。

2.13　体外膜肺氧合治疗的机械通气

在体外膜肺氧合(ECMO)治疗中,肺功能可以被完全或部分替代。之所以可行,是因为 ECMO 除了可以提供循环支持,还会将血液泵入氧合器,在其中进行氧合并排出二氧化碳,其效果依赖于气体流量、吸氧浓度及 ECMO 维持的心排出量在总心排出量中的占比(能使二氧化碳被排出体外的氧合血量)(表2.11)。

当 ECMO 接管了心肺功能后,应该允许肺保持少量通气,就如同对于心脏——只是"减轻"了心脏负担。虽然人们普遍认同应保持少量的肺部通气,但在实现手段方面仍存有争议。无论如何,应该遵循一些基本原则:

- 避免吸氧浓度超过50%:这可能会减少氧化应激,但会因明显的氧吸收导致存在肺不张的趋势。
- 避免过大的潮气量,以减少容积伤。
- 避免因潮气量给入过快而产生的剪切力。
- 避免过高的压力峰值,以减少气压伤。
- 选择较高的 PEEP 以保证肺泡打开。
- 常规评估肺功能,无须过早:
    - 通过呼吸机评估(潮气量随压力即顺应性变化引起的变化)。
    - 临床听诊。
    - X 线检查。
    - 最好不用创伤性大的人工球囊通气。

此时有一个问题起着决定性作用:在左心室功能明显恶化或缺失时,即使右心室仅保留了部分功能,仍然可以将血液泵入肺部。由于这些血液无法回流至左心并泵出,因此会在肺部积聚。这将导致在很短时间内即会出现伴随肺水肿的肺功能恶化。如果这种情况持续存在,就可能会发生大量肺出血。这类出血反过来又会促进急性呼吸窘迫综合征和血管内凝血的发展,而在 ECMO 治疗时,这些情况尤其需要避免。此外,它们还会诱发内源性炎症反应的增强。

表2.11　ECMO 机械通气举例

ECMO 模　式		PEEP (cmH$_2$O)	PIP (cmH$_2$O)	吸气时间 (s)	呼吸频率 (/min)	潮气量 (mL/kg)	支　持	吸氧浓度 (%)
初始参数	压力控制或 PRVC	6～8,最大12	22～24,最大28,设置上下限	根据年龄相当长	根据年龄相当低	2～4,最大6,设置 MV 限制	注意 PIP 设置 MV 限制	30～40

PEEP:呼气末正压;PIP:吸气峰压;PRVC:压力调节容积控制;MV:每分通气量

因此,在患者转入 ICU 时,应立即考虑是否需要在心房水平建立减压分流通路(左 - 右分流或减压)。如果没有在术中通过外科手术建立,则应密切监测肺功能以确定是否出现肺水肿(粉红色分泌物)。表 2.11 显示了 ECMO 治疗中呼吸机的初始设置。

2.14 急性呼吸窘迫综合征的机械通气

见表 2.12。幸运的是,只要不是由于某种无法治愈的基础疾病所导致,儿童急性呼吸窘迫综合征(ARDS)通常是可治愈的。这些基础病变主要包括:肿瘤或早已存在的严重肺部疾病,如支气管肺发育不良(BPD)或先天性膈疝(CDH)。尽管如此,当一名机械通气的患者出现氧需求增加、平均气道压力上升、肺顺应性下降的表现时,应务必保持高度警醒。必须在这一时间点打破"缺氧—多器官功能衰竭—肺动脉阻力增加"这一恶性循环,这不仅需要通过机械通气,还要通过适当的辅助治疗。除了使用有效的抗生素外,治疗还包括镇静、退热、利尿(限液)、优化心排出量、高热量饮食、规律的气道清洁、体位调整及物理治疗。

通气策略的目标是:以尽可能低的平均气道压力来维持面积尽可能多的肺部开放。应选择一种流量减速的通气模式,在这种模式下,可减少出现"通气良好区域过度膨胀、阻塞区域无气流到达"的现象和趋势(见第 2.15 节)。

表 2.12 急性呼吸窘迫综合征(ARDS)

定 义	病 因	病理生理变化	治疗方法	支持治疗
年龄超过 4 周的患者	肺炎,误吸	肺泡损伤,肺表面活性物质失活,肺泡塌陷	供氧,抗生素(类固醇激素)	镇静,退热
病原体诱发的急性肺炎,继发于休克, DIC,输血,胰腺炎	肺损伤(机械性/吸入性)	多形核中性粒细胞浸润,介质释放,透明膜形成	PEEP,机械通气,吸入一氧化氮,应用肺表面活性物质	高热量饮食,限液
X 线提示双侧阴影	介质,SIRS,脓毒症,胰腺炎,大量输血,烧伤,结缔组织病	微血管血栓形成,肺和全身低氧血症,ARDS → MOF, MOF→ARDS	减少氧消耗,支持性用药,优化心排出量	支气管清洁,体位管理及理疗
严重的氧合障碍(肺毛细血管楔压未测量)	肾衰竭	恶性循环	缩短弥散距离,CVVHDF,ECMO	

急性肺损伤时 $PaO_2/FiO_2 < 300$,ARDS 时 $PaO_2/FiO_2 \leqslant 200$。DIC:弥散性血管内凝血;PEEP:呼气末正压;SIRS:全身炎症反应综合征;MOF:多器官衰竭;CVVHDF:连续性静脉 - 静脉血液透析滤过;ECMO:体外膜肺氧合

通气目标是：

- 潮气量为 4 ~ 6mL/kg 。

- PEEP 需高于肺泡开放压，但在可能的情况下，避免上限长时间高于 $12cmH_2O$，因为在此水平以上，通气压力对胸腔的作用将明显影响右心室的充盈。

- 吸气时间不宜过长，气体进入肺时注意流量曲线。

- 具有良好 pH 的容许性高碳酸血症（肾对 HCO_3^- 的吸收会持续 1 ~ 2 d）。

- 基于呼吸频率而非吸气峰压的机械通气 。

- 早期使用一氧化氮。

在优化通气下，如果氧合指数 $[(MAP/PaO_2) \times FiO_2]$ 进一步增加（如高于 35 ~ 40）仍不能改善病情，则可能会因肺部病变而需要使用 ECMO 。

在肺功能衰竭的患者中，高频振荡通气（HFO）也曾经被关注，但相对于传统通气的管理策略，不同医院对于高频振荡通气的管理策略存在更大的差异。Servo-i 的 Open Lung Tool 模块是标准化肺复张和寻找最佳 PEEP 及保留肺通气的一个特别选择，下文将进一步说明。

2.15 容积曲线和压力调节容积控制模式的说明

2.15.1 容积曲线

图 2.4 左图中的第 2 条曲线旨在说明，在单纯容积控制通气的情况下，气体流量在吸气相中维持高水平，直到设定容积的气体被泵入肺中。

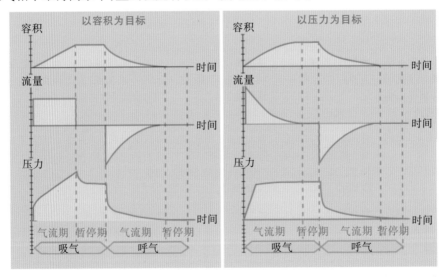

图 2.4　在容积控制和压力控制的通气条件下，整个通气循环中的容积、流量和压力随时间的变化过程，在压力控制模式下显示减速气流（版权为 Drägerwerk AG & KGaA, Lübeck 所有，经许可使用）

在吸气相的剩余时间,没有气体流入肺部(在气密系统中),肺内的气体容积保持不变。在容积控制通气中,压力最初会急剧上升(阻力压力)以克服气道阻力。在随后的吸气阶段,压力缓慢增加,直至将设定气体全部送入。由于没有更多的气体流入肺部,因此不需要克服任何气道阻力(胸肺系统的自然总阻力),而压力也降至平台水平。压力随整个系统的时间常数而被动下降,呼气发生。

相比之下,在压力控制通气模式中(设定吸气上升时间),压力会相对柔和地快速上升,肺则在最初阶段就被大量的气体迅速充满。随着肺内气体越来越多,顺压力梯度输送到肺部的气体逐渐减少。当流速减至零,胸腔气体量将保持不变;吸气相结束后,气体可以随压力被动地消散(表 2.13)。

在单纯容积控制通气中,当处于肺充盈的初始阶段时,系统内的压力会急剧增加,用以克服特定的气道阻力。当肺充盈结束后,系统内压力再次下降至同样水平,并保持在平台水平(阻力压力)。因此,在单纯容积控制的通气中,压力在达到峰值后出现下降表明存在呼吸阻塞,即阻力压力。相应地,除了在 PEEP(功能残气量)作用下向肺部给入气体外(顺应性压力),只能在平台期送入设定的潮气量。平台压力和 PEEP 之差代表获得潮气量所施加的压力差。图 2.5 中 E 点离 F 点越近,肺的顺应性越好。

◆ **什么是摆动呼吸?**

在气道阻力增加的疾病中,气道阻塞通常不会在肺的所有区域、以相同的程度发生。换言之,在容积控制通气中,气道阻塞后的区域将较少充气,而无气道阻塞(即相对开放)的区域则往往过度充气。这是由于在容积预设的情况下,气体将不断地送入肺部,而不会表现出减速。在气道阻塞的患者中,最适合的通气方式为压力控制,而"摆动呼吸"的存在正是选择这种通气方式的一个原因(图 2.5)。

表 2.13　肺功能参数的特征值

参　数	新生儿/婴儿	成　人
肺泡数量(10^6/kg)	8	4
肺泡直径(μm)	60	250
自主吸气时间(s)	0.3~0.6	1.2
潮气量(Vt)(mL/kg)	6	6
功能残气量(FRC,mL/kg)	30	30
肺活量(mL/kg)	35	55
静息氧消耗量[mL/(kg·min)]	6	3
无效腔(VD,mL/kg)	2	2
每分通气量[RMV,mL/(kg·min)]	250	100
呼吸阻力[mbar/(L·s)]	60	6

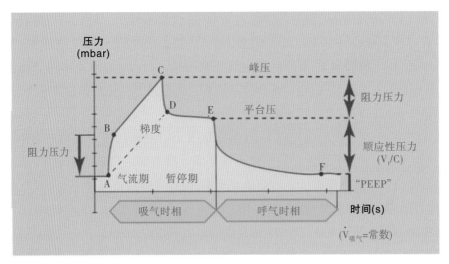

图 2.5 容积控制通气时的压力 – 时间曲线（Drägerwerk AG & KGaA，Lübeck 版权所有，经许可使用）。PEEP：呼气末正压；1bar = 0.1MPa

　　在压力控制模式下的减速气流，可使气道阻塞区域缓慢充气，最终肺部充气将更为均匀。Servo-i 尝试克服压力调节容积控制模式（PRVC 模式）下的"单纯容积控制"问题。从一次吸气到下一次吸气之间不断测量肺顺应性，并尽可能以最低的压力给予设定的潮气量。在这种情况下，设备以减速形式进行气体输送，肺部充气更为均匀。PRVC 模式可减少低气道阻力区域的容积伤，同时减少气压伤。但对于严重的阻塞性肺病，上述理念并不能很好地发挥作用。

2.16　使用 Servo-i Open Lung Tool 实现肺复张

　　Servo-i 支持标准化的肺复张程序，经过设备处理器进行电子化处理后，可提供肺复张期间肺功能参数变化的所有相关数据。原则上，该操作可以在任何呼吸机上执行，只要选定为压力控制模式，但必须手动记录。

2.16.1　在急性肺损伤合并通气障碍患者中的应用

　　该程序的目的是使肺泡开放，打开通气不足区域的肺泡，并找出能在两次呼吸之间保持肺部不塌陷的最佳 PEEP 值，而理想的结果是：避免肺泡反复、周期性发生开放和关闭，尽可能使肺泡的剪切伤最小化。此外，在压力 – 容积曲线最陡峭的区间进行通气，可以确保将剪切伤和容积伤降至最低程度。这通常需要设定较高的 PEEP 和相对较低的 PIP，同时保证提供所需潮气量。借助标准化的通气策略，OLT（Open Lung Tool）可以使肺部动力状态及主要的动态顺应性可视化，而动态顺应性是能最佳反映肺复张的参数（表 2.14）。

表 2.14　第 1 阶段：肺复张

	OLT 之前的参数（举例）	开　始	第二步（2min）	第三步（2min）	第四步
PIP(cmH$_2$O)	35	40	45	50	↓
PEEP^a(cmH$_2$O)	15	20	20	20	20
ΔP(cmH$_2$O)	20	20	25	30	逐渐下降直到潮气量恢复至 10mL/kg
潮气量(mL/kg)	10	略有增加	略有增加	略有增加	10
顺应性	↑↓	↑	↓	↓	↑
呼吸频率(/min)	20	20	20	20	20
吸：呼	1.0：1.0	1.0：1.0	1.0：1.0	1.0：1.0	1.0：1.0

OLT：Open Lung Tool（肺开放工具）。^{a} 为了减少剪切伤，在操作过程中，初始 PEEP 应比预期的肺泡闭合压高出约 5 cmH$_2$O。PIP：吸气峰压；PEEP：呼气末正压

该程序操作具有标准化流程，选用压力控制模式和较长的吸气时间（成人吸呼比为 1：1，儿童吸呼比为 1：2）。记录 PIP、PEEP、动态顺应性（C$_{dyn}$ = Vt／ΔP）和潮气量。并分以下阶段进行：①肺复张；②确认肺泡闭合压力；③再次复张；④维持肺开放；⑤同时监测动脉（有创）血压、中心静脉压，必要时监测肺动脉压。以下通过实例并根据 Maquet 的视频指南描述了肺复张的操作。

◆ 第 1 阶段：肺复张

肺复张首先从 PEEP 开始：例如 PEEP 为 12 ~ 15cmH$_2$O，压力变化幅度为 20cmH$_2$O（或可以达到 8 ~ 10mL/kg 潮气量的压力幅度）。在短时间内，将 PEEP 逐步增加至 20cmH$_2$O 后，首先应确认潮气量确有增加，进而确认压力幅度没有发生改变，且顺应性有所改善。然后，将压力幅度进一步升高至 25cmH$_2$O 和 30cmH$_2$O 以上，潮气量不再随之增加，顺应性也出现下降 —— 说明肺部已经复张，过度膨胀区域也存在通气（此状态仅会停留很短时间）。反过来，这也同时确保了所有可复张的区域被打开。但是，当达到上拐点上方区域后，会增加肺损伤（图 2.1）。因此建议，在此状态下的通气不要超过 1 ~2min。

在复张阶段的下一步（逐渐降低 ΔP，直到可实现预设潮气量 10mL/kg），在之后的数次呼吸中，以 2cmH$_2$O 的阶段速度下调压力幅度，并维持 PEEP 为 20cmH$_2$O。

对于急性呼吸窘迫综合征患者，在可接受的情况下，潮气量首选为 4 ~6mL/kg，最大 8mL/kg。此外，20cmH$_2$O 的 PEEP 会对血流动力学产生不利影响，因此，也可在较低的 PEEP 水平（如 15cmH$_2$O）进行肺复张。潮气量为 6mL/kg 或 8mL/kg 尤其适用于儿童。

◆ **第 2 阶段:确认肺泡闭合压力**

第 1 阶段结束时,PEEP 仍为 15~20 cmH₂O,ΔP 约为 20 cmH₂O(是使潮气量达到 10 mL/kg 所需的条件)。随后,缓慢下调 PEEP,但 ΔP 保持不变。这将导致潮气量提升,而动态顺应性也因此提高。

顺应性达到峰值,即在多个 PEEP 水平后达到了顺应性平台,如果超过此水平,则肺泡的周期性塌陷将再次导致顺应性降低(ΔP 恒定状态下的潮气量)。以这种方式生成顺应性曲线,从曲线中读取最大值(肺复张后的呼气末),如果未达到最大值,说明顺应性降低(闭合压力)。"闭合压力 + 2 cmH₂O 的安全边界",即为确保通气时所需要设定的 PEEP 值。

◆ **第 3 阶段:短时肺复张**

本阶段按照前文所述,再次进行短时肺复张。将 PEEP 设定在 20cmH₂O,在 2min 内将 ΔP 从 20cmH₂O,经 25cmH₂O,变化至 30cmH₂O,直至肺过度膨胀,进而获得最大通气量(此阶段为再通气阶段)。

◆ **第 4 阶段:保持肺泡开放**

这一阶段使用"闭合压力 + 2 cmH₂O"作为 PEEP,以保持肺泡开放。通过几次呼吸,逐步下调 ΔP(决定了 PIP 值),直至潮气量达到 10mL/kg(儿童是 6~8mL/kg)所需的 ΔP。

此时的通气目的是:在肺最大顺应性区间(压力–容积曲线的最陡峭区域,在成功复张后经常左移,即萎陷曲线)进行通气,以避免肺泡因剪切伤而出现周期性塌陷,同时,与导致肺过度膨胀的压力保持一定的安全距离。

OLT 将操作过程简单化,使必要的压力水平和 ΔP 值可视、复张步骤清晰透明,从而使"最佳"通气参数得以量化。必须要强调的是:①复张操作不可持续过长时间;②严密监测血流动力学;③同期监测血气分析;④避免因呼吸管路断开而导致频繁的 PEEP 失压。

为什么在较低 PIP 预设值和相对较高的 PEEP 下可以获得理想的通气?是什么导致了呼吸机相关肺损伤(VILI)?影响因素包括:①容积伤、气压伤、剪切伤;②末梢肺血管的毛细血管渗漏;③表面活性物质失活;④细胞因子和介质释放;⑤反复的肺泡塌陷和扩张(RACE);⑥胸腔内压差增加;⑦过度膨胀(局部区域和全肺)。这些后果可能作用于肺本身(VILI 加重急性呼吸窘迫综合征),也可以作用于因心排出量下降导致的器官灌注受损,以及相关介质介导的全身炎症反应综合征的恶化(图 2.6)。

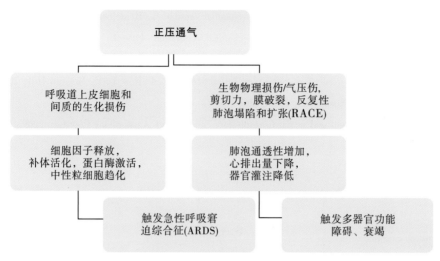

图2.6　正压通气的负面效应

2.16.2　结　论

全面的血流动力学监测(血压、中心静脉压、血氧饱和度、血气分析、必要时使用呼气末二氧化碳监测和肺动脉导管)对于 OLT 的使用至关重要。如果患者表现出肺顺应性异常、需要高压力辅助通气、氧合不良及非心源性通气：血流比失调等，则可能需要使用这种费时、费力的呼吸机操作。执行此操作的先决条件是充分领会呼吸力学($C_{dyn} = Vt/PIP – PEEP$)、压力 – 容积曲线，理解吸气后期使用减速气流开放肺泡的意义。

肺复张的治疗依赖于全面的多学科合作，以共同应对患者及其器官状况，如表 2.14 所示。镇静、退热、尿量的维持、改善心排出量、高热量饮食、常规气道护理、体位管理和物理治疗及肺开放等，都是成功治疗急性呼吸窘迫综合征的基本先决条件。

以下资源特别介绍了肺复张：

• Maquet 的 Servo-i 培训记录〔http：//www. maquet. com/content/ Documents/Brochures/FEATURE_maq_olt_pvm_050615. pdf)(12. 09. 12)〕。

• Servo-i OLT 复张的演示视频,可向 Maquet 公司索要。

推荐阅读

[1] Hasan RA. A pocket guide to mechanical ventilation. London：BookSurg, 2000.

[2] Meurs Kv, et al. ECMO extracorporeal cardiopulmonary support in critical care. Ann Arbor：ELSO, 2005.

[3] Oczenski W. Atmen-Atemhilfen：Atemphysiologie und Beatmungstechnik. Stuttgart：Thieme, 2008.

[4] Rimensberger PC. Pediatric and neonatal mechanical ventilation. Heidelberg: Springer, 2015.

[5] Ritter F, Döring M. Curves and loops in mechanical ventilation. Lübeck: Dräger Medizintechnik GmbH, 2001.

[6] Tobin MJ. Mechanical venilation. principles & practice: 3rd ed. New York: McGraw Hill, 2012.

[7] Tuxen et al. Am Rev Respir Dis, 1987, 136(4): 872 – 879.

[8] Walsh B, et al. Perinatal and pediatric respiratory care. 3rd ed. Amsterdam: Elsevier, 2009.

第3章

心血管系统监护与心血管药物治疗

Dietrich Klauwer　*Christoph Neuhaeuser*

3.1　心血管系统监护的参数

在体外循环手术后早期,可出现以下情况:

- 血管内容量不稳定,例如,由于失血或液体从血管内转移至组织间质内(毛细血管渗漏)。

- 外周血管收缩(某些情况下也可出现血管舒张功能不全或血管麻痹)。

- 心肌抑制[心肌水肿,心肌顿抑(缺血-再灌注损伤后状态),心脏工作状态的改变(如后负荷增加)]。

- 在某些情况下复温不充分,需要更多的液体容量。

- 机体未能适应新的血流动力学状态。

因此,术后心血管情况、通气状态的初始评估非常重要。初始的评估手段包括(按照如下顺序):①麻醉医生详细交接手术室中的情况;②体格检查;③详细评估监护仪上的生命体征(血压,心率,心律,中心静脉压,对前负荷、后负荷及通气压力改变的反应);④最后给予了哪些血管活性药物、镇静药物、镇痛药物,给药时间及目前正使用的药物;⑤超声心动图;⑥胸部 X 线片。

D. Klauwer (✉)

Department of Pediatrics, Singen Medical Center, Gesundheitsverbund Landkreis Konstanz, Krankenhausbetriebsgesellschaft Hegau-Bodensee-Klinikum, Singen, Germany

C. Neuhaeuser

Pediatric Intensive Care Unit, Pediatric Heart Center of Giessen, Children's Heart Transplantation Center, UKGM GmbH, Giessen, Germany

e-mail: christoph. neuhaeuser@ paediat. med. uni-giessen. de

© Springer International Publishing AG, part of Springer Nature 2019

D. Klauwer et al. (eds.), *A Practical Handbook on Pediatric Cardiac Intensive Care Therapy*, https://doi. org/10. 1007/978-3-319-92441-0_3

3.1.1 进入监护室的病史采集或交接报告

在交接时的病史采集过程中,尤其应注意询问手术的情况及其造成的血流动力学后果;使用儿茶酚胺、米力农药物的用法剂量,心律情况及抗心律失常治疗;出凝血障碍,液体疗法,利尿药物(如在手术结束后使用);心脏的缺血时间(主动脉阻断时间),体外循环的时间(因为有发生全身炎症反应综合征的可能)。

在准备监护和下术后医嘱时,应将术前长期用药的资料(如 β 受体阻滞剂)也纳入考虑范围。

3.1.2 体格检查

体格检查应该简短并具有目标导向性:

- 胸廓的活动度(相对于呼吸机的参数设置)。
- 微循环和周围的灌注(毛细血管再充盈时间,手脚是否温暖)。
- 心音、分流的杂音、肺的听诊、呼吸节律。
- 肝脏边缘的位置,腹部的触诊。
- 引流液(引流血量及动态变化)。
- 所有的脉搏情况。
- 清醒程度及瞳孔的活动。

3.1.3 评估监护仪上的压力值(最好与麻醉监护仪比较)

血压参考值见表 3.2。应考虑有创血压的波形是否正确,是否易于解释;血压是否足够维持冠状动脉、颅脑和肾脏的灌注。

为了获得有效的冠状动脉灌注,动脉舒张压不应低于 30mmHg,如果低于该值,则需要非常严密的观察。为达到有效的肾灌注、维持排尿功能,需要维持平均动脉压不低于 40~50mmHg(见第 4 章)。

动脉收缩压(SAP)可用于评估心脏的收缩功能(或是每搏输出量和体循环血管阻力的相互作用)。评估的经验法则:在 >1 岁的患儿中,动脉收缩压的低限为 70mmHg + 2 × 患儿年龄。

观察动脉压力的摇摆变化很重要,与呼吸相关的整个动脉血压曲线的波动,可能与血容量不足或心包压塞有关。

◆ **中心静脉压**(CVP,正常值:6~12mmHg)

- CVP 的测量数值可靠吗?(高度是否正确?压力曲线是否正确?是否校零?)。

- CVP 是反映血管容量状态及心脏功能的指标(需个体化动态评估)。
- CVP 升高(＞14mmHg)可提示充血性心力衰竭、心包压塞、(右)心室舒张功能障碍或肺动脉高压。CVP 降低(＜6mmHg)与低血压同时出现,可提示血容量不足。

◆ **肺动脉压(PAP,正常值: ＜1/3 体循环压)**

术前即存在大量左向右分流和肺灌注显著增加的患儿,术后发生肺动脉高压危象的可能性明显增加(尤其是在 21 – 三体综合征或左向右分流畸形未能及时矫治的患儿中,见第 9 章)。在该类患儿中,经胸肺动脉导管测压是有益的,该技术同样可应用于心脏移植术后常见的肺动脉高压监测中(见第 16 章)。理想条件下,术前即应讨论肺动脉导管应用的必要性。肺动脉导管可用于肺动脉压力的有创测量,同时也可获得肺动脉的血氧饱和度(真实的混合静脉血氧饱和度)。

行 Glenn 术后,充盈压可通过留置在上腔静脉内的中心静脉导管(CVC)测得(见第 15.12.1 节),这通常也被称为肺动脉压(PAP)。尽管该压力对应的是肺动脉内的压力,但它仍然是静脉的压力,可以通过它估算通过肺循环上游的前负荷。跨肺压(TPP)作为肺动脉阻力的一个测量指标,可以通过 TPP = PAP – CVP(此时为下腔静脉或心房的压力)计算获得。此外,通过中心静脉导管也可获得上半身的静脉血氧饱和度。

3.1.4 心电图

通过心电图检查心率是否正常,起搏器的状态,有无心动过速、心动过缓(少见),心律状况及 ST 段的改变。尤其需要注意以下方面:窦性心律,房室不同步伴有持续的快速心律(交界性异位性心动过速,JET),房室传导阻滞(见第 11 章)。为了更好地诊断快速性心律失常(如 JET),可通过心脏术后放置的起搏导线记录"心房心电图"(见第 11 章)。

3.1.5 温度的差值(正常值 ＜3℃)

通过放置于直肠内或经尿道的温度探头,可以计算机体核心温度和体表温度的差值,测量时也可在皮肤表面(如小腿远端)加用一个温度探头。该值可用于衡量外周灌注(或微循环)的情况。温度的差值 ＞3℃ 可能为灌注障碍或外周循环不良(也称为循环中心化)的表现。

3.1.6 外周血氧饱和度(SpO_2)及氧供充分(器官灌注良好)的指标

SpO_2 的目标值需根据患者的心脏畸形类型个体化设定。一方面,SpO_2 可以反映肺的功能或氧合情况(取决于心脏畸形情况及吸氧浓度),同时也可以体现血液中氧的载量(见第1章)。需要核查所测量信号的质量,因为在外周循环不良或皮肤较冷的情况下,无法进行SpO_2的评估。

◆ **混合静脉血氧饱和度(正常值:较动脉血氧饱和度低 25% ~ 35%)**

可用于估测机体氧平衡状态 (见第 1 章).

◆ **尿液排泄(正常值:见第 3.4 节)**

清醒程度作为脑灌注的评估指标,由于存在药物的影响,在术后并不能很好用于评估。因此,尿量和尿比重在评估心血管功能中尤其重要。然而,由于手术结束时根据需要可能会给予利尿剂,再加上麻醉药物(非标准化治疗)的作用,术后 2 h 内的尿量可能具有欺骗性。术后难以解释的急性少尿或无尿及乳酸升高(正常值 < 2mmol/L),应该被认为是循环功能障碍(低心排出量)的指标。少尿可发生于乳酸升高之前。

◆ **近红外光谱(NIRS,正常值:60% ~ 80%)**

NIRS 是一种基于光吸收的、持续无创性测量脑或肾脏等组织氧供的方法,穿透深度为 2 ~ 3cm。测量值可因局部因素(过度通气时血管收缩)或全身性因素(如贫血或低心排出量)而发生变化。由于 NIRS 主要记录静脉血氧饱和度(SvO_2),在血二氧化碳张力正常及血红蛋白稳定的情况下,NIRS 的饱和度(如在前额测量)和 SvO_2 有较好的相关性[$NIRS = SvO_2 \pm$ (5% ~ 10%)]。对于发绀性心脏畸形,NIRS 的正常值较 SpO_2 低 20% ~ 30%。如果不存在低碳酸血症,则 NIRS 和 SpO_2 的差值增大(> 30% ~ 40%),通常意味着术后的低心排出量。

3.1.7 最后给予的药物种类、用药时间及目前正用的药物

由于每一次患者的交接都可能具有潜在的错误发生,因此口头交接时即刻核对包括血管活性药物、镇静药物、镇痛药物在内的所有药品的应用情况至关重要。

3.1.8 超声心动图

除了麻醉医生提供的信息,快速的术后心脏超声对于评估心血管系统功能也非常重要,但敷料遮挡、引流及通气情况可显著影响超声的评估。首先,需评估以下情况:

• 右心室和左心室功能[收缩和舒张功能,必要时应用血流速度时间积分(VTI)进行每搏输出量的评估]。

- 4 组心脏瓣膜的功能。

- 左心室流出道及右心室流出道梗阻。

- 残余畸形(如室间隔缺损修补术后)。

- 人造的连接(主动脉－肺动脉分流术后,TCPC 开窗,卵圆孔未闭)。

- 人造的狭窄(肺动脉环缩术后)。

- 右心室压力或肺动脉压力评估。

- 终末动脉的灌注(如腹腔干)。

- 心包积液、胸腔积液,以及任何的积血(在新生儿中,可同时行颅脑超声检查)。

在评估右心室压力时,应确定每一项可测量(经多普勒)的压力阶差,并将结果与有创压力监测值相比较。

将所有上述重要参数和测量的资料整合后,可以得到一个总体的临床印象,然后马上由处理先天性心脏畸形术后复杂情况的、经验丰富的专业团队进行评估。通过这样的方式,可以解答术后血流动力学的基本问题。临床的发展过程尤为重要,因为可经常出现血流动力学的突然变化,需要结合患者先前的状态进行评估。同样也可在此时与团队共同制定治疗的目标。

3.1.9 胸部 X 线片

在术后的胸部 X 线片中,必须描述以下特征:

- 所有外部设备或装置的位置(如气管插管尖端是否在锁骨平面,中心静脉插管头端是否在气管隆嵴水平,胸腔引流管及胸膜外引流管的位置),根据需要调整它们的位置。

- 心影和纵隔(有无增大、血肿或积液)。

- 膈肌(是否可见,高度如何)。

- 肺实质(有无浸润、肺水肿或肺不张)。

- 胸膜腔(有无气胸或积液)

3.1.10 总 结

为了维持外周和中心的氧供,需要同时维持足够的心排出量和最低(但要足够)的器官灌注压。以上提到的所有参数(表3.1 和表3.2)为指导术后心血管的治疗和管理打下了基础。如果生命体征指标暂时低于低限,机体常常可以进行代偿,但严重或持久的变化可导致严重的后果,如脑血流和冠状动脉灌注减少。

表3.1　循环系统的目标值

参　数	治疗的目标值
血压	通常来说,血压维持在使各项指标良好,同时保证冠状动脉和器官灌注的最低值,这样可使后负荷最低
心率	避免心动过速($> 150/min$),以达到更好的心肌氧平衡。必须排除引起心动过速的可治疗的病因(发热、疼痛、血容量不足、心包压塞)。必要时可应用体外起搏器增加心排出量
心律	最好为窦性心律。在交界性异位性心动过速或房室传导阻滞中,可以用体外起搏器建立心房 – 心室同步性。如心律失常引起了循环衰竭,则必须积极处理(如药物治疗、心脏电复律)
中心静脉压（CVP）	使前负荷最优化! 如果 $CVP > 14mmHg$ 合并肝淤血,需排除右心室衰竭、右心室梗阻性疾病、肺动脉高压和(或)心包压塞。在 TCPC/Glenn 术中,评估 CVP(或肺动脉压)能否维持足够的被动性肺血流灌注
静脉血氧饱和度(SvO_2)	最好维持在低于动脉血氧饱和度(SaO_2)20% ~ 30% 的水平
体温	避免发热,因其可引起氧耗增加、心率加快,因此需积极的降温处理(警惕 $< 34\ ℃$ 时,可发生凝血功能障碍)。低温疗法可用于脑保护及交界性异位性心动过速的治疗
拔除气管插管	提倡早期拔管,因其有利于血流动力学和肾功能的改善。在有肺动脉高压及左心室功能处于临界状态的病例中,需谨慎拔管
镇静	对于心功能处于临界状态的患者可能是有利的(可平衡氧耗量与氧输送量),缺点为通常需要更多的循环支持(如儿茶酚胺类药物)

表3.2　血压的低限:不同年龄、体重的参考值

	平均动脉压（mmHg）	动脉收缩压（mmHg）
新生儿	40	50 ~ 60
4 ~ 8kg	45 ~ 50	60 ~ 70
10 ~ 20kg	50 ~ 65	70 ~ 80
大年龄儿童/成人	70 ~ 80	90 ~ 100

3.2　术后心血管治疗的基础

米力农、通气及正常的钙离子浓度

米力农(Corotrop®)是正性肌力血管扩张药,为儿童重症监护治疗中的理想药物(表3.3)。米力农可提高心室的心肌收缩力,还可能改善舒张功能,同时不增加心肌的氧耗量,并且它还有直接的血管舒张作用,可降低心脏的后负荷。在前负荷足够(或优化)的情况下,每搏输出量的增加可对血管舒张引起的血压下降进行代偿,但在血容量

不足和(或)血管反应强烈的情况下,米力农可引起血压下降(尤其是在成人)。米力农对肺血管阻力的影响在第 9 章详细讨论。在某些情况下,高剂量的米力农治疗可引起心动过速,导致心肌氧耗增加。

通气对循环的有益作用在第 2 章有所讨论(也包括控制通气带来的适得其反的效果,尤其在 Glenn 术、TCPC 术患儿中),在第 18 章中介绍了早期拔管的益处。业内普遍认同的是,通气策略必须以获得最佳心排出量为目标进行调整(如最理想的 PEEP 值)。

新生儿和婴儿的心脏功能尤其依赖于正常的钙离子浓度,细胞外钙离子水平的降低可引起心肌收缩力下降(负性肌力作用)及低血压(血管舒张作用)(表 3.3)。

3.3 容量替代治疗

血容量分布在血管和心脏内,亦被称为血管内容量。血容量的稳定通常是由激素控制的(如肾素 - 血管紧张素系统、抗利尿激素),由于重症监护的患者自身往往不能对容量状态的改变进行充分调节,故需要密切监测并通过"外部"治疗进行控制。

动脉基本上可被视为血流的"管道"(如主动脉)和"分配器"(如小动脉、阻力血管),而静脉系统为血流的"贮器"。血容量及静脉的血管张力使得静脉系统普遍呈正压,该压力值会随着血容量增加和(或)血管张力增加而升高。心脏接受回流的静脉血,并将其泵出(血流方向取决于瓣膜情况)。从这方面而言,心脏和静脉系统的压力直接相关,并相互作用。在舒张期心脏充盈之前,心脏已在收缩期排空,由此产生的"吸力效应"可使中心静脉压降低。中心静脉与小静脉之间的压力差是静脉回流(心排出量)的驱动力。如果心脏功能恶化,中心静脉压则会上升,心排出量因此减少(充血性心力衰竭)。

另一方面,静脉回流的增加(如静脉系统张力增高,从直立位变为卧位或血容量增加)可引起心室舒张期充盈增加,心肌收缩纤维拉长,舒张末期容量(EDV,也称前负荷)亦增加。根据 Frank-Starling 曲线,舒张末期容量的增加可使每搏输出量和心排出量增加。Frank-Starling 曲线的斜率越大,该影响越显著(图 3.1)。舒张末期压力和舒张末期容量通过相应的心室顺应性($C = \Delta V/\Delta P$)互相影响。因此在临床实践中,右心房压力或中心静脉压及左心房压力可分别用于替代右心的前负荷或左心的前负荷。尽管研究指出,这些压力的绝对值并不适宜用来估算血容量或前负荷,但它们可以提供患者个体病情趋势的重要信息。

表 3.3 心血管系统的基础性治疗

	作　用	剂　量	治　疗	配　制	外周静脉导管	不良反应
米力农	抑制 cAMP（环磷酸腺苷）的分解，氧耗量不增加	$0.25\sim0.75\mu g/(kg\cdot min)$，最大 $1\mu g/(kg\cdot min)$	急性期和长期应用	溶媒：0.9% 氯化钠，5% 葡萄糖液，10% 葡萄糖液 $3\sim20kg$：10mL 米力农配至 50mL 液体总量 $>20kg$：20mL 米力农配至 50mL 液体总量	可以输注	低血压，心律失常，血小板减少，肝酶升高，肾脏排泄功能受损，支气管痉挛
正压通气	减少氧耗，降低左心室后负荷，增加右心室后负荷		急性期			详见机械通气章节（第 2 章）
10% 葡萄糖酸钙（1mL = 100mg Ca^{2+}）	提高心肌收缩力，收缩血管	$1\,mL/(kg\cdot d)$ 持续输注；$0.1\sim1mL/kg$ 静脉推注；Ca^{2+} 浓度目标值 $>1.2mmol/L$	在术后第 1 个 48 h 内持续钙剂输注；如果 $Ca^{2+}<1.0mmol/L$，可以静脉推注	0.9% 氯化钠，5% 葡萄糖，10% 葡萄糖	不推荐	在剂量正确时未见不良反应。注意：快速输注时可能出现电 – 机械分离

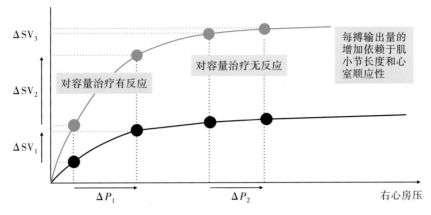

图 3.1　Frank-Starling 曲线

中心静脉压代表以下两种"力"的产物：①静脉系统的压力（取决于血容量和血管张力）；②心脏功能（尽管周围的压力，如胸膜腔内压，也可影响该值）。

容量替代治疗的基本目的是恢复血管内容量，通过调整心室的充盈优化心排出量。该疗法的关键因素是，心室能否对液体负荷有所反应，并提高每搏输出量。在 Frank-Starling 曲线的陡坡上，每搏输出量可以显著提高，这一现象被称为"前负荷反应的"或"前负荷敏感的"。但随着心室舒张末期容量的增加，该曲线开始变得平直，因此心室的进一步充盈对每搏输出量的影响减小，在这种状态下工作的心脏可被认为是"前负荷不敏感的"。该原则同样适用于衰竭、扩张的心脏，此时的 Frank-Starling 曲线往往呈平直趋势（图 3.1 中的黑线和黑圆）。

◆ **术后血容量丢失的原因**

普通外科手术后，有一系列的变化可导致血管内容量的减少，例如：失血，血管内液体向组织间隙内转移（如毛细血管渗漏），液体丢失至"第三间隙"（如腹水、积液），由于外周血管舒张（如血管调节功能障碍）和温度变化（如复温）引起的血容量再分配。因此，需要在术后对血容量状态进行持续的重新评估。几乎在所有体外循环手术后，都需要补充液体。

◆ **血容量不足的症状**

在大多数病例中，低血压是需要液体快速输注的原因。血容量不足的其余证据还可来自中心静脉压的测定、对压迫肝脏的反应，以及心率、动脉血压波形和心脏超声。典型表现包括：低血压和低中心静脉压，窦性心动过速，呼吸相关的动脉血压曲线波动，以及心排出量下降导致的外周血管灌注不足（如毛细血管再充盈时间延长、皮肤大理石样花斑纹、肢端冷），尿液浓缩（少尿）。在临床实践中，以上的所有症状并不一定同时出现。此外，心脏超声可提示：

- 左心室舒张末期容量减低,收缩功能良好［如室壁亲吻征(kissing walls)］。

- 下腔静脉塌陷(在肝脏水平下腔静腔直径正常的情况下:下腔静脉直径 = 降主动脉直径)。

- 其他导致循环障碍的情况(心包压塞、残余分流、流出道狭窄、瓣膜反流、肺动脉高压等)也可在心脏超声中被发现,这些情况则需要其他干预措施。

◆ **液体输注的指征**

一名患者能否从容量替代治疗中获益,不仅取决于心室充盈在 Frank-Starling 曲线中的位置,更重要的是他们的临床情况。液体输注只有在提高临床必要的心排出量、血压及器官灌注时,患者才能从中获益。因此临床上不仅要问"患者的心脏对前负荷有反应吗?",还要具体为"这个患者需要更高的心排出量和血压吗?"。

仔细检查患者对容量的反应。心脏能否对液体输注(快速补液)有反应及如何反应,需要对每名患者进行个体评估。也可应用以下方式进行观察:在观察监护仪的同时,可以轻轻地压迫新生儿、婴儿及幼儿的肝脏,它可以增加相当一部分的回心血量;在学龄期儿童、青少年及成人中,抬高双下肢可以达到同样的效果;另外,可输注 5 ~ 10mL/kg 林格液进行补液试验。

对于心血管系统的治疗,最关键的是找到"最佳的"心室前负荷。相比中心静脉压的绝对值,补液后相应的血压及中心静脉压的变化更为重要,一个决定性的因素是血压的上升较中心静脉压的上升相对更快(如动脉收缩压从 50mmHg 升至 65mmHg,中心静脉压从 8mmHg 升至 10mmHg)。对于肥厚或相对僵硬的心室(心室顺应性低),进一步的液体输注在尽管存在中心静脉压升高的情况下,仍可能有助于每搏输出量的增加。超声也可以提供使心室充盈"最优化"的有价值的信息。另外,也应观察到外周灌注的临床改善,如尿量的增加等。

◆ **液体疗法的步骤**

患者的状态决定了液体疗法的量和速度。如果患者处在急性或严重容量不足的状态,那么则需进行迅速的液体输注。在严重出血或严重低血压并伴有休克体征时,液体甚至可以"用手"推注。此时,在密切观察监护仪的情况下,用注射器经静脉通路快速推注液体(如外周静脉、中心静脉插管)。根据患儿的体重来选择注射器的大小:新生儿为 10mL 或 20mL,婴儿为 20mL 或 50mL,儿童为 50mL。

较慢速的液体疗法通常用于失液量仅引起轻度容量不足症状,或担心过快的液体输注导致心室负荷过度增加的病例。后者包括心室功能严重受损(射血分数 <20%)或心室非常僵硬、腔室小(如限制性心肌病)的患者,这些情况下适用 30 ~ 120min 缓慢的液体输注。

液体疗法必须根据心室的反应及临床的变化进行调整,通常给予 10mL/kg 的初始剂量,如果临床需要可重复多次;当剂量 >40mL /kg 而反应不佳时,需重新评估情况。

◆ **液体疗法的种类**

采用何种液体疗法取决于实际状况。如果手术后有持续出血,那么首选输注血液制品(新鲜冷冻血浆、浓缩红细胞、浓缩血小板)用于补充血容量的丢失 (第 8 章)。此外,林格液和生理盐水主要用于补充晶体容量。但需要意识到:"晶体"分布在所有的细胞外基质中,输注 400mL 的林格液后,仅有 100mL 可留存在血管系统内,其余的 300mL 则移至组织间质中;换言之,为了补充 100mL 的血容量丢失,需要输注 400mL 的林格液。除了以上提到的血液制品,胶体液(如羟乙基淀粉、明胶和人血白蛋白)可提供更好的扩容效果。在儿童中,我们仅使用人血白蛋白(5% 人血白蛋白有 100% 的容量效应,也就是说输注 100mL 的人血白蛋白,有 100mL 的液体可保留在血管内)。在体外循环术后毛细血管渗漏时,人血白蛋白也可转移至组织间质内,并在组织内结合水分。表 3.4 列出了不同情况下术后血红蛋白的参考值。

表 3.4 血红蛋白参考值

	术后一般情况良好	血流动力学不稳定,SvO_2 低
非发绀	>80g/L	>100g/L
发绀	>100 ~ 120g/L	>120 ~ 140g/L

◆ **液体疗法的不良影响**

在前负荷和心室充盈优化后,任何进一步的液体输注都需要严密评估,否则液体过负荷可导致水肿产生(如肺水肿、积液等),反而会损害器官的功能。大量输注林格液和生理盐水可导致凝血因子和血浆蛋白严重稀释,还可引起高氯性酸中毒(见第 1章)。在心室收缩功能非常差和已存在舒张末期容量增加的病例中需注意,不必要的液体输注可引起心室张力增加,并不能使患者从每搏输出量的显著增加中获益(前负荷不敏感)。

因此在容量过负荷即将发生或已存在时,必须合理地使用利尿剂或肾脏替代治疗进行纠正。在需要持续液体输注时,为了防止过度水肿,在心室功能允许的情况下可以谨慎使用去甲肾上腺素稳定血压,同时监测外周循环情况和 SvO_2 水平。该措施经常可"节省"液体,患儿术后也不至于过度肿胀,也更容易撤离呼吸机。

在优化血容量状态的初始,需要进行超声检查,评估是否存在其他对循环不利的血流动力学因素,具体如下。

• 是否存在右心室后负荷增加(如肺动脉高压)导致右心室功能障碍? 这一情况需要治疗吗(如镇静、调整通气参数或应用一氧化氮)?

- 是否存在心动过速或心律失常,引起舒张期充盈和收缩功能障碍?
- 体外循环引起的术后水肿是否引起舒张期顺应性减低?开胸是否有助于缓解("干性心包压塞",见第14.4.1节)?
- 是否存在意外的手术情况导致的解剖改变?
- 左心室功能是否需要药物支持(注意:儿茶酚胺类药物可引起心肌耗氧量增加),通过降低后负荷能否提升左心室功能?

3.4　通过降低后负荷提高心排出量

在心脏收缩功能受损、舒张末期容量高的病例中,降低后负荷可使每搏输出量显著提高,这种情况也被称为"后负荷敏感的"。降低后负荷的目的是更加有效地利用心脏的做功,在不增加心肌氧耗的情况下提高心排出量。

典型的例子是在扩张型心肌病(DCM)或左冠状动脉异常起源于肺动脉(ALCA-PA)中,左心室的收缩功能严重受损(射血分数 <20%),尽管每搏输出量严重降低,但由于交感神经张力增高,使得舒张期血压仍然很高,这是外周循环血管阻力增高的表现。此时,由于患者的心排出量低,导致血压的波动幅度往往偏低、外周循环不良(末梢皮温低),以及 SvO_2 减低。在这种情况下,后负荷的降低(即外周阻力下降)可同时提高心排出量及机体的外周和中心氧供。只要能保证器官的灌注,与后负荷降低相关的血压降低是可以接受的(切记:血流比压力重要)。

在体循环与肺循环为并行循环的情况下,如左心发育不良综合征等心脏畸形或姑息手术后(肺动脉环缩术、主-肺动脉分流),血管舒张引起的体循环阻力下降有利于体循环的灌注。肺循环血流灌注减少的同时也对心力衰竭有利。

原则上,通过降低后负荷来减轻心脏做功是左心室功能受损患者的核心治疗,因此也是术后循环管理(如长时间的体外循环术后)的基础。降低后负荷首先可以通过镇痛、镇静药物的调整,物理控温(如中心降温、外周利用保暖袋升温)及正压通气。如果以上治疗仍然不足,或者因上述原因需避免机械通气,可在严密的血压监护下滴注体循环血管扩张剂,使用前需停用所有的血管收缩药物。为了稳定血压,有时需要增加液体输入。如前所述,治疗的目的是通过增加每搏输出量从而提高心排出量。如果每搏输出量的增加可以抵消体循环阻力降低的效应,血压可维持相对不变(结果是导致血压波幅增大)。除了使用正性肌力血管扩张药(如米力农),一线用药还包括:可乐定/右美托咪定、硝普钠、酚妥拉明和乌拉地尔(见第3.5节及表3.5),术前使用左西孟旦亦为选择之一。

为了长期降低后负荷,可以使用血管紧张素转化酶抑制剂(ACEI)类药物。在德国的 Giessen 儿童心脏中心,作者更倾向使用赖诺普利。使用 ACEI 药物的前提是,患者可耐受肠内营养(药物需口服),循环相对稳定(即停用去甲肾上腺素)。在休克或临界的肾衰竭代偿期患者中,应用 ACEI 药物可引起无尿。由于该类药物的半衰期长,直接在术后应用缺乏可预测性,因此尚无法静脉应用 ACEI 类药物。

3.5 静脉血管扩张剂

静脉血管扩张剂(表3.5)必须通过安全的静脉通路输注,在某些情况下,由于药物的副作用仅可短期应用。

硝普钠是短效、可靠的强效扩血管及降压药物。由于药物代谢产生的氰化物对人体有害,因此药物的剂量和用药持续时间均受到限制。在缺乏有创动脉血压监测的情况下,需避免使用。药物需要经单独的通路输注。硝普钠现仍可从国际药品供应商处获得。

酚妥拉明为强效的降低体循环阻力药物,在 Giessen 儿童心脏中心几乎不再作为术后用药。

乌拉地尔为 α1 受体阻滞剂,具有血管舒张作用。根据临床经验,药物的作用与年龄相关,在婴儿和儿童中,相较于成人药物作用更小,药物的作用时间短,当静脉滴注时其效应随时间推移逐步减低(快速耐受)。不良反应罕见。

可乐定可能是该类患者术后最常使用的药物(见第6章)。与右美托咪定相似,该药同时具有镇静、镇痛及降低交感张力(减慢心率和降低后负荷)的作用,在术后尤为适用。

表 3.5　降低后负荷的药物

	作用机制	作用部位	起始剂量	常用剂量	作用特点
硝普钠 (Nipruss®)	产生一氧化氮	主要作用于小动脉	$0.3 \sim 0.5 \mu g/$ $(kg \cdot min)$	$2 \sim 3 \mu g/$ $(kg \cdot min)$,最高 $5 \mu g/(kg \cdot min)$	起效迅速,停用数分钟后效应即可消失;反射性心动过速;可能引起氰化物中毒(解救方案:硫代硫酸钠、透析),最多连续使用 $3 \sim 5$ d,输液器需避光
酚妥拉明 (利其丁®)	α 受体阻滞剂	主要作用于小动脉(也有中枢性作用,药物性交感神经阻滞),稍降低肺动脉压	$0.2 \mu g/(kg \cdot min)$	0.5、1 或 $2 \mu g/$ $(kg \cdot min)$	反射性心动过速。注意:肾上腺素作用的逆转!
乌拉地尔	α 受体阻滞剂	主要作用于外周,在中枢神经系统亦有 α 受体阻滞作用	$0.2 \sim 0.5 mg/$ $(kg \cdot h)$	$1 mg/(kg \cdot h)$	半衰期相对较短
可乐定	α2 受体激动剂	降低交感神经张力;吗啡的促效剂	$0.5 \mu g/(kg \cdot min)$	1、2 或 $3 \mu g/$ $(kg \cdot min)$	减少阿片类药物用量,降低心率和血压

3.6　血管紧张素转化酶抑制剂(ACEI)

ACEI 类药物（表3.6）主要适用于心力衰竭的长期治疗。ACEI 类药物联合利尿剂药物［如螺内酯和（或）氢氯噻嗪）］为标准疗法，治疗应在术后尽早开始。关于儿童心力衰竭的长期治疗，可阅读德国科学医学会协会（Association of the Scientific Medical Societies in Germany，AWMF）的慢性心力衰竭治疗指南（http://www. uni-duessel-dorf. de/AWMF/ll/023-006. htm）。

ACEI 类药物共同的应用特点是必须从低剂量开始"滴定"，因为它们对血压的效应难以预测。另外，抑制肾素 - 血管紧张素 - 醛固酮系统（RAAS，尤其是与螺内酯共同使用时）可使血钾升高。存在双侧肾动脉狭窄（或仅存单侧肾脏的肾动脉狭窄）时，为 ACEI 类药物的禁忌证。

ACEI 类药物的一个重要益处是它们对心肌的适应（重塑）过程有积极作用。与此同时，它们可减轻高血压诱导的心脏纤维增生或缩短心肌病中的心室舒张末期直径，而心脏纤维增生和心室舒张末期直径增大为心室扩张的标志（ACEI 药物可逆转重塑的过程）。

ACEI 类药物可能的不良反应包括咳嗽、胆汁淤积性黄疸、蛋白尿、肝衰竭（罕见）及过敏反应。

以上治疗方法（基本治疗、液体治疗及降低后负荷）均是为了在不明显增加心肌氧耗的情况下，通过增加心排出量来优化组织的氧气输送。药物左西孟旦也应包括在本章内容内，但由于它被作为"备用的变力扩血管药物"（译者注：用于经传统治疗效果不佳、需要增加心肌收缩力的急性失代偿性心力衰竭）应用，故在下一小节中详述。

表3.6　血管紧张素转化酶抑制剂：滴定至最低有效剂量

	试验剂量	目标剂量(最大剂量)	服药间隔	起效时间
卡托普利	新生儿:0.05~0.1mg/kg 幼儿:0.15~0.5mg/kg 成人:12.5~25mg,单次剂量	新生儿:0.5mg/kg,单次剂量 幼儿:2mg/kg,单次剂量 成人:2×(25~150)mg,允许情况下可相对较快地增加剂量	每天2~4次 每天2~3次 每天2次	15~60min
依那普利(可经静脉输注,但难以滴定,作用可持续数小时)	新生儿:0.1mg/kg 幼儿:0.05mg/kg 成人:2.5mg/kg	新生儿:0.5mg/kg,单次剂量 幼儿:0.5mg/kg,单次剂量 成人:5~20mg,单次剂量	每天1~2次	60min
赖诺普利	新生儿:由于其半衰期长,不推荐应用 幼儿:0.05~0.1mg/kg 成人:5~10mg,单次剂量	缓慢增加	每天1~2次	60min

心脏的泵血功能可以下降至非常低的程度,在该情况下还需另外使用药物来刺激心肌细胞从而提高收缩力。动脉血压也可下降至危害器官灌注的水平("没有血流就没有压力,没有压力就没有血流")。在这些情况下,需使用儿茶酚胺类药物,但它们会增加心肌氧耗量。

3.7 儿茶酚胺类药物

所有在重症监护中常用的儿茶酚胺类药物均通过同时作用于多个受体起效(表3.7)。药物的临床效应取决于它们对不同受体的亲和力(α 受体、β 受体)以及受体在相应靶器官的分布。

α 受体特异性(降序排列):去甲肾上腺素(主要作用 α 受体)→多巴胺→肾上腺素→ 多巴酚丁胺→奥西那林(基本已不用)。

β 受体特异性(降序排列):奥西那林(几乎仅作用于 β 受体)→多巴酚丁胺 →肾上腺素→去甲肾上腺素→多巴胺(基本已不用)。

在"战斗或逃跑"反射("fight or flight"reflex)中,可最佳地观察到肾上腺素的效应:刺激肾上腺(分泌肾上腺素),提高交感神经张力(分泌去甲肾上腺素),瞳孔扩大,支气管扩张,抑制唾液分泌和消化功能,供应能量(如糖)。

此外,小动脉的收缩可使动脉阻力升高(尤其是在所谓的休克器官中:肾脏、皮肤及肠道)、血流进行再分配(从静脉容量血管转移至中心血液循环),以及心排出量增加(心率和每搏输出量增加)。

交感神经张力增高对于健康心脏有短期的有益效应,但对受损、衰竭的心脏有害(短期尤其是长期损害);由于增加后负荷,致心动过速和心律失常,引起缺血的风险及 β 受体的下调,因此可加重心力衰竭。因此,β 受体阻滞剂为治疗慢性心力衰竭的有效方案(在 Giessen 中心应用比索洛尔)。

表 3.7　儿茶酚胺类受体

	作用机制	效 应	参考药物
α1 受体	三磷酸肌醇(IP3)系统	血管收缩,瞳孔扩大,子宫收缩,唾液分泌	多巴胺,去甲肾上腺素(或肾上腺素)
α2 受体:在交感神经系统中广泛存在,通过逆行性抑制减少去甲肾上腺素释放	减少 cAMP	广泛的交感神经阻滞,胰岛素分泌减少,增强血小板聚集	可乐定
β1 受体	增加钙离子内流	刺激窦房结,提高心肌收缩力,加速传导,提高肾素水平	奥西那林,多巴酚丁胺(或肾上腺素)
β2 受体	增加钙离子外流	支气管舒张,肌肉血管舒张,子宫壁、膀胱壁舒张,抗胰岛素	福莫特罗,瑞普特罗

在重症监护用药中,肾上腺素能受体,尤其是存在于心肌、传导系统及血管内的受体对儿茶酚胺类药物的治疗非常重要。但需牢记的是:所有的儿茶酚胺类药物均可不同程度地增加心肌耗氧量,并具有致心律失常作用,多巴酚丁胺等合成类的儿茶酚胺较内源性儿茶酚胺更显著。另外,该类药物还可以引发"应激后代谢"(postaggression metabolism,见第 5 章),导致高血糖和负氮平衡(蛋白降解)等。

儿茶酚胺类药物的临床应用

儿茶酚胺类药物是非常有效的循环类药物,在心脏前负荷和收缩力良好、但合并严重低血压时可维持冠状动脉、脑部、胃肠道及肾脏的灌注压(表3.8);另外,对心肌 β 受体的作用也可增加心肌纤维的收缩力。

儿茶酚胺类药物应用的普遍规则是:"尽可能不用,但必须用时当用"。应用时需要检查心排出量和血压是否提高,机体的氧平衡是否改善(乳酸、尿量、SvO_2、NIRS)。在严重心动过速、舒张功能受损及严重瓣膜反流时,儿茶酚胺类药物的负面效应会远

表 3.8　儿茶酚胺类药物

	去甲肾上腺素	肾上腺素	多巴酚丁胺	多巴胺	奥西那林
应用	维持灌注压,减少输液量	心功能差和毛细血管渗漏	心功能差,右心室衰竭	维持灌注压,减少输液量	房室传导阻滞
作用受体	较小的 β 受体作用,α 受体作用远大于 β 受体	α 受体 + β 受体	β 受体作用远远大于 α 受体	α 受体作用远远大于 β 受体(对 β 受体的作用较去甲肾上腺素小),低剂量时作用于多巴胺受体	β 受体
剂量	0.05～0.1μg/(kg·min),最大至 1 μg/(kg·min)	0.05～0.1μg/(kg·min),最大至 0.5μg/(kg·min)	2.5～5μg/(kg·min)	2.5～5μg/(kg·min)[最大可达20μg/(kg·min)以上],高剂量时作用类似于去甲肾上腺素	0.1μg/(kg·min)
带来的问题	后负荷增加,氧耗量增加,注意:心功能差时慎用	后负荷增加,氧耗量增加,心动过速,心律失常	氧耗量增加,心动过速,心律失常	后负荷增加、氧耗量增加,注意:心功能差时慎用	氧耗量增加,心动过速,心律失常
何时应用	当前负荷已最优化时(肺动脉高压危象/法洛四联症)	当米力农效用不足时,复苏时应用	当米力农效应不足,血压良好时	在早产儿和新生儿中,可改善尿量平衡;注意:心律失常问题	极少应用
何时不应使用		(肌性)流出道梗阻	(肌性)流出道梗阻		

远大于正面效应。在输注儿茶酚胺类药物时需保证血管通路安全通畅,有足够的输注速度,避免心率和血压的波动。不规则的输注速率可导致药物"走走停停",输液管内残存的儿茶酚胺类药物被不慎推注,以及由于输液管预充不全引起的药物起效延迟等,均对机体有害。儿茶酚胺药物的效应可在酸中毒被代偿、类固醇药物应用后加强,此时必须注意下调药物剂量。

在心室流出道因心肌肥厚、瓣膜狭窄或动态狭窄(肌束、局部肥厚)而产生梗阻时,需要紧急监测患者心率(延长心肌在舒张期的灌注时相),必要时还需同时增加后负荷来保证足够的冠状动脉灌注。静脉联合应用 β 受体阻滞剂(如艾司洛尔)和去甲肾上腺素,同时应用液体疗法,为治疗该种状态的有效方案。β 受体阻滞剂除了减慢心率,还可同时减轻心肌收缩引起的动态狭窄(避免心肌过度收缩)。

在 Giessen 儿童心脏中心,"标准"的术后儿茶酚胺类药物治疗方案为去甲肾上腺素(通常与米力农联用)。由于去甲肾上腺素同时具有 β 受体激动的效应,可增加心排出量且仅适度提高心率,因此在许多情况下均有良好效果。此外,血压的升高及静脉的收缩可减少液体的需要量。在我们的经验中,理论上后负荷增加引起的不良效应在绝大多数患者中是次要考虑的问题。在 Giessen 中心,肾上腺素 (Suprarenin®) 仅以正性肌力药的剂量[<0.05 μg/(kg·min)]应用于左心室功能严重受损的患者。我们几乎仅在心动过缓(如房室传导阻滞)的情况下才应用多巴酚丁胺提高心率。奥西那林同上。多巴胺现在已基本不用。

3.8　其他正性肌力药物

3.8.1　左西孟旦（Simdax®）

左西孟旦为钙增敏剂,可在不提高氧耗量的情况下提高心肌收缩力。另外它可以诱导血管舒张,通过降低后负荷来降低心室充盈压。左西孟旦对舒张功能有正性作用。它仅有很轻微的致心律失常作用,除此之外基本无不良反应(在成人中可能因血管舒张引起低血压)。对于严重的心力衰竭,左西孟旦基本上为理想的药物。另外,在体外循环开始之前,它甚至可以作为"预处理"药物来应用。幸运的是,该药物亦可减少肺动脉阻力和右心室后负荷。在临床观察中,药物的效应可维持 7~10d,最长达到 21d(表 3.9)。

表 3.9　左西孟旦(Simdax®)

	静脉推注	静脉滴注	配制方法
正性肌力血管扩张药(钙增敏剂及钾离子通道开放剂)	1~2μg/(kg·min), 10min 注射完	接着予 0.1~0.2μg/ (kg·min)	5mL 左西孟旦 +495mL 5% 葡萄糖液

由于左西孟旦价格昂贵,因此可计算出所需的总剂量,并在条件允许时将剩余药物分配给其余严重心力衰竭的患儿(配制的溶液可在24h内维持稳定)。医院的药剂师亦可对药物进行分装。

现已逐渐不再推荐初始静脉推注。左西孟旦的应用指征包括:①严重的心肌功能障碍;②脱离ECMO或辅助装置时;③根据患者情况决定的其他情况;④米力农不可用的情况下可作为替代药物。

3.8.2 甲状腺激素

如在其他严重疾病状态下一样,体外循环手术及心肌功能障碍可引起甲状腺激素失调。在这种情况下,给予甲状腺素(T4)或更好的三碘甲状腺原氨酸(T3),有利于体外循环术后(尤其是婴儿)的心脏功能。

在Giessen儿童心脏中心,以下的治疗方案适用于体外循环术后的婴儿(<1岁):静脉注射$5\mu g/kg$ T4或$1\sim2\mu g/kg$ T3,在体外循环术后连用3d。T3以$0.05\mu g/(kg \cdot h)$的速率持续输注的方案已被更广泛研究,但由于现实的因素,T4或T3单次剂量应用3d的治疗方案仍被许多中心采用。是否继续口服甲状腺激素治疗取决于个体情况。在Giessen儿童心脏中心,所有患唐氏综合征的患儿均常规开具左甲状腺素口服。

3.9 β受体阻滞剂

β受体阻滞剂(表3.10)在术后用药中也具有稳固的地位。与本章提到的其他治疗药物相似,它们可使心脏做功更有效地被利用。心率减慢可提高冠状动脉的灌注、减少心肌氧耗并增加舒张期的充盈。严重肥厚的心室(如法洛四联症、肥厚型心肌病)尤其可获益于β受体阻滞剂的减慢心率及降低心肌收缩力的效应。

仅在非常特定的条件下,我们认为儿童(包括新生儿)的心排出量依赖于他们的快心率(代偿性心动过速)。根据我们的经验,心率大于150/min往往是无益的。对于心

表 3.10　β受体阻滞剂的(相对)适应证

术后早期心率调节	艾司洛尔或美托洛尔
室性异位起搏(如心室电风暴、室性期前收缩连发)	美托洛尔
心率调节(中至长期)	比索洛尔
心力衰竭及肺循环血量过多的治疗	比索洛尔
心肌过度收缩(如法洛四联症、肥厚型心肌病)	比索洛尔或普萘洛尔
室上性心动过速	普萘洛尔
心肌缺血	美托洛尔

排出量而言,最重要的是每搏输出量和心率的比值。在心率较慢时,心排出量可以被每搏输出量的增加(更长的舒张期充盈时间)所代偿,并可提升心肌的氧平衡。β 受体阻滞剂的其他益处为:抗心律失常效应(尤其是存在室性异位节律时),对儿茶酚胺类药物引起的心肌毒性有保护作用,防止 β1 受体的下调,以及与 ACEI 类药物有协同作用(抑制 RAAS)。上述效应对于慢性心力衰竭的治疗尤其重要,因此在慢性心力衰竭时,尽管缺少研究的证实(与成人的资料类比),我们仍推荐使用 β 受体阻滞剂。

我们更偏向应用对 β1 受体具有高亲和力的 β 受体阻滞剂,术后常用于心率控制的药物包括艾司洛尔、美托洛尔及比索洛尔。β1 的选择性按降序排列为:比索洛尔 > 艾司洛尔 > 美托洛尔。

艾司洛尔的主要优势为半衰期非常短(仅数分钟),因此在患者不耐受时,其作用可被迅速停止。此外,艾司洛尔的降解不受肝肾功能影响(在红细胞内被酯酶水解)。艾司洛尔可经静脉滴注,剂量根据药物效应进行滴定。

美托洛尔可在术后早期静脉滴注,也可间断口服或静脉给药,半衰期为 3 ~ 4h ,在新生儿中可延长至 2 倍。美托洛尔在肝脏中代谢。

比索洛尔只有药片剂型,因此仅在有足够胃肠道功能时才能口服。由于半衰期长,每天只需应用 1 ~ 2 次,故适合长期用药。其 β1 受体选择性高(β1: β2 = 75:1)。在 Giessen 中心中,几乎所有心力衰竭的患者均给予比索洛尔治疗(常规抗心力衰竭药物组合包括比索洛尔、赖诺普利及螺内酯)。治疗往往从低剂量开始(如 0.05mg/kg),逐步增加至达到期望的治疗效果,最大用量为 0.2 ~ 0.3mg/(kg·d),在新生儿及婴儿中也可顺利应用。

普萘洛尔为非选择性 β 受体阻滞剂,长期作为儿童心脏科的传统药物,用于治疗心肌肥厚及心律失常(见第 11 章)。

总 结

在心血管系统的监测和治疗中,经常需要处理手术的后效应及接下来在 ICU 中出现的问题。因此有时在同一患者中可出现矛盾甚至是相冲突的治疗方案,在这种情况下,药物的效用被增强或互相抵消是我们最不希望看到的,这些治疗对患者没有益处甚至有害。因此,医务人员有责任回顾患者总体的病情,始终确保最优化及合理的治疗方案。这需要应用到一些基本法则,也需要考虑例外情况。

治疗的目标是尽可能早期拔管。镇静和通气支持经常成为"不必要的"循环系统治疗的原因,即使是肺动脉阻力升高的患者,也可对拔管产生积极的反应。谨慎的镇静、吸氧及特殊的措施(如西地那非)较儿茶酚胺类药物的应用(有时甚至会加重病情)更为简单。应该在对既往药物史、监护数据及心脏超声评估结果完全掌握的情况下,进行心血管的治疗,每次当班的相关人员需对上述信息进行密切跟踪。

降低体温(物理降温、对乙酰氨基酚、轻度镇静等)可降低氧耗,在加强心血管药物治疗前应考虑采用。心率(结合超声数据、药物及体温)往往为评估的关键指标。心排出量经常可在谨慎减慢心率(结合应用 β 受体阻滞剂或中枢性 α2 受体激动剂,如可乐定或右美托咪定)的情况下矛盾性地增加。在评估心动过速患者时需避免使用"代偿性心动过速"这一概念,因为心动过速往往反映了未能充分解决心肌氧供的不平衡。通过减慢心率(增加舒张期的充盈、提高冠状动脉灌注)、优化前负荷及后负荷,从而使心脏的做功更能被有效利用,这至关重要。

必须考虑手术的后效应。理想情况下,外科相关的问题可在体外循环结束前行经食管超声心动图(TEE)进行排查。但术后也可以有新的心脏超声发现。根据患者个体情况,可采用心脏 MRI、心脏 CT 或心导管检查。有些情况只能通过心导管介入手术或再次手术解决。如果常规治疗方法仍不能稳定病情,需要考虑(暂时性)机械循环辅助方式(如 ECMO 或心室辅助装置,见第 10 章)。

推荐阅读

[1] Brunton L, et al. Goodman and Gilman's the pharmacological basis of therapeutic. 13th ed. New York：McGraw Hill Education, 2017.

[2] Haas NA, Camphausen CK, Kececioglu D. Clinical review：thyroid hormone replacement in children after cardiac surgery-is it worth a try? Crit Care, 2016, 10：213.

[3] Hahn RG, et al. Perioperative fluid therapy. New York：Informa Healthcare, 2006.

[4] Hausdorf G. Intensivtherapie angeborener Herzfehler. Darmstadt：Steinkopff, 2000.

[5] Hirsch JC, Charpie JR, Ohye RG, et al. Near-infrared spectroscopy：what we knowand what we need to know—a systematic review of the congenital heart disease literature. J Thorac Cardiovasc Surg, 2009, 137：154 – 159.

[6] Magliola R, et al. Levosimendan, a new inotropic drug：experience in children with acute heart failure. Arch Argent Pediatr. 2009；107：139 – 145.

[7] Moerman A, et al. Cerebral near-infrared spectroscopy in the care of patients during cardiological procedures：a summary of the clinical evidence. J Clin Monit Comput, 2016, 30(6)：901 – 909.

[8] Munoz R, et al. Handbook of pediatric cardiovascular drugs. Heidelberg：Springer, 2008.

[9] Nichols DG, et al. Critical heart disease in infants and children. Philadelphia：Elsevier, 2006.

[10] Pinsky MR, Payen D. Functional hemodynamic monitoring. Heidelberg：Springer, 2004.

[11] Schranz D, Voekel NF. "Nihilism" of chronic heart failure therapy in children and why effective therapy is withheld. Eur J Pediatr, 2016, 175(4)：445 – 455.

第4章

心脏重症监护中的肾脏考量

Christoph Neuhaeuser Dietrich Klauwer

4.1　肾功能评价

4.1.1　尿量的重要性

除一般性临床评估外,术后对肾功能的监测主要集中于每小时尿量。在不使用利尿剂的情况下,尿量正常(与年龄相称)表明器官灌注充分。

不可忽视术后尿量的减少,当低于 $2mL/(kg \cdot h)$ 时,提示可能出现心血管情况恶化。血压、心率、中心静脉压(CVP)、静脉血氧饱和度(SvO_2)、碱剩余(BE)、乳酸、尿量这些客观指标,可帮助临床医生了解患者的整体循环情况。如果尿量低于下列临界水平,则定义为少尿。

- 早产儿/新生儿: $< 2.0 \ mL/(kg \cdot h)$。
- 儿童 <1 岁: $<1.0 \ mL/(kg \cdot h)$。
- 青少年: $< 0.5 \ mL/(kg \cdot h)$。

C. Neuhaeuser (✉)
Pediatric Intensive Care Unit, Pediatric Heart Center of Giessen, Children's Heart
Transplantation Center, UKGM GmbH, Giessen, Germany
e-mail: christoph. neuhaeuser@ paediat. med. uni-giessen. de

D. Klauwer
Department of Pediatrics, Singen Medical Center, Gesundheitsverbund Landkreis Konstanz,
Krankenhausbetriebsgesellschaft Hegau-Bodensee-Klinikum, Singen, Germany

© Springer International Publishing AG, part of Springer Nature 2019
D. Klauwer et al. (eds.),*A Practical Handbook on Pediatric Cardiac Intensive
Care Therapy*, https://doi. org/10. 1007/978-3-319-92441-0_4

人体每天约产生 10mosmol/kg 尿液排泄物,相当于 0.42mosmol/(kg·h),而肾脏的浓缩能力约为 1200mosmol/kg(1.2mosmol/mL),因此,至少需要 0.35mL/(kg·h)的尿量才能保持系统平衡。如果尿液排泄物产生过多(如代谢增加、分解代谢、组织坏死)或者肾脏浓缩能力受限(如肾脏不成熟、肾病和药物等原因),则需要有相应增加的尿量才能将其排出。

尿量在患者体液平衡中起着至关重要的作用。术后经常需要静脉输液治疗,如果尿量不足,可以快速地导致体液正平衡,进而可能引起水肿、积液、呼吸问题及电解质波动。例如,对于一个 10kg 的儿童,术后第 1 天液体输入总量的理论值为 1000mL/(m²·d)[≈2mL/(kg·h),或更多]。每小时至少需要 2mL/(kg·h)[≈50 mL/(kg·d)]的尿量才能维持体液平衡。从数学上讲,如果患者的出量大于入量,则处于负平衡状态。

入量方面包括(以下均为 mL/24h):口服液体量,输液量,肠外营养,全部的抗生素和药物的容量,输血,以及肠内营养(营养液/营养物中液体的比例约为 70%,即营养液总量×约 0.7)。

出量方面包括(以下均为 mL/24h):尿量,失血量,胃液丢失量,引流量。

体液平衡也包括不显性排汗[20～40mL/(kg·d),这取决于吸入空气的湿度、发热、室温等]和代谢产生的水,但这些不可以直接测量,因此不包括在数学平衡中。

每日的体重可以为临床医生提供最准确的体液平衡信息(增加或减少)。然而,测量危重患者的体重通常难以实现。

4.1.2 实验室检查

◆ 血 浆

- 肌酐（Crea$_P$）：
  – 取决于肌肉总量。
  – 当肾小球滤过率(GFR)低于正常值的 50% 时,血肌酐升高。
- 尿素:
  – 取决于代谢（如分解代谢时增加）。
  – 取决于尿量(如少尿时升高)。
  – 取决于营养（如摄入氨基酸）。
  – GFR <正常值的 25% 时升高。
- 血气分析。
- 电解质（包括钙和磷酸盐）。
- 肌酸激酶（CK）(见 第 4.5.2 节)。

- 血浆渗透压（$Osmo_P$）：
    - 正常值：$280 \sim 310$ mosmol/L。
    - 估测的渗透压（mosmol/L）$= 2 \times [Na^+]$（mmol/L）$+$ 尿素（mg/dL）$/6 +$

$$血糖（mg/dL）/18。$$

尿素换算：1mg/dL $= 0.1664$mmol/L；血糖换算：1mg/dL $\div 18 = 1$mmol/L。

◆ **尿　液**

- 尿钠（Na_U）：
    - 正常值：$20 \sim 250$mmol/L。
    - 脱水或容量不足时的抗利尿作用：< 20mmol/L（浓缩尿）。
    - 在使用利尿剂、失盐性肾炎及肾上腺功能不全等情况下，尿钠排出增加。
- 尿肌酐（$Crea_U$）：
    - 正常值：$20 \sim 130$mg/dL。
- 尿渗透压（$Osmo_U$）：
    - 正常值（点尿样）：$200 \sim 1200$ mosmol/L。
    - 脱水或容量不足时的抗利尿作用：> 800 mosmol/L（浓缩尿）。

◆ **计算值**

- 肾小管功能或浓缩能力的估测——钠排泄分数（FeNa）：

$$FeNa(\%) = (Na_U \times Crea_P) / (Na_P \times Crea_U) \times 100$$

$$Na_U \text{ 和 } Na_P \text{ 以 mmol/L 表示，} Crea_U \text{ 和 } Crea_P \text{ 以 mg/dL 表示}$$

    - 脱水或容量不足时的抗利尿作用：FeNa $< 1\%$。
    - 肾小管病（如急性肾小管坏死）：FeNa $> 3\%$。
    - 应用利尿剂：FeNa 不可评估。
    - 同样，FeK 及肾小管磷酸盐重吸收和钙/肌酐比值也可以用来评估肾小管功能。
- 肌酐清除率（CC）：
    - 每分钟清除了肌酐的血浆量。
    - 通过 Schwarz 公式估测：

公式35

$$[身高(cm) \times 常数] / 血清肌酐(mg/dL)$$

青少年的常数为 0.7（见第 17.6.2 节），儿童的常数为 0.55，婴儿的常数为 0.45。

    - 通过尿液收集测定（一般采集 $6 \sim 8$ h 的尿液即可）。肌酐换算：1mg/dL $\times$ 88.5 $= 1 \mu$mol/L。

4.2　肾功能的生理基础

应了解肾血流量(RBF)、肾灌注压(RPP)、肾小球滤过率(GFR)和尿量的关系。

尿量取决于

- GFR。
- 激素的影响：
    - 抗利尿：醛固酮,血管升压素(ADH)。
    - 利尿：心房钠尿肽(ANP),脑钠尿肽(BNP)。
- 渗透压因素：如葡萄糖、甘露醇。
- 药物：如利尿剂、多巴胺、咖啡因、乙醇等。
- 肾小管疾病。
- 尿液浓缩功能受损。

GFR 取决于

- 肾血流量：最重要的影响因素,肾血流量越大,GFR 越高。
- 肾小球毛细血管静水压：
    - 静水压越高,GFR 越高。
    - 静水压通常相对恒定,受入球和出球血管阻力(即入球和出球动脉的张力)相互作用的调节。
- 血浆胶体渗透压：逐渐抵消滤过末端的静水压。
- 滤过面积 (Kf)：儿茶酚胺和血管紧张素通过收缩肾小球,使 Kf 减少,从而导致GFR 降低。
- 肾小球滤过膜的改变 (电荷、孔径大小、基底膜厚度等)。
- 功能肾单位的数量(40 岁以后会有生理性减少,肾衰竭时减少)。
- 肾小囊内的静水压和胶体渗透压。

肾血流量取决于

- 心排出量：正常情况下,心排出量的 20% 供应肾脏(成人约为 1.2L/min)。
- 肾灌注压(RPP)。
- 肾内血管阻力 ($R_{肾}$)：RBF = RPP/$R_{肾}$。

肾灌注压取决于

- 肾流入压(即平均动脉压,MAP)。
- 肾流出压(即中心静脉压,CVP)。
    - RPP = MAP − CVP。
    - CVP 通常小于 MAP,RPP ≈ MAP。

- 成人 MAP <60mmHg 将会发生少尿（新生儿和婴儿相应的灌注压更低）。
  - CVP >18mmHg 是肾血流量的负性影响临界值。

- 如果腹压（IAP）超过 CVP，则 RPP = MAP − IAP：
  - IAP >15 ~ 20mmHg 为临界状态。
  - IAP >20mmHg，将会发生腹腔间隔室综合征。

<u>肾内血管阻力取决于</u>

- 入球小动脉的张力（主要因素）。

- 出球小动脉的张力。

- 各种影响动脉张力的因素：
  - 内源性（肌性的）：肌性牵拉。
  - 血管反应性肌性收缩引起的小动脉壁被动扩张。
  - 外源性（旁分泌、内分泌和神经源性的）。

  血管扩张剂：前列腺素（PGE），一氧化氮（NO），心房钠尿肽（ANP，入球小动脉 >出球小动脉），多巴胺（小剂量作用于 D1 受体：入球小动脉 = 出球小动脉），腺苷（全身作用）。

  血管收缩剂：去甲肾上腺素/肾上腺素（α1 受体：入球小动脉 = 出球小动脉），血管紧张素 Ⅱ 和内皮素（入球小动脉 < 出球小动脉），血管升压素（ADH），腺苷（局部作用）。

- 病理性因素，诸如：
  - 微血栓。
  - 内皮肿胀。
  - 间质水肿（肾脏有包膜，因此，肾间质水肿时包膜内压升高）。
  - 肾小管梗阻。

可在以下网站更深入了解肾脏调节原理（高质量配图）http://legacy. owensboro. kctcs. edu/gcaplan/anat2/notes/APIINotes3%20urinary%20system. htm。

◆ **肾血流动力学中肾血流量、压力和阻力的关系**

- 肾血流量和血管自身调节：肾血流量是肾功能的决定性因素。肾脏的主要任务是滤过，因此，肾血流量的调节在生理上是十分重要的。为了维持一天中 GFR 的相对恒定（休息 *vs* 运动），肾血流量不能变化太大。如果动脉压力升高［用平均动脉压（MAP）表示］，自身调节通过收缩入球小动脉提高肾内血管阻力，使肾血流量仅轻微增加（例如，成人 MAP 从 100mmHg 升高至 150mmHg，肾血流量仅增加 10%）。MAP 降低则相反。

- 危重状态的肾血流量和灌注压：如果 MAP 低于一定的生理最低值（成人的临界

值为 $60 \sim 80$ mmHg),则无法再通过自身调节来保持平衡(血管扩张已达极限),肾血流量随着灌注压的下降而被动下降。若肾血流量减少一半,则肾小球滤过停止。肾血流量进一步降低(小于正常值的 1/4)将导致肾实质(特别是肾小管细胞)缺血损伤。在离体的成人肾脏中,当肾灌注压降至 30mmHg 时,肾血流会停止。

- 脱水或轻度容量不足:在中度容量不足的情况下,由于反向调节机制(特别是血管紧张素 II)的存在,GFR 仍保持不变。血管紧张素 II 对出球小动脉的收缩作用强于入球小动脉,因此,尽管肾血流量总体减少,但肾小球滤过压在最初阶段仍可以维持。排出的尿液将会浓缩。

- 休克:当血管内容量减少(如低血容量性休克)或低心排出量(低血容量或心源性休克),导致 MAP 明显降低时,交感神经系统和其他稳压激素反馈环(RAAS、ADH)被激活。自身调节停止,在去甲肾上腺素、血管紧张素和血管升压素的作用下,入球小动脉和出球小动脉发生收缩。肾血管阻力增加、肾灌注压降低,从而导致肾血流量明显减少(直到肾脏在休克进程中被"关掉")。在这种情况下,机体的首要目标是维持心脏和脑的血流(循环中心化),并阻止利尿引起的容量损失。若休克没有及时逆转,会发生急性肾损伤,出现肾小管坏死、肾皮质水肿。

- 特殊情况:
  - 有些患者血压往往很低(习惯性低血压),但肾功能正常或尿量正常。他们的心排出量通常是正常的,其肾血管阻力可能很低,因此,即使肾灌注压较低,依然可以维持正常的肾血流量和 GFR。若尿量正常,应避免使用药物来"修饰"血压。但还是应严密监测,因为生理储备有时很小。
  - 长期高血压使自身调节范围上限上移,即需要更高的 MAP 才能维持正常的肾血流量。
  - 血管麻痹(如脓毒症、体外循环后综合征、肝衰竭等)造成全身血管舒张,心排出量可降低、正常或增加,导致病理性的外周血管阻力降低和低血压。同时,肾内血管可发生强烈收缩(交感活动、激素、细胞因子、介质等)。在这种情况下,自身调节受损或被摧毁。综合上述因素,即使 MAP 较高,肾血流量和 GFR 也会明显降低。
  - 非甾体抗炎药(NSAID,可抑制 PGE2 合成)、血管紧张素转化酶抑制剂(ACEI,抑制血管紧张素 II)、多巴胺(D1 受体激动剂)和茶碱(腺苷受体 -1 激动剂)等药物能够影响入球小动脉或出球小动脉的血管张力。根据不同情况,它们可表现出正性作用或负性作用。在体液容量不足时,NSAID(阻碍入球小动脉舒张)和 ACEI(阻碍出球小动脉收缩)尤其会导致 GFR 降低,进而出现急性无尿。

◆ **临床实践结论**

• 使心排出量和血管内容量正常化是治疗少尿的最重要措施。

• 如果上述治疗没有使 MAP 增加,则将血压恢复至足够水平是第二重要的措施,可能需要使用儿茶酚胺类药物。

• 尿液浓缩(与脱水和体液容量不足相关)意味着肾脏仍在做功(肾小管在消耗氧和 ATP)。给予等渗替代溶液如生理盐水、林格液,能够减少浓缩,从而减轻肾脏负担;注意:对左心室僵硬、泵功能减退或流出道梗阻的患者实施液体替代疗法,应在严密监测下进行。另一方面,应避免发生高氯性酸中毒,如使用"平衡"盐(电解质)溶液时,不当的肾内血管收缩可能会影响肾功能。

• 心排出量降低(如心源性或低血容量性休克)时,使用缩血管类药物恢复血压,对于肾灌注可能适得其反。

• 相反,感染性休克使用去甲肾上腺素通常可以增加肾血流量和 GFR。

• 在明显低血压但尿量正常的情况下,可假定器官灌注充足,不需要针对血压进行治疗。

• 在应用儿茶酚胺治疗时,尿量充足有助于血压的微调;遗憾的是,在措施和效果之间通常有一定的时间延迟,疗效通常不能得到即时证明。

• 对于慢性高血压或肾内血管收缩的疾病,应将治疗目标设定为:维持高于正常值的 MAP。

4.3 心脏病患者的病理生理学

对于心脏病患者,心排出量通常相对固定,即其只能在很有限的范围内增加。心脏手术后经常会出现少尿(特别是术后 24 ~ 72h)。应考虑下列情况。

• 血管内容量不足(如出血、毛细血管渗漏、积液)。

• 心排出量下降:体外循环"打击"后,心肌水肿、缺血,β 受体下调,解剖原因(残余缺损),矫治术后循环缓慢适应。

• 缺氧(右向左分流导致发绀、低氧、贫血),酸中毒。

• 低血压(低 MAP 导致肾灌注压降低)。

• 抗利尿激素水平增加(如 RAAS、儿茶酚胺、ADH 等)。

• 自身调节受损(如被动压力调节、肾内血管收缩)。

• 药物(如 NSAID、对乙酰氨基酚、ACEI、儿茶酚胺)。

• 致病源(如肌红蛋白、肾毒素、造影剂、肾毒性药物、细胞因子等)。

• 腹压(IAP)、胸膜腔内压或右心房压(CVP)升高,造成回流压力升高,进而导致肾灌注压降低。原因:腹水,胸腔积液或肺水肿,高通气压力(或高平均气道压),心包压塞,肺动脉高压,右心室衰竭,右心室僵硬。

- 体外循环后:缺血－再灌注损伤,全身炎症反应综合征,血管麻痹等。

低心排出量时,肾血流的减少导致 GFR 降低。心脏手术后常并发动脉性低血压,此时肾血流和 GFR 进一步降低。交感神经张力升高或儿茶酚胺等因素,使入球和(或)出球小动脉收缩,导致肾内血管阻力增加,亦可使情况复杂化。此外,术后 RAAS 激活和 ADH 分泌增加。然而,急性肾功能恶化(急性肾损伤)可能不仅是血流动力学原因引起的,其因素常常是多方面的(如上所述)。

通过恢复心排出量、血管内血容量和动脉血压试图稳定肾功能的作用可能是直观的,但在手术后,这些措施的效果并非总能立竿见影(尽管有血管活性药物、液体管理和血管加压药物的支持)。需要牢记的是:在低心排出量的情况下,应用血管加压药物进行过强的升压治疗,可能对器官灌注造成不良影响。

在对所有可能与少尿相关的参数或因素优化之后,如果尿量仍然不足,应当使用呋塞米(速尿)利尿(见第 4.4 节),这是维持体液平衡的首选措施,否则,积液和水肿会使病情恶化。然而,在通常情况下,使用呋塞米并不能防止急性肾损伤。

基于上述的病理生理关系,对于个体患者,应考虑下列问题:

心功能如何?

- 能够增加心排出量吗？
- 心脏超声提示的心功能情况如何？
- 应用儿茶酚胺、液体管理、节律控制(如心脏起搏)等有帮助吗？

血管内充盈是否足够?

- 有循环趋向中心化的表现(微循环差,毛细血管充盈时间延长或者 ΔT 增加)吗？
- CVP 降低 (< 6mmHg)还是升高 (>12mmHg)？
- 是否有代偿性心动过速？
- 动脉压力曲线有波动吗(脉压变异度增大)？

灌注压是否足以产生足够的尿量?

- 目标 MAP:
  - 新生儿:40mmHg。
  - 婴儿:45 ~ 50mmHg。
  - 幼儿/学龄儿童 55 ~ 60mmHg。
  - 青少年:60 ~ 70mmHg。
- 需要多大剂量的儿茶酚胺和多少液体才能达到目标 MAP?

有无缺氧(灌注减少)的表现?

- 根据 SvO_2、$avDO_2$、乳酸、碱剩余(BE)、微循环及 ΔT 进行评估。

还需注意是否存在其他危险因素,这一点非常重要。例如:体外循环时间、肾毒素、已知肾病及肾功能损伤,有无横纹肌溶解或溶血(如体外循环手术后)。

如果心排出量和血压改善后尿量仍然不足,我们认为应使用利尿剂增加尿量,防止液体正平衡引发的并发症。

4.4 呋塞米治疗

呋塞米(速尿)非常适合术后利尿治疗,因为它既可以单剂静脉推注也可以持续滴注(通常需要单独的管路)(表4.1)。治疗的目的是维持患者的体液平衡,从而预防或治疗积液和水肿的形成。

表4.1 呋塞米的临床药理

可能的优点	增加肾血流量 冲洗肾小管 减轻肾小管氧消耗
可能的缺点	导致容量不足 心排出量减少 电解质失衡 代谢性碱中毒
作用机制	通过近端肾小管主动分泌 管腔膜侧起效 抑制 $Na^+ - K^+ - 2Cl^-$ 转运体 抑制 $25\% \sim 30\%$ 滤过钠的重吸收 排出半等渗尿到等渗尿 Na^+、K^+、Cl^-、Ca^{2+} 和 Mg^{2+} 的排泄分数增加
药代动力学	口服利用度变化大($10\% \sim 90\%$) 几分钟内起效 持续时间短(半衰期 $1 \sim 2\ h$) 蛋白结合度高($>95\%$) 消除:50% 在尿液中保持不变 肾功能损伤时需更高剂量 新生儿中需更高剂量(肾小管功能不成熟)
静脉滴注的优势	更有效的利尿 更低毒性 更少的电解质问题
不良反应	低钾血症,低镁血症,低钙血症 高钠或低钠血症 代谢性碱中毒 耳毒性(罕见) 水溶性维生素丢失 过敏反应 间质性肾炎

如果术后出现少尿,且循环良好,通常可给予单剂呋塞米"督促"排尿,但应避免继发血管内容量不足。这种情况下的尿量减少,一般是残余肾内血管收缩或与应激相关的抗利尿激素的作用,而不是真正的"肾脏问题"。

如果术后低心排出量综合征(通常发生于术后 6~48h)是少尿的原因,在所有的血流动力学参数或因素得到优化之后,应重复或持续给予呋塞米维持尿量。以我们的经验,这通常可以控制暂时的排泌功能障碍,直到低心排出量综合征被纠正或克服,一般在术后 3d 内改善。

彻底无尿且没有使用呋塞米的患者,其恢复速度通常会慢很多,即使最终使用了腹膜透析治疗。因此,我们的观点是永远不允许尿量下降。我们认为术后行腹膜透析创伤较大,很少需要使用这种治疗方法。

呋塞米的起始用量有很多种方案(例如,0.2~1.0mg/kg,重复 4~6 次)。如果总剂量达到 4~6mg/(kg·d),则使用静脉滴注,最大剂量为 0.3~0.5mg/(kg·h)。如表 4.1 所示,静脉滴注有很多优点,因此在早期阶段就应考虑。

可在呋塞米中加入茶碱〔0.2mg/(kg·h)〕一起滴注。茶碱是一种腺苷受体-1拮抗剂,能够增加肾血流量;但缺少支持"茶碱可预防急性肾损伤"的证据,同样也缺乏使用"肾脏剂量多巴胺"(小剂量多巴胺)的证据。

进一步用于刺激排尿的选择是襻利尿剂依他尼酸(Reomax®,Hydromedin®),即使此时的呋塞米已经用到较大剂量[1~2mg/(kg·d),分 1~3 次],联合使用依他尼酸仍会产生叠加作用。另外,噻嗪类利尿剂和螺内酯可对肾单位选择性阻滞(抑制远端肾小管代偿性的钠吸收增加),在理论上是有效的,但一般不用于急性少尿的治疗。用甘露醇(0.25~1.0g/kg)或多巴胺[肾脏剂量,1~3μg/(kg·min)]刺激排尿也不是常规措施。呋塞米的用量见表 4.2。

如果在药物支持下,尿量仍不足以达到体液平衡,则静脉液体入量(特别是"自由水",

表 4.2 呋塞米的剂量

	"推动"尿液分泌时	尿量不足时(循环改善后)	给予单剂呋塞米后尿量不足时	在有容量超负荷风险的特殊情况(如 Glenn、TCPC、ECMO 时,不连接血液滤过)下预防性或治疗性使用呋塞米
	绝对剂量	绝对剂量	静脉滴注	静脉滴注
新生儿	1~2mg	6×(1~4)mg	3~6mg/(kg·d)	3~6mg/(kg·d)
婴儿	2~3mg	(4~6)×(1~6)mg	3~6mg/(kg·d)	3~6mg/(kg·d)
幼儿	3~5mg	(4~6)×(2~10)mg	3~6mg/(kg·d)	3~6mg/(kg·d)
大龄儿童	5~10mg	(4~6)×(5~20)mg	2~6mg/(kg·d)	2~6mg/(kg·d)

即低百分比葡萄糖溶液)必须在术后第 1 天内即减少,不应晚于此。应评估输液、药物和肠内营养的性质、组成和使用的必要性。在这种情况下,我们推荐使用个体化定制的肠外营养液,而不是工业化的成品,还应将药物纳入液体平衡的计算(如抗生素应使用尽可能少的液体进行溶解),并与护理人员讨论如何减少液体量。

长期使用利尿剂治疗的一个法则是:限制钠的摄入可以提高治疗的效果,然而,这在紧急情况下通常难以实现,例如,细胞外间隙液体的损失需补充等渗电解质溶液。此外,在少尿期或肾功能损伤期应避免摄入能进一步损伤肾功能的有害物质。

4.5 肾毒性因素

术后重症监护常使用一些具有潜在肾毒性的药物。表 4.3 概述了与心脏手术相关的可能的肾毒性因素。

表 4.3 重症监护室的主要肾毒性因素

肾毒性药物	当前风险	已存风险
抗生素或抗真菌药物 氨基糖苷类,万古霉素/ 替考拉宁,β - 内酰胺类抗生素;两性霉素 B,阿昔洛韦,更昔洛韦	体外循环中血容量不足 体外循环中使用深低温停循环 长时间体外循环 体外膜肺氧合(ECMO) 溶血 横纹肌溶解 腹腔间隔室综合征	形态学肾损伤 发绀性心脏病 综合征性疾病 尿液输送障碍 反复发作的肾盂肾炎 新生儿窒息 脐静脉导管 心脏手术后肾损伤
细胞/免疫稳态 环孢素 A,他克莫司,环磷酰胺,顺铂		
其他 造影剂,非甾体抗炎药,血管紧张素转化酶抑制剂,抗凝血酶受体阻滞剂,羟乙基淀粉		

4.5.1 肾功能损伤时的药物剂量(临界性 GFR 下降)

如果出现肾功能损伤的迹象[GFR 下降和(或)肌酐水平升高],可能需要调整主要经肾脏清除的药物的剂量。就这一点来说,重复测定药物的血浆浓度(谷水平)是有帮助的,如氨基糖苷类药物。即使在肾衰竭时,初始剂量也应该按正常给予,以达到有效治疗浓度;但必须对后续的给药剂量和或间隔时间做出调整,以防产生毒性。可在以下网站找到 GFR 相关的推荐剂量:https://kdpnet. kdp. louisville. edu/drugbook/pediatric/。

4.5.2 横纹肌溶解

肌细胞死亡后会释放大量肌红蛋白,肌肉损伤也会出现这种情况。

- 外伤（如意外事故、电击、肌肉运动过度、非运动状态下的压力伤）。
- 缺血（如血栓栓塞、筋膜室综合征、休克）。
- 炎症（如肌炎、坏死性筋膜炎）。
- 高热（如恶性高热）。
- 药物（如他汀类、可卡因）。
- 内环境紊乱（如低钾血症、低磷血症）。

横纹肌溶解可以无症状,也可以造成致命的急性肾损伤。在血液中,对横纹肌溶解最敏感的指标是肌酸激酶(CK,正常值 < 250IU/L)。在没有心肌梗死或脑梗死的情况下,如果 CK >5000IU/L,即提示严重的肌肉损伤(肌肉损伤 12h 内升高,1~3 d 达高峰,损伤后 2~3 d 下降;CK 的半衰期约为 1.5 d)。

横纹肌溶解释放的肌红蛋白(分子量 17kD,半衰期 2~3h)在肝脏内转化成胆红素排泄或以肌红蛋白的形式直接经肾脏排泄;当其浓度 >100mg/dL(正常值 < 0.3mg/dL)时,尿液呈褐色。但是,急性肾损伤的发生必须是 3 个因素的联合作用:低血容量、酸中毒和肾小管肌红蛋白聚合物形成;肾内血管收缩、肾小管阻塞和直接的细胞毒性作用最终导致少尿或无尿。这就解释了为什么没有明确的导致急性肾损伤的血清肌红蛋白值,血清肌红蛋白 >500 ng/mL 为临界(或尿肌红蛋白 >10mg/dL)。CK水平与血清肌红蛋白之间也没有百分之百的关联。

血清肌红蛋白水平 >500~1000 ng/mL(或血清 CK >5000~10 000IU/L)时,建议强制透析并碱化尿液以预防急性肾损伤(如果有尿),其主要效应是充分的水合作用。对利尿和碱化尿液是否能预防急性肾损伤仍存在争议。血清肌红蛋白 >5000ng/mL应考虑血液滤过,特别是少尿的病例,血液滤过比血液透析能更好地清除肌红蛋白。

强制利尿的程序如下。

水化

- (1.5~2)×经口摄水量[约 2~3L/(m² · d)]。
- 应用 0.9% NaCl 或半电解质溶液。
- 目标尿量:>4mL/(kg · h)。

利尿剂

- 甘露醇:
  - 优点:没有酸化尿液。
  - 0.25~1g/kg 静脉滴注,20min 输完, 每 4~6h 1 次。

- 呋塞米:
  - 缺点:酸化尿液。
  - 0.5~3mg/(kg·d),最大6mg/(kg·d),分4~6次用药。
  - 静脉滴注:0.1~0.3mg/(kg·h)。

碱化尿液

- 8.4%碳酸氢钠:0.25mmol/(kg·h)。

强制利尿时间为24h,最多72h,取决于血清肌红蛋白的下降程度。

4.5.3 可能的保护肾脏的药物

实验条件下,下列物质对肾功能有正性或保护作用:

- L-甲状腺素[5 μg/(kg·d)]。
- 茶碱[5mg/(kg·d)]。
- N-乙酰半胱氨酸[NAC/ACC, 30~45mg/(kg·d)]。

然而,由于其有效性缺乏临床证据,因此无法对这些药物的使用进行普遍性的推荐。

4.6 肾衰竭的定义及肾脏替代治疗的适应证

表4.4列出了急性肾损伤的相关标准和分期。导致术后急性肾衰竭的原因通常是多方面的,包括血流动力学因素、缺血-再灌注损伤、肾毒素等。在术后重症监护过程中,往往很难明确区分肾前性和肾性病变(一般可排除导管阻塞或已存在的尿道疾病以外的肾后性病变)。如果在改善血流动力学、避免使用肾毒性物质和利尿剂治疗后,尿量进一步减少或无尿时,可临时使用肾脏替代治疗(RRT,如腹膜透析或血液透析)。术后开始使用RRT的指征通常是持续增加的液体正平衡,而不是精确的实验室指标(如肌酐或尿素氮值),但肾衰竭的临床动态也必须加以考虑。RRT的适应证包括:

- 水过载伴积液(胸腔积液、腹水)和水肿(肺、脑)。
- 高钾血症(K$^+$ >6.5mmol/L 或存在症状)。
- 容量超负荷(CVP >18mmHg)。
- 无尿和急性肾损伤 >2d。

表4.4 急性肾损伤的定义和分期:肾功能急性恶化

分 期	血清肌酐标准	尿量标准
1	增长≥0.3mg/dL 或 超过基础值的150%~200%	< 0.5 mL/(kg·h),超过6h
2	超过基础值的200%~300%	< 0.5 mL/(kg·h),超过12h
3	超过基础值的300%或增加≥4.0mg/dL,急性增加至少0.5mg/dL	24 h<0.3 mL/(kg·h)或 12 h 无尿

- 持续进展的代谢性酸中毒（pH<7.0）。
- 尿素>200mg/dL（>35mmol/L）。
- 横纹肌溶解（肌红蛋白>5000~10 000 ng/mL）和少尿。

4.7 腹膜透析治疗暂时性肾衰竭

4.7.1 原 则

在腹膜透析中,腹膜充当一个大的、灌注良好的半透膜,液体和物质通过它交换。通过将具有渗透活性的液体引入腹腔,就可以将水从血液中移除。此外,尿液中的排泄物依靠浓度梯度弥散进入腹膜透析液(具有时间依赖性),从而被排出体外。与血液透析相比,腹膜透析具有以下特点:

- 腹膜是透析滤器（表面积、渗透性）。
- 腹膜的灌注量相当于血液透析中的血流量。
- 透析液的组成、量和接触时间是决定性的交换因子。

4.7.2 禁忌证

腹膜透析的禁忌证如下:

- 腹部手术后不足5~7d或正在腹腔引流。
- 腹壁缺损。
- 胸、腹腔交通(如先天性膈疝)。
- 广泛的腹部粘连。
- 脑室-腹腔分流（VP分流）为相对禁忌证。

胃造瘘（经皮内镜胃造瘘,PEG）、回肠造瘘、膀胱造瘘及梅干腹综合征(prune-belly syndrome),不是腹膜透析的禁忌证。

4.7.3 腹膜透析的利弊（表4.5）

表4.5 腹膜透析的利弊

益　处	弊　端
不需要血管通路	对以下情况效果欠佳:
不需要全身肝素化	中毒
血液与异物表面无接触	高钾血症
操作简单	代谢性疾病(如高氨血症)
温和的物质和液体交换	极度容量超负荷(如急性肺水肿)
循环不稳定情况下亦可进行	置入导管可能导致肠道损伤(罕见)
	可能会引起腹膜炎
	增加腹压,可能会引起呼吸障碍(腹膜透析时腹压的正常值为 <10mmHg)

4.7.4 步 骤

◆ **腹膜透析管的置入**

- 通过 Seldinger 技术置管:
  - 选择无涤纶套的腹膜透析管（如 8.5F Cook® 腹膜透析管）。
  - 带一个涤纶套的、直的或弯的 Tenckhoff 导管（如 9.5F Cook® – Tenckhoff 导管）。
  - 猪尾导管（如 8F Cook® 胸腔/肺心包引流套包）:可以使用一条或两条导管（必要时）。
  - 穿刺部位:如左下腹或右下腹,脐和髂前上棘连线的中点,垂直于桌面穿刺,在超声引导下完成。
  - 并发症:肠道或其他腹腔器官损伤、出血、感染、导管机械性阻塞及渗漏等。
- 患儿在手术室置管:
  - 通常用带两个涤纶套的、直的或弯的 Tenckhoff 导管（如 9.5F Cook® – Tenckhoff 导管）。
- 腹膜透析管的大小:
  - ≤ 3 kg : 8.5F, 8 cm。
  - 3 ~ 20 kg : 9 ~ 11F, 15cm。
  - ≥ 20 kg : 11 ~ 15F, 20cm。

◆ **腹膜透析液的选择**

- 常用腹膜透析液（Fresenius）:
  - 高糖溶液（4.25% 葡萄糖）:用于大量排水(持续性不卧床腹膜透析)。
  - 中糖溶液（2.5% 葡萄糖）:用于患儿状态较为稳定时,对腹膜的渗透刺激较小。
  - 低糖溶液（1.5% 葡萄糖）:标准溶液,很少用于急性透析。
  - 3 种溶液均含有乳酸盐（35mmol/L）。
- 其他:
  - 肝素 200IU/L（最大剂量为 1000IU/L）。
  - 低钾血症时:7.45% KCl ,最大剂量为 4mmol/L（绝不能再高）。
  - 感染:抗生素（头孢呋辛、头孢唑林、头孢他啶 125mg/L；万古霉素,30mg/L；替考拉宁,20mg/L；妥布霉素,8mg/L；庆大霉素,8 ~ 10mg/L）。
- 使用封闭的导管系统（每 48h 更换一套）。
- 循环休克情况下,碳酸氢盐缓冲溶液可能比乳酸盐缓冲溶液更有利,因为前者也许能清除乳酸盐。

◆ **腹膜透析的应用**

透析液量和腹膜透析循环(持续时间和数量)的示例见表 4.6。开始时使用较少量的透析液,以防止从导管置入部位渗漏(避免腹膜顺应性很低时增加腹压)。通常在几天内可以增加到目标量,取决于耐受程度和透析需求。频繁的短循环时间(30~60min)可获得最佳的脱水效果(水负平衡通常是最初的主要目标),这就需要选择浓度更高的葡萄糖溶液。相反,尿素和肌酐清除需要更长的循环时间(>60min)。因此,在稳定状态下使用低浓度葡萄糖溶液,且它们对腹膜的渗透刺激也较小。循环时间可以根据需要延长几个小时。

表 4.6　腹膜透析的范例推荐

	透析液量(mL/kg)		循　环
	起　始	目　标	
新生儿	10~20	20~30	流入时间:5~10min(取决于血流阻力)
婴幼儿	15~20	40~50	停留时间:30min 以上,初始为 30~45min,随后可增至 45~60min;高钾血症或高血容量时,根据情况可减至 20~30min 流出时间:10~30min(取决于流动阻力)
>25 kg	15~20	30~40	每天的循环次数:最初,通常不间断(如每天 24~36 个循环);此后根据需要,每天 6、12 或 24 个循环;达到目标透析量后,每天 2~4 循环

经验法则:频繁、短循环时间、高浓度葡萄糖可增加排水。长循环时间可更好地清除经尿液排出的物质。

◆ **监　测**

- 生命体征:心电图、血液、外周血氧饱和度、体温。
- 日常实验室检查:
  - 血液:血细胞分类计数、肌酐、尿素、蛋白、电解质、血气分析。
  - 透析液:蛋白、细胞及预防性的微生物检查(如果稳定,每 48~72h 检查 1 次;必要时)。
- 重复血糖测定:应用高糖溶液时变化可能会非常大。

◆ **并发症**

下列物质可经腹腔透析液流失

- 蛋白流失:0.3~0.5 g/(kg·d)。
- 磷酸盐和电解质流失。
- 应通过饮食相应地补充流失量。

导管出口的渗漏

- 停止 24 ~ 48 h。

- 采用小容量，多次循环。

- 如果可以,尝试封住泄漏(纤维蛋白胶、环扎),否则手术重置。

腹膜炎

- 常见:葡萄球菌(60%),肠球菌,革兰阴性肠道菌（20%）,真菌（＜5%）。

- 症状（不一定存在）:混浊的腹水（白细胞＞100/μL,中性粒细胞＞50%）,发热,腹痛。

- 抗生素（全身和腹腔内用药）:

  – 万古霉素和头孢他啶。

  – 根据估测的 GFR 确定全身用药量。

  – 腹腔内给药量(见上文)。

  – 持续时间:2 ~ 3 周。

- 抗真菌药（仅可全身用药）:

  – 两性霉素 B 不能经腹腔给药（损伤腹膜）。

  – 静脉给予两性霉素 B 脂质体(AmBisome®)。

- 发生腹膜炎时,并非一定要中断腹膜透析(可以冲洗腹腔,必要时可选择延长腹膜透析循环时间,增加抗生素作用时间)。

- 如果发生无法控制的(危及生命的)腹部感染,通常为真菌性腹膜炎,应中断腹膜透析。

流入或流出的问题

- 切勿用注射器"泵入"或"吸出"透析液。

- 检查导管的位置（X 线）,冲洗导管。

- 治疗便秘和肠麻痹。

- 必要时增加透析液量。

- 改变患者体位。

- 适当增加透析液中肝素的含量;如适用,则进行导管溶栓。

- 必要时更换位置重新置入导管。

- 必要时手术切除大网膜。

如果腹膜透析效果不佳(对体液平衡和潴留的控制不佳),或发生严重的腹腔感染,或者患者不能耐受,则需要转换成血液透析。

4.8 血液透析

4.8.1 持续静脉－静脉血液透析滤过(CVVHDF)的操作步骤

血液透析有4个基本物理学原理（参见 Gambro-Hospal 的 Prismart 讲座，可在 http://www.Gambro.com 获取教程）。操作原则见表4.7 。必须选定导管入路和类型，才能开始血液净化(表4.8 和表4.9)。

表4.7 清除代谢物的操作原则

弥 散	渗 透	超 滤	对流(溶剂拖曳)
在半透膜上粒子沿浓度梯度平衡,只有＜1kD 的物质才能弥散	当粒子平衡受到阻碍时,透过半透膜的液体运动来平衡粒子浓度	由于跨膜压力梯度的存在而使液体(如原尿)透过半透膜进行浓缩	通过浓缩超滤转移透过半透膜溶解的粒子(对于筛分系数＝1的分子,超滤液中的浓度与血浆中的浓度一致)。＞1kD 的物质也可以根据其筛分系数被消除
尤其是在透析时		尤其是在滤过时	尤其是在滤过时

血液灌流采用吸附法,如使用木炭过滤器,在循环过程中有害物质被吸附。吸附(如蛋白质、细胞因子)在某种程度上也存在于当今使用的滤器中

表4.8 静脉通路

颈内静脉（首选）	锁骨下静脉	股静脉	脐静脉
体重＜5kg 的儿童,导管尖端置入右心房	如果有血栓形成或狭窄的危险,长期透析风险高,应避免使用	不适用于"焦躁不安"的患者,因为导管扭曲风险高;如果血流量高可以进行再循环	早产儿和新生儿出生后第1周内

表4.9 CVVHDF 的导管选择

体 重	导 管	导管流速[a]	CVVHDF 血流[a]
＜3 kg	2×4F 或 5F (Cook®,单腔, 12 cm),也适用于动脉－静脉操作	最大50mL/min	10～30mL/min
3～10kg	6.5F(Joline®,双腔, 10cm), 7F (Med-Comp®,双腔, 10cm)	最大75mL/min	3.0～5.0kg:10～50mL/min 5.0～10kg: 25～75mL/min
10～30kg	8F 或 9F (Arrow®, 双腔, 15 cm)	最大150mL/min	10～15kg: 50～75mL/min 15～20kg: 75～100mL/min 20～30kg: 100～150mL/min
＞30kg	12F (Arrow®,双腔,15cm)	最大200mL/min	150～200mL/min
＞50kg	14F (Arrow®, 双腔, 15cm)	最大400mL/min	200～400mL/min

[a]所有数据仅供参考。CVVHDF:持续静脉－静脉血液透析滤过

◆ 滤器的选择

滤器的选择(如 Gambro 的 Prismaflex 滤器,表 4.10)可根据以下经验法则:滤膜表面积(m^2)≤患者的体表面积(m^2)。滤器由 6000 ~ 9000 条中空纤维构成,纤维内径为几百微米,管壁厚度为 10 ~ 40μm。滤器寿命(带肝素)约 72h。在临床实际操作中,只要滤器是好的就无须更换。

有文献报道,AN69 滤器可引起缓激肽释放综合征(潮红和低血压)。但在过去的 15 年里,我们没有观察到类似的问题。筛分系数的示例见表 4.11。

表 4.10 Gambro 的 Prismaflex 滤器

名　称	滤过膜	患　者	滤过面积	容　量	最低血流
HF 20	PAES 中空纤维	> 3 kg(见参考文献 [5]) 8 ~ 30 kg(根据 Gambro 的方案)	$0.2m^2$	套包:60mL 滤器:17mL	20mL/min
M 60	AN69 中空纤维	> 10kg	$0.6m^2$	套包:93mL 滤器:42mL	50mL/min
M 100	AN69 中空纤维	> 30kg	$0.9m^2$	套包:152mL 滤器:66mL	75mL/min
M 150	AN69 中空纤维	> 50kg	$1.5m^2$	套包:189mL 滤器:105mL	100mL/min

表 4.11 M 60 ~ 150 滤器的筛分系数(滤液中物质/血浆中物质)

物　质	尿素(60 D) 肌酐(113 D) 维生素 B12(1355 D)	胰岛素(5200 D)	肌红蛋白(17kD)	白蛋白(68kD)
筛分系数	1	0.95	0.55	0.01

◆ 系统准备和预充

严格按照透析机的说明(如 Prismaflex 菜单),以 0.5 ~ 1.0L 生理盐水和 5IU/mL 肝素预充系统(套包和滤器)。压力传感器应仔细排气(滤器顶部的气泡表明屏障的存在,因此是正常的)。

年龄 <1 岁(或体重 <10kg)或血细胞比容低(<30%)的儿童应考虑使用浓缩红细胞预充,因为这部分患者单纯使用晶体液预充会导致显著的血液稀释(特别是预充量 >7 ~ 8 mL/kg,即 >5% ~ 10% 的血容量时)。我们预充 Prismaflex 系统时,先进行冲洗,然后用浓缩红细胞替代冲洗液,通过手动冲洗功能,预充血液。

◆ 透析/置换液

我们分别使用 PhoXilium® (带有碳酸氢钠的双腔系统)作为透析或置换液,其成分如下：

- Ca^{2+}：1.25mmol/L。
- Mg^{2+}：0.6mmol/L。
- Na^{+}：140mmol/L。
- K^{+}：4.0mmol/L。
- Cl^{-}：115.6mmol/L。
- HPO_4^{2-}：1.2mmol/L。
- HCO_3^{-}：30mmol/L。
- 渗透浓度：293mmol/L。

碳酸氢盐缓冲溶液通常是首选，特别是对于肝移植术后肝损伤的幼儿或休克的患者。

◆ 与患者的连接

红色导管分支连接红色透析管，红色表示血液从患者输送到滤器（红色代表吸引）。蓝色导管分支连接蓝色透析管，蓝色表示血液从滤器回输给患者（蓝色代表压力）。在实践中，任一导管分支（红色或蓝色）都可以尝试用于抽血和回血的通路，只要可以获得满意的效果（试错！）。

对于体重＞10kg、血细胞比容＞25%～30%、无严重凝血功能障碍的儿童，在完成透析管路连接及打开三通后，即可开始持续性静脉 – 静脉血液透析。通常，由预充（通常＜10mL/kg）引起的血液稀释及肝素（＜5IU/kg）的影响都可被耐受。对于体重＜10kg的儿童，请参阅上文"系统准备和预充"一节。

4.8.2 抗 凝

为了保证滤器的使用寿命，抗凝是必需的。但是，如果患者有严重的凝血功能障碍，且出血的风险很高，则可以从一开始就不使用抗凝治疗（尽管随后可能需要更频繁地更换滤器）。可予以全身肝素化（患者和透析装置）或局部使用柠檬酸盐（仅透析装置）抗凝。如果出现肝素诱导的血小板减少症（HIT），可用前列环素（Flolan）、丹参酮（Organan）和水蛭素（Hirudin）来替代肝素。以普通肝素抗凝为标准程序，具体如下。

- 初始肝素静脉推注：50IU/kg（10～100IU/kg），这取决于初始部分凝血活酶时间（PTT）。
- 持续输注维持剂量：在透析机的滤器前给药或直接通过中心静脉导管输入患者体内，剂量为10～40IU/(kg·h)，取决于PTT。
- 目标PTT：45～65 s（正常值的1.5～2.0倍）；不能从输注肝素的管路中取血测试，必要时，测定抗凝血酶Ⅲ（ATⅢ）作为替代。

- 目标全血激活凝血时间（ACT）：140～180 s（表 4.12）。

ACT 是一种相对简单、快速、通用的凝血试验，适用于即时监测或紧急情况（趋势测量）。其原理是加入激活剂，如白陶土（Hemo-Tec® ACT-Ⅱ，Medtronic），测定 37℃ 条件下血液自然凝固的时间。ACT 的正常值为（120±15）s，每个患者通常都有自己的基础值（Medtronic 的测定值比 Hemochron 的测定值平均低 20～50s）。影响因素包括：持续低温和血液稀释，肝素（没有线性量效关系），弥散性血管内凝血（DIC），血小板疾病所致的相对耐药，持久（严重）的血小板减少症。

◆ **肝素用量管理**

遗憾的是，我们并不能给出肝素用量的通则，因为必须同时考虑患者的情况（出血、血小板计数、纤维蛋白原、溶血等）和透析相关因素（压力、滤器问题等）。

根据经验，在给予初始肝素负荷剂量后，可继续以约 12.5IU/（kg·h）的剂量维持［300IU/（kg·d）］。在给予肝素负荷剂量前及给药后 30min 测定 ACT。根据 ACT 指导抗凝（可每 1～4 h 监测 1 次，表 4.13）。这些是指导值，对于个案可能需要调整。特别是当患者存在活动性出血、溶血、血小板减少症、血小板增多症，或出现 DIC 或纤溶亢进的征象时。因此，需定期测定 ACT 及进一步的实验室检查。

- 每 6～8 h 测定：血细胞计数，凝血指标［包括 PTT，凝血酶原时间（并测定 INR），纤维蛋白原］。
- 每 12～24 h 测定：肝、肾功能，溶血指标，ATⅢ，D – 二聚体。

表 4.12　使用肝素抗凝的普通 CVVHDF 目标抗凝值

	ACT(s)	血小板(10⁹/L)	PTT(s)	ATⅢ(%)
正常运行	140～180	80～200	45～65	>80

CVVHDF：持续静脉 – 静脉血液透析滤过；ACT：全血激活凝血时间；PTT：部分凝血活酶时间；ATⅢ：抗凝血酶Ⅲ活性

表 4.13　根据 ACT 值的肝素管理

当前 ACT	肝素负荷剂量（IU/kg）	追加肝素量
<100s	100	先测定，然后追加
<130s	50	先测定，然后追加
>130s	不使用负荷剂量	10%～15%
>150s	不使用负荷剂量	5%～10%
170～200s	不使用负荷剂量	2～4h 内监测
>220s		减少 10%～15%
>230s		减少 20%
>250s		停用肝素 1h

ACT：全血激活凝血时间

◆ 柠檬酸盐抗凝（Prismaflex 的连续性血液滤过模式）

使用 Prismaflex 行肾脏替代治疗时,通过"血泵前"(PBP)给予柠檬酸盐进行体外抗凝(表4.14)。血液一旦离开患者,就与柠檬酸盐溶液混合(图4.1)。我们使用 Prismocitrate®,其包含钠、氯及 18mmol/L 的柠檬酸钠。柠檬酸盐在血液中与 Ca^{2+} 结合,从而抑制凝血。

表4.14　应用 Prismaflex® 行柠檬酸盐透析

参数设定	
模式	CVVHF 最佳(或者是 CVVHDF)
目标柠檬酸盐浓度(mmol/L)	3.0~3.5mmol/L
血流速度(mL/min)	根据年龄:20~200mL/min(表4.15)
透析液速度(mL/h)	不适用于 CVVHF 模式(CVVHDF 模式见表4.15)
置换速度,后稀释(mL/h)	最低速度设定:5 mL/(kg·h)(根据制造商,最低 100mL/h)
清除速度(mL/h)	取决于平衡目标
不可调整的参数	
PBP 速度（mL/h）	根据选定的柠檬酸盐浓度和血流量而定
"袋子"的使用	
Prismocitrate®	挂在 PBP 秤上(白色)
PhoXilium®	挂在置换秤上(紫色),CVVHDF 模式下也可挂在透析液秤上(绿色)
Haemosol B0®或 Prismosol 2.0®	高钾血症时替代 PhoXilium®
冲洗/预充	
冲洗	第一遍使用1000mL 生理盐水 + 5000IU 肝素(5IU 肝素/mL),如果需要,第二遍仅使用1000mL 生理盐水
预充	<10kg 的儿童如有需要,使用菜单中的"手动冲洗",用红细胞悬液(目视下)填充套包
目标参数	
Ca^{2+} 浓度(体外)	0.3~0.4mmol/L(如果 Ca^{2+} <0.25mmol/L,降低柠檬酸浓度;如果 Ca^{2+} >0.45mmol/L,增加柠檬酸浓度)
Ca^{2+} 浓度(体内)	1.0~1.2mmol/L
脱水速度(="透析剂量")	35~45mL/(kg·h),最大 60mL/(kg·h)(因 PBP 速度相对固定,仅可在有限范围内进行调整);在 CVVHDF 模式下,透析速度需相应降低
滤过分数(FF)	<30%~40%
控　制	
Ca^{2+} 浓度（体外）	从蓝色端口记录(滤器后)
	初始,每1~2h(最初的4~6h)测量1次;如果已稳定了2h,每4~6h测量1次

表 4.14(续)

Ca²⁺ 浓度(体内)	经动脉(或中心静脉)测量
	初始,每 1~2h(最初的 4~6h)测量 1 次;如果已稳定了 2h,每 4~6h 测量 1 次
	如果总 Ca²⁺ > 3mmol/L(> 12mg/dL)或 总 Ca²⁺/游离 Ca²⁺ > 2.5,有柠檬酸中毒风险,必要时减少血流量和(或)柠檬酸浓度(< 3.0mmol/L);如有必要,暂时用 PhoXilium® 替代 Prismocitrate®
置 换	
10% 葡萄糖钙静脉注射	经中心静脉导管给药(远离透析导管)
	起始剂量:$0.2 \sim 0.4$mL/(kg·h),或 $0.045 \sim 0.09$mmol/(kg·h)
	然后根据检测值,增加或减少 10% ~ 20%
	注意:当使用 10% 氯化钙时,释放的 Ca²⁺ 加倍(10% 葡萄糖钙 1 mL = 0.225mmol;氯化钙:1mL = 0.5mmol)
镁静脉注射	$0.15 \sim 0.3$mmol/(kg·d),或 0.01mmol/(kg·h)
8.4% 碳酸氢钠	$0.25 \sim 1.0$mmol/(kg·h)(代谢性酸中毒时)
氨基酸,微量元素,水溶性维生素	增加摄入量(必要时,每日剂量加倍)

PBP:血泵前;CVVHF:持续静脉 – 静脉血液滤过;CVVHDF:持续静脉 – 静脉血液透析滤过

在机器中,Ca²⁺ 浓度必须为 $0.3 \sim 0.4$mmol/L,通常使用 $3 \sim 3.5$mmol/L 的柠檬酸盐可以维持这一浓度。目标柠檬酸盐浓度和选择的血流决定了"血泵前"速度(不能自由设置)。通过测定滤器后(蓝色端口)Ca²⁺ 检测应用柠檬酸盐的凝血效果,并根据需

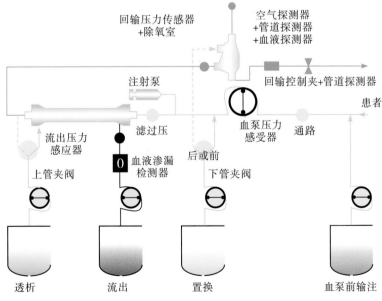

图 4.1　Prismaflex（Gambro）图解

要调整柠檬酸盐浓度。为了防止患者出现柠檬酸盐引起的低钙血症及相关的不良反应,需要进行持续的 Ca^{2+} 置换或 Ca^{2+} 补偿(目标血清 Ca^{2+} 为 $1.0 \sim 1.2 mmol/L$)。在 Giessen 儿童心脏中心,我们直接通过中心静脉导管输注 10% 葡萄糖酸钙溶液[初始剂量为 $0.2 \sim 0.4 mL/(kg \cdot h)$ 或 $0.045 \sim 0.09 mmol/(kg \cdot h)$]。此外,患者需接受 Mg^{2+} 置换,如 $0.15 \sim 0.3 mmol/(kg \cdot d)$。

我们使用 PhoXilium® 溶液作为柠檬酸盐透析液和置换后溶液,即使它含有 $1.25 mmol/L$ 的 Ca^{2+}("Collin 方案")。这简化了柠檬酸盐透析的操作,且避免了轻微的 Ca^{2+} 跨膜转移所引起的严重问题;必要时,必须稍提高柠檬酸盐浓度。

柠檬酸盐透析的不良反应:柠檬酸盐通常在患者肝脏中代谢成碳酸氢盐,可引起代谢性碱中毒。相反,在柠檬酸盐中毒或肝代谢降低的情况下(低龄患者肝功能仍不成熟,肝功能受损)可发生柠檬酸盐引起的代谢性酸中毒。已证实,置换时添加碳酸氢钠在这方面是有益的(血气目标:pH $7.3 \sim 7.4$,HCO_3^- $20 \sim 25 mmol/L$)。

柠檬酸盐浓度增加也可能导致低钙血症和低镁血症,以及随之而来的凝血功能障碍。血浆总 Ca^{2+} 浓度增加至 $>3 mmol/L$ 常提示柠檬酸盐中毒(增加总 Ca^{2+} 和减少游离 Ca^{2+} 相矛盾)。血清钙降低也有循环抑制作用(血管扩张、负性肌力),特别是对新生儿和婴儿。

由于柠檬酸盐循环的高"代谢率"(高 PBP 率),小患者更易出现低体温。如果没有低温治疗的需求,则可通过加温措施(如 Bair Hugger®)避免。

4.8.3　静脉 – 静脉血液透析滤过的范例和设置(表 4.15)

静脉 – 静脉血液透析滤过(CVVHDF)模式有利于将血液滤过和血液透析的优点结合起来。

- 第一步,选择合适的血流量:
  - < 10 kg:$3 \sim 10 mL/(kg \cdot min)$
  - >10 kg:$2 \sim 5 mL/(kg \cdot min)$

表 4.15　CVVHDF 基础设置的参考值

	血流量[a] (mL/min)	废液[a] [mL/(kg·h)]	透析液流量[a] (mL/h)	置换速度[a] (mL/h)
新生儿	$10 \sim 50$	$1 \sim 2$(最大为 5)	250	150
婴儿/幼儿	$30 \sim 75$	同上	400	300
低龄儿童	$75 \sim 100$	同上	500	450
青少年/成人	$100 \sim 200$	同上	1000	1000

[a] 所有数据仅作参考。置换速度 = PBP 速度 + Prismaflex 置换速度。CVVHDF:持续静脉 – 静脉血液滤过透析

- 第二步，确定目标清除速度：
  - 清除率 = 透析速度 + 置换速度 + 废液速度。
  - 在 Prismaflex 上显示为 mL/(kg·h)，称为"流出速度"。
  - 简单描述为：清除速度 = 透析速度 + 置换速度
  - 目标：

    < 10 kg：35 ~ 55mL/(kg·h)

    > 10 kg：25 ~ 45mL/(kg·h)。
  - 使用 Prismaflex 时必须注意，总置换速度是"PBP 速度"加上"置换速度"的总和。

- 血液滤过与血液透析之比：
  - 通常为 50:50。
  - 清除 > 1kD 的物质，血液滤过优于血液透析。
  - 清除 < 1kD，血液透析优于血液滤过。

- 前稀释和后稀释比率：
  - 通常为 50:50（适用时也可为 33:66）.
  - 高血细胞比容（大于 40%），适用 100% 前稀释。

- 血液滤过：最大置换速度 = 血流量 × 0.2。

- 最后，确定平衡目标，设定废液速度目标：
  - 废液速度（mL/h）= A + B。

    A（mL/h）= 入量（口服营养量 × 0.7 + 静脉用量）。

    B（mL/h）= 靶向液体负平衡。

- Prismaflex 屏显范例：
  - CVVHDF 模式，肝素抗凝。
  - 患儿体重为 20kg。
  - M60 Prismaflex 滤器（血流量 = 50mL/min）。
  - 9F Sheldon 导管。
  - 血流量为 80mL/min（范围 50 ~ 100mL/min）。
  - 假定所需清除量为 800 mL/h [40mL/(kg·h) × 20kg]
  - 如果希望血液透析与血液滤过为 50:50，则：
    - 透析液速度为 400mL/h。
    - 置换速度为 400mL/h。
  - 在 Prismaflex 中，400mL/h 的总置换速度必须进一步分为：
    - PBP 速度，假设为 300 mL/h（然后前稀释）。

－则置换速度显示为 100 mL/h（根据意愿选择前稀释或后稀释）。

－滤过分数不应大于 30%。

－最后，根据期望达到的体液平衡设定废液去除速度（如 40~60mL/h）。

4.8.4　开始 CVVHDF

开始 CVVHDF 后可能会发生低血压(由于血液稀释、容量转移、介质释放等)。当低中心静脉压(CVP < 6~8cmH$_2$O)和低血压时,应通过体液容量管理(如给予 10mL/kg 的生理盐水)或调整儿茶酚胺剂量纠正容量不足。血液透析过滤过程中的监测见表 4.16。

4.8.5　压力和泵

图 4.1 和图 4.2 显示 Prismaflex 有 5 个滚轴泵。

- 血泵:将血液从静脉中抽出(泵前为负压),通过滤器后将其回输患者体内(泵后为正压)。血流速度为 6~450mL/min(可以 2~10mL/min 分步调整)。

- 置换泵:负责置换超滤液和泵置换溶液（如 PhoXilium® 溶液）。可以在血液滤器前或后给入置换溶液（设置为 0~8000mL/h）。

- 透析液泵:按照逆流原理,使透析液(如 PhoXilium® 溶液)通过空心滤器的透析相。其设置与透析速度相对应(设置为 0~8000mL/h)。

表 4.16　血液透析期间的监测

患　者	平　衡	滤　器[a]	流　量[a]	压　力[a] (mmHg)	凝　血	实验室检查
体温	入量	使用时间,如需要,可更换	血流速度 (mL/min)	输入压力	ACT 每 1、4 或 8h 测量 1 次	尿素、肌酐每 12~24h 测量 1 次
循环(血压、心率、中心静脉压、超声)	出量	ΔP,跨膜压	透析液速度 (mL/h)	流出压力	PTT,每 6~12h 测量 1 次	血气分析、电解质每 4~8h 测量 1 次
体重			置换速度 (mL/h)	滤器压力	血小板,每 12~24h 测量 1 次	蛋白,每 24~48h 测量 1 次
			前稀释,后稀释	回输压力		磷酸盐、镁、总钙,每 24h 测量 1 次
			废液速度 (mL/h)	跨膜压		药物浓度
				ΔP		

[a] 所有这些信息都可以在 Prismaflex 上显示。ACT:全血激活凝血时间；PTT:部分凝血活酶时间

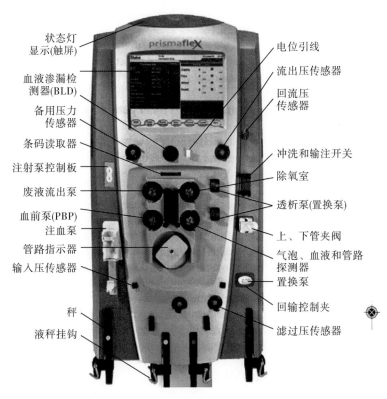

状态灯
显示(触屏)

血液渗漏检
测器(BLD)

备用压力
传感器

条码读取器

注射泵控制板

废液流出泵

血前泵(PBP)
注血泵

管路指示器

输入压传感器

秤

液秤挂钩

电位引线

流出压传感器

回流压
传感器

冲洗和输注开关

除氧室

透析泵(置换泵)

上、下管夹阀

气泡、血液和管路
探测器

置换泵

回输控制夹

滤过压传感器

图 4.2 Prismaflex 设备（Gambro）的独立部件说明

• 废液泵:将超滤液和透析液输送至废液袋。跨膜静水压及超滤量通过废液泵调节: 超滤量 = 置换量 + 清除量。超滤量可在 0 ~ 2000mL/h 之间调节（每次 5 ~ 10mL/h）。 废液泵的输出量在 0 ~ 10 000 mL/h（透析液和超滤通过该泵输送到废液袋）。

• 血泵前泵(0 ~ 4000 mL/h 可调)：决定了前稀释置换的速度（100% 前稀释时,其 与置换速度一致；50% 前稀释时,其为置换速度的一半）。在柠檬酸盐肾脏替代治疗 中,血泵前泵在血泵之前将 Prismocitrate® 作为抗凝血剂泵入（在过滤器之前）。Pris-mocitrate® 的泵入速度被认为是"置换速度"（即滤过）,因此加上废液产生速度,即为清 除率（见第 4.8.3 节）。

Prismaflex 显示 6 个压力。

• 血泵前获取输入压力(mmHg)：从静脉通路获取,通常是负的。成年人输入压力 为 – 150 ~ – 50mmHg。儿童使用相对大号的 Shaldon 导管,压力负值不会太低。如果 Prismaflex 因为没有检测到足够的输入压力而响起警报声,可采取几种方法取消警报: 增加血流量或血细胞比容,或通过钳夹的方式给予人工阻力。相反,如果压力负值非 常低（通常在一些导管抽吸的病例中）,应当冲洗导管、替换管腔或更换导管。如果超 过了压力低限机器就会关闭,以防止负压可能造成的损害（必要时,在血管内液体容量不足的情况下进行液体量管理)。

- 在血泵后和滤器前记录滤过压(mmHg):此压力总是正值(全系统最高压)。滤过压的正常值为 100 ~ 250mmHg。
- 通过废液传感器记录废液压(mmHg):即在滤器和滤液收集袋之间,其值可正可负。废液泵根据血液、置换、透析液流量和过滤器功能的需求调节废液压力,从而获得指定的废液速度(正常值为 − 150 ~ + 50mmHg)。
- 通过滤器之后的血流记录回输压力(mmHg):其值总是正值(血液回输至患者的驱动力,正常值:50 ~ 150mmHg)。使用 Prismaflex 时,此值不可低于 10mmHg,在管腔阻塞、血流量增加或导管腔小等情况下,其值增加。

压力计算:

- 跨膜压(TMP) = 滤器血液侧和透析液侧的平均压差
    - TMP = 有效滤过压。
    - Prismaflex:TMP = $\left[\left(P_{滤过} + P_{回输} \right) / 2 \right] - P_{废液}$。
    - $\left(P_{滤过} + P_{回输} \right) / 2$ = 血液静水压(总为正值)。
    - $P_{废液}$ = 超滤液静水压(正值或负值)。
    - 超滤量的决定因素(滤器质量恒定时,TMP 越高,超滤量越多)。
    - 正常值:100 ~ 350mmHg。
    - 增加血流量和(或)前稀释的置换速度(较高的血液静水压)以及增加废液速度(超滤负压增大),可以提高 TMP。
    - TMP 也随着滤器质量的衰退而增加(中空纤维微血栓形成或膜孔堵塞),因为要达到设定的目标需要越来越高的压力(滤器正压非常高及废液负压非常高)。
    - 如果 TMP 严重升高(> 250 ~ 300mmHg),应更换滤器。
- 滤器压力阶差 (ΔP) —— 滤器的血液侧:
    - $\Delta P = \left(P_{滤器} - P_{回输} \right)$。
    - 对应通过滤器的压力降低(当血液通过滤器的中空纤维时)。
    - 代表滤器质量(ΔP 随中空纤维微凝的增加而升高)。
    - 运行时的 ΔP 是决定因素(如开始时为 10mmHg,24h 后为 80mmHg)。

4.8.6 运行中导管问题的处理(导管冲洗)

如果由于导管原因,反复出现抽吸或回输压力不断增加,最好让机器自循环一小段时间。为此,可以在导管的流入端和流出端之间建立短路连接。从患者体内抽取的血液必须降至 0mL/h,然后在透析运行过程中检查导管以降低凝血风险。如果可自由抽吸(始终从抽吸开始),且在进一步尝试连接后出现同样的问题,则必须用动脉冲洗溶液(24IU 肝素 +48mL 生理盐水)冲洗导管的每个分支,必要时可更换导管。

4.8.7 终止 CVVHDF 治疗

这通常由临床医生决策。可能的标准包括:

- 自主排尿 >0.5 ~ 1.0 mL/(kg · h)。
- GFR >20 mL/min。
- 病程出现临床改善。
- 终止肾脏替代治疗 24 ~ 48h 后,尿素和肌酐值稳定。

必要时给予药物支持, 如滴注呋塞米和茶碱。停止肾脏替代治疗后,尽可能将系统中的血液回输给患者。

4.8.8 附 录

◆ **通过滤器超滤(图 4.3)**

血泵将血液从患者体内抽离,通过滤器后将其回输到患者体内。血腔的压力在滤器($P_{滤器}$)之前是最高的,而在通过滤器之后($P_{回输}$)降低。这种压力下降称为 ΔP。

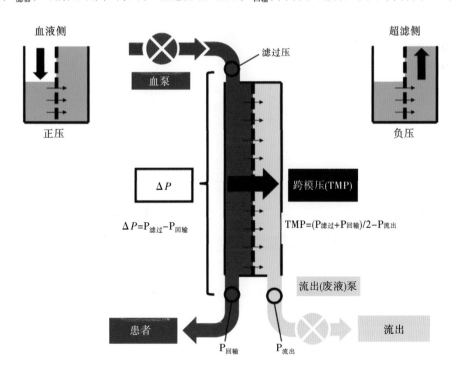

图 4.3 通过滤器超滤图解

117

跨膜压(TMP)因跨滤器膜而产生，其描述了血液腔静水压和滤液腔静水压之间的压差平均值。血液腔内的静水压由 $P_{滤器}$ 和 $P_{回输}$ 决定（通过设定系统中的血流量和阻力），而滤液腔中的静水压可以通过废液（将滤液输送到废液袋）调节。这提供了对TMP 的控制，从而控制液体滤过量（超滤液量）。超滤（对流）中物质的交换取决于分子量、筛分系数和膜的特性。

在血液滤过中，部分超滤液不可流失，应替换为置换液。因此，置换速度 + 废液速度 = 超滤速度。可在过滤器前（前稀释）或过滤器后（后稀释）加入置换液（图4.1）。

◆ **通过滤器透析**（图4.4）

血泵将血液从患者体内抽离，并泵入滤器。透析泵将透析溶液从相反方向泵入滤器（对流原理）。单纯透析时，由于血液腔和透析液腔浓度梯度的存在，可以进行跨膜物质交换。分子量、筛选系数及膜的特性在此过程中起了重要作用。废液泵将富含清除物质的透析液输送到废液袋中。如果血液透析中需排出额外的液体，则相对于透析液泵需增加废液泵速度，由此滤过额外液体。

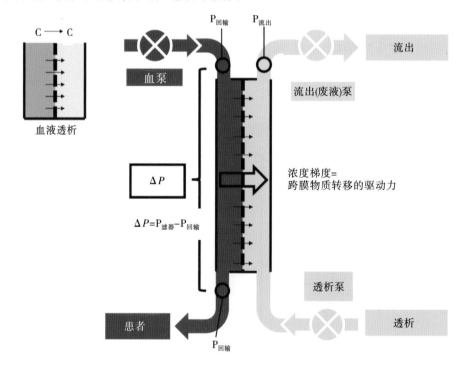

图4.4 通过滤器透析（图解）

推荐阅读

［1］Daugirdas JZ. Handbook of dialysis. 4th ed. Philadelphia：Lippincott Williams & Wilkins, 2007.

［2］Kissling SG, Goebel J, Somers MJG. Pediatric nephrology in the ICU. Berlin/ Heidelberg：

Springer, 2009.

［3］Murray PT, Pinsky MR. Renal effects of critical illness// Murray PT, Brady HR, Hall JB. Intensive care in nephrology, Chapter 4. Abingdon：Taylor & Francis, 2006.

［4］Ricci Z, Cruz DN, Ronco C. Classification and staging of acute kidney injury：beyond the RIFLE and AKIN criteria. Nat Rev Nephrol, 2011, 7(4)：201 – 208.

［5］Rödl S, et al. One-year safe use of the Prismaflex HF20 disposable set in infants in 220 renal replacement treatment. Intensive Care Med, 2011, 37：884 – 885.

［6］Ronco C, Bellomo R, Kellum JA. Critical care nephrology. Philadelphia：Saunders-Elsevier, 2009.

［7］Schärer K, Mehls O. Pädiatrische Nephrologie. Berlin：Springer, 2001.

重要网站

1. http：//www. dosing. de

2. http：//legacy. owensboro. kctcs. edu/ gcaplan/anat2/notes/APIINotes3%20 urinary%20system. htm

3. http：//lane. stanford. edu/portals/picu_ ppslides/Stanford_Prismaflex_ trainingPW. pdf（20. 11. 2012）.

4. Further information on renal replacement therapy and prismafelx is available by contacting baxter international Deerfield IL, USA via：http：//www. baxter. com/contact-and-support/con- tact. page

第 5 章

液体、电解质和营养管理

Dietrich Klauwer

5.1　基础需求

　　健康人的基础液体需求因体重和年龄的不同而有较大差异,其基线参数列于表5.1。尽管如此,这些参数在重症监护医学中仍起着相对次要的作用。在重症监护中,更重要的是对以下几个方面进行比较:

- 体重情况 – 液体摄入。
- 水合状态(hydration status)的临床印象 – 利尿治疗。
- 尿量,尿液浓缩 – 热量需求。
- 中心静脉压(CVP),血压,静脉血氧饱和度(SvO_2) – 出汗。

表5.1　基础液体需求

	正常[mL/（kg·d）]	心力衰竭时[mL/（kg·d）]
新生儿	140	100
婴儿 <5 kg	120	90
婴儿 5~10 kg	100	80~90
幼儿 10~20kg	1000 + 50 ×（体重 – 10）	1750mL/ m²（体表面积）
20~30 kg	1000 + 50 ×（体重 – 10）+ 25 ×（体重 – 20）	1750mL/ m²
>30 kg	2000~2500 mL/ m²	1750mL/ m²

新生儿出生后第1天的起始量为60mL/（kg·d）,至第7天时增加到最终量

D. Klauwer

Department of Pediatrics, Singen Medical Center, Gesundheitsverbund Landkreis Konstanz, Krankenhausbetriebsgesellschaft Hegau-Bodensee-Klinikum, Singen, Germany

© Springer International Publishing AG, part of Springer Nature 2019

D. Klauwer et al.（eds.）,*A Practical Handbook on Pediatric Cardiac Intensive Care Therapy*, https://doi. org/10. 1007/978-3-319-92441-0_5

- 心率 – 引流液的损失。
- 肺功能 – 总体平衡。

5.2 体外循环后的基础需求

体外循环术后,除去容量替代治疗的液体外,通常应根据术后时间计算总液量。计算的总液量可作为指导,代表静脉输液中给予自由水的上限,这是体外循环引起的毛细血管泄漏的结果。体外循环时,细胞内间隙的成分保持不变,必须防止来自细胞外间隙的自由水使细胞内间隙进一步扩大。

体外循环术后可给入的液体量非常有限,对于危重患者尤其如此,肠内营养、肠外营养及经常需使用的大量药物溶液(静脉滴注和短期输注)之间相互"竞争"。因此,在配制长期和短期输液时,必须严格计算和调整自由液体的容量(表 5.2)。

表 5.2　体外循环术后液体摄入总量

手术当天	术后第 1 天	术后第 2 天	术后第 3 天	术后第 4 天	术后第 5 天	术后第 10 天
750mL/ m²	1000mL/ m²	1250mL/ m²	1500mL/ m²	1750mL/ m²	以此类推	以此类推

重症监护患者的液体管理必须服从于首要目标,即改善机体的氧供,这一原则将会促进实现下述的一系列目标。

5.2.1 循环治疗的目标

对于心功能受损及出现体外循环后毛细血管渗漏的病例,通常只能通过增加前负荷和足够的中心静脉压来保证良好的心排出量。此外,经常需要较高的中心静脉压(或肺动脉压力)来改善肺血流量、增加氧饱和度,尤其是在被动肺灌注时,例如 Glenn 术、全腔静脉 – 肺动脉连接(TCPC)术后。

在这种情况下,可通过输注浓缩红细胞来提高血红蛋白水平,通过输注新鲜冷冻血浆(FFP)或凝血因子来改善凝血功能,其他的容量替代治疗主要以林格液或生理盐水为主。这些容量也必须被排泄出去,其中至少 70% 将在数小时后会进入血管外间隙。

这一目标需要足够的心排出量、(肾脏)灌注压和利尿治疗来实现。即便如此,在毛细血管渗漏期,排尿滞后于摄入。因此,在这一阶段,患者每天都必须保持液体平衡,但更重要的是:不能停止利尿,尽量少摄入自由水。这一期间最重要的目标参数为心排出量、心率、中心静脉压、SvO_2 及尿量。

5.2.2 肺功能的治疗目标

氧合功能会明显受到弥散距离的影响,即在很大程度上受到肺间质液体的影响;

另一方面,肺毛细血管床特别容易受到渗漏的影响,因此限制液体入量是肺功能治疗的基石。此外,胸膜腔和腹腔的液体丢失也必须纳入计算,必要时需引流,以避免外部的压迫损害肺功能(表5.3)。

表5.3　总液体量和临床关注要点

关注要点	实验室结果
水肿	血红蛋白(Hb)
发热	电解质(特别是钠)
尿色	开始转为负平衡?
组织水肿,但血管内"干"(容量不足)	超声:心脏检查结果和积液
微循环,手部温暖	体重
呼吸及肺部听诊	

5.2.3　患者层面

体格检查是查看患者的第一步,临床水合状态是评估液体总量和利尿剂治疗的首要因素。

5.3　液体管理的实践步骤

临床检查后,仔细分析血气分析、实验室检查、SvO_2、超声检查、尿量及其他个体化的检查结果,并与护理人员共同讨论患者的情况、拟经肠道摄入液体的量和种类。

确定患者的情况是否良好——超过一半的儿童心脏外科患者都有良好的表现。对于这些患者,应遵循上述液体总量原则,并在饮水需求量明显增加时谨慎地应用利尿剂。

确定患者是否"状况不佳",如果情况不佳,在检查了所有循环和肺参数、肾功能和临床指标后,需要对患者的数据进行严格分析并做出治疗调整,即:经适当的输液和药物治疗,以使总液体量最少化。

与液体管理一样,应了解部分和全肠外营养的基本计划。将患者分为两类:一类是术后病程不复杂、早期恢复肠内营养的患者,另一类是存在严重的应激后代谢(post-aggression metabolism)、需要持续肠外营养的危重患者(参见第5.8节)。

虽然每一次手术,特别是体外循环手术,对整个机体而言都是一次相当大的应激,但每个患者对应激后代谢的反应程度不同。除了个体特征外,以下因素也易诱发应激后代谢:术前营养状况差,手术创伤程度重、手术持续时间长及循环转换程度大,休克,术中和术后的疼痛预防欠佳,机械通气时间长,围手术期感染。总而言之,如果患者病情危重,就会发生应激后代谢。理想情况下,术后患者并不会出现以葡萄糖利用障碍为表现的应激后代谢 。虽然还不清楚应激后阶段的最佳代谢管理方案——需要多少葡萄糖以及什么时候用胰岛素,但表 5.4 中介绍的方法可以作为简单病例的参考(经验法则:液体总量需基本满足热量需求)。

表 5.4　水和营养需求

	新生儿	婴幼儿 5～15 kg	儿童 15～25 kg	大龄儿童
术后当天	糖最少 3～4g(40% 葡萄糖液),血糖:100～160mg/dL,不加氨基酸	糖最少 3g(40% 葡萄糖液),血糖:100～160mg/dL,不加氨基酸	糖最少 2～3g(40% 葡萄糖液),血糖:100～160mg/dL,不加氨基酸	糖最少 1～2g(40% 葡萄糖液),血糖:100～160mg/dL,不加氨基酸
术后第 1 天	糖>5g,氨基酸 0.5g,血糖维持前述范围,开始肠内营养,开始吃奶	糖 4～5g,氨基酸 0.5g,血糖维持前述范围,开始肠内营养(甚至从前一天即可开始)	糖 3～4g,氨基酸非必需,开始肠内营养(20%～40% 通常可行)	糖最少 2～3g,不加氨基酸,开始肠内营养
术后第 2 天	30%～50% 肠内营养,氨基酸 0.5～1g,糖 2～3g	50%～70% 肠内营养,氨基酸非必需,糖 1～2g	50%～70% 肠内营养,氨基酸非必需,糖 1～2g	同左侧栏
术后第 3 天	60%～80% 肠内营养,其余经静脉补充,糖 1～2g,不加氨基酸	60%～80% 肠内营养,其余经静脉补充,糖 1～2g,不加氨基酸,或只输注电解质溶液	经静脉补充电解质溶液或不需要补液	同左侧栏
术后第 4 天	不需要补液	不需要补液		
最终需求	糖 12～14g,氨基酸 3g,脂肪 3～4g,总液量 100～140mL	糖 10g,氨基酸 2～3g,脂肪 3g,总液量约 100mL	糖 8g,氨基酸 2g,脂肪 2g,总液量 70～80mL	糖 5～7g,氨基酸 1～2g,脂肪 1～2g,总液量 50mL

表中营养物数据单位为 $[/(kg \cdot d)]$

为了能在术后合理输液,需遵循以下几点:

- 糖的克数至少是氨基酸的 4 倍。
- 外周输注的糖浓度不超过 12.5%,渗透压不超过 600～700mosmol/L。
- 大龄(和大体重)患儿,可以延迟脂肪和氨基酸的应用。

应激后代谢在新生儿中更为严重,但在年龄较大的患儿中持续时间更长。

5.4　危重患者的输液治疗

如果患者存在严重的葡萄糖利用障碍,或者同时存在以高乳酸血症为表现的细胞内葡萄糖利用障碍,主要有两种处理方法。一方面,如第 3 章所述,必须优化外周循环。对患者而言,必须通过镇静镇痛、改善通气和物理措施(降温、外周升温)来降低氧需求。另一方面,必须对患者的"代谢管理"进行调整。由于高血糖伴有相对性胰岛素抵抗是主要的病理生理表现,并且最佳的患者管理方案还有待精确阐明,因此,只能进行经验性治疗。

- 将葡萄糖摄入量减少到体重校正后的最低水平(表5.4和表5.5)。
- 如果经上述治疗后,血糖仍然持续>200~250mg/dL,应开始滴注胰岛素(表5.6)。

表5.5　食物成分的能量

	热量(kcal)
1g 糖	4
1g 氨基酸	4
1g 脂肪	9

注:1kcal=4.184J

表5.6　血糖值的上限

	胰岛素(短效胰岛素)	开始胰岛素治疗后的监测
血糖>200~250mg/dL	0.05IU/(kg·h)	30min
血糖>400mg/dL	0.1IU/(kg·h)	30min

血糖的控制目标范围为100~180mg/dL。一般来说,应激后代谢时使用胰岛素不需要超过24~48h。对于这类患者,术后第1天氨基酸可以从0.5 g/kg开始,在术后第2~3天增加到1g/kg。在这种情况下,直到测定甘油三酯水平(目标值<200mg/dL)后才开始在营养液中加入脂肪。

尽管危重患者存在胃肠道运输功能障碍,并受到强镇静(肌松)药物的影响,肠内营养往往很困难,但是仍应该审慎地开始肠内营养。在持续性的肠道无运动情况下,可尝试应用促动力药(如红霉素,单次剂量3~5mg/kg,每天3次静脉滴注)。

5.5　电解质

和补充营养一样,电解质的供应也是必不可少的。钠、钙和钾离子尤其重要。除了存在严重肠道丢失的病例外,一般情况下氯的浓度与钠的浓度相当。由于镁离子对于稳定细胞膜也有重要作用,对于有心律失常倾向的心脏手术患者,应监测镁离子的水平,纠正低镁血症。正常的磷酸盐水平对能量代谢很重要。

5.5.1　钾

术后及在有心律失常倾向的患者中,血钾必须保持在4.0~4.9mmol/L水平。此规则几乎没有例外。关键点如下:

- 规律监测血钾（有时需每小时一次）。

- 监测尿量。

- 监测 pH：pH 每升高或下降 0.1 可引起相应的血钾下降或升高 0.3mmol/L。

在"能量缺乏"的状态下，钾缺乏仅仅是由于细胞内钾的蓄积（钾转移出细胞为能量依赖性）和肾脏重吸收不足导致的。然而，在肾灌注不足的情况下，排钾减少导致钾离子蓄积，有高钾血症的风险。在临床实践中，对钾的需求量大也可作为肾灌注充分的指标，同时必须密切监测，防止低钾血症的并发症。

相比之下，在轻微的心力衰竭并应用襻利尿剂治疗的情况下，术后低钾血症几乎是不可避免的。除使用呋塞米治疗外，其主要原因是：心力衰竭时，肾素 - 血管紧张素 - 醛固酮系统（RAAS）激活，引起高醛固酮症。因此除了补充足够的钾（尽可能口服），应用螺内酯治疗也是有益的。

在临床应用中：手术当天，以 2 ~ 4mmol/（kg · d）加入 10% 葡萄糖液中静脉滴注；对于体重小于 15kg 的患儿，补充 10% 镁 1mL/ kg［相当于 0.3mmol/（kg · d）的镁］。术后第 1 天，仅输注钾（加入 10% 葡萄糖液中），根据血镁浓度在营养液中补充镁。术后第 2 天，开始口服补钾；如果能耐受或者钾需求量变低（需要一直评估患者是否还需要同样多的呋塞米，以及是否需要加用螺内酯），也可在大输液中加入钾［钾需求量≤3mmol/（kg · d）是有益的］。

高镁血症可与高钾血症同时发生。在这种情况下，需减少摄入量，必要时使用襻利尿剂，并纠正同时存在的低钙血症。当血镁浓度≥2.5mmol/L 时，会发生心电图的改变，而当其浓度达到 5mmol/L 时，可出现神经肌肉阻滞和心脏收缩功能衰竭（极为罕见）。

因术后摄入不足或（药物引起的）肾脏排泄增加所致的低镁血症更为常见。由于同时存在心律失常、心脏收缩功能衰竭和癫痫发作的风险，应在血镁 <0.8mmol/L 时静脉补镁，如低镁持续存在，还应继续加用口服补镁治疗。在实践中，镁的每日需求量约为 0.3mmol/kg。镁先与钾共同加入大输液中，然后在需要时继续口服补镁（特别是使用大量利尿剂时）。若术后早期出现低镁，在心律失常患者中需持续静脉补充，血镁的目标为 2mmol/L 的正常高限值，每日补镁量可高达 0.9mmol/kg（表 5.7 和表 5.8）。

5.5.2　钙

钙储备包括：①血清中的游离钙（约 50%，具有生理活性）；②血清中的蛋白结合钙（尤其是与白蛋白结合）；③血清中的复合物结合钙。酸中毒使钙从与蛋白质的结合中释放；碱中毒（过度通气）使钙与蛋白质结合，导致低钙性抽搐（表 5.9 和 5.10）。

表5.7　高钾血症

临床表现	病　因	治　疗	具体疗法
感觉异常	尿量减少、肾衰竭及肾上腺功能不全	促进排尿(呋塞米)	输注 10~15mL/kg 生理盐水,然后予 1~2mg/kg 呋塞米
心动过缓	溶血	增加肾灌注	直肠给予聚磺苯乙烯钠(阳离子交换树脂),不常用
QRS 时限延长(QT 间期缩短),T 波高尖	肿瘤细胞溶解,横纹肌溶解	停止摄入(不使用林格液进行容量替代治疗)	检查所有药物
麻痹	医源性摄入	β 受体激动剂(吸入)	吸入沙丁胺醇,必要时静脉滴注瑞普特罗[0.1~0.5μg/(kg·min)]
肠道动力低下(更常见于低钾血症)	食物中存在隐匿性钾摄入	15min 内紧急静脉滴注:胰岛素 0.1IU/kg + 葡萄糖 1g/kg	此后以 0.05~0.1IU/(kg·h)输注胰岛素,大约相当于 3g/(kg·d)葡萄糖
意识模糊	酸中毒	碱化血液,透析	如通气良好,则应用碳酸氢钠(pH 提高至 7.5),否则应使用 Tris 缓冲液
	血管紧张素转化酶抑制剂,螺内酯,沙坦类药物	保持高血钙浓度(稳定细胞膜)	10% 的钙剂,1mL/kg

表5.8　低钾血症

病　因	症　状	治　疗
摄入不足	肌无力	口服补钾
襻利尿剂	胃肠道弛缓	术后静脉滴注补钾 2mL/h[相当于 2~4mmol/(kg·d)]
激活肾素-血管紧张素-醛固酮系统(RAAS)		应用螺内酯
碱中毒	有心律失常倾向	需同时补镁 0.3mmol/(kg·d)
经胃肠道丢失		应同时治疗低镁血症
肾性丢失[巴特(Bartter)综合征,囊性纤维化的假巴特综合征]		呼吸性碱中毒时减少通气量

表5.9　低钙血症

症　状	病　因	诊断要点	治　疗
低血压	过度通气	钙(离子钙+结合钙),磷酸盐,镁,总蛋白量	10%葡萄糖酸钙 1mL/kg 溶于 5%葡萄糖液,1mL/(kg·h)静脉滴注
收缩功能衰竭	输注蛋白	甲状旁腺激素(PTH)	0.5h 后复测血钙浓度

表 5.9(续)

症 状	病 因	诊断要点	治 疗
心律失常	甲状旁腺功能减退（CATCH 22 综合征）	诊断 CATCH 22 综合征	根据测量值进行治疗
手足抽搐	维生素 D 缺乏	维生素 D，25 – OH – D3（肾前），1 – 25 – OH – D3（肾羟基化）	治疗碱中毒
癫痫			补钙,应用地西泮
早产儿呼吸暂停			如存在代谢性疾病,应根据疾病情况处理

经验法则:患儿越小,钙需求量越大,低钙血症的症状越明显

表 5.10 钙的需求

	10% 的钙(mL/kg)	术后全胃肠外营养(TPN)中的需求(mmol/kg)
早产儿 < 1500 g	10 ~ 12	2.5 ~ 3
早产儿 > 1500 g	8 ~ 10	2.2 ~ 5
新生儿	4 ~ 6	1.1 ~ 5
婴儿 < 10 kg	2 ~ 4	0.5 ~ 1

在儿童心脏病的术后治疗中,低钙血症需密切关注。在输注新鲜冷冻血浆和白蛋白后,原先的游离钙会与蛋白结合,因此会加重低钙血症。低钙血症(血清钙离子浓度 <0.9mmol/L)时可出现明显的症状,造成严重后果,因此需要保持术后血钙水平大于 1mmol/L(总钙高于 2mmol/L)。

注意:由于机体试图维持可溶性钙和磷酸盐产物的浓度恒定,低钙血症可伴发高磷血症(过度摄入、细胞死亡、甲状旁腺功能减退或维生素 D 中毒、酸中毒、脓毒血症及肾衰竭),此时应减少磷酸盐的摄入,必要时可口服螯合剂。

由于在小儿心脏重症监护中,高钙血症(血清钙 >2.8mmol/L)仅在输液错误的情况下,或在罕见的患有原发性甲状旁腺功能亢进(HPT)的新生儿中发生,因此仅进行概述(表 5.11)。

表 5.11 高钙血症

病 因	临床特征	诊断要点	治 疗
甲状旁腺功能亢进	肠无力、呕吐	钙、磷、甲状旁腺激素、磷酸激酶	停止钙的摄入
维生素 D 中毒	心律失常	类固醇诊断、血清维生素 D 含量	应用类固醇负荷量
恶性肿瘤	多尿、碱中毒	影像学检查寻找肿瘤	襻利尿剂
甲状腺功能亢进	脑炎症状、嗜睡		根据需要使用降钙素
噻嗪类利尿剂			治疗原发病

5.6 肠外营养的建议

在术后早期,输液治疗的目的是监测血糖,必要时调整输液及应用胰岛素,同时进行液体管理,监测和治疗血清钾、钙、镁、钠等电解质紊乱。病情稳定的情况下,肠内营养可以在术后第 1 天和第 2 天开始,并通常在术后第 3 天增加至全量。这是在仔细分析患者的临床表现(肠鸣音、腹胀情况、排便)并咨询护理人员的基础上实现的,他们通常更了解"患者的腹部状况"。

如果增加肠内营养失败,必须调查原因,必要时启用促动力药物治疗。如果胃肠道情况仍然没有改善,那么必须由部分胃肠外营养(PPN)提供能量、液体和电解质及对维生素和微量元素的需求。PPN 应提供以下营养素:①约 70% 的能量由糖类供给;②20% ~ 30% 的能量由脂肪供给;③约 6g 氨基酸/25.0kcal。随后,监测体重、血清电解质和酸碱状态、肝功能,以及尿素和甘油三酯等基本指标。

在长期使用全胃肠外营养(TPN)时,应通过尿的钙/磷排泄、碱性磷酸酶监测骨代谢,通过总蛋白、白蛋白和氨基酸谱监测蛋白代谢。长期使用 TPN 的一个根本问题是由于脂肪过多、并发感染或长时间的高血糖诱发的肝脏疾病。因此,除了检测甘油三酯外,还需要每 4 周进行一次肝脏超声检查,并评估有无胆结石。

由于胃肠外营养的利用效率也存在显著的个体差异,因此,表 5.12 仅能提供一些指导。

表 5.12　全胃肠外营养(TPN)指南(不适用于早产儿)

	最小值	平均值	最大值
氨基酸[g/(kg·d)]	1	2	3
葡萄糖[g/(kg·d)]	8	12	20
脂肪[g/(kg·d)]	0.5	1.5	3
钠[mmol/(kg·d)]	0	3.5	7
钾[mmol/(kg·d)]	0	3	7
磷[mmol/(kg·d)]	0.4	1	1.5
钙[mmol/(kg·d)]	0.2	0.6	1 ~ 2（早产儿更多）
镁[mmol/(kg·d)]	0.1	0.3	0.5

5.7 体外循环术后输液需考虑的因素

表 5.13 列举了体外循环术后输液治疗的所有需考虑的因素。如需要长期胃肠外营养治疗,可进一步通过 http://www. awmf. org/uploads/tx_szleitlinien/073 – 023l_S3_Parenterale_Ernährung_Pädiatrie_Kinder_Jugendmedizin_2014 – 08. pdf 了解。

表 5.13　输液治疗

手术当天	术后第 1 天	术后第 2 天	术后第 3 天	TPN
血糖 100 ~ 180mg/dL	血糖 100 ~ 180mg/dL	血糖 100 ~ 180mg/dL		根据年龄相关的能量需求
输注的葡萄糖为年龄相关的需求的最低水平，然后使用胰岛素	开始肠内营养	肠内营养 >50%	肠内营养 90% ~ 100%	糖、氨基酸及脂肪年龄相关的需求见表 5.12
无氨基酸	氨基酸 0.5 g/kg	氨基酸 0.5 ~ 1 g/kg	肠内营养	1mL/kg；长期 TPN 时应用 Peditrace®（最大用量 15mL）；1 周后应用 Unizink®（天门冬氨酸锌）< 5μmol/kg（0.2mL/ kg）
无脂肪	无脂肪	若无肠内营养，则 0.5 ~ 1 g/kg		开始使用脂肪输注时，应用水溶性/脂溶性维生素（Soluvit/Vitalipid），0.5 ~ 1mL/（kg·d）；早产儿、新生儿按 1∶2，大龄儿童按 1∶1，最多用至 10mL
静脉滴注钾	静脉滴注钾	开始肠内营养后加入大输液中	必要时输注电解质	
离子钙 > 0.9mmol/L	根据年龄需要量在大输液中加入	根据年龄需要量在大输液中加入（仅新生儿和小婴儿）	输注电解质	
镁 >0.8mmol/L	大输液中加入镁	加入大输液中；如果可能，可口服	输注电解质	总计约 0.3mmol/（kg·d）
无磷酸盐	目标值 0.8 ~ 1.5mmol/L，根据血清浓度补充	加入大输液中；如果可能，可口服	输注电解质	0.5 ~ 1mmol/（kg·d）
总液体量 750 mL/m²	总液体量 1000 mL/m²	总液体量 1250 mL/m²	总液体量 1500 ~ 1750mL/m²	

不需要微量元素（除了在 TPN 和肾衰竭时需加入锌，透析时剂量减半）。TPN：全胃肠外营养

5.8　应激后代谢

图 5.1 概述了作为应激反应的应激后高代谢状态，其治疗措施有限，但以下措施可对疾病的进展产生正面的影响：

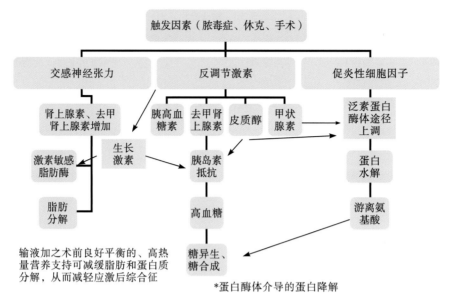

图5.1 应激后代谢图解。高代谢是一种应激反应：机体试图提供最大限度的能量，因而启动了神经、内分泌和介质介导的通路，增加脂肪分解（增加甘油三酯）、蛋白质分解代谢，并增加糖原分解和糖异生。这一反应导致了心率、每搏输出量增加（开始时），毛细血管渗漏，肾脏对盐和水的吸收，以及肝脏从生产结构蛋白转化为急性期蛋白。部分患者的反向调节机制被抑制，导致肾上腺皮质暂时性功能不全和T4缺乏（版权为作者所有© 2018）

- 尽可能早拔管。
- 良好的镇静镇痛。
- 同步通气（没有呼吸抵抗意味着减少呼吸做功）。
- 改善循环状况和外周循环。
- 治疗感染。
- 保证充足的尿量，缩小肺部气体弥散距离。

　　如果毛细血管渗漏严重，可以尝试类固醇治疗以支持循环，减少交感神经系统触发，从而改善应激后代谢；矛盾的是，类固醇有抗胰岛素的作用（表5.14）。

表5.14　应激后代谢时类固醇的应用

毛细血管渗漏	初始用氢化可的松	维持剂量	也可使用地塞米松
需使用大剂量儿茶酚胺	5mg/kg	2mg/kg，3 次	0.25mg/kg（1mg、2mg、4mg 或 8mg，按绝对数值计算），1~2 次

推荐阅读

[1] Feld LG, Kaskel FJ. Fluids and electrolytes in pediatrics：a comprehensive handbook. NewYork：Hu-

mana Press, 2010.

[2] Leitzmann C, Krahwinkel M. Anleitung zur parenteralen Ernährung von Kindern und Jugendlichen durch zentralvenöse Zugänge. 2003 (http://www. dgem. de. ernaerungsteams/ download /Anleitung_ PE_Maerz_2003-neu. pdf).

[3] Nichols D. Roger's textbook of pediatric intensive care: 4th ed. Philadelphia:Wolters Kluwer/Lippincott Williams & Wolkins, 2008.

[4] Walker A, Watkins JB, Duggan C. Nutrition in pediatrics. Hamilton/London: B. C. Decker, 2003.

第6章

镇静与镇痛

Christoph Neuhaeuser Dietrich Klauwer

6.1 疼痛治疗的目的

儿童术后疼痛治疗有以下目的：

• 减少与疼痛相关的术后应激反应（如伴随的高血糖、心动过速、呼吸急促、高血压等）。

• 从心理上保护患儿，提高他们的耐受性。

• 使患儿耐受引起疼痛的操作（气管插管、挤压引流管、吸痰、变换体位等）、侵入性操作（插入导管和引流管）及降温。

• 防止引起不良后果的觉醒反应（如诱发肺动脉高压危象，气管插管、尿管和引流管脱管）。

• 在术后的适应过程中（可能是对新建立的循环状态）或是在氧供有限的情况下（如低心排出量、肺氧合不良）减少氧的消耗。

• 防止精神创伤或疼痛的迁延化。

所有疼痛治疗的目的均为充分减轻疼痛，使患者能够耐受而避免出现问题。术后很少需要采用麻醉完全消除对疼痛的感知。

C. Neuhaeuser (✉)
Pediatric Intensive Care Unit, Pediatric Heart Center of Giessen, Children's Heart Transplantation Center, UKGM GmbH, Giessen, Germany
e-mail：christoph. neuhaeuser@ paediat. med. uni-giessen. de

D. Klauwer
Department of Pediatrics, Singen Medical Center, Gesundheitsverbund Landkreis Konstanz, Krankenhausbetriebsgesellschaft Hegau-Bodensee-Klinikum, Singen, Germany

© Springer International Publishing AG, part of Springer Nature 2019
D. Klauwer et al.（eds.）,*A Practical Handbook on Pediatric Cardiac Intensive Care Therapy*, https://doi. org/10. 1007/978-3-319-92441-0_6

原则上,缓解疼痛的措施包括非医学性(口服糖水、按摩、音乐、放松等)和医学性(药物)治疗,本文仅讨论医学治疗。

任何疼痛疗法的有效性都应对照标准量表或通过临床方法进行验证(单纯的"给了镇痛药就不管其他"的处理方式是完全不能接受的)。疼痛感是一种非常主观的体验,可被多种因素影响,因此只能在有限的程度上预测相关疼痛减轻措施的有效性。另外,在 ICU 应密切关注以下情况:

- 患者是否已插管并通气支持。
- 患者是否已拔管并自主呼吸。
- 拔管是否可行,是否为计划性拔管。
- 心血管情况是否稳定。
- 器官功能情况(清除率)。
- 血浆蛋白含量(结合能力)如何。
- 是否有不良反应或用药禁忌需要注意。

      ……

基本上,业内建议将不同作用机制的药物结合起来用于术后镇痛,即将非阿片类镇痛药、阿片类药物与局部麻醉技术结合应用。但这些疗法并非都能在心脏外科手术后应用,因此有明显的局限性。事实证明,限制性地使用一些为人所熟知的代表性药物是有益的。对于常规患者,通常应仅使用每类药物中的一种,即仅使用一种阿片类药物、一种非酸性非阿片类药物、一种非甾体抗炎药(NSAID)等,以避免混杂。但是,我们更倾向在术后联合使用对乙酰氨基酚(扑热息痛)和安乃近(译者注:2020 年 3 月 17 日我国已宣布废止该药)进行疼痛治疗。

大体上,我们将镇静镇痛治疗分为以下几种术后策略。

6.1.1　第 1 种策略:在术后 24 h 或更长时间保持深度镇静镇痛

◆ 可能的指征

- 延迟关胸的患者。
- 存在肺动脉高压或有发生肺动脉高压危象风险的患者。
- 血流动力学不稳定的患者(心功能严重不全、出血等)。
- 肺功能差,短期内无法拔管[呼气末正压(PEEP)>6cmH_2O,吸氧浓度(FiO_2)>50%]。
- 体外循环时间长(如大手术或复杂手术)。

通常无法进行早期拔管的复杂手术有:经典 Norwood 手术或大动脉转位矫治,少数的法洛四联症矫治术,伴或不伴室间隔缺损的肺动脉闭锁、三尖瓣闭锁、Ebstein 畸形、完全性肺静脉异位引流(TAPVR)、永存动脉干、主动脉弓离断、危重型主动脉瓣狭窄的矫治,以及影响血流动力学的心律失常,如交界性异位性心动过速(JET)等。

◆ 程　序

• 持续静脉输注强效的阿片类药物(如吗啡、芬太尼、瑞芬太尼)和催眠药物(如咪达唑仑)进行深度镇静,通过输注速度调整剂量。

• 如有必要,可给予额外的推注剂量(如在气管内吸引、挤压引流管、变换体位之前)。

• 必要时,在早期考虑静脉滴注可乐定或右美托咪定。

此外可额外应用非阿片类镇痛药,以减少阿片类药物的用量(特别是在计划拔管前),但在深度镇静镇痛中,非阿片类药物很可能仅起到次要作用。

6.1.2　第2种策略:针对拟在术后6~24 h拔管患者的疼痛治疗

与手术过程或与患者相关的因素可能会阻止术后即刻拔管。

◆ 可能的指征

• 简单的瓣膜置换。

• 简单的同种异体植入物置换。

• 体–肺动脉分流术。

• 肺动脉环缩术。

• Ross 手术。

• 稳定的房室间隔缺损(无肺高压危象)。

• 顺利的(没有残余问题的)法洛四联症矫治术。

◆ 程　序

• 持续输注强效阿片类药物(如吗啡、芬太尼、瑞芬太尼)和催眠药(如咪达唑仑、异丙酚),维持中度至深度镇静状态,以达到撤离通气的标准;通过输注速度调整剂量。

• 如有必要,可给予额外的推注剂量(如在气管内抽吸、挤压引流管、变换体位之前)。

• 早期开始使用非阿片类镇痛药(对乙酰氨基酚),以便能够迅速中止上述镇静镇痛药的使用。

• 按需推注阿片类药物(必要时可用小剂量阿片类药物输注进行延续)。

• 必要时,早期可应用可乐定或右美托咪定滴注。

6.1.3 第 3 种策略:术后早期拔管的疼痛管理(患者未在手术室拔管)

◆ **可能的指征**

- Glenn 术。

- 全腔静脉 – 肺动脉连接术(TCPC)。

- 过程顺利的复杂心脏畸形的体外循环手术(不合并肺动脉高压的房间隔缺损、室间隔缺损,部分性肺静脉异位回流,简单法洛四联症的矫治,左心室流出道梗阻的心肌或隔膜切除)。

- 过程顺利的非体外循环手术:主动脉峡部狭窄(ISTA)的矫治,动脉导管结扎。

- "Ⅰ期"手术(左心室发育不良中的双侧肺动脉环缩)。

- 除了上述内容外,还包含上一节中描述的过程顺利的手术。

◆ **程 序**

- 不持续使用阿片类药物(必要时,在可耐受范围内小剂量连续给药)。

- 不使用催眠药物。

- 必要时,应早期应用可乐定或右美托咪定滴注。

- 根据需要推注吗啡。

- 在术中开始匀速应用非阿片类镇痛药(或静脉应用对乙酰氨基酚,每 3h 1 次)。

6.1.4 第 4 种策略:以拔管为目标的疼痛管理

- 适时地使用非阿片类镇痛药(至少在停用前述镇静镇痛药物前 30 ~ 60 min)。

- 停用前述镇静镇痛药。

- 必要时,可推注小剂量阿片类药物和苯二氮䓬类药物(视情况而定)。

- 在低剂量异丙酚下拔管也是可行的(患者具有足够的自主呼吸和保护性反射)。

- 必要时,早期使用可乐定或右美托咪定静脉滴注。

6.2 非阿片类镇痛药

　　非阿片类镇痛药可分为酸度系数(pKa) > 5 的非酸性非阿片类镇痛药(如对乙酰氨基酚)和 pKa < 5 的酸性非阿片类镇痛药(NSAID,如布洛芬、双氯芬酸)。由于 pKa 值低,酸性的非阿片类镇痛药会聚积在低 pH 的组织内(如发炎的组织、胃、肾脏)。对乙酰氨基酚的镇痛作用可能是通过中枢机制产生的,而 NSAID 则通过抑制外周组织中的环氧化酶(COX-1 和 COX-2)发挥作用,这也解释了它们对肌肉骨骼系统和炎症导致的疼痛(有髓 Aδ 纤维介导)的良好作用。然而,在 C – 纤维介导的原发性疼痛(如内脏痛)中,NSAID 的作用有限(在这种情况下,阿片类药物效果更好)(表 6.1)。

表6.1 非阿片类镇痛药

	术后标准用药	<1月患儿可否使用	剂 量	最大剂量	禁忌证
对乙酰氨基酚	是	是	短期输注时,7.5～15mg/kg,可每6～8h重复	30～60mg/(kg·d)	肝、肾功能不全,动脉导管未闭
布洛芬	否	否	10mg/kg 口服,每8h 1次	40mg/(kg·d)	肾功能不全、凝血障碍、动脉导管未闭
双氯芬酸	否	否	1mg/kg 口服,每8h 1次	3mg/(kg·d)	肾功能不全、凝血障碍、动脉导管未闭

6.2.1 对乙酰氨基酚(Perfalgan®,Ben-u-ron®)

【药品剂型】糖浆(如40mg/mL),栓剂(如80mg、125mg、250mg、500mg 或1000mg),注射液(如10mg/mL),片剂(儿科很少应用)。

【药理作用】尚未明确阐明,推测为完全通过中枢介导的下行5-羟色胺(5-HT)受体的激活发挥镇痛作用。其通过抑制前列腺素H_2合成酶减少前列腺素合成,以及作用于大麻素受体的活性代谢物的效应仍待讨论。与5-HT_3拮抗剂(如昂丹司琼)联合应用可降低对乙酰氨基酚的镇痛作用。

【术后常规剂量】根据药物的市场许可要求。

【静脉给药】

- 1～10 kg:7.5mg/kg,输注时间15min,每6～8h 1次（每日最大剂量30mg/kg）。
- >10 kg:15mg/kg,输注时间15min,每6～8h 1次（每日最大剂量60mg/kg）。

【经直肠给药】

- <3个月:术后负荷剂量20mg/kg。8h后可继续予15～20mg/kg,每8h 1次(每日最大剂量60mg/kg)。
- ≥3个月:术后负荷剂量40mg/kg。8h后可继续予15～20mg/kg,每8h 1次(每日最大剂量100mg/kg)。

【药代动力学】

- 直肠吸收:150～200min。
- 胃吸收:60～120min(餐前30～45min)。
- 消除半衰期:早产儿5～11h,婴儿1.5～2.0h,儿童2.5～3.0h。
- 静脉注射后起效时间:20～30min 后。

对乙酰氨基酚的静脉制剂现在更常用于术后疼痛的治疗(药代动力学可控制)。

应短期用药以防止静脉刺激(与经中心静脉导管给药无关)和对血流动力学的不良影响(如罕见的高血压)。另一方面,对乙酰氨基酚的药效取决于达到有效脑脊液浓度的速率。因此,太长的输注时间是有害的。在成人中,对乙酰氨基酚 1g 静脉输注,与双氯芬酸 75mg 肌内注射和吗啡 10mg 皮下注射的药效大致相同。

由于静脉应用的对乙酰氨基酚的浓度为 10mg/mL,因此常会出现因"mg"和"mL"单位的混淆而导致儿童用药剂量增加 10 倍:例如,拟用药 15mg/kg,但因单位错误,剂量用成了 15mL/kg = 150mg/kg。如果单次剂量 >60mg/kg,应预防性使用 N − 乙酰半胱氨酸(NAC/ACC)防止肝损害。如有疑问,在给药后 4h 测定对乙酰氨基酚的浓度,并遵循 Rumack-Matthew 列线图来评估。如果发生对乙酰氨基酚中毒,建议给予初始剂量为 150mg/kg 的 N − 乙酰半胱氨酸,输注时间为 60min;接着在随后的 3h 内给予 50mg/kg,再在随后的 16h 内给予 100mg/kg(20h 内总剂量为 300mg/kg)。对乙酰氨基酚本身不会引起肝脏损害,但其有毒代谢产物 N − 乙酰 − 对 − 苯醌亚胺(NAPQI)可引起肝脏损害。

吸收的对乙酰氨基酚约 90% 被尿苷二磷酸葡萄糖醛酸转移酶(UDP-GT)偶联,并经过磺基转移酶磺化。最终产物和 5% 的对乙酰氨基酚原型药物通过肾脏排泄。剩余的 5% 被细胞色素 P450(CYP2E1)氧化,形成有毒代谢产物 NAPQI。在肝脏,NAPQI 与谷胱甘肽迅速结合成为无毒的结合物,后经尿液排泄。如果谷胱甘肽耗尽,NAPQI 则会蓄积在肝细胞中,并引起小叶性肝坏死。谷胱甘肽的储备可以通过应用 N − 乙酰半胱氨酸来补充。在 P450 活性增加(如抗惊厥药、异烟肼等可诱导)、谷胱甘肽供应减少(如恶病质、消耗)和慢性肝损害(如酒精毒性)的情况下,对乙酰氨基酚的毒性增加。儿童中的药物毒性剂量通常为 >100 ~ 150mg/(kg·d),有时低至 >75mg/(kg·d);但长期摄入时的临界毒性剂量可能会更低。

通常来说,对乙酰氨基酚在儿童中具有很好的耐受性,且不良反应或中毒很少见。由于氧化清除功能尚未成熟,早产儿和成熟新生儿的肝脏甚至被认为更不易受损。另一方面,对乙酰氨基酚在新生儿中的半衰期延长,会增加药物蓄积的风险;术后可能出现转氨酶轻度到中度升高,但通常临床意义不大。

以下儿童不应服用对乙酰氨基酚:

- 动脉导管依赖性心脏畸形(尤其是接受前列腺素 E1 治疗)的患儿。尽管对乙酰氨基酚不是 COX−1 或 COX−2 抑制剂,但可能导致动脉导管关闭。

- 术前已经存在严重肾功能不全(肌酐 >1.5mg/dL)或术后少尿/无尿的患儿。

- 肝功能衰竭的患儿[国际标准化比值(INR) >1.5、转氨酶升高、胆红素升高]。

- 存在肌肉病变的患儿。

6.2.2 布洛芬(Nurofen®),双氯芬酸(Voltaren®)

【药品剂型】布洛芬口服溶液(如 20mg/mL),片剂(在儿科中较少用)和栓剂;双氯芬酸栓剂(25mg、50mg、100mg)、片剂(如扶他林缓释片® 75mg)和注射剂(25mg/mL)。

【药理作用】通过对周围组织中的结构性(生理性)环氧化酶 COX-1、炎症诱导性 COX-2 的可逆性抑制,产生镇痛作用。因此,非甾体抗炎药不仅具有镇痛作用,而且具有抗炎作用(与对乙酰氨基酚相比)。

【术后常规剂量】

布洛芬

- 儿童 >7kg:口服,10mg/kg,每 8h 1 次;最大剂量 40mg/(kg·d)。

双氯芬酸

- 6 岁以上的儿童:口服/直肠给药,1mg/kg,每 8h 1 次;最大剂量 3mg/(kg·d)。

【不良反应】

- 术后少尿/无尿(尤其在血容量不足时,在肾功能不全的情况下不要应用)。

- 可逆的抑制血小板聚集作用(出血时不要应用)。

- 胃、十二指肠溃疡的风险,特别是存在灌注损伤和其他风险因素时(主动脉峡部狭窄),存在坏死性小肠结肠炎风险、溃疡病史或胃食管反流的患儿均不要应用。

- 哮喘疾病恶化的风险(对于需要治疗哮喘的患者不要应用)。

- 动脉导管闭合(动脉导管依赖性疾病不要应用)。

由于药物的副作用,非甾体抗炎药很少在儿童心脏重症监护中使用,尤其是在术后早期。但对于病情稳定、处于康复期的患儿,该类药物可非常有效地缓解肌肉骨骼或炎性疼痛。双氯芬酸可有效地用于成人心脏手术后的疼痛治疗,也可与类固醇联合应用治疗心包切开术后综合征(或者使用阿司匹林)。

6.3 阿片类药物

在阿片类药物中,吗啡、哌替啶、哌腈米特、芬太尼和瑞芬太尼经常用于术后的疼痛治疗(表6.2 和表6.3)。

【药品剂型】

- 吗啡:10mg/mL(1mL 或 2mL 安瓿)。

- 哌替啶(杜冷丁®):50mg/mL(1mL 安瓿)。

- 哌腈米特(Dipidolor®):7.5mg/mL(2mL 安瓿)。

- 芬太尼:50μg/mL(2 mL 或 10 mL 安瓿)。

- 瑞芬太尼(Ultiva®):1mg、2mg 或 5mg 小瓶装。

阿片类药物是心脏手术后疼痛治疗的基础用药。其镇痛作用是通过与中枢阿片受体(特别是 μ1 受体)结合而介导的。它们在药效学、药代动力学、不良反应、对血流动力学的影响及镇静或催眠等方面有所不同。

【不良反应】

• 呼吸抑制,低血压、心动过缓,抑制肠蠕动,尿潴留,皮肤瘙痒,恶心,镇静,胸壁肌肉僵直,药物依赖。

◆ 阿片类药物治疗:根据效果滴定剂量

阿片类药物的用药通常应使患者的疼痛得到充分治疗,并尽可能减少与药物相关的不良反应。由于疼痛程度有时很难评估,且个体对阿片类药物的反应并非总能预测,因此应根据效果滴定阿片类药物的剂量。对于有自主意识、已经拔管且自主呼吸的患者,其呼吸抑制和呼吸暂停的风险降低。根据效果滴定给药剂量的原则,是基于相当小的剂量重复给药(例如,吗啡 15～100μg/kg),这需要对药物的药代动力学有充分了解(表 6.2)。吗啡单剂量给药后,需要等待 15～20min 来观察是否达到预期的疗效,然后再加大药量,否则可能导致药物过量。

静脉滴注给药的剂量滴定比较困难。通常以"固定"的、假设足够的输注速率开始[例如,吗啡 10～20μg/(kg·h)]。如果疗效过强,则可以逐渐减慢速率,等待调整前后的疗效变化通常需要花较多时间。如果初始设定速率的用药效果不佳,则可首先推注负荷量的药物,以迅速达到更高的血药浓度,然后增加输注速率(这也需要时间找到合适的剂量)。在未行药物单次剂量推注的情况下,仅仅增加输注的速率,可能需要数小时才能达到所需的血药浓度。

表6.2　常用的阿片类药物

	吗　啡	哌替啶	哌腈米特	瑞芬太尼	芬太尼
药物效力	1	0.1	0.5～1	55～75	80～100
作用时间	2～4h	2～4h	2～6h	5min	30～45min
最大效应时间	20～30min	15min	15～20min	3～5min	5～10min
组胺释放	是	否	否	否	否
特殊应用指征		寒战		Glenn 术、TCPC 术后快通道拔管	
禁忌证	肾功能不全,肺动脉高压,哮喘	癫痫			
剂量	单次推注:50～100μg/kg 静脉滴注:5～40μg/(kg·h)	单次推注:50～100μg/kg	单次推注:50～100μg/kg	静脉滴注:0.05～0.5μg/(kg·min)	单次推注:1～10μg/kg 静脉滴注:2～20μg/(kg·h)

TCPC:全腔静脉 – 肺动脉连接

表6.3　阿片类药物的特性

吗　啡	亲水性
	分布容积:新生儿较高,从3月龄起与成人相同
	消除半衰期:
	早产儿:10～20h
	幼儿:1～2h
	学龄期儿童:2～4h
	经肝脏代谢,有时通过肾脏清除活性代谢物(如吗啡-6β-葡萄糖醛酸苷),肾功能不全时会产生蓄积
	具有良好的催眠和(或)镇静作用,特别是对于新生儿和婴儿
	组胺释放(罕见)
哌替啶	经肝脏代谢
	肾功能不全时,其代谢产物去甲哌替啶会产生蓄积(促惊厥)
	较其他阿片类药物的致痉挛可能性低
	需缓慢注射以避免引起低血压
哌腈米特	亲脂性较吗啡强(起效较快)
	消除半衰期:婴幼儿<成人<新生儿
	瘙痒、恶心和呼吸抑制较吗啡少见
芬太尼	亲脂性
	高蛋白结合力
	高分布容积:新生儿>成人
	清除率:婴儿>新生儿>儿童/成人(取决于肝脏血流量)
	经肝脏代谢
	无活性代谢产物
	持续静脉输注敏感半衰期:新生儿/儿童<成人
	新生儿和儿童较成人相对需要更高的剂量
	血流动力学稳定性:芬太尼>吗啡
	呼吸抑制:芬太尼>吗啡(尤其是早产儿和新生儿)
	快速注射芬太尼(>2μg/kg)常导致胸壁肌肉僵直,也可能导致上呼吸道梗阻(如喉痉挛)
	芬太尼透皮贴剂[2.5μg/(kg·h)]
	麻醉时可使用较大剂量(>10μg/kg),无遗忘效应,有术中觉醒可能
瑞芬太尼	弱亲脂性
	分布容积:新生儿>儿童>成人
	由非特异性血浆和组织酯酶代谢(与拟胆碱酯酶无关)
	血清浓度在10min内降低80%(与输注持续时间无关)
	清除率:新生儿>儿童>成人
	新生儿和婴儿可能需要更高的剂量
	临床中总是通过静脉滴注给药(但插管时可能需要缓慢推注,单次剂量2μg/kg)
	适用于术后快速拔管(Glenn术、TCPC术)
	在停用瑞芬太尼前30～60min开始输注对乙酰氨基酚和哌腈米特(可能需要较大剂量)
	非常重要,否则当瑞芬太尼药效逐渐消失时,可能会导致剧烈疼痛
	与芬太尼相比,心动过缓、低血压和胸壁肌肉僵直的发生率更高

TCPC:全腔静脉-肺动脉连接

在术后交接过程中,初始疼痛控制良好、循环稳定的患者,如短期内拟拔除气管插管(策略 3、4),可在出现疼痛体征时给予单次吗啡推注(可联合对乙酰氨基酚)。为了使患者在清醒过程中(拔管后)更"可控"、抑制精神运动性激越或应激反应,可同时应用小剂量的苯二氮䓬类药物(如咪达唑仑),往往能起到良好效果。为了拔管,患者需要恢复充分的自主呼吸、呼吸机应用下保持安静状态、较低的压力参数支持(PEEP < 5cmH_2O,PS < 12cmH_2O)、吸氧浓度 <35%,以及良好的血气分析结果、循环系统稳定、充分的保护性反射(吞咽、咳嗽)和觉醒反应(睁眼、抓握、自主运动)。

如果患者在术后不是立即拔管(策略 1、2),则可开始静脉滴注镇静镇痛药[如芬太尼 – 咪达唑仑,氯胺酮 – 咪达唑仑,吗啡和(或)可乐定或右美托咪定]。在前文所述的情况下,随时都可以追加推注给药。此时,需要注意不同药物特殊的药代动力学性质,以确保根据它们的优势和劣势进行应用(表 6.2 和表 6.3)。

我们应当牢记,原则上所有滴注的阿片类药物和镇静/催眠药的清除半衰期均可随输注时间延长而增加(持续静脉输注敏感半衰期:输注时间越长,消除半衰期越长,因此停止输注后持续作用时间也越长)。这一情况尤其适用于亲脂性药物,如芬太尼、咪达唑仑和可乐定(关键词:高分布容积、贮存、蓄积)。持续静脉输注敏感半衰期在异丙酚中不太明显,而在瑞芬太尼中几乎不存在(因其通过非特异性血浆和组织酯酶清除)。

如果药物清除率受限(例如在肾功能不全时应用吗啡),阿片类药物的作用时间也会延长。肝灌注减少同样可导致作用时间延长,例如在低心排出量或肝淤血时,会导致芬太尼作用时间延长。

如前文所述,早产儿和新生儿对阿片类药物更敏感、更易发生呼吸暂停,但对此的恐惧不应导致"用药不足"。因此当使用阿片类药物时,必须对这类患儿进行持续性监测,并准备好复苏设备(如球囊、氧气,必要时使用纳洛酮)。

作为部分型阿片受体拮抗剂(μ1 受体的拮抗剂和 κ 受体的激动剂),纳布啡可作为另一种选择。它具有与吗啡相当的镇痛效用,几乎没有呼吸抑制,甚至可在术后用于拮抗阿片类的宿醉反应(0.1 ~ 0.2mg/kg)。针对严重疼痛,可单次注射(0.05 ~ 0.2mg/kg)或静脉滴注[0.1mg/(kg · h)]。纳布啡特别适用于需避免插管的患者,静脉给药 2 ~3min 后开始起效,并持续数小时(长达 6h)。由于具有"天花板效应",当纳布啡剂量增加至 >0.4mg/kg 时药效不再增加。

6.4 氯胺酮(Ketanest Inresa®)

【药品剂型】注射液(50mg/mL,2 mL 或 10mL 安瓶)。

【药理作用】氯胺酮的 S –(+)对映异构体的临床效力是其 S –(–)对映异构体的 4 倍,是其外消旋体(二者的立体化学混合物)的 2 倍。S –(+)氯胺酮是中枢神经系统内 NMDA 受体的非竞争性抑制剂。仅仅在超临床剂量时才能结合其他受体(阿片样、毒蕈碱能、多巴胺能)。

氯胺酮的 S-(+)对映异构体可以作为制剂使用(Ketanest S®),而"氯胺酮"通常是指外消旋体(如 Ketanest Inresa®)。

【一般说明】氯胺酮为高度脂溶性,单剂静脉注射后可在中枢神经内迅速分布(30~60s 后起效)。氯胺酮可导致"分离状态",包括痛觉缺失、催眠状态、记忆缺失以及对干预措施的耐受性,也可引起精神紊乱(在大龄的儿童中可能导致噩梦)。患者经常睁开眼睛、木然凝视、呼之不应,有时表现为自发性运动和眼球震颤。由于药物在其他组织的再分布,在初始推注 2mg/kg 后 10~20min 内药效即开始下降。

由于镇痛仅需要较低的血清浓度,因此其效果可以持续长达 4h。对于内脏疼痛,氯胺酮效果不如阿片类药物。氯胺酮可用于痛觉调制(即预防或治疗慢性疼痛状态)的程度在儿科患者中尚无定论。

在新生儿中,药物的肝清除率仍较低,但在儿童中与成年人相当。

【术后常规剂量】

静脉输注:

• 单次推注 1~2mg/kg(每 10~30min)。

• 镇静镇痛:2~4mg/(kg·h)[也可加用地西泮推注,0.1~0.2mg/(kg·4h);或低剂量咪达唑仑持续滴注]。

• 镇痛(自主呼吸时):从 25~100μg/(kg·h)开始。

【氯胺酮相对于其他麻醉药物的特性】(详见第 18 章)

氯胺酮最大的优点是对循环系统具有拟交感神经的作用,因此有助于抵消其他催眠/镇痛药的心血管抑制作用,但在应用 β 受体阻滞剂、严重的心力衰竭和(或)低血容量的患者中仍需谨慎应用。氯胺酮特别适用于对循环不稳定的患者进行麻醉诱导或插管(与依托咪酯或异丙酚联用)。由于具有支气管扩张的作用,因此也应用于哮喘发作。

氯胺酮的另一个主要优点是非常适用于短小手术的镇静镇痛(与咪达唑仑或异丙酚联用)。存在自主呼吸的患者,其呼吸和保护性反射通常能很好地保留。不可否认,即使与咪达唑仑或异丙酚联用,也不能总是抑制氯胺酮的拟精神病的不良反应,但该不良反应很少在年幼的儿童(3 岁以下)中出现。

【药理作用】

• 对心血管系统有兴奋或稳定作用(平均动脉压、心率、心排出量、体循环阻力)。

• 如果肺血管床正常,则对肺血管阻力的影响很小。若先前存在肺动脉高压,则应用存在争议(我们认为在肺动脉高压中使用氯胺酮没有问题)。

- 少有或没有呼吸抑制［单次推注剂量 2mg/kg 或静脉滴注 <2mg/(kg·h)时］。

- 保护性反射大部分可保留(尽管不是100%)。

- 扩张支气管。

- 如果患者镇静镇痛良好,且 $PaCO_2$ 保持恒定(例如在呼吸机辅助下),则脑血流量、颅内压和脑血流的自动调节功能均不会受影响。但是根据生产商的说明,在存在颅内高压的情况下仍未批准氯胺酮的使用。

- 眼内压不受影响。

- 促惊厥和抗惊厥的作用(癫痫患者最好避免使用氯胺酮)。另一方面,它可能对"苯二氮䓬类药物难治型"的癫痫持续状态有效(下调 GABA 受体,上调 NMDA 受体)。

- 可用于恶性高热和肌肉疾病。

- 与 β 受体阻滞剂共同应用时,直接产生负性肌力作用。

【不良反应】

- 唾液和支气管分泌物增加(必要时给予小剂量阿托品或格隆溴铵)。

- 拟精神病的作用(通常与咪达唑仑联用可避免)。

- 呕吐(在我们的经验中很少见)。

- 肌肉自发运动、瞳孔差异。

- QT 间期可能延长(在胺碘酮治疗期间应谨慎应用,在长 QT 综合征中最好避免使用)。

- 有实验提示,在早产和新生动物模型中,高剂量重复应用(长期治疗)后可诱导神经细胞的凋亡。因此,在早产儿和新生儿中最好避免使用较大剂量的氯胺酮。

6.5 疼痛量表

疼痛的评分有助于量化疼痛反应,如血压升高、心动过速、面部表情扭曲、肢体运动、肌张力增加、出汗、哭泣等。但由于心脏外科手术的患儿无法用言语表达(如气管插管、镇静状态等),或有时会表现出异常的自主神经反应,因此这些评分不能代替经验丰富的护理人员和医生的临床评估。而且应该记住,药物的使用、降温、机械循环支持等会使基于自主参数的疼痛评估变得困难。

目前有许多常用的疼痛评分法。例如,新生儿 Bernese 疼痛量表;适用于无通气支持的新生儿、婴儿和 <5 岁的幼儿的儿童不适和疼痛量表;适用于 5 岁以上儿童的笑脸模拟量表;适用于学龄儿童和青少年的视觉和数字模拟量表。

下文举例阐明了舒适度评分(表6.4)。与上述量表相反,它不依赖于患者的配合,因此也可用于气管插管的患儿。共分为 8 个类别,每个类别评分在 1~5 分(总分最低 8 分,最高 40 分)。

表 6.4　舒适度评分

清醒程度	深睡眠	浅睡眠	困倦	完全清醒和警觉	超警觉
平静/激动	平静	略显焦虑	焦虑	非常焦虑	恐慌
对呼吸机的反应	无咳嗽,无自主呼吸	自主呼吸,对辅助通气很少或无反应	偶有咳嗽或人机对抗	活跃的自主呼吸、人机对抗或经常咳嗽	强烈的人机对抗、咳嗽或窒息
身体活动	无活动	偶有轻微的活动	经常轻微的活动	局限于四肢的剧烈活动	包括躯干和头部的剧烈活动
血压(平均动脉压)	低于基线	与基线一致	偶尔升高≥15%(每位观察者观察到1~3次)	经常升高≥15%(每位观察者观察到>3次)	持续升高≥15%
心率	低于基线	与基线一致	偶有加快≥15%(1~3次)	经常加快≥15%(>3次)	持续加快≥15%
肌张力	完全放松,无肌张力	降低	正常	肌张力升高,手指和足趾屈曲	肌肉极度强直,手指和足趾屈曲
面部表情	完全放松	正常,没有明显的面部紧张	某些面部肌肉明显绷紧	所有面部肌肉明显绷紧	面部肌肉扭曲、痛苦表情
得分	1	2	3	4	5

6.6　镇静镇痛药物的持续静脉输注

如前所述,在术后重症监护中,麻醉过后有时需要维持不同深度的镇静镇痛。然而对于一般的术后患者,使用对乙酰氨基酚和单剂吗啡(30、50 或 100μg/kg 单次剂量)进行基本镇痛已经足够。

阿片类药物(镇痛/镇静)和催眠药(镇静)可有各种不同组合方式,以下组合被广泛应用。"芬太尼 + 咪达唑仑"静脉滴注。在特定情况下,可采用"瑞芬太尼 + 异丙酚"(Glenn 术和 TCPC 术的早期拔管)或"氯胺酮 + 地西泮单剂量"(气管插管但保留自主呼吸时的镇静)的联合用药。在新生儿中(含早产儿),单独予以吗啡静脉滴注也可满足需求[20μg/(kg·h)]。

在成年人中,研究已经表明每天短暂中断(数小时)的长期镇静可使呼吸机更快撤离,并减少对镇静镇痛药物的依赖。但遗憾的是,这仍旧不是儿科心脏术后重症监护的常规程序。在这种情况下,术后早期甚至术后立即拔除气管插管尤为重要。在基本镇痛、非插管下的自主呼吸、应用可乐定或右美托咪定、早期营养支持、护理人员的支持及单次应用小剂量吗啡等措施的相互作用下,可提升患者舒适度、保证自主呼吸,并使循环更易管理。

◆ **药物静脉滴注的建议**

【芬太尼】（通常使用2mL或10mL的安瓿:50μg/mL）

- <20 kg:125μg/kg 配至 50mL 的 5% 葡萄糖液或生理盐水中,1mL/h = 2.5μg/（kg·h）。

- >20 kg:原液。

【咪达唑仑】（通常使用3mL 安瓿:5mg/mL）

- <50 kg:5mg/kg 配至 50mL 的 5% 葡萄糖液或生理盐水中,1mL/h = 100μg/（kg·h）。

- >50 kg:原液。

【吗啡】（通常使用2mL 安瓿:10mg/mL）

- 0.5mg/kg 配至 50mL 的 5% 葡萄糖液或生理盐水中,1mL/h = 10μg/（kg·h）。

【可乐定】（使用5mL 安瓿:150μg/mL）

- <30kg:50μg/kg 配至 50mL 的 5% 葡萄糖液或生理盐水中,1mL/h = 1μg/（kg·h）。

- >30kg:10 安瓿配至 50 mL 的 5% 葡萄糖液或生理盐水中,1mL/h = 30μg/h。

【氯胺酮】（使用2mL 或 10mL 安瓿:50mg/mL）

- <25 kg:50mg/kg 配至 50mL 的 5% 葡萄糖液或生理盐水中,1mL/h = 1mg/（kg·h）。

- >25 kg:原液。

【瑞芬太尼】（5mg 安瓿:5mg 配至 50mL,即 100μg/mL）

- <16.6kg:300μg/kg 配至 50mL 的 5% 葡萄糖液或生理盐水中,1mL/h = 0.1μg/（kg·min）。

- >16.6kg:原液。

6.7 镇静和催眠药物

术后阶段的焦虑、烦躁、防御行为和应激对机体有害,因此尽管有充足的镇痛,还必须经常予镇静治疗。尤其是对于低龄患儿,他们常常缺乏对医疗措施的了解,因此给予相应药物以提高耐受性很有必要。治疗的目标不仅是减轻患者的痛苦和应激,而且要患者"配合"治疗。

6.7.1 苯二氮䓬类药物(表6.5)

【药品剂型】

- 咪达唑仑（Dormicum®）:注射液（1mg/mL 的 5mL 安瓿、5mg/mL 的 3mL 安瓿）,口服溶液（2mg/mL）,片剂（7.5mg）。

表6.5 苯二氮䓬类药物的应用

苯二氮䓬类	剂 量	起效时间	作用时间	用药间隔
地西泮	单次推注:0.1 ~ 0.2mg/kg	2 ~ 4min	6 ~ 8h	每4 ~ 8h
咪达唑仑	单次推注:0.05 ~ 0.1mg/kg	2 ~ 4min	30 ~ 60min	每30 ~ 45min,或持续静滴
劳拉西泮	单次推注:0.02 ~ 0.05mg/kg	2 ~ 4min	6 ~ 8h	主要在晚上应用

- 劳拉西泮(Tavor®):注射液(2mg/mL),片剂(1mg)。
- 地西泮(Valium®):注射液(5mg/mL),直肠栓剂(5mg、10mg),滴剂(10mg/mL)和片剂(5mg)。

【药理作用】苯二氮䓬类药物与突触后GABA-A受体复合物的特定受体位点结合,增强其对下游神经元的抑制作用。苯二氮䓬类药物具有镇静、抗焦虑、记忆缺失、抗惊厥和中枢性肌肉松弛的作用,因为GABA受体广泛存在于中枢神经系统的不同区域中(皮质、下丘脑、海马、边缘系统、网状结构、纹状体、延髓和脊髓)。

【一般说明】苯二氮䓬类药物具有亲脂性,但作用持续时间和效力不同。地西泮和劳拉西泮属于长效苯二氮䓬类药物,咪达唑仑为短效。

苯二氮䓬类药物不具有直接的负性肌力作用,通常表现出"较高"的心血管稳定性。但是,它们可能导致体循环(和肺动脉)血管阻力降低,从而引起血压下降,相反心率略有增加。容量不足和联合用药(如阿片类药物)可能会加重血压下降。苯二氮䓬类药物的治疗浓度范围通常相对较大,但即使是在治疗剂量下,有时也会发生呼吸抑制。

苯二氮䓬类在低剂量应用时,也有抗焦虑和顺行性遗忘的作用(适合术前用药),而增加剂量最终会使睡眠状态诱导为麻醉状态。劳拉西泮具有最佳的抗惊厥疗效。

该类药物存在相当大的蓄积风险,尤其是长效苯二氮䓬类,可能会导致停药后清醒延迟。另一方面,随着应用时间延长,患者可逐渐形成耐药性,因此需要增加剂量。为防止出现这种问题,可与其他具有镇静作用的药物联用(如可乐定或右美托咪定、异丙嗪、苯巴比妥、γ-羟基丁酸等)。气道分泌物增加可在需呼吸机辅助通气的患者中引发问题,但通常可通过支气管清洁疗法(BHT)来解决。

6.7.2 巴比妥类药物

【药品剂型】
- 硫喷妥钠(Trapanal®):注射液(500mg/20 mL,即25mg/mL)。

- 苯巴比妥(Luminal®):注射液(200mg/mL),片剂(15mg、100mg)。

【药理作用】巴比妥类药物同样通过与突触后 GABA-A 受体复合物的特定受体位点结合起作用。在较低的浓度下,GABA 在受体上的生理作用会延长及增强(镇静催眠作用);而在较高的浓度下,巴比妥本身可激动 GABA 受体("巴比妥酸盐昏迷")。

神经元的能量消耗(工作代谢率)随着巴比妥类药物浓度的增加而降低。在出现爆发抑制或平直的脑电图时可达到最大的药效(大脑代谢降低约55%)。

【一般说明】由于硫喷妥钠具有直接的负性肌力作用,因此它并非儿科心脏重症监护中的首选药物。在使用硫喷妥钠进行麻醉诱导过程中,严重低血压伴反射性心动过速也是比较典型的表现。

因此在术后阶段,苯巴比妥作为镇静药物在许多地方得以应用。其可增加拔管后烦躁不安、尚不能转运的患儿的"配合度"。

苯巴比妥为半衰期很长(1~4d)的药物,与蓄积风险相关(注意监测血药浓度)。另外,该药物还具有肝酶诱导(细胞色素 P450 系统)的作用,可影响其他药物的药代动力学。

【苯巴比妥剂量】例如,在第 1 天予 5~10mg/kg,分 2 次口服或作为短期输注;接着,每天予 5mg/kg 口服或短期输注。当苯巴比妥持续使用 3~5d 以上时才需要监测血药浓度(目标值:20~40mg/L)。在我们看来,只有经过这段时间之后才会发生相关的神经毒性不良反应。

6.7.3 异丙酚(Propofol®-Lipuro)

【药品剂型】1% 的注射液(10mg/mL)或 2% 的注射液(20mg/mL),可用生理盐水稀释。

【药理作用】异丙酚的催眠作用同样是通过与突触后 GABA-A 受体复合物相互作用,使下游的神经元超极化(氯离子流入增加),因而不易兴奋。

异丙酚导致血管舒张、动脉血压下降(体循环阻力降低和静脉血淤积)。相比之下,肺血管阻力几乎没有降低,故可能对缺损分流有影响。心动过缓、心律失常(交界性节律,房室传导阻滞)在应用异丙酚负荷量后初始并不少见。实验和临床研究表明,异丙酚具有直接的负性肌力作用,但在心肌细胞水平上的确切机制仍存在争议(微丝对 Ca^{2+} 的敏感性降低、细胞内 cAMP 和 Ca^{2+} 浓度降低)。

在危重患者中,如存在液体容量不足(如利尿剂治疗后)或交感神经张力代偿性增高(如心力衰竭),应非常谨慎地使用异丙酚,因为在这些情况下血压会显著降低。

【说明书上的许可使用】

- 镇静(指在 ICU 内长期镇静):>16 岁。

- 麻醉、全凭静脉麻醉(TIVA)：>1 月龄。

异丙酚是一种强效的催眠药,非常适用于麻醉诱导、全凭静脉麻醉,以及短小手术和影像检查(如 CT、MRI)的镇静。由于存在异丙酚输注综合征(PRIS)的风险,因此在 ICU 内不用于 <16 岁儿童的长期镇静。术后拟当天拔管的患者,离开手术室时使用异丙酚则为例外[持续时间 <6 ~ 12h; 剂量 <5mg/(kg·h)]。

【静脉用药剂量】

- 短期镇静
  - 单次推注:1 ~ 2mg/kg(根据效果滴定药量)。
- 无心血管风险、病情稳定患者的气管插管
  - 单次推注:2 ~ 4mg/kg。
- 静脉滴注
  - 麻醉:5 ~ 10mg/(kg·h)。
  - 镇静:2 ~ 5mg/(kg·h)。

【药物数据】

- 亲脂性,可溶于豆类脂肪[1% 的异丙酚含 0.1g/mL 脂肪,最大输注速率为 2mL/(kg·h)]
- 静脉负荷量推注后,30s 内开始起效,药效持续 5 ~ 10min。
- 容易控制,舒适的睡眠诱导和唤醒。
- 肝内和肝外代谢。
- 快速重新分布。
- 止吐作用。
- 推注后经常出现呼吸暂停、保护性反射消失。
- 降低脑代谢、脑血流量和颅内压。
- 存在以下食物(鸡蛋、大豆、花生等)过敏时,不要应用。
- 通过外周血管给药可导致严重的注射疼痛。解决方案:可用生理盐水将异丙酚稀释至 0.5mg/mL,或将 1% 利多卡因 1mL 与 20mL 异丙酚混合注射,以及(或)给药前预注射 0.5 ~ 1mL 1% 利多卡因行区域麻醉。
- 在室温下,用输液器输注不得超过 6h。
- 在幼儿中,较快的滴速可能会导致脂质负荷增加。

异丙酚输注综合征(PRIS)是指在使用异丙酚过程中,出现不能用其他原因解释的难治性心动过缓甚至心脏停搏(有时初始表现为右束支传导阻滞)、代谢性酸中毒(乳酸酸中毒)、横纹肌溶解和急性肾衰竭、高脂血症、肝脂肪变性进展为急性肝衰竭,以及循环衰竭。这一现象尤其易发生在输注时间 >48h、输注速度 >5mg/(kg·h)及病情十分严

重的患儿中。其发病机制可能为异丙酚引起的线粒体功能紊乱(如氧化磷酸化受到抑制)。除了大剂量、长期使用异丙酚外,引起 PRIS 的危险因素还包括儿茶酚胺类、类固醇的应用,感染及糖类摄入量低。

6.7.4　依托咪酯(Etomidate Lipuro®)

【药品剂型】注射液(2mg/mL)。

依托咪酯是一种短效催眠药,特别适用于循环稳定或不稳定患者的静脉麻醉诱导(插管)。虽然它的催眠效用不如硫喷妥钠或异丙酚强,但其心脏抑制作用也最弱。因此,依托咪酯联合氯胺酮可应用于休克患者的麻醉诱导。由于依托咪酯单次推注后,11β 羟化酶的活性可被抑制 6~24h(肾上腺皮质中皮质醇的合成减少),故近年来该药物存在争议。该药不推荐静脉滴注。尽管如此,从我们的角度来看,对循环不稳定和(或)心力衰竭的患者的麻醉诱导而言,依托咪酯的益处大于风险。应用时可同时给予氢化可的松作为临时替代(1mg/kg 静脉注射,每 6h 1 次,持续 24h)。另外,通过应用维生素 C 可以恢复 11β 羟化酶的活性(详见第 19 章)。

肌痉挛可在麻醉诱导时发生,有时可被误认为癫痫发作。

【诱导剂量】0.15~0.3mg/kg 静脉注射(警告:可能会引起注射疼痛)。

6.7.5　γ-羟基丁酸(又名羟丁酸钠,Somsanit®)

【药品剂型】注射液[10mL 安瓿,200mg/mL,钠含量 18mmol/g(γ-羟基丁酸),即 3.6mmol/mL,pH=8.0]。

γ-羟基丁酸(GHB)是一种几乎没有呼吸、循环系统不良反应的镇静药(表6.6)。由于 γ-羟基丁酸具有较高的钠浓度,因此在肾功能不全的情况下,尤其是在年幼的患儿中,可引起醛固酮增多症或高钠血症。它的缺点还包括明显的催吐作用(尤其在静脉推注时)以及停药后苏醒时间变化很大。

γ-羟基丁酸非常适合在苯二氮䓬类药物成瘾的病例中应用。由于呼吸驱动力几乎不受影响,静脉滴注 γ-羟基丁酸后通常能顺利撤机;并且可减少阿片类药物的使用,而患者仍表现出良好的气管插管耐受性和"配合度"。根据说明书,γ-羟基丁酸诱导的睡眠与自然睡眠尤其相似。

表 6.6　γ-羟基丁酸的特性

麻醉诱导剂量	静脉滴注剂量	不良反应	优　　点	缺　　点
50mg/kg,20min 注射完	10~20mg/(kg·h)	高钠血症、恶心	呼吸循环稳定,减少其他镇静剂和镇痛剂的用量,容易撤离呼吸机	无镇痛作用

如果出现高钠血症（＞150mmol/L），应停止药物滴注，必要时可给予螺内酯治疗。γ－羟基丁酸的镇静作用可被中枢性乙酰胆碱酯酶抑制剂（如毒扁豆碱和纳洛酮）部分拮抗。

6.7.6　水合氯醛（Chloraldurat®）

【药物剂型】肛管给药（200mg/mL），口服胶囊（250mg、500mg）。

水合氯醛于1832年首次生产，为第一个人工合成的催眠药物。对于没有心律失常和术后恶心（最常见的不良反应）的病情稳定患者，水合氯醛可用于诱导长时间睡眠。水合氯醛同样适用于苯二氮䓬类所致的反常反应，也被证明对唐氏综合征患儿的镇静有益。相关的呼吸抑制相当罕见，而恶心和呕吐很常见。水合氯醛的缺点是药效的性质和作用时间通常不可预测（表6.7）。

【药物数据】
- 快速经肠道和直肠吸收。
- 显著的首过效应（FPE）。
- 经肝脏代谢。
- 药物的活性代谢物：2,2,2－三氯乙醇（半衰期30min）。
- 代谢物（尿胆酸）经肾脏清除。
- 口服给药后15~30min开始起效。
- 作用时间4~8h。
- 存在使心肌对儿茶酚胺类及其他有机卤化物（如氟烷）致敏的风险。
- 无镇痛作用。

表6.7　水合氯醛的特性

口服剂量	30~60mg/（kg·d），必要时可增加剂量
灌肠剂量	婴儿300mg/d，幼儿600mg/d，必要时可增加剂量
适应证	镇静，苯二氮䓬类的反常反应，唐氏综合征
不良反应	恶心，对儿茶酚胺类敏感，作用时间和强度不确定
禁忌证	快速性心律失常，正在接受儿茶酚胺类治疗，严重肝、肾功能不全，心力衰竭，颅内压增高

6.7.7　异丙嗪（Atosil®）

【药品剂型】注射液（25mg/mL），糖浆（1mg/mL），滴剂（20mg/mL），糖衣片（10mg、25mg、100mg）。

异丙嗪是一种低效的神经安定类药，属于吩噻嗪类，目前主要用作镇静剂（仅在需要诱导睡眠的情况下用作抗组胺药）。异丙嗪作为配体，通过中枢和外周的组胺－1受体起作用，可有效治疗心理应激（坐立不安、激动、焦虑），尤其是在唐氏综合征患儿中（表6.8）。

异丙嗪的不良反应主要为迷走神经松弛（阿托品样）效应。药效持续时间长达4~8h，使用时可能出现药物矛盾反应（思维混乱）。

表6.8 异丙嗪的特性

剂量	0.5~1.0mg/kg，口服或静脉缓慢注射
药物作用	镇静，止吐，抗胆碱能，抗组织胺能
药物不良反应	心动过速，低血压，口干，运动障碍
用药间隔	最多每6~8h重复
警告	在快速性心律失常时禁用

6.7.8 可乐定(Catapresan®)和右美托咪定(Dexdor®)

【药品剂型】可乐定注射液（150μg/mL），可乐定片（300μg）；右美托咪定注射液（100μg/mL）（表6.9）。

表6.9 可乐定/右美托咪定的特性

可乐定静脉滴注1、2或3μg/(kg·h)	右美托咪定开始时剂量稍低
心率减慢、血压下降	右美托咪定较不明显
在较低的心率状态下有较好的舒张期充盈	
保护心肌和抗心律失常	
减少阿片类药物使用	
终止寒战	
缓解戒断症状	
血容量不足时，血压下降更严重	右美托咪定较不明显
可以口服	可乐定的用药经验较多（相同的口服/静脉用药剂量下）

【药理作用】可乐定和右美托咪定通过刺激中枢突触后 α2 受体，降低了中枢去甲肾上腺素能作用（中枢交感神经阻滞），它们同时具有镇静、镇痛、止吐，甚至记忆丧失的效应，通常不会发生呼吸抑制（注意：在早产儿/新生儿中，联合应用阿片类药物或苯二氮䓬类药物时要谨慎）。除了刺激中枢突触后 α2 受体外，它们可能还通过刺激内啡肽的释放（尤其在脑干中）起作用。这些特性被应用于抗交感神经、疼痛治疗及阿片的戒断。

药物快速推注后，开始时血压升高（通过刺激外周的 α1 受体），几分钟后血压降低、心率减慢（通过中枢 α2 受体起效）。持续给药时血流动力学的影响不明显。

可乐定在术后治疗中起着越来越重要的作用,与阿片类药物和镇静剂联用时具有累加效应。可乐定具有中枢交感神经阻滞作用,在需要快速拔管并处于激动、交感神经兴奋状态的患者中尤其适用(如 Glenn 或 TCPC 术后)。同时也可用于镇静镇痛药物的戒断。

可乐定/右美托咪定对心排出量的影响是可变的(心排出量 = 心率 × 每搏输出量)。通过减慢心率、延长舒张期可改善心室充盈(每搏输出量更高),这尤其适用于心室僵硬的病例(舒张功能障碍,如左心发育不良综合征 TCPC 术后、法洛四联症术后)。根据上述公式,心率和每搏输出量的改变可使心排出量增加、保持不变或略有下降,因此还应通过超声监测治疗情况(血压和 SvO_2 的反应已经予以提示)。但是尤其在术后阶段,内源性交感兴奋经常为主要的不利因素,此时应用抗交感神经药物降低机体的氧需求量非常重要。该类药物可使心率减慢、降低氧需求量和心脏做功(降低后负荷、降低温度、镇痛、止吐、减少肌肉震颤等)。

相对于 β 受体阻滞剂,中枢 α2 兴奋剂的负性肌力作用较小。可乐定也可用于术后高血压,但其降压作用通常相对有限。在获得所需镇静作用的同时,如果应用可乐定/右美托咪定后导致术后血压下降,在前负荷足够的状态下(输注液体后),可通过低剂量的去甲肾上腺素来抵消降压的作用。

【可乐定的药物数据】
- 静脉缓慢注射(术后寒战时予 1 ~ 2μg/kg)。
- 5 ~ 10min 后开始起效。
- 药效持续时间 4 ~ 8h(半衰期为 8 ~ 12h)。
- 药物的清除:30% 经肝脏,70% 经肾脏。
- 如应用后出现严重低血压,必要时可予纳洛酮或去甲肾上腺素;心动过缓时可应用肾上腺素。
- 药物不良反应:低血压、心动过缓(应用 β 受体阻滞剂、存在房室传导阻滞时慎用)、口干、停药后反跳性高血压、肠蠕动减少及尿潴留。

综上所述,中枢突触后 α2 受体激动剂在麻醉过程中及镇静镇痛药的脱离上(在ICU 内)具有许多优势。它们具有相对良好的镇静镇痛作用、很大程度上无自主呼吸抑制,并有助于避免唤醒和拔管过程中的交感神经兴奋。因此在使用中枢突触后 α2受体激动剂时,其他呼吸抑制药物(如阿片类药物)可安全停药,避免了心动过速、高血压和氧供需不匹配(突然躁动导致)的风险。在治疗过程的关键时刻,该类药物还有助于减少心肌耗氧量(通过控制心率)、优化冠状动脉灌注(通过延长舒张期)及减少心脏后负荷,从而使心脏的工作状态得到改善。

右美托咪定相较于可乐定有明确的优势。与可乐定相比,右美托咪定镇静效果更好(对 α2 受体的药效更强),同时低血压的发生率更低。因此,右美托咪定的应用剂量相对较低[0.5、1 或 3μg/(kg·h)]。由于半衰期较短(2h),因此右美托咪定可以更好地滴定至所需的镇静深度,非常适合术中使用,尤其在需要"快速"拔管时(有关右美托咪定和快通道拔管的更多信息详见第 18 章)。

总 结

术后阶段通常需要镇静镇痛,但它不能替代父母、亲人、护理人员和治疗人员等对患儿的关心。所有参与患儿护理的人员应不断努力以减少镇静和镇痛药物的需求。例如,通过关注患儿的状态、舒适的体位、口服喂养、避免噪声和光线刺激、改善睡眠节律等)。与以上措施相配合,最好在术后早期(术后即刻最佳)就拔除气管插管,避免不必要的长期镇静镇痛造成的伤害。

除极少数情况外,通常术后 2～4d 后不再需要通过强效镇痛药(如阿片类药物)缓解疼痛,此后一般应用对乙酰氨基酚就已足够。但是,特别是在容易烦躁的婴幼儿及唐氏综合征患者中,仍可能需要一些"温和"的镇静剂,可根据需要给予水合氯醛、苯巴比妥和(或)口服可乐定。

谵妄(由镇静剂引起)和戒断症状(镇静剂和阿片类药物)一定不能混淆。如果发生谵妄,最好避免使用苯二氮䓬类药物。相反,在长期镇静后(超过 3～5d),逐渐降低苯二氮䓬类和阿片类药物剂量,以及早期使用中枢突触后 α2 受体激动剂,通常有利于避免戒断症状的产生。也可以考虑改用口服"戒断"药物(如美沙酮、地西泮和可乐定)。如果由于肺部或血流动力学原因需要长期呼吸机支持,应给予适当的同步辅助通气,同时以低剂量的阿片类药物和中枢突触后 α2 受体激动剂来诱导、维持气管插管的耐受性。镇静药物使用的法则是:尽可能少用,当用时则充分使用,目标是使患者保持清醒、安静和舒适。

在本章节最后,列出了镇静镇痛的一些其他注意事项(表 6.10 和表 6.11)。

表 6.10　镇静镇痛的相关事项

考虑事项	
干预会导致疼痛吗?	干预或操作的类型
疼痛或烦躁的症状有哪些?	监护仪上的参数,患者情况,疼痛量表
是否涉及疼痛或其他形式的不适?	已经使用了哪些药物? 什么时候? 药物用量?
床边的护理人员是怎么认为的?	从他们的经验中获益,他们更"接近"患者,也可能有不同的视角
是否会发生有害的药物不良反应? 如果是这样,我该对此怎么处理?	血压下降(补充容量,应用儿茶酚胺类药物),呼吸抑制(球囊通气)
监护是否足够?	例如对于有呼吸暂停风险的患儿
患者应该睡多久?	有拔管指征吗?
看护者是否在场?	通过情感支持和分散注意力来缓解疼痛

表6.11　药物对心血管的影响

	血　压	心　率	心肌变力性
阿片类药物	↓	↓	没有影响
氯胺酮	↑	↑	正性[a]
苯二氮䓬类	↓	↑	没有影响
巴比妥类	↓	↑	负性
异丙酚	↓↓	↓	负性[b]
依托咪酯	可能出现↓	可能出现↓	没有影响
可乐定	↑[c]，↓	↓	负性[d]
γ-羟基丁酸	无变化	无变化	没有影响

[a]通过拟交感神经作用产生正性肌力作用，药物的直接作用为负性肌力（例如应用β受体阻滞剂时）。[b]见正文。[c]给予静脉推注后，初始血压可升高。[d]通过中枢性交感阻滞作用，产生负性肌力（通常无临床意义，大多数情况下，甚至可改善心室充盈、提高每搏输出量）

推荐阅读

［1］Ahlers SJ, et al. Aminotransferase levels in relation to short-term use of acetaminophen four grams daily in postoperative cardiothoracic patients in the intensive care unit. Anaesth Intensive Care, 2011, 39 (6):1056 – 1063.

［2］Anderson BJ. Paracetamol (Acetaminophen): mechanism of action. Paediatr Anesth, 2008, 18: 915 –921.

［3］Anderson BJ, Allegaert K. Intravenous neonatal Paracetamol dosing: the magicof 10 days. Paediatr Anaesth, 2009, 19(4): 289 –295.

［4］Bissonette B. Pediatric anesthesia. Basic principles-state of the art-future. Shelton: People's Medical Publishing House, 2011.

［5］Brunton L, et al. Goodman and Gilman's the pharmacological basis of therapeutics. 13th ed. New York: McGraw Hill Education, 2017.

［6］Ceelie I, et al. Acute liver failure after recommended doses of acetaminophen in patients with myopathies. Crit Care Med, 2011, 39(4): 678 –682.

［7］Hammerman C, et al. Ductal closure with paracetamol: a surprising new approach to patent ductus arteriosus treatment. Pediatrics, 2011, 128(6): 1618 –1621.

［8］Jones AL, Prescott LF. Unusual complications of paracetamol poisoning. QJM, 1997, 90(3): 161 –168.

［9］Mattia A, Coluzzi F. What anesthesiologists should know about paracetamol (acetaminophen). MinervaAnestesiol, 2009, 75(11): 644 –653.

［10］Meyer S, et al. Gamma-Hydroxybuttersäure: Neurotransmitter, Sedativum und Droge. Wien Med Wochenschr, 2005, 155/13 –14: 315 –322.

［11］Miller RD. Miller's anesthesia. 7th ed. Philadelphia: Churchill Livingstone, 2009.

［12］Ozkaya O, et al. A case of acetaminophen (paracetamol) causing renal failure without liver damage in a child and review of literature. Ren Fail, 2010, 32(9): 1125 –1127.

第 7 章

抗生素治疗

Christoph Neuhaeuser   *Dietrich Klauwer*

除了理性的思考和科学的证据外,抗生素的选择还取决于地域因素及个人经验。这就解释了为什么对于某种特定的感染性疾病,在治疗上并非总有统一的国际标准。原则上讲,所选择的抗生素或抗生素的联合用药必须能有效地抑制疑似或证实的病原菌。然而,在多种理论上有效的抗生素治疗方案中,我们往往很难确定哪一种相对更有效,以及最短疗程应该是多长时间。

抗生素的治疗包括 3 种情况:预防性使用抗生素,对于可疑感染的非针对性用药(也称为经验性或推断性使用),以及对于已证实存在的病原体感染进行有针对性的治疗。在临床实践中,我们必须清楚地将上述情况区分开来。患者的临床状况同样起着决定性作用,特别是在非针对性的抗生素治疗中。如果患者病情严重,最好先应用最强效和广谱的抗生素,然后根据实际情况降阶治疗或有针对性地调整抗生素;如果病情较轻,可采取与上述相反的用药策略。

治疗成功的关键不仅在于抗生素的合理选择,用药剂量和给药方法也起着至关重要的作用。当联合使用抗生素时,可利用其协同效应,如 β – 内酰胺类和氨基糖苷类抗生素的组合。另一方面,需要考虑到抗生素的作用机制可增加耐药菌的选择压力,例如,碳青霉烯类与 β – 内酰胺类药物联用会增加产超广谱 β – 内酰胺酶(ESBL)菌株的可能性。

C. Neuhaeuser (✉)
Pediatric Intensive Care Unit, Pediatric Heart Center of Giessen, Children's Heart
Transplantation Center, UKGM GmbH, Giessen, Germany
e-mail: christoph. neuhaeuser@ paediat. med. uni-giessen. de

D. Klauwer
Department of Pediatrics, Singen Medical Center, Gesundheitsverbund Landkreis Konstanz, Krankenhausbetriebsgesellschaft Hegau-Bodensee-Klinikum, Singen, Germany

© Springer International Publishing AG, part of Springer Nature 2019
D. Klauwer et al. (eds.),*A Practical Handbook on Pediatric Cardiac Intensive Care Therapy*, https://doi. org/10. 1007/978-3-319-92441-0_7

关于抗生素给药方式的选择,需区分清楚该抗生素的效应是时间依赖性还是浓度依赖性的。当使用时间依赖性抗生素时,能否长期维持最低抑菌浓度(MIC)为决定性因素。因此,必须合理选择相应的用药剂量和给药方式(一天内分多次给药或持续静脉滴注)。该类型的抗生素包括 β-内酰胺类及万古霉素等抗生素。在临床实践中,测定所用抗生素的血药浓度是不实际的,但应加以考虑。在特殊情况下,必须调整抗生素剂量以维持最低抑菌浓度。相反,当使用浓度依赖性抗生素时,应尽可能提高药物剂量或组织分布浓度;这类抗生素包括氨基糖苷类,一次即应给足一天全部的药物剂量。

抗生素的分子特性也影响其对特定组织的穿透能力,以及能否到达可能的感染灶。例如,由于糖肽分子结构较大,用于治疗脑膜炎时必须增加剂量,以确保足够的组织分布浓度。氨基糖苷类药物在脓肿的酸性环境下作用效果不佳。只有大环内酯类、喹诺酮类等亲脂性的抗菌药物才能发挥细胞内效应。

由于所有抗生素都有一定的药物不良反应(ADR),因此毒副作用也必须考虑在内,用药剂量或用药间隔必须适应机体的代谢和排泄功能。在应用药物时,肾小球滤过率(GFR)或肾脏替代治疗(RRT)时的流出速率(清除率)尤为重要(第4章)。

无论如何,所有抗生素的使用都存在因选择性压力促进细菌耐药性的风险。遗憾的是,近年来在儿科重症监护病房中,多重耐药菌带来的临床负担大幅增加。

7.1 心脏直视手术围手术期的预防用药

围手术期使用抗生素主要用于预防手术相关的感染并发症。然而,在择期手术过程中可能出现先前未发现或潜伏的感染加重,如呼吸道感染。此外,异物留置(如体外循环插管、同种异体移植物、人工组织)或开放性创面(如延迟关胸)也可能引起感染。

原则上,择期心脏手术可选用对皮肤革兰阳性菌有效的抗生素(如头孢唑啉、头孢呋辛)作为围手术期预防感染的治疗。目前提倡抗生素使用时间应尽可能短(<72h),以防止细菌耐药性的形成;相比之下,在 Giessen 儿童心脏中心,延长预防性使用抗菌药物的时间已成为临床常规(持续5~14d)。这一做法对本中心心脏直视手术后相当低的术后感染率起到了一定作用。此外,我们认为有必要对延迟关胸的患者(绝大多数为低温下行长时间的复杂先天性心脏病手术的新生儿和婴儿)、接受 ECMO 治疗的患者或 Berlin Heart 植入后早期的患者延长抗生素使用时间。

7.1.1 头孢呋辛的标准预防性使用

在围手术期标准预防性使用抗生素方面,Giessen 儿童心脏中心的所有患儿均常规使用能有效对抗葡萄球菌的二代头孢菌素——头孢呋辛,但以下情况除外:

- 有感染病史的新生儿和新生儿感染:选用氨苄西林或庆大霉素。
- 在其他病区或其他医院已接受抗生素治疗。
- 已在目前的病房接受了抗生素治疗。

对于非复杂性手术、无明显创面和炎症指标降低的患者,头孢呋辛在围手术期的预防性使用通常已足够,并可在拔除中心静脉导管后停用。

7.1.2 标准预防性使用抗生素的拓展

如有疑似感染(表7.1)或存在其他特定危险因素,则必须考虑将标准预防性抗生素的使用适当扩展,例如以下几种情况:

- 术后第 2~3 天 C-反应蛋白(CRP)升高超过 150~200mg/L。
- 出现感染的临床征象(胸片提示肺部渗出、异常的气管内抽吸物、发热等)。
- 开放性创面(如延迟关胸)。
- 外露的植入物(如 ECMO、Berlin Heart 辅助装置)。
- 存在特殊感染危险因素的患者(表7.2)。

这种情况下需要有针对性地追踪感染的进一步迹象(第7.2 节),并在围手术期选择广谱抗生素升级治疗。

对于疑似的呼吸道感染,Giessen 儿童心脏中心常规使用头孢呋辛和妥布霉素联合抗感染治疗。

对于疑似脓毒症、延迟关胸或存在外露的植入物时,笔者更倾向于选择替考拉宁联合头孢他啶,或者替考拉宁联合美罗培南(替考拉宁见第7.9.13 节,头孢他啶见第7.9.6 节,美罗培南见第7.9.7 节)。

表 7.1 感染的征象

表 现	CRP 等炎症指标	白细胞增多	发 热	通 气	手术切口	超 声
面色苍灰	超过 36 h 后上升	超过 20×10^9/L	无脱水表现	氧需求增加	红肿	功能差
微循环障碍	上升超过 150mg/L	继发性升高	超过 39℃	听诊异常	疼痛	赘生物
高动力性循环状态 (儿童罕见)	继发性升高		继发性升高	影像学异常	波动感	胸腔内血肿
四肢厥冷	肝功能指标、乳酸异常		应用同种异体植入物时可能出现(无感染)	气道分泌物异常	中心静脉导管穿刺部位感染	
肝大						

CRP:C-反应蛋白

表7.2 感染高危人群

新生儿	患者相关	手术相关	病区相关
中心静脉导管留置时间长	CATCH 22 综合征等	急诊手术	术前即入住 ICU,长期住院治疗的患者
窒息	21 – 三体综合征	延迟关胸	术前过于大量、长时间地应用抗生素
胃肠道灌注不良,左心发育不良综合征,主动脉缩窄时动脉导管关闭	精神发育迟滞伴误吸风险	体外循环时间长,深低温停循环	外源性物体过多(如中心静脉导管、尿管、引流管等)
	既往的肺部疾病,反复发作肺炎之后	危重患者	工作紧张时卫生措施不充分(如忘记手消毒)
	复苏后状态	透析、ECMO、VAD	
	感染性心内膜炎后,体外循环术后	植入人工合成材料(瓣膜)、同种移植物等	

ECMO:体外膜肺氧合;VAD:心室辅助装置

7.2　疑似感染的检测

临床疑似感染时,主要有以下 3 种诊断评估方法。

- 实验室检查:
  - 血细胞计数(白细胞增多或减少、未成熟中性粒细胞的百分比)。
  - C – 反应蛋白、降钙素原(在鉴别全身炎症反应综合征时比 C – 反应蛋白更有效)、白介素 6(IL – 6)。
  - 凝血指标、血小板和 D – 二聚体(尤其是消耗性凝血病)。
  - 急性时相蛋白(如纤维蛋白原增加)。
  - 器官功能(如肌酐、尿素、气体交换等)。
- 微生物学检测:
  - 血培养(从中心静脉导管及外周采集血标本,必要时可重复采集)。
  - 气管内分泌物采集(可通过支气管镜行样本采集)。
  - 尿培养。
  - 胸腔积液和腹水的培养。
  - 伤口分泌物涂片(脓液或手术采样也适用)。
  - 手术植入性异物的采样(如同种异体移植物、人工血管、人工瓣膜等)。
  - 不常用:脑脊液、粪便样本(如梭状芽孢杆菌毒素)、病理活检。
- 影像学检查:

– 胸部 X 线（如肺炎、误吸等）。

– CT（如鼻窦炎、脓肿、肺炎、细菌栓子等）。

– 超声心动图（如心内膜炎、心包炎、积液、赘生物、瓣膜关闭不全、血栓等）。

– 腹部超声（如腹水、肝脏大小、胆道病变、泌尿系病变等）。

– 不常用：白细胞闪烁成像或 PET/CT 扫描。

7.3　术后感染

术后感染多数情况下来源于肺部（如大叶性肺炎、支气管肺炎、吸入性肺炎、肺脓毒性栓子、隔离肺等），部分感染可能在术前即已存在，体外循环术后进一步加重。第二大常见的感染为导管相关性感染，而伤口感染、纵隔炎、心内膜炎、泌尿系统感染或植入物相关性感染较少见。在许多情况下可能难以明确病灶部位，例如，在应用抗生素期间无法检出致病菌、诊断困难、全身炎症反应综合征、隐匿性感染等。在血培养结果阴性的情况下（如经抗感染治疗后），原核细胞 PCR 检测（血液或分泌物的聚合酶链反应）有时仍可提供细菌感染的证据。若临床疑似感染，应进行以下微生物学检测以明确病灶。

儿童心脏手术后的院内感染包括：

• 导管相关性脓毒症：血培养（中心和外周）；拔除导管后，导管尖端取样送检。

• 留置引流管导致感染：引流液、引流管。

• 呼吸道感染：气管、支气管分泌物；在适用情况下可通过支气管镜吸取支气管分泌物，胸部 X 线检查；如怀疑支原体、衣原体、军团菌或病毒感染等特殊情况，可行胸部 CT、血清学或 PCR 检测等。

• 伤口感染：创面分泌物涂片，由外科医生检查伤口。

• 泌尿系统感染：特别是留置膀胱导管时，尿常规（尿蛋白定量）、尿培养，泌尿系统超声。

• 感染性心内膜炎：血培养（至少 5~6 次），经胸超声心动图或经食管超声心动图（TEE）。

• 罕见情况：需行腰椎穿刺、粪便培养（尤其是针对艰难梭状芽孢杆菌毒素）；疑似骨感染时，行 X 线、PET 扫描；疑似颅内感染（脑脓肿）时，行颅脑 CT 或 MRI 等。

必须将以下情况加以区分：

• 炎症标志物升高，而无临床症状改变或恶化（非特异性反应）。

• 炎症标志物升高，伴随临床症状改变或恶化（疑似感染）。

• 全身炎症反应综合征（全身变化但无感染征象）。

• 明显的感染或脓毒症。

7.4 全身炎症反应综合征（SIRS）与脓毒症

体外循环心脏手术后,可出现炎症、低血压、毛细血管渗漏、容量和儿茶酚胺需求量增加、器官功能恶化、体温不稳定和代谢紊乱（如高血糖）等临床征象。从定义上讲,SIRS 和脓毒症之间的区别取决于是否存在感染灶或菌血症。由于病原体检测在临床上阳性率并不高,因此尚不能明确这些临床表现是否与体外循环相关（第 10 章）,或者确实是由细菌引起的,在此我们提倡一种相当实用的方法。

一旦完成了微生物检查后,必须马上开始广谱抗生素治疗（如替考拉宁或万古霉素,联合头孢他啶或美罗培南）。此外,必须进行对症治疗,以尽可能充分地维持器官功能（第 7.8 节）。

暴发性脓毒症在术后重症监护病房中相当罕见。这是因为大多数手术都是择期手术,患儿术前通常不存在感染,所有操作都严格遵循无菌原则,并且在围手术期均予以抗生素治疗。如前所述,这种情况下很难将其与体外循环介导的 SIRS 相鉴别,尤其在术后 48h 内。

免疫抑制（如先天性或获得性免疫缺陷、使用免疫抑制剂）的患儿、早产儿或新生儿及慢性或隐匿性感染的儿童（如纤毛功能障碍、囊性纤维化等）等均为高风险人群。21 - 三体综合征患者也常属易感人群。

术后 SIRS 通常持续不超过 72～96h,即无须采取任何进一步的特殊治疗措施即可自愈。但是,如果能够确定存在感染灶,则首先必须限制感染的进展。对抗生素的剂量、联合用药、用药间隔等必须进行相应调整,因为在代谢缓慢或血供不良的组织或器官中,抗生素的组织穿透能力可能受限;临床中可见于胸腔血肿合并感染、导管和植入异物表面感染、胸骨创面感染、通气不良的肺组织感染、坏死性小肠结肠炎（如肠缺血）,以及术后的心内膜炎。感染的坏死组织必须行外科清创,否则即使给予抗生素也难以控制感染。如条件允许,必须更换受感染的留置物（如中心静脉导管、体外循环插管、人工瓣膜、人工血管、同种异体移植物等）。

7.5 肺炎或呼吸机相关性肺炎（VAP）

包括肺部感染在内的呼吸道感染在儿童中相当常见,并且在围手术期可能难以发现。就微生物谱而言,由肺炎链球菌、链球菌、流感嗜血杆菌等引起的"社区获得性肺炎"在临床中最为常见,通常使用头孢呋辛进行抗感染治疗已足够。如果在机械辅助通气时间 >48 h 后发生肺部感染,则称为呼吸机相关性肺炎（VAP,表 7.3）。

表7.3　抗生素治疗的记忆表

心脏手术	存在感染症状但不伴 SIRS	存在感染症状并伴有 SIRS	延迟关胸	体外循环
头孢呋辛	头孢呋辛 + 妥布霉素	万古霉素,头孢他啶	初始:万古霉素,头孢他啶	初始:万古霉素,头孢他啶
		肺炎时升级抗生素	检测出革兰阳性菌时升级抗生素	检测出革兰阴性菌时升级抗生素(见 SIRS)
		万古霉素,头孢他啶 + 妥布霉素,或环丙沙星	考虑应用利奈唑胺、利福平或克林霉素。尽早关胸	检测出革兰阳性菌时升级抗生素(见延迟关胸)
		替代方案:万古霉素,碳青霉烯类 + 妥布霉素	对于疑似纵隔炎的难治病例可考虑使用替加环素	在所有行体外循环(如 EC-MO)或心室辅助(如 Berlin Heart)期间疑似或证实感染的病例中,应尽快考虑取出装置
		特殊病例中,将妥布霉素改为阿米卡星		疑似纵隔炎的难治病例可考虑使用替加环素
			替考拉宁可替代万古霉素	

SIRS:全身炎症反应综合征;ECMO:体外膜肺氧合

　　肺炎的诊断基于气管或支气管分泌物的微生物检测结果(必要时可行支气管肺泡灌洗采集标本)、胸片提示肺部浸润,以及临床体征(肺功能恶化)。在这种情况下,致病菌更可能为革兰阴性菌,因此抗生素治疗应进一步包括氨基糖苷类药物。当检测到特殊类型的微生物时,如假单胞菌、产超广谱 β - 内酰胺酶菌等,必须根据微生物药敏试验进行抗生素的调整。

　　进一步的治疗措施包括避免肺不张或促进肺复张、维持良好的支气管清洁状态。术后的患者通常难以保持俯卧位(旨在引流和促进肺节段的开放)。若超声或 X 线提示肺不张,可应用促进肺复张及较高 PEEP 通气策略(见第 2 章)。应用黏液溶解剂(适当剂量的乙酰半胱氨酸)、雾化吸入(如 3% NaCl)和强化理疗可改善黏液纤毛清除能力。

　　如果需要使用更广谱的抗生素治疗,建议使用下列抗生素:

- 头孢他啶(第 7.9.6 节):革兰阴性菌,包括假单胞菌、沙雷菌和不动杆菌。

- 喹诺酮类(第 7.9.10 节):对肠杆菌科、流感嗜血杆菌和军团菌有效,对葡萄球菌、链球菌、肠球菌、衣原体和支原体作用较弱。环丙沙星对假单胞菌非常有效,但对肺炎链球菌无效。我们认为,在儿童应用喹诺酮类药物上不应过于保守(用药时间通常 <14 ~ 21d)。

- 碳青霉烯类(第 7.9.7 节):对革兰阴性和革兰阳性菌均有广谱抗菌作用,对 β -

内酰胺酶具有稳定性；但是对嗜麦芽窄食单胞菌等多重耐药非发酵菌（MNF）却具有选择性压力。

- 红霉素或克拉霉素（第7.9.12节）：用于疑似由支原体、衣原体或军团菌引起的"非典型肺炎"，也可使用喹诺酮类药物替代。
- 抗生素联合用药可能会产生一定的优势（协同作用、抗菌谱更广泛等）。因此，β-内酰胺类抗生素与氨基糖苷类或喹诺酮类药物联用时，抗菌作用更佳。

对于不明原因的肺炎和脓毒症，如决定使用碳青霉烯类（如美罗培南），并且患者曾接受过抗生素联合治疗（例如，糖肽类+头孢他啶+氨基糖苷类），应使用碳青霉烯类代替头孢他啶。若抗菌谱合适，在美罗培南抗感染治疗期间也可停用氨基糖苷类抗生素。

7.6　耐药葡萄球菌感染的治疗

存在屏障功能障碍、延迟关胸、异物留置（如中心静脉导管）和体外循环支持（如ECMO、Berlin Heart）的患者尤其易发生葡萄球菌感染。

在微生物检测中，凝固酶阴性葡萄球菌并不少见。它们正常定植于人体皮肤上，通常对β-内酰胺类抗生素具有耐药性。至于究竟是样本污染抑或是存在感染，一般只能从临床上得到答案。凝固酶阴性葡萄球菌感染可使用糖肽类抗生素得到充分治疗。然而，该类细菌的特征在于它们可在植入物表面形成生物膜，使抗生素难以发挥作用。因此通常在权衡利弊之后，只能通过移除或更换植入物来清除病原体。

耐甲氧西林金黄色葡萄球菌（MRSA）定植或感染已逐渐成为院内感染的重要问题。然而，与成人重症监护室相比，MRSA感染在大多数儿科重症监护病房仍然不常见。MRSA对所有β-内酰胺类抗生素都有耐药性，但可以通过糖肽类抗生素（万古霉素、替考拉宁，第7.9.13节）或利奈唑胺（第7.9.11节）治疗；根据药敏试验，也可使用利福平、磷霉素、克林霉素或庆大霉素。

在某些情况下，可以考虑将糖肽类替换为利奈唑胺，其可抑制蛋白的生物合成。选择利奈唑胺的决定因素在于它对革兰阳性菌的良好疗效和极好的组织渗透性，即使是口服给药，也具有接近100%的生物利用度。然而，该药在儿童中的使用经验仍然有限。

7.7　疑似坏死性小肠结肠炎的治疗

与早产儿不同，坏死性小肠结肠炎通常不会发生于没有基础疾病的新生儿。主要特征是因先天性心脏缺损及随后的复苏、循环性休克和严重窒息导致的胃肠低灌注。最重要的原因通常为在动脉导管依赖性体循环灌注相关疾病中（如左心发育不良综合征）、重症主动脉瓣狭窄和重症主动脉弓峡部狭窄（即主动脉缩窄）中出现动脉导管的关闭。

在循环稳定后的最初 1 ~ 3d，"腹腔间隙"的情况开始出现恶化，随之引起脓毒性反应。因此，存在上文提到的既往病史时，应非常谨慎地建立营养支持，除此之外，还必须严密观察腹部情况的临床变化。

联合应用万古霉素和美罗培南已成为坏死性小肠结肠炎的常规抗感染方案，也可视情况加用甲硝唑；备选方案为氨苄西林、庆大霉素和甲硝唑。

与所有严重细菌性感染一样，在坏死性小肠结肠炎的病程中可能会出现全身各器官功能损伤，包括弥散性血管内凝血（DIC）。因此需每天进行外科会诊及病情评估。开腹探查和（或）腹腔镜探查的适应证包括：

- 腹部 X 线平片提示胃肠穿孔征象（腹腔内游离气体）。
- 伴有实验室指标和临床症状恶化的弥漫性腹膜炎。
- 固定肠襻并存在肠梗阻临床征象。
- 已证实或疑似腹腔内脓肿或腹腔间隙综合征（腹内压 > 15 ~ 20mmHg）。

若无上述表现，采取保守治疗策略（非手术治疗）也可能有希望（表 7.4）。

表 7.4　成熟新生儿的坏死性小肠结肠炎

病　史	注意要点	腹部临床表现	全身临床表现	诊断特征	治　疗
有无复苏	每日行数次腹部查体	有无胃肠蠕动功能障碍，有无麻痹性肠梗阻	有无呼吸暂停	临床表现	胃肠减压（如开放胃管）
有无窒息	谨慎、缓慢地增加喂养	有无腹胀、腹痛，是否存在固定肠襻或包块，有无腹肌抵抗	有无循环状态恶化	腹部平片：有无肠壁积气、"足球"征、穿孔、固定的肠襻、肠道气体分布	禁食
是否存在伴有下半身血液循环障碍的心脏畸形		有无腹壁皮肤紧绷发亮	有无肺功能受损	超声：有无腹腔游离积液、门静脉积气、腹水	应用抗生素
		有无血便	有无肾功能受损	实验室指标：血细胞计数、凝血功能、C - 反应蛋白、肝功能、Astrup 法乳酸测定（代谢性酸中毒）、血细胞检测、粪便培养	手术干预
			有无弥散性血管内凝血（DIC）		循环、通气、肾功能的支持
			有无糖代谢紊乱、乳酸形成、肝功能受损		维持血糖平衡、全肠外营养、纠正凝血功能

7.8 脓毒性休克

脓毒性休克在重症医学中通常指由明确感染引起的包括免疫反应失调在内的一系列临床症候群,其典型临床特征已于第7.4节描述,具有潜在的致死性(表7.5)。

临床上,只有少数脓毒症有相对标准的典型临床表现,例如脑膜炎球菌脓毒症伴暴发性紫癜,而大多数病例在初期时病因并不明确。因此必须尽快明确致病菌(所需的诊断检查参见第7.2节),甚至在细菌培养结果回报之前,就必须立即启用广谱非针对性的抗生素治疗,换言之就是"早期使用,重拳出击"。

脓毒症的治疗方案包括非特异性治疗、对症治疗,如维持循环稳定及针对病原体的治疗,后者包括针对性使用抗生素、感染灶清创(如脓肿引流、清除感染的异物等),以及在中毒性休克综合征(链球菌或葡萄球菌中毒性休克综合征)中输注免疫球蛋白。

我们认为,对于暴发性紫癜的病例可应用蛋白 C 替代治疗(治疗目标:蛋白 C 水平 >80%)。然而必须注意的是,官方指南尚不支持在儿童脓毒症中使用蛋白 C,因为有出血性并发症的风险。虽然初步研究结果显示了一定的效用,但通过特殊的透析过滤器或血浆吸附等减少细胞因子或内毒素能否对病情产生积极的影响,仍有待证实。

表7.5 脓毒症导致的多器官功能衰竭

肺	循 环	肾 脏	凝 血	心 脏	肝 脏	脑
发生急性呼吸窘迫综合征(ARDS)	低血压	肾的血液由肾皮质向髓质分流	弥散性血管内凝血(DIC)	开始时以循环超负荷代偿	糖原消耗,糖异生受抑制,线粒体功能障碍	烦躁、淡漠
肺部渗出	血管内皮损伤	肾小球坏死	血小板消耗	收缩功能障碍	乳酸酸中毒	能量缺乏,酸中毒引起血管麻痹
肺内分流	终末毛细血管微血栓形成	排泄障碍	凝血因子消耗	心室扩张	蛋白质分解	神经细胞水肿,微出血
肺动脉高压	全身水肿	水肿	终末毛细血管微血栓形成	右心室衰竭	血氨和胆红素升高	意识丧失程度加重
肺功能衰竭	儿茶酚胺难治性休克	肾衰竭	全身性出血倾向	循环骤停	肝衰竭	昏迷

脓毒性休克的病理生理过程极其复杂。细菌和(或)细菌毒素激活了粒细胞(多形核中性粒细胞,PMN)和巨噬细胞,进而产生细胞因子,激活了一系列内源性介质或效

应系统,如补体系统、凝血系统等。其途径可简化描述为:病原→激活机体的防御→微循环障碍→细胞功能障碍→器官功能衰竭(包括 PMN/巨噬细胞激活、介质释放增加、补体激活、凝血机制激活和纤溶亢进)。因此,疾病的焦点在于终末毛细血管的严重紊乱(微循环障碍),包括毛细血管膜通透性增加(毛细血管渗漏)、内皮功能障碍和外周血管衰竭(难治性低血压)。此外,介质诱导的细胞线粒体功能紊乱可导致全身性代谢危象,包括乳酸生成(不仅仅是由于灌注受损)和葡萄糖利用抵抗。

在治疗感染性休克时,维持循环稳定和氧供主要通过液体管理和儿茶酚胺类药物治疗,血管衰竭时使用 α 受体激动剂,心肌收缩功能减弱时使用 β 受体激动剂,这也是早期的以目标导向的治疗。在呼吸衰竭时,还需要有创通气支持;如果可行,最好选择无创通气。

除包括有创血压和中心静脉压在内的常规监测外,所有患者(从新生儿至青春期患者)都应密切监测超声心动图,以便了解患者的心脏充盈状况和心肌收缩功能,并根据情况调整治疗方案。

脓毒症休克治疗的首要目标是维持足够的动脉压(不低于年龄相对应的正常值下限)以保证器官灌注[如尿量 >1mL/(kg·h),格拉斯哥昏迷评分(GCS)13~15]和适当的机体氧供(合适的心排出量,SvO_2 >70%,中心静脉压 8~12mmHg,血红蛋白 >80g/L,SpO_2 >90%,乳酸 <5mmol/L,碱剩余 > -8mmol/L)。

如果脓毒性心肌病(冷休克)导致心排出量显著减低,可尝试使用米力农,必要时使用左西孟旦,甚至行 ECMO 支持。如果出现全身血管扩张、严重低血压和器官衰竭(暖休克或血管麻痹性休克),在去甲肾上腺素剂量 >1.0μg/(kg·min)的情况下,可再加用血管升压素 0.000 2~0.000 8IU/(kg·min)或特利加压素(10μg/kg,每 4~6 h 静脉注射)。

由于肺功能损害常与容量治疗和全身屏障功能障碍相关,因此必须在治疗早期即考虑行控制性通气支持,以确保气体交换、减少呼吸做功。在进行气管插管时,必须谨慎地应用麻醉诱导药物,如氯胺酮、依托咪酯、罗库溴铵等,并准备好给予儿茶酚胺,因为随时有出现急性循环衰竭的风险。选用依托咪酯做诱导时,应考虑使用氢化可的松替代治疗至少 24 h。

在肺血管阻力增加导致右心容量超负荷时,必须考虑保护性通气策略(PEEP 5~10cmH_2O,驱动压 <14~18cmH_2O,潮气量 4~6mL/kg),以及吸入一氧化氮(20~40ppm,相当于 0.002%~0.004%)降肺压治疗。

当补液量超过 40~60mL/kg 时,通常需要输注浓缩红细胞以维持血红蛋白 >80g/L。

在优化心排出量和灌注压后,如仍然少尿,可尝试呋塞米持续滴注(在 Giessen 儿童心脏中心,会联合小剂量茶碱),以增加尿量和维持液体出入量平衡。如果发生急性肾衰竭[尿量 $<0.5 \sim 1.0 mL/(kg \cdot h)$ 持续 >24 h,并伴有代谢产物潴留],应在脓毒症早期即启用肾脏替代治疗[流出率,即清除率 $>35 mL/(kg \cdot h)$ 似乎为有益的,也可考虑应用滤器清除细胞因子]。

其他治疗包括:

- 治疗凝血功能障碍和血小板减少症。
- 血小板的临界值:
    - 无临床出血时 $>(10 \sim 30) \times 10^9/L$。
    - 术前或在不可压缩的部位行插管之前 $>50 \times 10^9/L$。
- 输注血小板:在出血、有出血的高危因素或血小板 $<10 \times 10^9/L$ 的情况下。
- 不常规补充 AT Ⅲ。
- 不常规输注新鲜冷冻血浆,活动性出血除外。
- 应用肝素[普通肝素:$50 \sim 300 IU/(kg \cdot d)$,或低分子量肝素]:
    - DIC 合并外周循环障碍征象(如暴发性紫癜)。
    - 如果没有活动性出血,PTT $<50 s$ 和(或)INR <2.0。
- 预防应激性溃疡(在儿童中,仅适用于类固醇治疗患者)。
- 尽可能采用肠内营养或提供足够热量的肠外营养:必须避免血糖 $>200 mg/dL$ 和甘油三酯 $>300 mg/dL$。
- 仅在 pH <7.1,或碱剩余 $< -10 mmol/L$,或重度肺动脉高压(二氧化碳呼出功能正常)时使用碳酸氢钠。
- 规律行 SvO_2、乳酸测定和近红外光谱(NIRS)监测器官灌注情况。
- 氢化可的松的应用:在对儿茶酚胺无足够反应(儿茶酚胺难治性休克)的情况下,类固醇既可减少机体对儿茶酚胺的需求,在某些情况下还可改善肺功能;建议在治疗开始前排查肾上腺皮质功能相对性或绝对性不全,但我们认为该程序通常过于耗时。
    - 氢化可的松用药剂量:静脉应用的起始剂量为 $10 \sim 50 mg/kg$,然后每 6 h 予 $1 \sim 10 mg/kg$(取决于循环不稳定的严重程度,标准剂量见第 19 章)。应用 $3 \sim 4d$ 后或根据临床情况停药。若疗程小于 7d,停药时不一定需要逐渐减量。
- 免疫球蛋白:对于严重脓毒症患者,可考虑使用免疫球蛋白(一般为 IgG)作为支持治疗,剂量 0.5 $g/(kg \cdot d)$,连续使用 2d;目前尚无明确证据表明 IgM 的疗效优于 IgG。

关于小儿脓毒症治疗的详细建议,可参考发表于 2016 年的"Surviving Sepsis Campaign"的推荐。

7.9 重症监护中常用的抗生素

7.9.1 青霉素

敏感菌:肺炎链球菌、乙型溶血性链球菌和草绿色链球菌、β-内酰胺酶阴性葡萄球菌、白喉杆菌、炭疽杆菌、β-内酰胺酶阴性淋球菌、脑膜炎球菌、出血败血性巴斯德菌、厌氧菌[如梭杆菌、消化链球菌、梭状芽孢杆菌(艰难梭菌除外)]、拟杆菌(脆弱拟杆菌除外)、放线菌、密螺旋体、疏螺旋体、钩端螺旋体。

耐药菌:肠杆菌、非发酵菌(铜绿假单胞菌、嗜麦芽窄食单胞菌和不动杆菌)、产β-内酰胺酶革兰阴性菌(超过20%的淋球菌、嗜血杆菌、莫拉菌)、肠球菌、产β-内酰胺酶葡萄球菌(超过90%)、耐甲氧西林金黄色葡萄球菌(MRSA)、艰难梭菌和脆弱拟杆菌、支原体、衣原体、军团菌。

适应证:链球菌、肺炎链球菌、脑膜炎球菌感染,梅毒螺旋体、疏螺旋体病,猩红热、扁桃体炎、丹毒、风湿热、亚急性细菌性心内膜炎。

用药剂量:250 000～500 000IU/(kg·d),分4～6次静脉滴注;或30～50mg/kg,每4～6h 1次静脉滴注。

青霉素 G(青霉素):1μg = 1.67IU,1IU = 0.6μg。

肾功能损害时,剂量的调整取决于肾小球滤过率(GFR,mL/min)。

- GFR >50 mL/min:正常剂量。
- GFR 10～50 mL/min:50 000～100 000IU/kg ,每8h 1次。
- GFR <10 mL/min:50 000～100 000IU/kg ,每12h 1次。
- 腹膜透析时:50 000～100 000IU/kg,每12h 1次。
- 血液滤过时:50 000～100 000IU/kg,每8h 1次。

药物不良反应:所有β-内酰胺类抗生素均可发生过敏反应(如皮肤反应、嗜酸性粒细胞增多症、支气管痉挛、过敏性休克)、溶血性贫血、白细胞减少、血小板减少、药物热;有癫痫或肾脏损害倾向的患者,在使用大剂量青霉素时容易出现神经毒性反应。

警告:与其他β-内酰胺类抗生素存在交叉过敏。

7.9.2 氨苄西林

敏感菌:同青霉素。另外还包括:奇异变形杆菌、沙门菌、志贺菌、大肠杆菌(40%)、嗜血杆菌、卡他莫拉菌、肠球菌(屎肠球菌除外)、李斯特菌。

耐药菌:同青霉素。

适应证:未检出致病菌的新生儿感染,肠球菌性心内膜炎,李斯特菌病。

剂量:100~200mg/(kg·d),分3~4次静脉滴注。

肾功能损害时,剂量的调整取决于GFR:

- GFR>50 mL/min:正常剂量。
- GFR 10~50 mL/min:50mg/kg,每8h 1次。
- GFR<10 mL/min:50mg/kg,每12h 1次。
- 腹膜透析时:50mg/kg,每12h 1次。
- 血液滤过时:50mg/kg,每8h 1次。

药物不良反应:过敏反应(药物热、支气管痉挛、血压下降等)、胃肠功能紊乱(如伪膜性小肠结肠炎)、血细胞计数改变(粒细胞减少、血小板减少、贫血)。

警告:禁用于疑似感染性单核细胞增多症患者(皮疹)。

7.9.3 哌拉西林/他唑巴坦 (80∶10)

敏感菌:同氨苄西林。另外还包括:铜绿假单胞菌、产β-内酰胺酶嗜血杆菌、淋球菌和莫拉菌、产β-内酰胺酶葡萄球菌,厌氧菌包括脆弱拟杆菌、肠杆菌(包括沙雷菌、柠檬酸杆菌、普通变形杆菌、摩氏摩根菌、普罗威登斯菌),取决于药敏试验。

耐药菌:寡养单胞菌属、伯克霍尔德菌、屎肠球菌、MRSA、支原体、衣原体、军团菌。

适应证:严重的腹腔内感染(在儿童中也被批准使用),泌尿道、生殖道和胆道感染;由敏感的革兰阴性杆菌、假单胞菌引起的感染,严重的全身感染,混合感染;可与氨基糖苷类药物联合使用。

剂量:300~400mg/(kg·d),分3~4次静脉滴注。

肾功能损害时,剂量的调整取决于GFR:

- GFR>50mL/min:正常剂量。
- GFR 10~50mL/min:50~75mg/kg,每8h 1次。
- GFR<10mL/min:50mg/kg,每12h 1次。
- 腹膜透析时:50mg/kg,每12h 1次。
- 血液滤过时:50mg/kg,每8h 1次。

7.9.4 头孢呋辛

敏感菌:链球菌、肺炎链球菌、产β-内酰胺酶葡萄球菌、大肠杆菌、克雷伯菌、沙门菌、志贺菌、奇异变形杆菌、其他肠杆菌科(经药敏试验后)、淋球菌、脑膜炎球菌、流感嗜血杆菌、卡他莫拉菌、梭杆菌、普雷沃菌,卟啉单胞菌、厌氧菌。

耐药菌:非发酵菌(铜绿假单胞菌、不动杆菌、嗜麦芽窄食单胞菌)、肠杆菌、普通变形杆菌、普罗威登斯菌、摩氏摩根菌、沙雷菌、柠檬酸杆菌、肠球菌、MRSA、耐甲氧西林表皮葡萄球菌(MRSE)、李斯特菌、脆弱拟杆菌、支原体、衣原体、军团菌。头孢呋辛对大多数 β - 内酰胺酶稳定,但可被超广谱 β - 内酰胺酶(ESBL)水解。

适应证:社区获得性肺炎、尿路感染、围手术期预防用药。

用药剂量:100 ~ 150mg/(kg·d),分 3 次静脉滴注。

肾功能损害时,剂量的调整取决于 GFR:

- GFR > 50 mL/min:正常剂量。

- GFR 10 ~ 50 mL/min:正常剂量。

- GFR < 10 mL/min:30 ~ 50mg/kg,每 12h 1 次。

- 腹膜透析、血液滤过时:30 ~ 50mg/kg,每 12h 1 次。

药物不良反应:过敏反应、罕见的循环系统反应、过敏性中性粒细胞减少症(停药后可恢复)、出血倾向伴肾功能损害、转氨酶升高、免疫性溶血。

7.9.5 头孢噻肟

敏感菌:同头孢呋辛。另外还包括:多数肠杆菌科(经药敏试验后,如不动杆菌)、产 β - 内酰胺酶葡萄球菌(作用不如头孢唑啉或头孢呋辛),对大肠杆菌和肺炎克雷伯菌尤为有效。

耐药菌:同头孢呋辛。

适应证:重症监护患者的一线经验性治疗药物,用于脓毒症、肺炎(特别是术后有可疑致病菌感染的肺炎)、腹膜炎、蜂窝织炎、脓肿、脑膜炎和脑室管膜炎,以及伴有严重基础疾病的医院获得性感染;然而,相比于头孢曲松(每天 1 次),用于治疗神经莱姆病时需每天用药 3 次。

剂量:25mg/kg,每 6 ~ 8 h 静脉滴注 1 次(单次最大剂量不超过 1g);用于脑膜炎:50mg/kg,每 6 h 静脉滴注 1 次(单次最大剂量不超过 2 ~ 3g),血脑屏障穿透能力良好。

肾功能损害时,剂量的调整取决于 GFR:

- GFR > 50 mL/min:正常剂量。

- GFR 10 ~ 50 mL/min:正常剂量。

- GFR < 10 mL/min:25mg/kg,每 8h 1 次。

- 腹膜透析时:25mg/kg,每 12h 1 次。

- 血液滤过时:25mg/kg,每 8h 1 次。

7.9.6 头孢他啶

敏感菌:同头孢噻肟。另外还包括:铜绿假单胞菌、不动杆菌、阴沟肠杆菌,对葡萄球菌的抗菌作用较弱。

耐药菌:同头孢呋辛。

用药剂量:100~150mg/(kg·d),分3次静脉滴注。

肾功能损害时,剂量的调整取决于GFR:

- GFR >50 mL/min:正常剂量。
- GFR 10~50 mL/min:30~50mg/kg,每12h 1次。
- GFR <10 mL/min:30~50mg/kg,每12h 1次。
- 腹膜透析时:30mg/kg,每24h 1次。
- 血液滤过时:30~50mg/kg,每12h 1次。

7.9.7 美罗培南

敏感菌:几乎所有的革兰阳性菌、革兰阴性菌和厌氧菌(与亚胺培南/西司他丁相比,在针对革兰阴性菌时抗菌作用更好,而对革兰阳性菌的作用较弱)。

耐药菌:嗜麦芽窄食单胞菌、产碳青霉烯酶菌(肠杆菌、肺炎克雷伯菌、大肠杆菌、黏质沙雷菌、弗氏柠檬酸杆菌、阴沟肠杆菌、摩氏摩根菌、非发酵菌、铜绿假单胞菌、鲍曼不动杆菌)、伯克霍尔德菌、铜绿假单胞菌和粪肠球菌(根据药敏试验)、MRSA、MRSE、杰氏棒杆菌、艰难梭菌、支原体、衣原体、军团菌。

适应证:院内感染和严重感染(如腹膜炎),特别是免疫缺陷患者、脓毒症以及由对其他抗生素耐药菌引起的感染。

剂量:60~120mg/(kg·d),分3~4次静脉滴注。

肾功能损害时,剂量的调整取决于GFR:

- GFR >50 mL/min:正常剂量。
- GFR 10~50 mL/min:20~40mg/kg,每12h 1次。
- GFR <10 mL/min: 10~20mg/kg,每24h 1次。
- 腹膜透析时:10~20mg/kg,每24h 1次。
- 血液滤过时: 20~40mg/kg,每12h 1次。

药物不良反应:胃肠道反应;1%~2%的患者可出现剂量依赖性的中枢神经系统不良反应(震颤、肌阵挛、癫痫发作、意识模糊状态、嗜睡、头晕),特别是肾功能受损患者或存在中枢神经系统既往损伤的患者;转氨酶升高(一般不严重)、过敏反应、嗜酸性粒细胞增多、白细胞减少、血小板减少、血红蛋白下降、免疫性溶血、PTT 暂时性延长、肾损害/尿色异常(变红)较罕见,与更昔洛韦配伍可引起癫痫发作。

警告:碳青霉烯类药物的血脑屏障通透性相对较差。不要与其他β-内酰胺类抗生素联合治疗:碳青霉烯类药物可诱导革兰阴性菌产生由染色体编码的β-内酰胺酶,使其他 β - 内酰胺类抗生素(碳青霉烯类除外)失活。因此需停用碳青霉烯类抗生素 12h 后才可恢复使用其他 β - 内酰胺类抗生素。

7.9.8　克林霉素

敏感菌:葡萄球菌、链球菌、肺炎链球菌、白喉棒状杆菌、炭疽杆菌、几乎所有的厌氧菌(包括脆弱拟杆菌)、人型支原体、耶氏肺孢子虫、弓形虫。

耐药菌:肠杆菌、非发酵菌、流感嗜血杆菌、淋球菌、脑膜炎球菌、肠球菌、部分梭状芽孢杆菌、肺炎支原体、解脲支原体。

适应证:适用于对 β - 内酰胺类抗生素过敏时葡萄球菌感染和革兰阳性球菌感染的治疗,骨和软组织感染、MRSA 感染等。当与其他抗生素联合治疗时,其作用在于抑制严重的葡萄球菌和链球菌感染(中毒性休克)时的毒素形成。厌氧菌感染,尤其是拟杆菌或梭状芽孢杆菌。

剂量:10 ~ 20mg/(kg·d),分 3 ~ 4 次静脉滴注。

肾功能损害时剂量的调整:

- 无须特意调整剂量(根据药品说明书)。
- GFR < 10mL/min:必要时 10mg/kg,每 12h 1 次
- 腹膜透析时:必要时 10mg/kg ,每 24h 1 次。
- 血液滤过时:必要时 10mg/kg,每 12h 1 次(药物不能通过透析清除)。

药物不良反应:变态反应,包括皮肤反应、皮疹、严重过敏反应;毒性反应,占 10% ~ 30% ,以胃肠道疾病为主(腹泻、伪膜性结肠炎),无剂量或时间依赖性,在儿童中少见。

克林霉素因具有良好的组织和骨质穿透性,尤其适用于骨和软组织感染,同时非常适用于严重的葡萄球菌、链球菌和厌氧菌感染。

7.9.9　妥布霉素

敏感菌:铜绿假单胞菌、肠杆菌、耶尔森菌、胎儿弯曲杆菌、巴氏杆菌、布鲁菌、葡萄球菌。与庆大霉素相比,抗铜绿假单胞菌效果更好。

耐药菌:肠球菌、链球菌、肺炎链球菌、嗜麦芽窄食单胞菌、伯克霍尔德菌、所有的厌氧菌、普罗威登斯菌。

与以下药物存在协同效应:

- 哌拉西林/他唑巴坦:假单胞菌。
- 氨苄西林:李斯特菌、肠球菌。
- 青霉素 G:草绿色链球菌。

- 头孢菌素类抗生素:克雷伯菌。

适应证:假单胞菌感染(与哌拉西林、头孢菌素类、碳青霉烯类或 DNA 回旋酶抑制剂联合使用)。用于治疗腹膜炎和尿源性脓毒症时既可作为前述抗生素升级方案中的一部分,也可作为一线治疗用药。联合使用 β - 内酰胺类和(或)糖肽类抗生素可用于治疗心内膜炎。不建议单药治疗。对于脓肿和组织的穿透性较弱。

用药剂量:3 ~ 5mg/(kg·d),单次静脉滴注。

肾功能损害时剂量的调整:治疗起始按正常剂量给药,然后根据血药浓度(目标谷浓度 <2mg/L)延长给药间隔。

药物不良反应:内耳损伤、肾毒性。

7.9.10 环丙沙星

敏感菌:铜绿假单胞菌、不动杆菌、肠杆菌、弯曲杆菌、巴氏杆菌、流感嗜血杆菌、卡他莫拉菌、淋球菌、脑膜炎球菌、葡萄球菌、军团菌、分枝杆菌。

对肺炎链球菌、链球菌、肠球菌、支原体、衣原体、立克次体、嗜麦芽窄食单胞菌的抗菌作用一般,甚至很差。

耐药菌:屎肠球菌、厌氧菌、李斯特菌。

适应证:医院获得性肺炎(如呼吸机相关肺炎)、疑似假单胞菌感染、替代氨基糖苷类与 β - 内酰胺类抗生素联合用于严重感染、泌尿道感染、成人脑膜炎球菌感染的预防性治疗。

剂量:20 ~ 30mg/(kg·d),分 2 次静脉滴注。

肾功能损害时,剂量的调整取决于 GFR:

- GFR >50mL/min:正常剂量。
- GFR 10 ~ 50mL/min:10mg/kg,每 12h 1 次。
- GFR <10mL/min:5mg/kg,每 12h 1 次。
- 腹膜透析时:5mg/kg,每 12h 1 次。
- 血液滤过时:10mg/kg,每 12h 1 次。

药物不良反应:胃肠道反应、中枢神经系统障碍(癫痫、精神紊乱状态、警觉性异常、味觉障碍)、皮疹、循环障碍、光毒性反应、跟腱断裂、关节病变。

药物相互作用:可导致茶碱、环孢素血药浓度升高,与非甾体抗炎药(非阿司匹林)联合使用可增加癫痫发作的危险;含铝或镁等矿物的抗酸剂可减少该药的吸收。

7.9.11 利奈唑胺

敏感菌:葡萄球菌(金黄色葡萄球菌、表皮葡萄球菌、MRSA、MRSE、凝固酶阴性葡萄球菌）、链球菌、肠球菌［粪肠球菌、屎肠球菌、耐万古霉素肠球菌（VRE）］、棒状杆菌、李斯特菌、芽孢杆菌、巴氏杆菌、革兰阳性厌氧菌（产气荚膜梭菌、消化链球菌）、结核分枝杆菌复合群、鸟型分枝杆菌复合群。

耐药菌：需氧革兰阴性杆菌、革兰阴性厌氧菌。

适应证：作为治疗上述革兰阳性菌（尤其是 VRE）的抗生素储备，适用于革兰阳性菌引起的软组织感染。

用药剂量：20～30mg/(kg·d)，分 2～3 次静脉滴注。

肾功能损害时剂量的调整：

– 无须特意调整剂量（根据 Zyvoxid® 产品说明书）。

– 不良反应：血压升高、高热、中枢神经系统紊乱（头痛、头晕）、血小板减少，偶见全血细胞减少、胃肠功能障碍。

7.9.12 红霉素和克拉霉素

◆ 红霉素

敏感菌：支原体（人型支原体除外）、衣原体（鹦鹉热衣原体除外）、军团菌、解脲支原体、链球菌、葡萄球菌、肺炎链球菌、百日咳杆菌、白喉棒状杆菌、李斯特菌、淋球菌、脑膜炎球菌、流感嗜血杆菌、卡他莫拉菌、弯曲杆菌、幽门螺杆菌、梭状芽孢杆菌、消化链球菌、丙酸杆菌、放线菌、疏螺旋体、密螺旋体、部分非结核性分枝杆菌。

耐药菌：肠杆菌、假单胞菌、不动杆菌、大部分肠球菌（>50%）、MRSA、MRSE、革兰阴性厌氧菌、人型支原体、诺卡菌、结核分枝杆菌。

适应证：非典型肺炎和社区获得性肺炎、百日咳、支原体脑膜炎、促胃肠动力。

剂量：40mg/(kg·d)，分 4 次静脉滴注；用于促胃肠动力时 10～15mg/(kg·d)，分 3 次口服或静脉滴注。

肾功能损害时，剂量的调整取决于 GFR：

• GFR >50mL/min：正常剂量。

• GFR 10～50mL/min：5～10mg/kg，每 8h 1 次。

• GFR <10mL/min：5～10mg/kg，每 12h 1 次。

• 腹膜透析时：5～10mg/kg，每 12h 1 次。

• 血液滤过时：5～10mg/kg，每 8h 1 次。

药物不良反应：由于红霉素可能诱发心律失常和具有肝毒性，因此在重症监护治疗中仅作为治疗胃瘫的促动力药物。

警告：可能导致茶碱和环孢素 A 的血药浓度升高，可增强抗凝药的作用；禁用于长 QT 综合征患者。

◆ **克拉霉素**

敏感菌及耐药菌:同红霉素。

适应证:非典型肺炎、社区获得性肺炎、百日咳、支原体脑膜炎。

剂量:15~20mg/(kg·d),分2次口服(口服时生物利用度良好)。

肾功能损害时,剂量的调整取决于 GFR:

- GFR >50mL/min:正常剂量。

- GFR 10~50mL/min:正常剂量。

- GFR <10mL/min:7.5mg/kg,每12h 1 次。

- 腹膜透析时:7.5mg/kg,每24h 1 次。

- 血液滤过时:7.5mg/kg,每12h 1 次。

7.9.13 万古霉素和替考拉宁

◆ **万古霉素**

敏感菌:所有革兰阳性菌(包括 MRSA)和革兰阳性厌氧菌(包括艰难梭菌);对葡萄球菌抗菌作用比替考拉宁强,而对链球菌、肺炎链球菌、肠球菌、艰难梭菌抗菌作用较替考拉宁差。

耐药菌:所有革兰阴性菌、耐糖肽类抗生素的葡萄球菌和肠球菌(如 VRE)、细胞内病原体。

适应证:耐 β-内酰胺类革兰阳性菌(MRSA、凝固酶阴性葡萄球菌、屎肠球菌)的严重感染、原发性导管性脓毒症、梭状芽孢杆菌感染(口服给药)。

剂量:40~60mg/(kg·d),分4次静脉滴注。

也可用于腹膜透析患者的腹腔内给药(第4章)和脑室腹腔分流术后感染的鞘内注射治疗(每24~48h 经鞘内注射 10~20mg,然后夹闭脑室外引流管4h)。用于梭状芽孢杆菌导致的伪膜性结肠炎时,通常口服给药(不经肠内吸收;20~40mg/kg,每天4次)。

肾功能损害时,剂量的调整取决于 GFR:

- GFR >50mL/min:10mg/kg,每6~8h 1 次。

- GFR 10~50mL/min:10mg/kg,每12~24h 1 次。

- GFR <10mL/min:10mg/kg,每24~96h 1 次。

- 腹膜透析时:10mg/kg,每24~96h 1 次。

- 血液滤过时:10mg/kg,每12~24h 1 次(万古霉素可通过血液滤过清除,但无法通过血液透析清除)。

根据血药浓度(目标谷浓度 <15mg/L)降低肾功能损害患者的用药剂量,必要时在下次给药前监测药物浓度。

药物不良反应:过敏反应、红人综合征(潮红症状)、联合用药有时可出现肾毒性、耳毒性。

肾毒性一直是万古霉素治疗过程中关注的焦点。因此,在用药时需谨慎确保其血药谷浓度不超过 15mg/L。基于近 10～15 年的研究,成人的侵袭性葡萄球菌感染(包括 MRSA)的治疗指南已做出改变。为了保证良好的治疗效果并防止耐药性的产生,现建议目标血药浓度为 15～20mg/L(在下次用药之前),即血药谷浓度在 10mg/L 时还需增加万古霉素用药剂量。由于这一治疗措施(据我们所知)在德国儿科界还未成为临床常规,且根据我们的经验,应用传统的用药方案也可以取得良好的疗效,因此目前美国传染病学会的指南建议还未在本中心的临床中得到实施。

◆ 替考拉宁

敏感菌/耐药菌:见"万古霉素"一节。

适应证:见"万古霉素"一节,相较于万古霉素的优点是每日单次给药,无严格的血药浓度要求;几乎无法穿过血脑屏障。

剂量:8～10mg/(kg·d),单剂量静脉滴注[初始必要时可予 16～20mg/(kg·d),分 2 次静脉滴注]。

肾功能损害时,剂量的调整取决于 GFR :

- GFR >50mL/min:8mg/kg,每 24h 1 次。
- GFR 10～50mL/min: 8mg/kg,每 48h 1 次。
- GFR <10mL/min: 8mg/kg,每 72h 1 次。
- 腹膜透析时:8mg/kg,每 72～96h 1 次。
- 血液滤过时:8mg/kg,每 24～48h 1 次。

必要时根据血药浓度(目标谷浓度 <10～15mg/L)降低肾功能损害患者的用药剂量。

药物不良反应:患者通常对替考拉宁的耐受性良好。与其他耳毒性和肾毒性药物联合使用时,可能增加其耳毒性和肾毒性。

7.9.14 甲硝唑

敏感菌:所有厌氧菌(除外丙酸杆菌、放线菌)、胎儿弯曲杆菌、幽门螺杆菌、阴道加德纳菌、蓝氏鞭毛虫、毛滴虫、痢疾阿米巴。

耐药菌:所有需氧菌和兼性需氧菌、丙酸杆菌、放线菌。

适应证:与 β - 内酰胺类抗生素联合使用治疗由厌氧菌引起的感染,产气杆菌感染、艰难梭菌感染(如无法口服万古霉素)、阿米巴痢疾。

剂量:30mg/(kg·d),分3次静脉滴注。

肾功能损害患者的剂量调整:无须调整剂量(根据药物说明书)。

药物不良反应:主要表现为胃肠道不良反应,大剂量用药时可能出现神经病变和中枢神经系统障碍。

7.9.15　替加环素

敏感菌(几乎所有细菌):革兰阳性菌,包括 MRSA 和 VRE,革兰阴性菌(包括产 ESBL 菌、克雷伯菌)、厌氧菌和非典型病原体。

耐药菌:铜绿假单胞菌、伯克霍尔德菌、变形杆菌、普罗威登斯菌、摩根菌。

适应证:严重皮肤软组织感染(如坏死性筋膜炎、纵隔炎)、严重混合感染、严重腹腔内感染,最好避免用于肺部和泌尿系感染。

剂量:起始剂量 2mg/kg 静脉滴注 (建议每次不超过 100mg),然后降低剂量至 1mg/kg (建议每次不超过 50mg),每 12 h 静脉滴注 1 次。

根据我们的微生物学研究,药品生产商规定的剂量应加倍使用。

严重肝损害患者(Child-Pugh 分级 C)的用药剂量需减半。肾功能损害患者无须调整剂量(可参考药物说明书)。

药物不良反应:通常患者对替加环素耐受性良好,偶可见腹部症状、转氨酶轻度升高、过敏反应、血细胞计数异常。

关于本章中有关肾功能损害剂量调整相关信息的说明　作者对肾功能损害剂量调整的相关信息不承担责任。本文仅旨在指导临床用药,具体病例应具体分析(另请参阅 https://kdnet.kdp.luoisville.edu/drugbook/pediatric/)。

关于抗生素治疗中出现肝损害(特别是转氨酶升高、胆汁淤积)的说明　许多抗生素可引起转氨酶升高,但不一定意味着出现了肝损害(美罗培南就是一个典型的例子)。然而,某些抗生素对肝脏有直接毒性作用,如利福平。相比之下,不同程度的胆汁淤积在抗生素治疗过程中较为少见,其中典型的药物包括青霉素、头孢菌素和大环内酯类。https://livertox.nih.gov/网站可提供相关指导。

对于疑难病例,必须停止使用或更换可疑的药物。

7.10　多重耐药菌的管理

院内感染的"问题"致病菌主要可分为以下 3 种:①耐甲氧西林金黄色葡萄球菌(MRSA);②耐万古霉素肠球菌(VRE);③多重耐药革兰阴性菌(MRGN)。

虽然 MRSA 分离株近年来略有减少,但 MRGN 病原菌的分离株在不断增加。尽管致病菌通常是由患者自身带入医院,但其显然也可能是在医院受到污染或感染,或者在抗生素治疗过程中"产生"了耐药菌。

7.10.1 MRSA

MRSA 主要定植于鼻咽腔,也可见于慢性伤口和肛周区域。MRSA 主要通过手接触传播,也可通过飞沫传播。然而,该菌也可能在受污染物体表面(如听诊器)存活数月,并仍然具有传染性。大多数 MRSA 携带者可通过入院时的系统性筛查程序识别出来(双侧鼻前庭及必要时的咽部或伤口的涂片检查)。

基本的卫生防护措施(表 7.6)和个人专用物品(如患者专用听诊器)消毒在预防致病菌传播方面是有效的。如果患者已确证为 MRSA 定植,建议同时采用单间隔离并针对 MRSA 行抗感染治疗。"去定植疗法"包括使用莫匹罗星鼻腔软膏、抗菌清洗剂洗涤皮肤和头发,以及含漱液漱口(见 www.gosh.nhs.uk/health－pro－fessionals/clinical－guideline/meticillin－resistant－staphylococcus－mrsa－control－and－mangement)。

表 7.6 医院卫生防护措施

病原体	单间隔离	集中隔离	防护服和一次性手套	面 罩
MRSA	是	是	是	是
2MRGN 新生儿患者	否	是	是	否[a]
3MRGN 和 4MRGN[b]	是	是	是	是
VRE	是	是	是	否
铜绿假单胞菌 黏质沙雷菌 (无 MRGN 特性)	否	是	是	否[a]

详见 http://dgpi.de/go/wp－content/uploads/2014/08/MRGN_DGPI_PaedIC－Empfehlung_HygMed.20141.pdf
[a] 仅在高感染风险的操作中使用,例如:需要抽吸鼻咽分泌物时,机械通气患儿需要开放式吸痰时。[b] 对于 4MRGN 菌定植或感染的患者,应有足够数量的护理人员值班,以确保同一护理人员不接触其他未被该致病菌定植的患者

7.10.2 VRE

由于 VRE 可将其耐糖肽类药物的基因转移至葡萄球菌,因此被视为一类特殊的问题致病菌,尤其是屎肠球菌,目前已具有广谱的固有耐药性。通常可在肛周或结肠造口周围发现 VRE。VRE 通过直接接触分泌物(飞沫或感染的污物)传播,其干燥的分离株可存活数月。对于预防 VRE 感染的建议(表 7.6)很大程度上与 MRSA 的相同(去定植疗法除外)。限制使用糖肽类药物有助于防止 VRE 的感染。

7.10.3　MRGN

不同种类的 MRGN 其抗生素耐药谱亦不相同。MRGN 涉及的细菌种类有大肠杆菌、克雷伯菌、沙雷菌、假单胞菌、不动杆菌和其他革兰阴性杆菌。这些致病菌通常在胃肠道或泌尿生殖道中发现。因此,MRGN 主要定植于肛周,但也可存在于咽部或气道分泌物中。与 VRE 一样,MGRN 通常通过飞沫或感染的污物传播。

根据 MRGN 对 2~4 种以下相关抗生素药物的耐药性,可将其分为 2MRGN、3MRGN 或 4MRGN:酰脲类青霉素(哌拉西林)、第 3 代及第 4 代头孢菌素(如头孢噻肟、头孢他啶)、碳青霉烯类(如美罗培南)和氟喹诺酮类(环丙沙星)。虽然 2MRGN 对成人病房的卫生防护措施方面没有影响,但对于儿科重症监护而言,必须考虑到其对新生儿及早产儿的威胁,故需要特殊的防护措施。如果存在 2MRGN,一般只需通过手套和隔离衣防护已足够。对于 3MRGN,患者还应接受隔离处理,最好是单间隔离,此外还应佩戴面罩防护。4MRGN 感染的患者必须接受单间隔离(表 7.6)。对于 MRGN 的治疗未涉及去定植疗法。

一般来说,必须采取所有保护患者免受医源性感染的措施,以下方面需要关注:

- 对双手、器械、听诊器等进行消毒。
- 遵守卫生防护措施规范(依照医疗机构的卫生防护计划)。
- 遵守针对免疫抑制患者的特别卫生防护措施(如对患者执行保护性隔离)。

推荐阅读

[1] Algra SO, et al. Bedside prediction rule for infections after pediatric cardiac surgery. Intensive Care Med, 2012, 38(3): 474 – 481.

[2] Brodt HR, SimonW, Stille C. Antibiotika-Therapie in Klinik und Praxis der antiinfektiösen Behandlung. 12th ed. Stuttgart: Schattauer, 2012.

[3] German Society of Pediatric Infectious Disease. DGPI Handbuch Infektionen bei Kindern und Jugendlichen. 5th ed. Stuttgart: Thieme, 2009.

[4] Grayspn LM, et al. Kucers' the use of antibiotics: a clinical review of antibacterial, antifungal and antiviral drugs. 6th ed. Boca Raton: CRC, 2010.

[5] Rybak MJ, et al. Vancomycin therapeutic guidelines: a summary of consensus recommendations from the Infectious Diseases Society of America, the American Society of Health-System Pharmacists, and the Society of Infectious Diseases Pharmacists. Clin InfectDis, 2009, 49(3): 325 – 327.

网址

1. https://redbook. solutions. aap. org/redbook. aspx.

第 8 章

凝血系统

Dietrich Klauwer

8.1 ICU 中使用的凝血制品

本章将复习凝血过程,描述常见的影响凝血功能的药物,讨论体外循环(CPB)术后常规的抗凝治疗策略;还将简要概述与儿童心脏手术相关的术后常见凝血问题,并讨论出血及高凝状态的发生原因和治疗。

图 8.1 简单描述了儿童心脏手术后凝血问题的基础知识,以及有代表性的凝血级联反应。基本而言,血管的病变触发了血管平滑肌收缩和血小板黏附;血小板聚集在病变血管的表面或附近,形成血凝块,而后因子Ⅷ进一步稳定血凝块。

表 8.1 列出了 ICU 常用的凝血制品。其他用于儿童的含有多种因子的凝血产品目前仍在临床试验中。

8.2 体外循环对凝血功能的影响

在体外循环过程中,凝血因子因黏附于外源性管路表面而发生耗损,深度低温和酸中毒则导致凝血因子功能障碍和降解增加。钙含量的波动也会严重影响凝血功能,例如,在输入蛋白及血红蛋白含量降低(<70~80g/L)时。手术中,血小板接触异物表面时被激活,这将导致血小板消耗和功能障碍,从而对术后凝血产生严重影响。

D. Klauwer
Department of Pediatrics, Singen Medical Center, Gesundheitsverbund Landkreis Konstanz, Krankenhausbetriebsgesellschaft Hegau-Bodensee-Klinikum, Singen, Germany

© Springer International Publishing AG, part of Springer Nature 2019
D. Klauwer et al. (eds.), *A Practical Handbook on Pediatric Cardiac Intensive Care Therapy*, https://doi.org/10.1007/978-3-319-92441-0_8

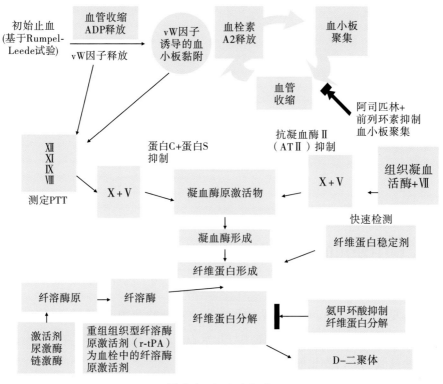

图 8.1 凝血流程图

体外循环导致纤溶亢进,血栓弹力图(TEG)或旋转式血栓弹力计(ROTEM)中的多通道测量可明确检测出纤维蛋白原、V因子、Ⅷ因子的减少。

由于凝血过程涉及血小板因子和血小板表面因子,因此血小板计数和血小板功能均会影响出血和凝血。一般来说,低体温意味着明显的出血风险,特别是当体温低于34℃时。此外,术前应用香豆素类药物、肝素或血小板聚集抑制剂等对患者术中及术后的出血倾向有显著影响。因此,了解详细的用药史、体外循环时间及术中出现的任何外科止血问题是心脏手术后成功处理凝血问题的基础。血液温度 >34.5℃、预防酸中毒(pH < 7.2)、血钙正常、血红蛋白 >70 ~ 80g/L 是术后凝血管理必不可少的基础参数。

必须报告并记录术中所使用的凝血产品的频率和类型。需描述皮肤颜色、心率、中心静脉压、血压,以及其他的循环间接体征,引流情况(量和颜色及其随时间的变化)和体温,这些均是术后早期临床监护的要点。转入 ICU 时的血气分析可以提示出血原因(酸中毒/低钙血症)和失血量(Hb)。在评估了病史、临床参数和初始血气分析后,即可确定:除了上述提及的血细胞计数、部分凝血活酶时间(PTT)、凝血酶时间(TT)、纤维蛋白原、凝血酶原时间(PT)、国际标准化比值(INR)和全血激活凝血时间(ACT)等检查之外(表 8.2),是否有必要行进一步的凝血检查。在无复杂出血的情况下,是否需要预防性抗凝成为首要问题。

表 8.1　ICU 使用的凝血制品

普通肝素(UFH)	增强抗凝血酶Ⅲ的作用,抑制凝血酶的形成,从而显著降低凝血酶原激活和凝血酶的形成(通过 PTT 掌控疗效,但同时可导致 TT 延长) 注意尿量,因为 UFH 通过肾脏消除
低分子量肝素(LMWH)	仅增强抗凝血酶Ⅲ的作用,较 UFH 半衰期长(8h *vs.* 2h) 通过抗Ⅹa 因子活性进行监测,预防性用药剂量为0.4～0.6IU/mL,治疗用剂量为0.8～1.0IU/mL,发生 HIT 的风险较 UHF 低 溶栓效果不确定
鱼精蛋白	中和肝素（1:1），中和 LMWH 时用量减少
香豆素类	抑制因子Ⅱ、Ⅶ、Ⅸ、Ⅹ(以及蛋白 S 和蛋白 C)合成 (通过 PT/ INR 监控其效果) 开始时要与肝素叠加使用
凝血酶原复合物(PPSB)	因子的组合用于由肝功能障碍相关凝血病导致多种凝血因子(Ⅱ、Ⅶ、Ⅸ、Ⅹ)缺乏引起的出血——极其严重的出血或体外循环后(第18章)
氯吡格雷	抑制 ADP 依赖的血小板聚集
双嘧达莫	抑制 ADP 再摄取(增加局部浓度)
重组人凝血因子Ⅶa(诺其)	因子Ⅶa,直接激活凝血酶原
纤维蛋白原	因子Ⅰ,在出血及纤维蛋白原低(<1.5g/L)和体外循环后应用(见第18章)
因子ⅩⅢ	纤维蛋白稳定剂 以下情况应用 　确认为因子ⅩⅢ缺乏(<同龄正常值的40%) 　伤口愈合障碍 　凝血"正常"的出血
氨甲环酸	抗纤维蛋白溶酶 通过抑制纤维蛋白溶解来稳定血栓 术后伴出血或确诊为纤溶亢进时使用

PPSB:凝血酶原、转化素原、Stuart-Prower 因子、抗血友病因子 B;HIT:肝素诱导性血小板减少症;PTT:部分凝血活酶时间;TT:凝血酶时间;INR:国际标准化比值;PT:凝血酶原时间;ADP:二磷酸腺苷

表 8.2　基本凝血检验结果解读

PTT↓	PTT↑	PT↑ (INR)	FIB↓	ACT↑ (正常:100 s)	TT↑(检测肝素、FIB 和 ATⅢ)
高凝状态	术后凝血障碍	术后凝血障碍	术后凝血障碍	术后凝血障碍	肝素[a]
	DIC	DIC	DIC	DIC	DIC
	血友病	肝脏疾病	肝脏疾病	肝脏疾病	纤溶亢进
	肝素治疗	香豆素治疗	纤溶亢进	肝素治疗	FIB 缺乏症
	香豆素过量 狼疮抗凝物阳性	肝素过量			

[a]单独的 PTT 延长而 TT 正常可以解释为 DIC;如果是肝素过量,则 PTT 和 TT 同时延长。PTT:部分凝血活酶时间;PT:凝血酶原时间;INR:国际标准化比值;FIB:纤维蛋白原;ACT:全血激活凝血时间;TT:凝血酶时间;ATⅢ:抗凝血酶Ⅲ;DIC:弥散性血管内凝血

8.3 基础性凝血参数

见表8.3。如病史无异常,术后出血不多,术后预防性抗凝可相对简单地按以下分类进行分层:

- 不涉及冠状动脉的体外循环手术。
- 未使用人工瓣膜的体外循环手术。
- 无人工体–肺分流管道的手术。
- 非被动肺灌注的手术。
- 无右向左分流的手术(尤其是留置腹股沟中心静脉插管)。

换言之,接受房间隔缺损(ASD)、室间隔缺损(VSD)、房室间隔缺损(AVSD)、完全性肺静脉异位引流(TAPVR)、房室通道、同种移植物植入、法洛四联症(TOF)矫治、肺动脉环缩、主动脉瓣下狭窄心肌切除术、主动脉缩窄矫治术、动脉导管未闭(PDA)结扎和瓣膜交界切开术的患者,可给入肝素100IU/(kg·d)。除非出现严重出血或凝血功能紊乱,可在晚间抽血后即开始给入肝素。拔除中心静脉插管后,通常不再需要使用肝素。

8.4 使用300IU/(kg·d)肝素的情况

接受了冠状动脉手术(D-TGA、Ross、Ross-Konno)但并不需要将PTT延长至目标值的患者,可给予肝素300IU/(kg·d)。只要出血倾向和实验室指标在可容许的范围内,应尽早完成此剂量肝素的给入。晚间抽血后,如果各项指标在目标值范围内,可给予150IU/(kg·d);如果无出血增加的征象,则在3~4h后增加到300IU/(kg·d);否则重复上述检查。经年龄校正后,采用上述治疗的患者的ATⅢ水平应在正常范围内(新生儿为30%~40%,6~12个月龄增加到正常的70%~120%)。

表8.3 基础性凝血参数

既往史	术前实验室检查	术中情况	术后临床表现	术后实验室检查
出血倾向	血细胞计数	出血倾向	引流血量	血细胞计数
血栓形成	PTT, PT(INR), FIB, ATⅢ	粘连	伤口、缝线处的渗血	PTT, PT(INR), FIB, D–二聚体, ATⅢ
	感染指标	末次ACT,应用的凝血因子浓缩物,是否应用了去氨加压素		ACT,如有可能行ROTEM/TEG检查

PTT:部分凝血活酶时间;PT:凝血酶原时间;TT:凝血酶时间;INR:国际标准化比值;FIB:纤维蛋白原;ACT:全血激活凝血时间;ATⅢ:抗凝血酶Ⅲ;ROTEM:旋转式血栓弹力计;TEG:血栓弹力图

8.5 哪些患者需要 PTT 显效性抗凝

PTT 显效的抗凝治疗适用于 Glenn 术、全腔静脉 – 肺动脉连接术(TCPC)、人工瓣膜置换术及体 – 肺动脉分流术的术后和其他一些特殊适应证的患者。

Glenn 术和 TCPC 术:在这些手术后,被动灌注肺血管床的血液存在延迟,且流速缓慢,这一问题在术后早期和机械通气时表现得更为明显,这将使栓塞的风险增高。血栓可发生在 Glenn 吻合口处或狭窄的肺动脉内。栓塞与栓子的流动风险相关,例如 Glenn 术后,栓子可因右向左分流造成栓塞;而在 TCPC 术后,栓子可能经过开窗口进入体循环。对于术后依赖被动肺灌注的患者,推荐术前进行高血栓形成倾向的诊断。

体 – 肺动脉分流术:由异体材料制造的细小管道,其血流多变,且呈湍流状态。此分流对氧合至关重要。

人工瓣膜置换:湍流、人造材料及促血栓形成材料使术后患者存在动脉栓塞的风险。

对于上述患者,出血仍然是术后早期阶段的主要风险;因此,在进行肝素化时应充分考虑以下因素:①中心静脉压(心包压塞的指标);②引流(引流量、颜色及颜色的变化);③凝血指标(血细胞计数、PTT、PT、ATⅢ及 ACT)。

与接受冠状动脉手术的患者相似,应在第 2 次晚间抽血后开始给予 150IU/(kg·d)肝素,并根据临床情况在夜间增加至 300IU/(kg·d)。应定期听诊分流管道杂音,尤其是在体 – 肺动脉分流术后。当出现无法解释的血氧饱和度下降时,应立即检测分流管的通畅性,必要时,单次静脉推注肝素进行干预。

要点:如果怀疑 PTT 值不准确,应重复测定。这些检查应视为急诊检查项目,需记住:测量值不准确的情况并不少见(例如,试管中柠檬酸盐的剂量有误),并应同时测量 ACT。

可能出现这样一种情况,即需要不断增加肝素剂量,才能使 PTT 值达到理想的 55~65s。同时,必须确保 ATⅢ在正常范围内(80% 以上)。

注意:可能出现肝素抵抗,但必须在排除 ATⅢ缺乏症后才能下此定论。这是由于凝血因子失衡阻碍了肝素的抗凝作用,例如,纤维蛋白原和因子Ⅷ等急性期蛋白的失衡。在这种情况下,必须检测抗 Xa 因子,保证其在治疗范围内(0.7~0.9IU/mL)。切忌继续增加肝素使用量,抑或改用低分子量肝素或水蛭素等类似产品进行抗凝。替代方案是把维生素 K 拮抗剂用作初始治疗(只要没有禁忌证,特别是在手术准备期中,至少使用 7d)。表 8.4 描述了心脏手术后长期抗凝的方法。

表8.4　德国 Giessen 儿童心脏中心的抗凝建议

方案(长期)	手术方法	例外情况	检测血栓形成倾向
无须抗凝	房间隔缺损,室间隔缺损,房室通道,房室间隔缺损,TAPVR,同种移植物植入,法洛四联症矫治,肺动脉环缩,主动脉瓣下狭窄心肌切除,主动脉缩窄,动脉导管未闭结扎,瓣膜交界切开	已知血栓形成倾向,罹患血栓后	只有在合理的怀疑下
阿司匹林,或用氯吡格雷替代(特殊情况下,阿司匹林 + 氯吡格雷)	动脉导管支架[a] BT 分流 Glenn[b] 不开窗的 TCPC[b] 酌情而定	已知血栓形成倾向 罹患血栓或栓塞后	在 Glenn 术(Ⅰ级)和 TCPC 术(如果还没有完成)之前
阿司匹林服用3个月	生物瓣膜、同种异体移植物植入	罹患血栓或栓塞后评估选用阿司匹林或香豆素类	
香豆素类(双香豆素或苯丙香豆素)	机械瓣置换 罹患栓塞后 存在血栓形成倾向的患者 Glenn/TCPC 术后[c] 开窗 TCPC 术后 确认存在血栓形成倾向的患者血栓形成后		

[a] 只用1个动脉导管支架,不用阿司匹林/氯吡格雷(译者注:各单位抗凝方案存在差异,国内通常使用阿司匹林);2个动脉导管支架,只用氯吡格雷;仅在个别病例中会联合应用阿司匹林和氯吡格雷。[b] 如果没有增加的血栓形成的风险。[c] 如存在怀疑:推荐使用香豆素。TAPVR:完全性肺静脉异位引流;TCPC:全腔静脉 – 肺动脉连接

8.6　术后严重出血的处理

由于凝血系统发生前文所述的改变,包括因接触异体材料、低体温、大面积的创面及可能的高纤溶状态,导致血小板及凝血因子的消耗和功能障碍,使每个患者都会面临术后早期即发生大量出血的风险(表8.5)。幸运的是,术后严重出血较为少见。监测基本数据[包括病史、术中出血征象、预防酸中毒、保持体温正常、预防贫血(血红蛋白 >80g /L)、保持正常的血钙(钙即因子Ⅳ),以及预防性应用氨甲环酸以避免纤溶],并在特殊情况下预防性给予凝血因子对术后出血有重要的防治作用,而细致的外科止血也显然必不可少。

因此,除了在体外循环结束时彻底中和肝素(1:1)外,预防性应用氨甲环酸已成为临床常规,例如,在麻醉开始时推注 10mg/kg,然后按 3mg/(kg·h)持续滴注,直至手

术结束。此外,在鱼精蛋白拮抗肝素后,预防性使用纤维蛋白原 50mg/kg 和 PPSP 30IU/kg 有助于止血(特别是对于深低温、再手术、大创面的病例)。

最后需要说明的是,在手术过程中应监测血细胞(血小板)计数,并在必要时进行补充。尽管有上述措施,但如果术中或术后发生严重的出血,必须重新评估止血方案。至少一部分患者需要在术后通过外科手段完成止血,而这并不罕见。

可通过下述方式促进血栓的形成:

- 充分的肝素拮抗,足够的血小板(浓缩血小板输注)、纤维蛋白原 [如新鲜冷冻血浆(FFP)、浓缩纤维蛋白原,冷沉淀] 输注。
- 继发形成血栓:足量输注凝血因子(FFP,PPSB)。
- 纤溶抑制:如氨甲环酸的抑制作用。

表 8.5　术后出血

出血量	$<2 \sim 3$ mL/(kg·h),逐渐减少,渐成浆性液	$<2 \sim 3$ mL/(kg·h),未见减少	$3 \sim 6$ mL/(kg·h)	>5 mL/(kg·h)
血小板	$>100 \times 10^9$/L,否则考虑 1 h 内输注血小板 20 mL/kg	$>100 \times 10^9$/L,否则考虑 1 h 内输注血小板 20 mL/kg	输注血小板	输注血小板
全血激活凝血时间(ACT)	无须检测	检测	检测	检测
纤维蛋白原(FIB)	>1g/L,否则输注 20 mL/kg 新鲜冷冻血浆(FFP)	保持在 1.5g/L 以上(输注 FFP)	保持在 1.5g/L 以上(输注 FFP)输注 FIB	保持在 1.5g/L 以上(输注 FFP)输注 FIB
部分凝血活酶时间(PTT)	<60 s,否则输注 FFP 20 mL/kg	目标 <60s,否则输注 FFP 作为容量补充	输注 FFP 作为容量补充,使血红蛋白 >80g/L	输注 FFP 作为容量补充,有大量输血的风险
D－二聚体	<2,观察	密切注意	警惕纤溶亢进如有必要,查血栓弹力图	主要是通过手术止血
开始低分子量肝素治疗,100IU/(kg·d)	6 h 后	不使用	绝不能使用	绝不能使用
其他		考虑使用血小板,注意中心静脉压和引流量	根据结果输注浓缩血小板,通知顾问医生和外科医生,可考虑使用诺其(重组人凝血因子Ⅶa)	根据结果输注浓缩血小板,通知顾问医生和外科医生,可考虑使用诺其

此时,需要再次评估凝血的基本参数(血红蛋白含量、体温、酸碱状态和钙水平)。如仍然有明显的出血倾向,应采取具体的止血措施。幸运的是,床边检测在许多医院已成为常态,这促使以前的经验性治疗(通常也是有用的)转变为结构化的治疗策略,在某些情况下是预防性的,以纠正凝血障碍、控制出血。

在大多数情况下,人们使用多通道测量仪进行体外凝血检测,从而使凝血系统在手术室内即可获得优化,并使体外循环撤机后的患者在关胸前便达到外科止血的效果。以下将通过范例描述旋转式血栓弹力计(ROTEM)的操作步骤,相关文献中可提供详细信息(图8.2)。

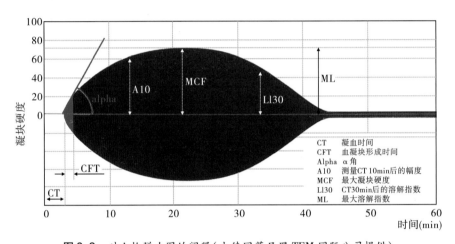

图8.2 对血栓弹力图的阐释(由德国慕尼黑 TEM 国际公司提供)

从本质上讲,该检测过程可以从一个简单的血栓弹力图开始,使用杯中旋转圆筒测量凝血激活的时间(EXTEM、FIBTEM 及 APTEM 中的组织因子和 INTEM 及 HEPTEM 中固有系统的鞣花酸激活情况);当试管中形成第一个凝块时,即获得"CT 值",10min后获得凝块硬度值(A10),还可获得最大凝块硬度(MCF),以及通过纤溶作用完成的潜在再溶解指数——LI30 和 ML。表8.6列出了5种主要检测及其目标值。凝血开始后,正在形成的血块使悬浮在柠檬酸化血杯中的扭摆的偏离受到影响。凝血曲线的幅度(y 轴以 mm 表示)反映了这种影响的程度,x 轴代表时间。相关参考参数如下。

- CT(凝血时间):血凝块导致扭摆偏离达 2mm 的时间。
- A10(测量 CT10min 后的幅度):表明固体血凝块开始形成。
- ROTEM 检测中的最大幅度(MA):代表最大凝块硬度(MCF),是曲线偏离零线的最大偏离度。
- LI30(溶解指数):是指在凝块形成开始 30min 后的凝块幅度与 MCF 的百分比。
- 最大溶解指数(ML):是指凝块形成最大硬度后因纤溶作用引起的最小偏离度与 MCF 的比值(图8.2 和表8.7)。

表 8.6　ROTEM 测试

	激活剂	额外试剂	测量目标
EXTEM	组织因子（TF）		外源性激活途径（香豆素等发挥抑制作用） 整体凝血试验
INTEM	鞣花酸（EA）		内源性激活途径（肝素） 整体凝血试验
FIBTEM	TF	加入细胞松弛素 D,使血小板失活,仅出现纤维蛋白形成,并可能裂解	整体凝血试验（不包括血小板）,以检测纤维蛋白形成和溶解的情况
HEPTEM	EA	加入肝素酶,如果 INTEM 检测中凝血时间延长,要区分是肝素效应还是凝血因子缺乏	区分肝素效应与因子缺乏症（固有系统）
APTEM	TF	加入抑肽酶（氨甲环酸）,在 EX-TEM 检测中血栓减少	提示病因是可治疗的纤溶

表 8.7　ROTEM 测量参数

	CT	A10	MCF（MA）	LI30（%）	ML
定义	从激活到偏离幅度达 2mm 的时间	测量 CT 10min 后凝块幅度(硬度)	最大幅度（硬度）	测量 CT 30min 后相对 MCF 的幅度	最小幅度与最大幅度之比
影响因素	凝血因子、肝素及其他抗凝剂	血小板、纤维蛋白原（因子XⅢ）	血小板、纤维蛋白原（因子XⅢ）	纤溶指数	纤溶指数

CT:凝血时间；MCF:最大凝块硬度；MA:血栓弹力图中的最大幅度；ML:最大溶解指数

　　全血经组织因子激活后,凝血时间更短;在 INTEM 中,鞣花酸激活固有系统后则凝血时间更长。除了得到这种"简单"曲线外,还可通过在其他测量通道中加入特定的试剂,对各种凝血功能障碍进行区分。在测试杯中加入细胞松弛素 D,可使血小板失活。之后,组织因子将诱导凝血,这就使 FIBTEM 可以观察和测量血浆性凝块的形成和溶解。APTEM 可用于测定应用抑肽酶或氨甲环酸后的凝血过程,以便检测和评估纤溶亢进的抗纤溶药物治疗。如果在鞣花酸激活的 INTEM 中测得凝血时间延长,可通过 HEPTEM（加入肝素酶测定）确定延长的凝血时间是由于肝素的作用（凝血时间可显著缩短）,还是因肝素缺乏（肝素酶不能缩短延长的凝血时间）。

　　特别重要的是,除了通过曲线的形状和数字来理解潜在的凝血障碍的病理生理外,还可以在幅度的绝对水平/商及凝固时间的基础上,使有针对性的治疗成为可能,这得益于算法的发展。目前,在儿童心脏手术中,这些算法越来越成熟和标准化,靶向性的凝血治疗使得血液制品的使用越来越少,并使得术中即可开始预防性治疗,避免术后大量出血。

FIBTEM：最大幅度＜8mm，表明需用纤维蛋白原，用量50～100mg/kg。

EXTEM：与正常APTEM相比MCF下降＞15%，表明需用氨甲环酸，用量10mg/kg，可重复给药。

然而，如上所述，几乎没有必要预防性地使用这些药物。此外，如果FIBTEM幅度正常（纤维蛋白原正常）、而EXTEM及INTEM最大幅度降低，则说明血小板存在问题。如果此时MCF小于45mm，则应输注血小板，如果存在相关病史，则应启动特异性检查以识别血栓病，例如，通过血小板描记的血栓弹力图进行鉴别。

如果EXTEM和INTEM（在HEPTEM中没有肝素酶的相关作用）提示凝血时间明显延长，也可以表明外源性凝血系统的凝血因子不足（EXTEM中凝血时间＞100s），可以开始输注PPSB（30～50IU/kg）。然而，不应把凝血活性药物的使用变成一个无人干预的自动过程，特别是在以下情况：体循环或肺循环呈现分流依赖、正在使用循环辅助装置、冠状动脉手术及被动肺灌注。在这些情况下，高凝状态可能是有害的，而出血甚至是严重出血的危害则可能相对较小。心脏手术后出血经常发生在胸腔内，这除了因一定程度的慢性容量不足伴引流不足之外，在大多数情况下还存在急性压塞使心脏充盈障碍的危险。

◆ **心包压塞的症状与处理**

• 低血压，并呈现明显的波动，中心静脉压升高，经补液后血压反应良好，心动过速。

• 血氧饱和度曲线和血压曲线出现摆动（因为每搏输出量的波动大）。

• 引流管只引出很少或非常浓的血液，或突然没有引流液（"从100到0"）。

• 可由超声得出诊断，应特别探查右心房周围的区域。

• 补充容量：输注浓缩血小板和FFP，如有必要，使用浓缩红细胞。

• 急查凝血指标（始终在术后第1次抽血时进行）及ACT，如有可能还要做ROTEM。

• 如果血小板＞100×10^9/L、ACT延长：给予50～100IU/kg鱼精蛋白（注意：鱼精蛋白可加重低血压）；如果排除肝素反弹所致，需准备FFP。

• 如有低血压，超声提示积液，并伴高中心静脉压：

－进一步补充容量，启动去甲肾上腺素灌注维持灌注压，用力抽吸引流管。

－床边紧急干预，但如果时间充裕，可待患者情况稳定后转入手术室行急诊开胸探查。

－复苏期间也可紧急开胸，但几乎无此必要。

－确保有足够的血液制品。

- 血压低且中心静脉压正常或偏低时,通常是大量出血的表现,用力抽吸引流管可以很容易地引出血液,但可导致容量不足、贫血、心动过速和动脉压波动:

　　– 输注 FFP、浓缩血小板、浓缩红细胞补充容量;如果 ACT 高,必要时给予鱼精蛋白。

　　– 如果有时间,需行 ROTEM 分析,因为这可以迅速鉴别出血的原因:是血小板缺乏/低纤维蛋白原血症、肝素作用还是纤维蛋白溶解所致。

　　– 如果排除了纤溶亢进(低纤维蛋白原血症)、血小板减少症、肝素作用和凝血因子缺乏(尝试给予 PPSP),在危及生命的出血情况下,可给予活化的因子Ⅶ(诺其):单剂 4500 ~ 6000IU/kg,相当于 90 ~ 120μg/kg。

　　– 使用诺其的前提是:作为凝血酶原激活物的血小板功能良好,且有充足的纤维蛋白原。

　　– 注意:在存在体 – 肺动脉分流或行体外循环(如 ECMO)时,如果并未出现危及生命的情况,禁止使用诺其。

　　– 密切观察(超声),优化凝血功能,通知外科医生。

　　– 持续地捏挤引流管。

◆ 如何优化血液制品的使用

- 浓缩血小板储存于室温,保持振荡,最长不超过 1 ~ 2h。

- 为了获得最大活性的 FFP,仅在下达医嘱后才开始解冻。FFP 的活性随时间变化会损失,因此应在 0.5 ~ 1h 完成输注。实际上,解冻超过 6h 的 FFP 无进一步的凝血作用,但可用于补充容量。

- 浓缩红细胞、浓缩血小板和 FFP 含有柠檬酸盐和蛋白质,因此,在大量输注这些血制品时,应注意钙离子水平,低钙血症会导致术后心功能减弱、凝血功能障碍和心律失常(每 1 ~ 2h 查一次血气分析),必要时应补钙。

- 应用凝血因子时,输注时间需 5min(诺其除外)。

- 绝对不要在输注浓缩血小板/FFP 的同时,经同一输液管路输入因子Ⅶa,否则在管路内即可形成血凝块;也应严格避免将因子Ⅶa 与 PPSB 同时给药(须间隔4 ~ 6h),以避免发生血栓栓塞。

8.7　纤溶亢进所致出血

　　伴随介质的大量释放,凝血过程将被过度激活,同时伴有纤溶亢进(图 8.2)。危险因素包括大手术、大量失血、体温过低、酸中毒、脓毒症。在这种情况下,仍然会形成原发血栓,但血栓又会被迅速分解,因此出血仍在继续,但凝血因子/血小板却被消耗。

最初,仅在局部出现状况,随后将演变为弥散性血管内凝血(DIC)。

纤溶酶激活可引起纤维蛋白原的消耗,相应的 PTT 延长、PT 缩短(DIC 的高凝期)或延长(这两个指标可用于测试凝血酶激活物和纤维蛋白形成),以及纤维蛋白降解产物(D - 二聚体)的形成。

自从血栓弹力图(TEG)和旋转式血栓弹力计(ROTEM)被引入以来,这两种方法可在纤溶过程刚刚开始时,甚至在围手术期,就能检测到纤维蛋白溶解,但人们发现这种凝血障碍很少是术后大出血的原因。如上例所述,可以在手术开始时即长时间持续给予氨甲环酸。然而,使用氨甲环酸(通过复合形式阻断纤溶酶)的前提是假定纤维蛋白原的数量足够,因此在纤维蛋白原低于 1.5g/L 时应补充 (表 8.8)。

表 8.8 疑似纤溶亢进

出 血	PTT	PT	FIB	血栓形成	D - 二聚体	TEG/ROTEM
纤溶亢进	↑	↓	↓	↓	↑	见上

PTT:部分凝血活酶时间;PT:凝血酶原时间;FIB:纤维蛋白原;TEG:血栓弹力图;ROTEM:旋转式血栓弹力计

公式 36

纤维蛋白原剂量 (g) = 目标增加量 (g/L) × 0.05 × 体重(kg)

(例如:对于一名 10kg 的患者,拟将纤维蛋白原水平从 0.5g/L 升高到 1.5g/L,须给入 0.5g 纤维蛋白原)。

如果血浆凝血指标及血小板计数正常,但仍存在持续出血,还应考虑是否存在因创面血肿导致局部高纤溶的可能,在这种情况下,再开胸探查或可解决问题,即使探查没有发现出血,凝血试验也基本正常。

可以在以下链接中找到对 ROTEM 的解释:https://learning. rotem. de/en/。

最后,血栓病显然也能引发严重的出血。这些情况可能是先天的(通常是 vW 因子缺陷),也可能是因血小板聚集抑制剂引起;前者较少见,后者更常见。除了病史、临床出血症状的改善,以及可见 ROTEM 的最大幅度外,如果需要,还可以通过特定的检测手段来评估血小板聚集。不同制造商提供了多种使用阻抗聚集法的自动检测程序,用于测试血小板聚集受抑制程度及其原因。可以直接测试血小板受体(ATP、GPⅡb/Ⅲa、vW 因子、PGE1 及血栓素 A2)的活性抑制,还可以间接检测代谢物介导的血小板激活抑制剂的生成,如环氧酶抑制剂等,并以定量的方式确定其受抑制的程度。但是,这对儿童心脏手术后急性出血(有已知的既往病史)的诊断和治疗仅起到次要的作用。如果上述措施没有对出血产生任何影响,特别是在输注血小板之后,则应给予去氨加压素(例如 0.3μg/kg 静脉推注),而不是经验性地怀疑 vW 因子不足并给予相应治疗。如果仍然没有效果,可直接给予 vW 因子,剂量为 50~100IU,并与因子Ⅷ联用。

另一种替代阻抗聚集法的评估方法是血栓弹力描记术中全血凝血曲线与添加花生四烯酸、ADP 或其他试剂后检测的样本。这些分析方法在体外支持系统的长期抗凝中比在术后出血的治疗中发挥更大的作用。设备制造商通常有指定方法以监测所用的血小板聚集抑制剂的滴定（例如，参见 Berlin Heart Protocol）。

8.8 肝素诱导的 Ⅱ 型血小板减少症（HIT – Ⅱ）

血小板因子 4（PF4）与肝素分子结合后，其表面发生改变。免疫系统对这些表面改变了的"外来"PF4 形成抗体。肝素、PF4 与抗体复合物结合并激活血小板，最终会导致血液中血小板数量的下降和血管阻塞。从肝素化开始的第 5 天，约 70% 的病例血小板降至 $(20 \sim 80) \times 10^9/L$，但早在开始肝素化的第 1 天，这种血小板计数下降的情况就可以发生。接下来可能发生以下情况：动、静脉血栓，皮肤损伤，输注部位出现进行性坏死，全身症状（发热、寒战、血压下降、呼吸困难）。

如果仅有轻度怀疑，可进行以下检测：

- 抗肝素抗体检测（抗原检测或快速检测）。
- 检测血小板活化（患者血清 + 外来血小板），如果检测到血小板活化，则非常有可能存在 HIT Ⅱ。

区别上述两种测试的原理很重要：抗原测试可以用来证明 HIT 抗体的存在，而血小板活化测试则用来证明这种抗体"打开了什么"。

若临床怀疑发生 HIT Ⅱ（不明原因的血小板减少症，可能与血栓形成或栓塞有关），应立即停用肝素，开始使用水蛭素/阿加曲班抗凝。除非存在危及生命的出血风险，否则不使用苯丙香豆素、低分子量肝素或浓缩血小板。检查所有血液制品中肝素的含量，用不含肝素的液体进行动脉冲管等也是非常重要的。

水蛭素（Refludan，Lepirudin，重组水蛭素）是凝血酶灭活剂，具有即刻起效、不可拮抗的特性。采用 PTT（ACT）进行监控。过量使用后会出现无法控制的出血倾向，因此，PTT 不应超过 60s。应用时需逐渐增加剂量，在监测 PTT 下，每 2 ~ 4h 增加 $0.025mg/(kg \cdot h)$，直到 PTT 达到 $50 \sim 60$ s；以 $0.05mg/(kg \cdot h)$ 长期滴注。不要与其他凝血抑制剂（阿司匹林等）联用。药物不良反应包括出血，少数情况下还有过敏反应。本药仅用于治疗 HIT Ⅱ。备选药物是阿加曲班（Agatra）。

血小板减少症的其他可能原因包括：

- 除肝素外的其他药物，如奎宁、奎尼丁、复方磺胺甲基异噁唑、利福平、对乙酰氨基酚、双氯芬酸、卡马西平等。
- EDTA 诱发的假性血小板减少症、输血后紫癜、全身性血液病。
- 脓毒症、免疫性血小板减少症、血栓性血小板减少性紫癜。

8.9 ECMO 和连续性血液净化装置(Prismaflex)中的抗凝治疗

与人工心肺机类似,由于血液与异物表面的持续接触,ECMO 或血液透析会诱发血小板/凝血因子功能障碍,并伴有潜在的消耗。血泵还可引起溶血,不仅是自溶,还可通过介质的释放和活化使血管内持续凝血。这是体外循环存在时间限制的原因之一。为了尽可能延长使用时间,必须在抗凝和出血保护之间找到个体化的平衡。在这种情况下,由于凝血、溶血和出血的复杂相互作用很容易被感染打乱,因此预防感染和全身炎症反应综合征至关重要。

由于 ECMO 通常并不是计划中的,而是作为一种紧急治疗或长时间体外循环手术后的最后手段,最初的抗凝尤其困难。因此,出血往往是初期阶段的主要特征(表8.9)。此时的主要问题是:

- 胸腔内出血是否充分引流/延迟关胸的皮肤补片是否突起?
- 是否存在因大量输血(超过患者血容量的 1.5~2 倍)而发生并发症的风险?
- 凝血是否被抑制到需要采取对策的程度?

表 8.10 说明了 ACT 是一种整体抗凝疗效的检测手段,主要检测肝素疗效、体内血小板功能和凝血因子(尤其是纤维蛋白原)。由于出血是 ECMO 所面临的主要问题,因此,充分引流是关键点。以下是出血的主要潜在原因:外科出血,血小板减少/血小板无力症,由凝血功能障碍或纤溶亢进引起的出血。由于 DIC 和纤溶亢进之间存在重叠,因此两者之间并非总能清晰地区分开来。此外,由于医源性的高凝状态(诺其的使用)会导致设备内的凝血,从而影响 ECMO 的辅助功能,故治疗上必须谨慎。

表 8.9　ECMO 稳态下的目标值

	目标值	监测频率	出血	检查
血红蛋白,血细胞比容	100g/L,30%~40%	每次血气分析时	引流液	每班 2 次
ACT	180~200 s	每次血气分析时	颅内出血	每天 1 次
血小板	>(80~100)×10⁹/L	每 6h	主要在胸内	X 线或超声,取决于通气
PTT, FIB, ATⅢ	>70~80s, >1.5g/L, >70%	每 6h	腹部	超声
D-二聚体	<1mg/mL	每 12h	消化道出血	视情况检测粪便
仅在触珠蛋白饱和时存在游离血红蛋白	0.1g/L	每 12h	尿液颜色临床溶血	护理

ECMO:体外膜肺氧合;ACT:全血激活凝血时间;PTT:部分凝血活酶时间;FIB:纤维蛋白原;ATⅢ:抗凝血酶Ⅲ

表 8.10 无明显出血的情况

最简单的情况（A）	凝血被抑制（B）	凝血被抑制（C）	凝血相对未被抑制（D）	凝血被抑制
ACT 140 ~ 190s	ACT > 220s	ACT 180 ~ 220s	ACT 160 ~ 180s	ACT 160 ~ 180s
无明显出血	无明显出血	无明显出血	无明显出血	无明显出血
血小板 > 100 × 10^9/L	血小板 > 100 × 10^9/L	血小板 > 100 × 10^9/L	血小板 > 100 × 10^9/L	血小板 < 80 × 10^9/L
PTT 没有或稍微延长	PTT 明显延长 > 120s	PTT 明显延长 > 120s	PTT 没有或稍微延长	PTT 延长
FIB > 1.5g/L，AT Ⅲ > 70%	FIB 1.5 ~ 2g/L	FIB < 1g/L	FIB 1.5 ~ 2g/L	FIB > 1.5g/L
血红蛋白约 100g/L	血红蛋白 100g/L	血红蛋白约 100g/L	血红蛋白 < 80g/L	血红蛋白约 100g/L
开始注射肝素 100IU/（kg·d）	不用肝素	最小剂量或不用肝素	开始用肝素 100IU/（kg·d）	开始肝素化，输注浓缩血小板（用时 1h）
每 1~2h 监测 ACT，保持目标范围	1h 后复查 ACT，如有必要执行（A）	1h 内输注 20mL/kg 新鲜冷冻血浆，然后监测凝血及 ACT	输注红细胞，每小时监测 ACT	在输注浓缩血小板时及之后立即监测

ACT：全血激活凝血时间；PTT：部分凝血活酶时间；FIB：纤维蛋白原

虽然 TEG（在这种情况下为全血检测和肝素酶两通道检测）是一种有用和有意义的检测，但 ROTEM（可辅以血小板分析）也可以为快速决策提供帮助（表 8.11）。

通过补充纤维蛋白原/FFP、红细胞及审慎地抗纤溶治疗等来改变全身的凝血状态，如果还不能减少出血，那么再开胸止血将是最后措施。如果体外循环系统中存在血栓，还需更换系统。

当体外循环（如 ECMO、心室辅助装置、连续静脉-静脉血液透析）发生出血的情况时，也应考虑"获得性 vW 综合征"的可能性，需检测因子Ⅷ和 vW 因子；治疗上使用 Haemate（因子Ⅷ和 vW 因子的复合物）。

8.10 Prismaflex

Prismaflex 是一种连续性血液净化装置，其凝血管理比较简单，因为该装置无须打开体腔即可通过 Sheldon 导管获得血流。建议采取以下措施：

- 血小板计数高于（80 ~ 100）× 10^9/L，每天行 2 次血常规检查。
- PTT 应大于 60s，ACT 应大于 180s，每天测量凝血/溶血指标 2 次。
- 纤维蛋白原大于 1.5g/L。
- 每 4 ~ 6h 测 ACT。
- 保证充足的血流量。

表 8.11 ECMO 中出血的特异性检查

	血小板减少症	DIC	纤溶亢进	肝素过量
PTT	正常	↑	↑	↑
PT	正常	↓	↓	正常
ACT	↑	↑	↑	↑
血小板	↓	↓	可能↓	正常
FIB	正常	↓	可能↓	正常
D-二聚体	正常	可能↑	↑	正常
TEG 中的 MA	轻度至重度↓	重度↓	正常,可继发 MA↓	正常到轻度↓
R 时间	正常	可能↑	正常	↑↑

PTT:部分凝血活酶时间;PT:凝血酶原时间;ACT:全血激活凝血时间;FIB:纤维蛋白原;DIC:弥散性血管内凝血;MA:血凝块最大幅度;TEG:血栓弹力图;R 时间:在 TEG 中对应最大凝块硬度,在 ROTEM 中对应凝血时间

Sheldon 导管越粗,越容易发生凝血;导管越细,溶血的可能性越大。每 4~6h 测一次 ACT,每天测量 2 次碱剩余、血细胞计数、凝血指标。根据专用监测设备(压力)和患者的体征(出血征象),通常可以充分把握溶血的征象。在第 4 章中已详述了技术细节,包括与体重相应的导管尺寸,同时也阐述了在该装置中使用柠檬酸盐抗凝的策略。

8.11 Berlin Heart 的抗凝

ECMO 只能暂时性替代心肺功能;与 ECMO 不同的是,心室辅助装置(VAD)的目标则是更长期的辅助,本节以 Berlin Heart EXCOR 为例进行阐述。

由于 VAD 产生的是搏动性血流,且管路中没有 ECMO 中所使用的氧合器,因此,在渡过了耗时的初始阶段之后,需进行长期的凝血治疗。因此,口服抗凝药物有其优势。尽管在如何进行凝血管理的问题上,Berlin Heart 的操作指南与我们 Giessen 中心的"现实"存在差异,但在启动 EXCOR 时,应首先遵循这些操作指南(参考 Berlin Heart 公司的抗凝建议,可在 Berlin Heart 针对医疗专业人员的网站上找到)。

患者从手术室转入 ICU 后,必须反复进行超声心动图检查,排除胸内血肿及心包积液。用新鲜血液(最好是穿刺取血)即刻做 ROTEM 分析(包括血小板功能测试)或较简单的 TEG 分析(约 10min),同时行凝血指标和 ACT 检查及血气分析。通过 TEG 自动进行血小板图谱绘制至少需要 1h,这并不适用于 ICU,因此并未列入 ICU 常规,而且其结果也往往难以评估。相比而言,在实验室内应用 ROTEM 阻抗法进行综合测定更有优势。但在个别情况下,有必要与检验科及 Berlin Heart 厂家进行确认:在 ICU 内所进行的血小板功能测定是否适用于这种体外循环(表 8.12 和表 8.13)。

表 8.12　Berlin Heart 装置的抗凝

术后早期	术后最初几天	术后 2~3 周	稳定后
12~24h 不用肝素	肝素 10~20IU/(kg·h)	尽快拔除胸腔引流管	用苯丙香豆素替代肝素
出血停止才使用肝素	目标 PTT 50~60s,目标 ACT 180~200s 或抗 X a 0.8~1.0IU/mL	加用阿司匹林 1mg/(kg·d)	目标 INR 2.0~3.0

PTT:部分凝血活酶时间;ACT:全血激活凝血时间;INR:国际标准化比值

表 8.13　Berlin Heart 装置的出血诊断

术后早期	术后 6~8h	术后第 1 天	术后第 2~4 天	之　后
凝血检测	凝血检测	凝血检测	凝血检测	开始应用双嘧达莫,必要时每日服用阿司匹林 1~2mg/kg,每天 4 次
血细胞计数	血细胞计数	血细胞计数	血细胞计数	监测 TEG
ACT	ACT	ACT	ACT	R 时间反映肝素的情况(正常 20~30 min)
超声	超声	超声	超声	TEG 及血小板描记图,目标 ADP<50%,目标花生四烯酸<30%
	开始用 UFH 100~200IU/(kg·d)	UFH 300IU/(kg·d) 或更大剂量,目标 PTT 50~60s	改为 LMWH,目标抗Xa 0.8~1 IU/mL 或使用苯丙香豆素	血小板描记图较费时,可能有很多错误,常常无法重复

PTT:部分凝血活酶时间;ACT:全血激活凝血时间;UFH:普通肝素;LMWH:低分子量肝素;TEG:血栓弹力图;ADP:二磷酸腺苷

在口服抗凝药物的起始阶段,常规临床策略是将抗 X a 水平维持在约 1IU /mL 水平,并加用低剂量的血小板聚集抑制剂。

还应特别注意检查 VAD 的腔室和管道,以便能尽早发现一些很小的沉积物。另外,如果任何临床或实验室指标提示有感染迹象,监测间隔时间必须缩短,此类患者面临高凝风险。

注意:所出现的胃肠炎症状通常与抗凝药物的吸收改变有关。

8.12　血栓形成倾向

在新生儿和发育高峰期儿童中,除了因血管壁创伤(手术、炎症、静脉通路、外压)和血流发生变化(手术中的淤滞、固定、外压等引起的血流阻塞)外,凝血功能障碍是他们发生血栓的主要原因。这些反过来又可能是由外源性疾病或病因(外伤、窒息等),或凝血系统的先天性变化引起的。凝血系统变化的各种机制开始发挥作用(表 8.14)。

表 8.14 血栓的成因

血管壁	血 流	外源性凝血障碍	内源性凝血障碍	细节（基本调查）	非常罕见（咨询血液科后检查）
手术/创伤	手术	窒息	抗血栓蛋白的变化	ATⅢ,蛋白 S,蛋白 C	纤维蛋白原异常、肝素辅因子缺乏症、异常纤溶酶原或低纤溶酶原血症、罕见的遗传多态性
炎症	制动	脓毒症、感染	凝血因子突变	因子 V Leiden（G1691A）＝ APC 抵抗,凝血酶原（G20210A）	
压迫	压迫	脱水	代谢障碍	MTHFR 多态性,高胱氨酸尿（同型半胱氨酸水平 < 13 μmol/L）	
静脉通路、肿瘤	血流动力学改变	风湿病、肿瘤、白血病	血浆蛋白升高	脂蛋白（a）	
炎症	心力衰竭	药物治疗			
瓣膜缺损		肾病综合征			

APC:活化蛋白 C;MTHFR:亚甲基四氢叶酸还原酶

　　显然,可以在任何时候进行基因检测,无须一定在手术或发生血栓时进行。可在相关事件发生 3 个月内,通过穿刺采血样本进行凝血蛋白测量和分析（表 8.15）。检查结果对术后治疗有直接影响,特别是对于那些存在右向左分流及最终选择单心室姑息治疗的复杂心脏畸形患者。因此,在诊断为血栓形成倾向（thrombophilia）后,应在术后即刻开始苯丙香豆素化。对于这些患者,术前应常规进行Ⅰ级凝血试验分析（表 8.16）。

　　对于其他患者,程序如下:在没有其他危险因素的情况下,如果血栓发生在不寻常的部位——肠系膜、大脑、动脉——则必须启动Ⅰ级诊断程序。如果该程序没有结果,咨询血液学专家以进一步诊断血栓形成倾向。

8.13　溶栓治疗

　　溶栓因纤溶酶原激活而启动,最终通过纤维蛋白溶解而达到溶栓的目的。r-tPA（重组组织型纤溶酶原激活剂）仅作用于已经发生结合的纤维蛋白,即在血栓形成以后,该活性物质明显优于链激酶（儿童常见过敏反应）和尿激酶。尿激酶仍偶尔用于导管血栓形成。r-tPA（临床常用制剂为阿替普酶）最好是在获得父母签字同意后使用。

表 8.15　凝血蛋白年龄相关正常值

参　数	新生儿	3 个月	6 个月	1~5 岁	6~9 岁	10~18 岁
活化蛋白 C（%）	35(14~55)	55(25~82)	60(38~95)	75(45~102)	84(64~125)	88(62~128)
蛋白 C 抗原（%）	30(12~50)	50(22~75)	55(40~100)	70(45~98)	80(55~120)	82(55~120)
游离蛋白 S 抗原(%)	38(15~55)	55(35~92)	77(45~115)	78(62~120)	80(62~130)	85(60~140)
总蛋白 S 抗原(%)	35(14~55)	58(35~90)	75(50~110)	85(60~120)	82(59~118)	80(60~115)
抗凝血酶（%）	52(30~85)	90(55~120)	98(65~126)	101(85~140)	100(85~136)	98(84~139)
纤溶酶原（%）	50(35~70)	68(45~95)	87(65~100)	98(63~123)	95(68~120)	90(70~115)
脂蛋白(a)（mg/dL）	4.4(0~125)					

改良自参考文献 [4]。数值为中位数,括号内为范围

表 8.16　血栓形成倾向的分级凝血试验

Ⅰ 级	Ⅱ 级	Ⅲ 级
血细胞计数、凝血、C-反应蛋白（FDP, FIB, TT, 蛇毒凝血酶时间）	纤维蛋白原异常　因子Ⅷ、Ⅺ、Ⅻ、vW 因子(活性和多聚体)	
ATⅢ（%）	肝素辅因子	血小板聚集
蛋白 S	纤溶酶原活性	纤溶酶原活性
蛋白 C	血红蛋白电泳	TFPI
抗磷脂抗体	功能活化蛋白 C（APC)抵抗	
因子 V Leiden（APC 抵抗）		
同型半胱氨酸(<13 μmol/L)		
狼疮抗凝物		
脂蛋白(a)		

FDP:纤维蛋白降解产物；FIB:纤维蛋白原；TT:凝血酶时间；ATⅢ:抗凝血酶Ⅲ；TFPI:组织因子途径抑制剂

在儿童心脏重症监护中,由于患者通常有心脏外科手术史、颈静脉血管穿刺史和动脉穿刺置管史,因此用药指征必须谨慎地确定。在发生会带来严重后果的栓塞事件中,可考虑应用。

- 严重栓塞性脑梗死后 6 h 内,且在排除脑内或颅内出血后。
- 栓塞性肢体梗死,即将面临截肢。
- 急性肺栓塞或腔静脉阻塞,双侧肾静脉血栓形成。
- 完全性腔静脉阻塞。

推荐的单次剂量为 0.5mg/(kg·h),持续 6h。也可以进行长时间的低剂量治疗——鉴于阿替普酶的半衰期较短,可在 2min 内给药 0.1~0.2mg/kg,然后在 24h 内给药 0.05~0.1mg/(kg·h)。危及生命的血栓栓塞:单剂推注 0.1~0.2mg/kg,然后用 2h 输注 0.8mg/kg。在阿替普酶治疗期间,任何新发的体表出血都可以得到很好控制,但如果发生脑出血,则往往预后不良。

除了使用阿替普酶进行溶栓治疗外,还建议使用低分子量肝素[初始剂量为 300IU/(kg·d)]进行 PTT 显效的抗凝治疗,PTT 的目标值为 50~60s。

为了保证足够的纤溶酶原浓度,应同时给予 10mL/kg 的新鲜冷冻血浆,如有必要,每 6h 一次。

8.14　尿激酶用于导管溶栓

对于这一问题,有许多不同的建议,而其间的共识是:

- 需排除导管扭曲为栓塞的原因。
- 需排除存在配伍禁忌的药物共同作用导致沉淀(它们不能被溶解)。
- 鼓励患者改变体位,增加胸膜腔内压(Valsalva 动作、咳嗽)。
- 然后尝试进一步冲洗导管。

如果仍然无法从导管抽血,可根据以下算法给予尿激酶,例如:5000IU/mL(溶于生理盐水),每 10min 推注一次,推注药物的剂量取决于导管腔容积,其间进行试验性抽吸。给药方案见表 8.16。需要注意的是,使用小型注射器推注可能会产生极高的压力,进而导致导管破裂或泄漏。因此,应使用 5mL 或更大的注射器。对于超过 10kg 的儿童,可尝试经中心静脉导管给予阿替普酶进行冲洗,注射 1~2mL 药物(稀释至 1mg/mL)到阻塞的腔内,并停留约 1h。

抽吸导管后,用生理盐水反复冲管,并尝试抽吸,可重复几次(如每 2 h 一次)。在每次冲洗之间,应使用肝素钠封管。如果血管状况非常差,可尝试使用 Seldinger 技术通过中心静脉导管临时送入一根导丝,再通过导丝送入血管扩张器,但存在感染风险。

所有的溶栓程序都会增加出血的风险,因为需在患者体内注射大量溶栓药物。因此,需要进行风险–获益评估,尤其是对于早产儿、新生儿及脑出血或体外循环后的患者(表 8.17)。苯丙香豆素化在表 19.4 的药物清单中有简要介绍。

表 8.17 导管血栓形成

	尿激酶	每 10min 重复一次
新生儿	0.5mL 2500IU	不用于手术后、颅内出血及早产儿
<10kg 单腔导管	1mL 5000IU	适用于所有人
<10kg 双腔导管	1mL 5000IU/导管分支	
>10kg 单腔导管	1.5mL 7500IU	
>10kg 双腔导管	1.5mL 7500IU/导管分支	

推荐阅读

[1] Berlot G. Hemocoagulative problems in the critically ill patient. Heidelberg：Springer, 2012.

[2] Blanchette VS, et al. SickKids handbook of pediatric thrombosis and hemostasis. 1st ed. Basel：Karger, 2013.

[3] Eaton MP, Iannoli EM. Coagulation considerations for infants undergoing cardiopulmonary bypass. Pediatr Anesth, 2011, 21：31 – 42.

[4] Ehrenforth S, et al. Multicentre evaluation of combined prothrombotic defects associatedwith thrombophilia in childhood. Eur J Pediatr, 1999, 58：S97 – S104.

[5] Grassin-Delyle S, et al. A practical tranexamic acid dosing scheme based on population phar macokinetics in children undergoing cardiac surgery. Anesthesiology, 2013, 118：853 – 862.

[6] Monagle P, et al. Antithrombotic therapy in neonates and children antithrombotic therapy and prevention of thrombosis. 9th ed. American College of Chest Physicians Evidence-Based Clinical Practice Guidelines. Chest, 2004.

[7] Nichols D. Roger's textbook of pediatric intensive care. 4th ed. Philadelphia：Wolters Kluwer/Lippincott Williams & Wolkins, 2008.

[8] Weber CF, et al. Point-of-care testing：a prospective, randomized clinical trial of efficacy in coagulopathic cardiac surgery patients. Anesthesiology, 2012, 117(9)：531 – 547.

第 9 章

肺动脉高压

Rainer Zimmermann   Dietrich Klauwer

9.1　肺动脉高压的定义

　　肺动脉高压（PHT 或 PAH）通常定义为平均肺动脉压超过 25mmHg，可能由毛细血管前和毛细血管后的因素造成。PHT(pulmonary hypertension)这一一般性名词指代了所有形式的肺动脉高压，特别是那些毛细血管前、后成分均存在的情况；而 PAH (pulmonary arterial hypertension)侧重于毛细血管前性肺动脉高压。

　　毛细血管前肺动脉高压定义为平均肺动脉压（PAPm）≥25mmHg、肺动脉楔压（PAWP）≤15mmHg、肺血管阻力（PVR）> 3 Wood 单位（WU）。PAPm≤20mmHg 为正常；PAPm 21～24mmHg 的临床意义尚不明确。单纯肺动脉高压的典型例子是特发性肺动脉高压，左心疾病常常同时存在肺毛细血管前和毛细血管后肺动脉高压。

　　值得注意的是，Fontan 循环/TCPC 是一个常规定义的特例：由于缺乏右心室泵，被动的肺血流依赖于中心静脉压和心室舒张末压之间的压力阶差及肺血管阻力。在这些患者中，几乎不可能遇到其肺动脉压力高达肺动脉高压定义值的情况；因此，即使他们的肺血管阻力仅发生轻微升高，也同样会造成严重问题，因为 Fontan 循环内的压力是不可能出现代偿性升高的。

R. Zimmermann (✉)

Global Medical Affairs，Actelion Pharmaceuticals Ltd. ，Allschwil，Switzerland

e-mail：rzimme15@ its. jnj. com

D. Klauwer

Department of Pediatrics，Singen Medical Center，Gesundheitsverbund Landkreis Konstanz，Krankenhausbetriebsgesellschaft Hegau-Bodensee-Klinikum，Singen，Germany

© Springer International Publishing AG，part of Springer Nature 2019

D. Klauwer et al. （eds. ），*A Practical Handbook on Pediatric Cardiac Intensive Care Therapy*，https://doi. org/10. 1007/978-3-319-92441-0_9

第 9.2.2 节详述了国际上对于肺动脉高压的有效分类方法。

9.2 肺动脉高压的分类

根据不同的标准,可以对导致肺动脉高压的临床病因或与肺动脉高压相关的临床表现进行分类。因此,肺动脉高压存在不同的分类方式。

9.2.1 根据解剖起源进行分类

根据解剖情况和发生机制,可将肺动脉高压分为以下几类。

- 毛细血管前肺血管阻力升高:这是肺动脉血管床的病理变化所致,包括血管收缩、血管闭塞和血管阻塞。最主要的儿科病因是:
  - 特发性或遗传性(家族性)肺动脉高压,较罕见。
  - 正常肺血管床血流增加,肺血管阻力初期正常,亦即先天性心脏畸形导致左向右分流、心排出量增加。
- 毛细血管后肺血管阻力升高:
  - 肺静脉梗阻。
  - 左心房或二尖瓣梗阻。
  - 左心室梗阻,例如,由于主动脉狭窄所致的左心室流出道梗阻。
  - 左心室功能障碍:限制性升高/顺应性障碍/淤血(左心室舒张末期压升高→左心房压升高→肺静脉压高→肺毛细血管压升高→即刻、直接、反应性地导致肺动脉压升高)。

这种分类是实施个体化治疗策略的基础。在大多数情况下,明智的做法是:仅在原发性毛细血管前阻力升高时才有可能将肺血管阻力降至理想状态;而在毛细血管后阻力升高的疾病中,降低肺血管阻力会出现问题,甚至通常是禁忌的,此时的重点必须是针对潜在问题(如左心室功能障碍)进行有效治疗。我们一定要意识到:当存在毛细血管后梗阻时,降低已经反应性升高的毛细血管前阻力(如因药物诱导),可能在数小时内发生肺水肿;如果存在左向右分流,分流量反而会增加。

9.2.2 根据临床病因分类

在 2015 年 ESC/ERS 指南的临床分类中,根据病因学将不同的肺动脉高压分为 5 组:

- 肺动脉高压,包括与先天性心脏病、肺毛细血管瘤病(PCH)有关的肺动脉高压,以及新生儿持续性肺动脉高压(PPHN)。

- 由左心疾病所导致的肺动脉高压。
- 由肺部疾病和(或)缺氧引起的肺动脉高压。
- 慢性血栓栓塞性肺动脉高压,或由于其他肺动脉阻塞所致的肺动脉高压,如先天性肺动脉狭窄。
- 有其他临床特征的混合性肺动脉高压(如淋巴管瘤病)。

与先天性心脏病相关的肺动脉高压(PAH-CHD),可分为4组:

- 艾森曼格(Eisenmenger)综合征。
- 体-肺分流相关的肺动脉高压。
  - 可手术。
  - 不可手术。
- 肺动脉高压合并小的分流。
- 畸形矫治之后的肺动脉高压。

9.3 可能的症状和相应的检查结果

表9.1所列的大多数症状和表现,可在疾病进程中的某个时间点或轻或重地表现出来。

表9.1 肺动脉高压的表现

临床表现	警 告	心电图	X 线	超 声
呼吸困难、疲乏、一般状况欠佳、活动耐量降低	呼吸困难,没有检测到心脏和肺部疾病	SⅠ-QⅢ型	可以是正常的,特别是在发病时	通过三尖瓣反流估计收缩期肺动脉压[a]
心绞痛、晕厥、上腹部疼痛(充血性胃炎)	不明原因的呼吸困难加重	右心室肥大征象	肺动脉段突出,肺动脉中部扩张,可见右肺动脉中部管腔扩张	下腔静脉未随呼气塌陷,提示右心室衰竭伴右心房压升高
腹水、水肿、充血、咳嗽、肝肿大、发绀、腰围增加	第二心音分裂或亢进,出现第三心音或第四心音	右束支传导阻滞	血管口径突然改变伴外周血管纹理减少,肺尖部肺血增多	右心室扩张
安静状态下有症状意味着病情严重,NYHA 分级 Ⅲ~Ⅳ级	三尖瓣关闭不全(收缩期杂音),肺动脉瓣关闭不全(舒张期杂音)	低氧血症和右心房扩张导致的室上性心动过速	右心扩大	室间隔平直、左偏,左心室疾病(瓣膜、心房、心室),肺静脉梗阻

NYHA:纽约心脏协会。[a] 注意:即使在肺动脉压明显升高的晚期肺动脉高压中,也不一定存在可测量的三尖瓣关闭不全,即它可能无法通过多普勒检测和测量

9.4　肺动脉高压的病理生理学

与体循环相似,肺循环中的心排出量(Q),必须在右心室所产生的压力作用下通过肺血管输送,此压力水平主要取决于需要克服的肺血管阻力。从右心室和(或)肺动脉干到左心房的过程中,血压下降,此压差称为跨肺压力阶差(TPG)。该下降量表示为:

公式 37

> 跨肺压力阶差 = 平均肺动脉压 – 左心房压

在其他参数中,肺血管阻力(PVR)取决于整个血管系统的横截面积(r^4)和长度(l),血液的流动特性(黏度 η)也有影响。这些关系用 Hagen-Poiseuille 方程表示如下:

公式 38

> $Q = \Delta P \times \pi \times r^4 / 8 \times \eta \times l$,也可表示为:$Q = \Delta P / PVR$

根据欧姆定律,PVR 可以表示为压力降低 ΔP 和心排出量的比值。在实践中,这意味着血液流动取决于"可用的"压力与"整体阻力"的比。需要强调的是,PVR 不能直接测量,必须通过计算得出。计算方程所需的参数可以通过有创的测量手段(右心导管术)最准确地测量。

公式 39

> 肺血管阻力 = 跨肺压力阶差/心排出量

如前文所述,跨肺压力阶差 = 平均肺动脉压 – 左心房压。为了避免探查左心房,可使用肺动脉楔压(PAWP)来估算左心房压,肺动脉楔压可以直接测量。

公式 40

> 肺血管阻力 =(平均肺动脉压 – 肺动脉楔压)/心排出量

重要提示:将计算出的心排出量代入公式,可得到肺血管阻力;利用心指数(CI)则得到肺血管阻力指数(PVRI)。估计氧摄取量时,应小心地使用氧耗量(VO_2)表,因为 VO_2 表中的数值可能已经用体表面积被"指数化"了。一般来说,"平均肺动脉压 – 肺动脉楔压"反映了肺动脉压经过肺动脉、毛细血管和肺静脉的下降幅度。

对于儿童患者,肺循环阻力通常以 Wood 为单位(WU);肺血管阻力指数是指与患者体表面积(m^2)相关的肺循环阻力值。

公式 41

> $WU = mmHg \times min \times L^{-1}$

阻力的公制单位为 $dyn \times s \times cm^{-5}$($1 dyn = 10^{-5} N$),用 WU 乘以 80 即可得到(dyn

$= WU \times 80$）。

肺血管阻力指数的正常值为 $< 3 \ WU/m^2$；相比之下，正常的体循环动脉阻力 $>$ $10WU/m^2$（图9.1）。

9.4.1 肺动脉楔压（PAWP）

测量肺动脉楔压［以前称为肺毛细血管楔压（PCWP）］是基于连通管原理。在测量肺动脉楔压时，需要借用肺动脉导管（经腔静脉、右心房和右心室）进行测量。测量时，将导管尖端的一个充气小球囊充盈，堵塞肺动脉远心段后进行测量。因此，楔压也被称为嵌顿压。通过特征性压力曲线，务必保证导管的位置正确（注意：测量错误很常见），只有这样才可以测量球囊之后下游的压力。从纯物理学角度看，肺静脉血管的压力不能低于左心室舒张末期压（LVEDP）。基于交通管压力平衡这一前提，可以做出如下的解读，即：左心室舒张末期压 ＝ 左心房压 ＝ 肺静脉压 ＝ 肺毛细血管压 ＝ 肺动脉楔压（前提是任何地方都没有相关的狭窄）。

跨肺压力阶差（TPG），即：平均肺动脉压和左心房压（LVEDP）之间的压差，是驱动血液通过肺血管的动力。如果心排出量已知——可采用 Fick 法或热稀释法进行测定，则可计算出肺血管阻力（PVR）。

	Wood 单位（WU）		CGS 单位（dyn）		SI 单位
单位	$mmHg \times min \times L^{-1}$	×80 ⟹	$dyn \times s \times cm^{-5}$	×0.1 ⟹	$Pa \times s \times m^{-3}$
单位指数（$/m^2$,体表面积）	$mmHg \times min \times L^{-1}/m^2$	×80 ⟹	$dyn \times s \times cm^{-5}/m^2$	×0.1 ⟹	$Pa \times s \times m^{-3}/m^2$

Wood 单位是所谓的混合参考单位（hybrid reference units，HRU），描述的是基于压力（mmHg）和心排出量的（L/min）的计算值。CGS 代表 cm、g、s，在引进 SI 系统之前，已经使用了带有 CGS 单位的系统。SI 代表国际单位制，$1Pa = 1N/m^2$

图9.1 Wood 单位、CGS 单位和 SI 单位

9.4.2 由分流性缺损引起容量及压力负荷升高所致肺动脉高压

从出生开始，先天性心脏缺损分流会导致肺血管床的容量和压力超负荷，其程度取决于缺损的位置和大小。术后可以发生肺血管阻力的急性突然增加，这取决于超负荷的持续时间和强度；这种情况也称为肺动脉高压危象，一般是可逆的。肺动脉高压危象的易感性通常只是暂时性的，即持续数小时至数天，很少超过1周。经验表明，肺动脉高血压危象的风险随着血管床容量和压力超负荷持续时间的增加而增加。对于有额外压力超负荷的缺损，如非限制性室间隔缺损（压力平衡），在6个月左右时矫正，

术后过程应该不会有问题（注意:21 - 三体的儿童更容易且更早出现肺高血压危象）。上述缺损矫治得越晚,术前肺血管阻力的测定就越重要,这不仅仅是为了评估术后即刻面临的风险。根据血管反应性检测结果,如果术前肺血管阻力超过 6 WU/m²,术后持续肺动脉高压的可能性更高,且术后远期可能会进一步增加。此外,如果肺血管阻力超过 8 ~ 10 WU/m²,就必须预测到存在极大的急性和长期右心衰竭风险。在这种情况下,外科矫治通常被认为是禁忌。影响术后风险的另一个参数是跨肺压力阶差（PAPm – PAWP）,如果大于 15mmHg,风险将会升高（表9.2）。

注意:将源自硬质管道系统的公式（Hagen-Poiseuille 方程）应用于肺血管系统,存在一定的局限性;在解释可被动扩张的肺静脉时,这一局限性表现得更为明显。从理论上讲,如果充分补足容量,肺动脉楔压将更接近平均动脉压（即两者之差变小）,这将导致肺血管阻力的计算值更低。在实践中,当肺动脉血流改善而心功能未改善时,可导致肺淤血,有急性肺水肿的危险。尽管心率、搏动血流、肺泡压（通气）、体位、黏稠度及许多其他因素在数学模型中并没有考虑到,但这些生理关系可为治疗方案的选择和临床决策提供帮助。

表9.2　血流动力学及手术可行性举例

	PAPm(mmHg)	PAWP/LAPm	Qp(mL/min)	PVRI(WU/m²)	手术可行性
限制性 VSD	25	5	5	4.0	可行
非限制性 VSD	55	8	12	3.9	可行
非限制性 VSD	50	8	4.3	9.8	不可行
VSD 术前吸氧浓度 100%[a]	60	8	21.4	2.4	可行
VSD 术后吸氧浓度 100%, PaO₂ 500mmHg	60	8	6.8	7.6	–
心肌病	55	30	1.7	15	心脏移植:可能
后负荷减轻后的心肌病	50	25	4.2	6	心脏移植:可行

VSD:室间隔缺损；PaO₂:动脉氧分压；PAPm:平均肺动脉压；PAWP:肺动脉楔压；LAPm:平均左心房压；Qp:肺循环血流量；PVRI:肺血管阻力指数。[a] 当 VSD 关闭前吸氧时,会增加左向右分流,导致肺静脉和肺动脉血氧饱和度相等、高 Qp,而 PVRI 值假性偏低

◆ 右心室

在中度升高的后负荷（肺动脉高压）作用下,生理上心肌厚度偏薄、弹性较高（顺应性较大）的右心室首先将变得肥厚。随着病变时间的延长和肺血管阻力的增加,右心室出现扩张。在晚期和肺血管阻力明显升高（尤其是超过体循环压力）时,左心室的充

盈相应下降。由于心排出量低、右心室跨壁压升高,右心室需氧量增加(由肥厚、扩张引起),导致冠状动脉灌注不足,情况变得危急。可能的症状包括呼吸困难、运动能力下降和胸痛。右心衰竭是肺动脉高压患者的主要死因(表9.3)。

表9.3 肺动脉高压的介质、调节和病理机制

肺血管阻力和肺动脉压增高	介质——升高肺动脉压或阻力	介质——降低肺动脉压或阻力
低氧	内皮素1	前列环素
酸中毒	生长因子(PdGF1,IGF-I,TGF-β)	一氧化氮
高碳酸血症	肾上腺素	血栓调节蛋白
胸膜腔内压升高[a]	血栓素	基质
激惹,咳嗽	vW因子,PAI	金属蛋白酶
反常呼吸,吸引刺激	血清素	VEGF
α受体激动剂	其他	ANP
高血细胞比容,高血黏度		其他
血栓形成		
药物		
低血糖/低钙血症		

PdGF:血小板源性生长因子;IGF:胰岛素生长因子;TGF:转化生长因子;PAI:纤溶酶原激活物抑制剂;VEGF:血管内皮生长因子;ANP:心房钠尿肽。[a]注意:切勿过久或过度地过度通气,极端的过度通气操作减少了右心室的静脉回流,肺动脉高压患者的右心室对前负荷有强依赖性,在这种情况下减少体静脉回流很危险

◆ **肺血管床**

肺血管床是一个低压系统。肺血管阻力在出生后下降,在生理状态下明显较低,约为体循环阻力的1/6,约20%的体循环血压足以将右心室的全部心排出量泵入肺动脉。由于肺血管床的高顺应性,在缺损分流中,高达250%的心排血量可通过肺循环而不引起任何明显的阻力升高。

在整个病程中,肺血管床承受持续的容量和压力超负荷,将引起内皮增生、中膜增厚和血管肌化等病理改变,一改之前的管径弹性及正常内径。在这些血管改变发生之前和发生同时,血管收缩因子和舒张因子之间的失衡逐渐严重,(可逆的)血管收缩敏感性将会增加。此外,由于促凝介质的增加和血液流动条件的改变,血栓形成的风险也将增加。

9.5 测量和估算肺动脉压

理想情况下,对于存在术后肺动脉高压或肺动脉高压危象风险的高危患者,术中经皮置入带楔入球囊的肺动脉导管,可以直接和持续监测相关压力。但并非总能置入

这样的导管,因此通常需要采用超声心动图作为一种替代方法进行测量,通过室间隔缺损和(或)动脉导管的血流,或通过三尖瓣关闭不全,来计算心脏各部分之间的压力阶差(左右心室之间,右心室和右心房之间),通过估计右心室压力来估算收缩期肺动脉压。在每个射流的多普勒超声心动图记录中必须注意:应尽可能使多普勒超声声束与血流平行。通过室间隔缺损或动脉导管计算压力阶差的先决条件是已知左心室和(或)主动脉压力,也可用收缩期动脉血压替代。右心室压和(或)肺动脉压是由收缩期动脉血压减去压力阶差计算出来的。

在通过三尖瓣反流来计算压力阶差时,了解中心静脉压(CVP)是非常有帮助的。在重症监护情况下,中心静脉压通常可通过中心静脉导管测量。然而,在计算压力阶差和肺动脉压时,通常并不介意中心静脉压是 5mmHg 还是 10mmHg,这是因为这些数值总体偏低,其较小幅度的变化可以忽略不计(表 9.4)。

表 9.4 压力阶差估测示例

(TI 射流 m/s)^2 ×4	+ CVP	PAP(mmHg)
$(3m/s)^2 ×4 = 36$	+6	= 42
$(4m/s)^2 ×4 = 64$	+10	=74

TI:三尖瓣关闭不全;CVP:中心静脉压;PAP:肺动脉压

通常可通过现有的肺动脉瓣关闭不全来估算肺动脉舒张压和平均压,而测量的前提是多普勒超声心动图所描绘出的双峰曲线。在舒张期开始时,反流束的 V_{max}(第一个峰值)可用于计算平均肺动脉压,舒张期结束时低的 V_{max}(第二个峰值)可用于计算舒张期肺动脉压。每个压差可以用简化的伯努利方程(Bernoulli equation)来估计:

公式 42

$$\Delta P \ (mmHg) = V^2 (m/s) \times 4$$

示例:在三尖瓣关闭不全反流速为 3m/s 时,$\Delta P = 3^2 \times 4 = 36mmHg$;反流速为 4m/s,$\Delta P = 4^2 \times 4 = 64mmHg$。

术后,这一测量值通常只能反映当前的一般状态,即主要是在休息或镇静下的心脏状态。如果在这样的情况下数值就已明显升高,那么当患者醒来或受刺激时,肺血管阻力将进一步严重升高。

其他有助于应用超声心动图来评估右心功能和负荷的参数包括:偏心指数(eccentricity index)、三尖瓣环收缩期位移(TAPSE)和右心室心肌做功指数(TEI)。确定偏心指数并不需要花费太多精力,仅需要通过胸骨旁短轴切面测量左心室乳头肌水平前后壁的长度(长径,D2)和室间隔至外侧壁的长度(横径,D1);若 D2/D1 比值 >1 即为病态。严重肺动脉高压伴明显的右心室压升高,肉眼即可见到室间隔变平;而当右心室压力超过体循环压力时,甚至可以观察到室间隔左移。在使用 TAPSE 和 TEI 时,必须考虑与年龄匹配的正常值,对于年幼儿童尤其如此。

9.6　哪些患者有肺动脉高压

在儿童心脏重症监护中,肺动脉压和(或)肺血管阻力升高主要有以下 5 种情形。

◆ 经过(晚期)矫治的大的左向右分流

一般来说,如果心脏缺陷在出生后 6 ~ 12 个月内得到矫治,任何潜在的肺血管阻力升高都不会成为问题,此时升高的肺血管阻力主要是由肺血管的可逆性收缩所引起。随着压力和(或)容积超负荷持续时间的增加,超过了一定的时间窗,术后更易出现问题,肺血管阻力的升高也变得越来越不可逆转。在这一方面,位于三尖瓣后的非限制性左向右分流表现得更为明显,这是由于过高的压力负荷产生了附加的剪切力。

◆ 术前存在左心衰竭和毛细血管后肺动脉高压患者心脏移植术后

在这些患者中,作为一种保护机制,在毛细血管前肺循环中,即在小动脉一侧可以观察到反射性血管收缩。这意味着:尽管毛细血管后流出量减少,但通常并不会发生肺水肿。根据这种情况持续的时间,可逆性收缩的肺动脉也可能发生不可逆的形态学改变(内膜增生、中膜增厚等)。一方面,由于供体心脏的缺血性损伤,而其健康的右心室往往在术前又未经历"训练",因此可能会在移植后即刻产生严重的负面影响,出现右心衰竭。另一方面,随着供体心脏的逐渐适应,加上目前的靶向治疗(如需要也可作为长期治疗),即使已经存在急性"不可逆"的肺动脉高压,也可使移植获得成功。所有参与围手术期及术后管理的人员均应知晓受体术前存在的肺动脉高压的程度及持续时间。在心脏移植或矫治了高分流性心脏畸形后,常规采取的补救措施之一是通过过度缓冲使 pH 高于 7.45。

注意:在儿童心脏重症监护中,肺高血压危象是最常见的复苏指征之一。

◆ PPHN/PFC:**持续的胎儿循环**

新生儿会存在一定程度的生理性肺动脉高压,其持续时间为 5 ~ 10d,在这段时间里,新生儿将逐步适应从胎儿循环到成人循环的过渡。如果在出生后 3 个月内存在中度的肺阻力及压力升高,通常被认为是正常的。新生儿尚未完成体肺循环的解剖性分离,即卵圆孔和动脉导管仅在功能上闭合,肺动脉阻力仍是升高的,对酸中毒、低体温等诱因的敏感性更高。因此,在此组人群中可见到经房间隔缺损或动脉导管的右向左分流。当胎儿循环持续存在或反复出现时,可诊断为新生儿持续性肺动脉高压(PPHN)或持续胎儿循环(PFC)综合征。这就像一个恶性循环:由于缺乏氧合和二氧化碳排出,出现呼吸性酸中毒,而呼吸性酸中毒又可导致这种综合征自我延续和恶化。

◆ Glenn/TCPC **术**

解剖性或功能性单心室进行 Glenn 术和全腔静脉 – 肺动脉连接(TCPC 术)后,即完成了部分或全部体、肺循环的分离。由于负责肺循环心室的泵动力部分或全部丧失,血液被动流经肺部,因此,即使肺动脉阻力发生轻微升高,也会造成严重后果。自主呼吸的主要动力之一是胸内负压,必须意识到,机械通气会阻碍自主呼吸的负压"呼吸泵"作用。因此,出于血流动力学方面的考量,尽可能早的拔管是必要的。

◆ **慢性肺病**

儿童慢性肺病包括支气管肺发育不良、呼吸机相关性肺损伤,以及因膈疝、囊性纤维化及肺部畸形所致肺发育不良等,此类疾病将导致肺动脉阻力增加;而相应的机械性和(或)形态学异常,如肺发育不良、肺动脉总横截面积下降等,均可引起或加重肺动脉高压。对于这类患者,尽管成功治疗的可能性有限,但仍可以尝试降低肺动脉阻力的治疗。

注意:原发性肺实质疾病和(或)由于通气障碍所导致的缺氧,其影像学常常表现为白肺;肺动脉高压的继发性发展是由于通气不良区域的肺动脉收缩(Euler-Liljestrand 机制)所致,如急性呼吸窘迫综合征。相比之下,伴原发性肺动脉收缩和肺正常通气的特发性肺动脉高压,肺部在 X 线片上显示为黑色。

9.7 通气与血流(V∶Q)的匹配和不匹配

当肺局部缺氧(如肺不张)时,受累区域的肺血管发生反射性收缩,血液将被重新分配,导向至通气区,即非缺氧区(V∶Q 匹配)。这种机制也被称为 Euler-Liljestrand 效应,可以确保良好的氧合,因为进入肺血管的血液将主要流经参与气体交换的肺部分。然而,更广泛的肺泡缺氧可导致急性或慢性肺心病(右心衰竭)。

注意:一个不加选择地给药的典型例子是,在存在通气障碍的情况下,给予非选择性作用的全身性血管舒张药,会导致通气不良区域的灌注增加,进而造成整体氧合恶化(V∶Q 不匹配),机体的自我保护机制被药物消解。第 1 章对此亦有描述(第 1.3.2 节)。

9.8 降低肺血管阻力的机制

为了避免升高或降低肺血管阻力,最重要的就是避免缺氧,即:维持 $SpO_2 > 95\%$,这可通过改善通气来实现,尤其是要防止高碳酸血症引起血管收缩。$SpO_2 > 95\%$ 的目标只适用于串联循环。需要注意:对于某些心脏缺陷,如左心发育不良综合征,这种无差异的供氧可能是危险的。总的来说,氧供的全面升高对机体有益,氧气的增加不仅会改善扩散梯度,同时也是一种强效的肺动脉血管扩张剂。作为重症监护医学的一项基本原则,我们此时首先需要将关注点转移至降低外周氧耗,主要是通过镇静、解热、减轻疼痛和避免分解代谢来实现。

与缺氧类似,酸中毒也是导致肺动脉收缩的主要诱因之一。在治疗循环相关的代谢性酸中毒时,可使用 NaBic/Tris（$C_4H_{11}NO_3$）或类似药物,同时进行容量管理、优化心排出量治疗,这样的治疗策略是明智且可被接受的。

相反,试图通过辅助呼吸来控制呼吸性酸中毒的做法存在不少争议。虽然改善通气有助于纠正酸中毒,但右心室后负荷的升高（由于胸内正压和右心室的静脉回流减少）可以降低、抵消甚至逆转肺血管阻力和肺动脉压的降低。因此,必须严密监测（如超声心动图）通气对右心室功能的任何不良影响,并进行相应的处理。肺动脉高压患者的通气目标:

- 低平均动脉压（MAP）。
- 良好的同步。
- 尽可能多的自主呼吸。

对于肺动脉阻力升高和（或）肺被动灌注的患者,应格外重视,应避免肺实质病变,这将诱发肺血管阻力进一步升高。任何一种通气障碍(肺不张、气胸或胸腔积液、肺水肿或支气管阻塞,甚至包括腹水和腹胀)都会导致肺血管阻力增加。如前所述,血管收缩引起血流重定向,使原本流向通气区域的血液转向进入不通气的区域,从而促进了肺血管阻力的升高。因此,了解呼吸机参数及这些患者肺部的临床和影像学表现是必不可少的。

在低平均动脉压下努力达到最佳同步（部分）的自主呼吸,而镇静较弱的患者,其气道激惹性较强,肺动脉压会有明显升高的趋势。这常常导致右心室迅速发生进行性衰竭,同时表现出中心静脉压升高、心排出量下降、血压下降和冠状动脉灌注不足。这些由各种诱因引起的、与刺激相关的肺动脉高压危象是术后复苏最常见的原因之一。可通过采取预防措施(如在吸引/护理前给予额外的镇静和肌松剂)来预防或显著减少肺动脉高压危象的发生。一旦发生,必须立即做出反应,采取下列措施。

- 镇静(依托咪酯、异丙酚、咪达唑仑、芬太尼),如果效果存疑,可给予肌松剂。
- 呼吸机设置为轻度过度通气,吸纯氧。
- 除非存在气管阻塞,否则应立即终止任何刺激气道的操作。
- 给予去甲肾上腺素,增加冠状动脉灌注压。
- 采取上述措施后,如果仍出现心动过缓,应迅速开始心脏按压。

这些措施旨在获得最高的 SpO_2、良好的 pH、最佳的气体交换、最佳的镇静,同时有效地治疗肺水肿、提高心排出量。如果上述措施不能充分降低肺血管阻力和肺动脉压,可以采取更有针对性的措施来降低肺动脉阻力(表 9.3)。

9.9 影响肺动脉高压的药物

有多种药物可扩张肺动脉血管直接降低肺动脉压,或通过抗增殖作用间接降低肺动脉阻力。

- 使用特异性较低的药物来降低肺阻力,也会对体循环产生影响。因此,此类药物并不主要用于治疗肺动脉高压。

- 静脉注射类药物,包括那些有全身不良反应的药物(注意低血压),主要用于治疗毛细血管前肺动脉高压。

- 吸入类药物通常对肺血管系统有特定的血管舒张作用,没有或只有很小的全身作用。

- 特定治疗毛细血管前肺动脉高压的口服药物,也会存在一些全身反应(但大多数全身反应并无临床表现);尤其是在长期治疗中,此类药物有一定的地位。

- 血栓形成可导致血管阻力升高,抗凝药物旨在通过防止微血栓的形成达到防止血管阻力进一步升高的目的;它们在儿童中的重要性可能被低估,例如,在 TCPC 合并肺血管阻力升高时,考虑到血流动力学情况,即使是最轻微的阻力升高,也会造成严重的临床后果。

9.9.1 通过扩血管和(或)抗增殖作用"特异性"治疗肺动脉高压

本节所提及的药物,均获得专门批准用于治疗毛细血管前性肺动脉高压。与许多药品一样,官方的市场授权是有限制的,主要针对成人患者。

◆ 吸入一氧化氮(NO)

将 NO 添加到呼吸机吸入气体中,进入肺部的通气区,可导致局部肺动脉血管舒张,且无严重的全身性副作用。当 NO 通气浓度低于 40ppm 时(1ppm = 0.0001%,较高的浓度并不意味着更好的疗效),其所产生的高铁血红蛋白通常与凝血系统所发生的变化一样,不太可能被观察到。这意味着:对于一些可能因术后肺血管阻力升高或严重升高而出现问题的患者,在从手术室转运到 ICU 之前,应将 NO 供给系统与呼吸机管路整合在一起。可以将默认的吸入浓度设定为 20ppm。存在肺动脉压升高风险的患者包括:

- Glenn 术或 TCPC 术后的儿童(肺血管阻力的轻度升高也会导致并发症)。

- 房室间隔缺损矫治术的患儿(尤其是 21 – 三体的儿童)、室间隔缺损较大且手术时机过晚、心脏移植术后、新生儿持续肺动脉高压患者。

一旦血流动力学参数达到目标范围,即可将吸氧浓度降至50%～60%以下。之后,可以将NO吸入浓度一次性降低到5ppm,在其后的数小时内,将浓度慢慢降低到1～2ppm。如果患者的心肺功能稳定,就可以尝试彻底停止吸入NO。在这种情况下,要将吸氧浓度同时上调15%——彻底终止NO吸入可能会导致肺血管阻力严重反跳;从另一方面而言,这恰恰证明了NO的功效。

◆ 吸入前列腺素类药物

伊洛前列素(万他维)是一种前列环素(PGI2)类似物,即类前列腺素,吸入后可激活腺苷酸环化酶(ADC),导致cAMP升高,主要发挥血管舒张作用。

吸入前列环素/类前列腺素药物可促使通气良好区域的选择性血管舒张。与NO相比,这种疗法的主要优点是伊洛前列素的半衰期更长(半衰期为20～25min,而NO为1～2min)。注意:在吸入时,可能出现气道刺激,低龄儿童表现得尤为明显。这意味着积极的血管舒张及灌注改善,可能会被支气管阻塞(通气恶化)削弱、抵消,甚至逆转。因此,应仔细监测治疗效果(血氧饱和度增加,超声提示肺动脉压下降,SvO_2 改善)。吸入剂量为0.25～0.5μg/kg。对于已知支气管系统反应敏感的儿童,建议降低起始剂量。可能需要每小时吸入1次,或更为频繁;但在实际操作中,吸入频率经常会减至每天6～8次。

◆ 口服(静脉注射)PDE－5抑制剂

磷酸二酯酶(PDF)－5作用于NO信号通路;抑制PDE－5。使用西地那非、他达拉非可致cGMP(环鸟苷酸)分解减少,使肺血管舒张介质cGMP的作用延长。

胃蠕动恢复后,可在术后早期即通过胃管饲入西地那非。与其他所有通过全身给药、作用于肺血管床的肺动脉扩张剂一样,必须确保通气良好,否则会导致V:Q不匹配。在临床实践中,PDE－5抑制剂不仅可用于改善被动肺灌注(Glenn/TCPC)中的肺血流,也可用于与分流相关的、因压力和(或)容积超负荷而导致的肺动脉血管收缩,如房室间隔缺损或室间隔缺损修补术后暂时性的血管收缩(表9.5)。

在欧盟,西地那非被批准用于治疗儿童肺动脉高压。西地那非也有静脉注射液,关于儿童用药经验的报告已经发表。

表9.5　西地那非剂量

体　重	剂　量
＜10 kg	2.5mg,每天3～4次
＜20 kg	2.5～5mg,每天3～4次
＜40 kg	5～10mg,每天3～4次

注意：在任何情况下，都应避免同时使用硝酸盐（包括含硝酸盐药物的连续滴注），因为这会面临严重的药物相互作用风险（可能使硝酸盐作用增强）。

◆ 口服鸟苷酸环化酶（sGC）激动剂

通过 NO 信号通路产生作用：利奥西呱是一种被批准用于治疗成人毛细血管前性肺动脉高压的药物，进一步的适应证为慢性血栓栓塞性肺动脉高压，其可刺激可溶性鸟苷酸环化酶。

◆ 口服内皮素受体拮抗剂（ERA）

通过内皮素信号通路产生作用：ERA 阻断内皮素受体 ET-A 和（或）ET-B，从而降低 ET-1 的血管收缩作用和其他潜在影响。

ERA 特别适用于长期治疗。大多数中心将波生坦用于儿童。与其他 ERA 类药物（马昔腾坦、安贝生坦）及其他特异性肺动脉高压治疗药物相比，波生坦拥有最多的、针对儿童的安全性和有效性数据。2010 年批准了一种儿童可溶性片剂，每片 32mg（4 × 8mg，有两条垂直的分割线）；波生坦被欧盟和美国批准用于治疗儿童肺动脉高压。由于波生坦可能存在肝脏的副作用，因此在长期治疗期间，需要每月监测转氨酶。然而，与成人患者相比，儿童患者发生转氨酶升高的频率要低得多，而且在减量或停药后，这种异常可逆转。推荐剂量为 2mg/kg，每天 2 次。

◆ 持续静脉输注前列环素（前列环素类似物）

通过前列环素通路产生作用：对于需要长期治疗或术后出现的重度肺动脉高压，可持续输注依前列醇［Flolan®，Veletri®，均为前列环素，半衰期短，剂量为 5、10ng/（kg·min），最高为 20ng/（kg·min）］或伊洛前列素（Iloprost，前列环素类似物，半衰期 20～25min）。

术后早期发生的肺动脉高压，如术前左心室功能差，在心脏移植术后发生反应性毛细血管前收缩，抑或大的左向右分流矫治术后出现同样的肺血管改变，可能需要静脉注射血管扩张剂。因此，通过肺动脉导管给药是一个理想的径路，可以使药物输注更接近或直接进入肺动脉。

然而，该药可造成血小板功能的可逆性损害，从而带来术后出血风险，大剂量使用（剂量依赖）还可能会导致体循环血管舒张、引发低血压，因此，我们建议谨慎使用，采用滴定给药法是非常必要的。幸运的是，依前列醇的半衰期只有几分钟，所以即使出现问题也易于控制。然而，这也是它的缺点：一旦输注系统发生问题（如导管脱落），将导致快速的肺动脉压反弹。相比之下，伊洛前列素的半衰期稍长；然而，其相对较强的抑制血小板聚集作用可能使术后或其他情况的患者面临出血倾向增加。曲前列尼尔也可用作皮下注射，但主要用于成人。

◆ 口服前列环素受体激动剂或类前列腺素

通过前列环素通路产生作用:赛乐西帕是一种口服的选择性前列环素受体激动剂,也是目前在全球范围获批的用于治疗成人肺动脉高压的新药。关于其在儿童中的使用,虽然已有一些公开数据,但很有限。曲前列尼尔也是一种可口服使用的类前列腺素药物,但仅在美国获批用于治疗成人毛细血管前性肺动脉高压。贝前列素作为可口服的类前列腺素,仅在日本和韩国被批准用于治疗毛细血管前性肺动脉高压。关于儿童使用的数据同样有限。

9.9.2　肺动脉高压的非特异性治疗

有几种主要适应证不同的非特异性药物可用于长期治疗各种形式的肺动脉高压。

◆ 抗凝治疗

肺血管床的形态学改变(如内皮细胞损伤和内膜增生)、局部促凝介质浓度升高会引发血栓形成倾向,有可能形成恶性循环,使肺血管阻力进一步升高。因此,术后应通过活化部分凝血活酶时间(APTT)监测肝素化,尤其是被动肺灌注患者,应更加谨慎;如果存在永久性血栓形成风险,则长期使用维生素 K 拮抗剂(以 INR 2.5 ~ 3.5 为目标,参见第 8 章)。

◆ 磷酸二酯酶 - 3(PDE - 3)抑制剂

米力农也可用作肺动脉舒张药。与体循环动脉系统一样,米力农对肺动脉血管床也有舒张作用,对右心室有正性肌力作用(变力扩血管剂)。不良反应包括低血压、心律失常、血小板减少、肝酶升高和支气管痉挛。在肾衰竭时会产生药物蓄积。米力农在产生正性肌力作用的同时,不增加心肌氧消耗;因此,对于存在肺动脉高压或有可能发生肺动脉高血压危象的患者,米力农在术后治疗中扮演着重要角色 ,剂量为 0.5 ~ 1μg/(kg・min)。

◆ 利尿剂

利尿剂在缩小氧的弥散距离方面发挥一定的作用。

◆ 钙拮抗剂

大剂量钙拮抗剂可用于治疗肺动脉高压,这取决于血压的耐受性。从急性血管扩张试验看,钙拮抗剂在肺动脉高压治疗中仍占有一席之地。不论血管活性测试结果如何,钙拮抗剂均可用于术后有肺动脉高压倾向的高血压患者,例如心脏移植术后的患者。相对于其他适应证(如动脉高血压),肺动脉高压患者应选择更高的剂量。须密切注意全身血压的下降。

以往,地尔硫䓬(0.5mg/kg,每天 3 次)较为常用;目前,临床上越来越多地选用氨氯地平(络活喜),剂量从 0.05 ~ 0.1mg/(kg・d)开始。

注意：在肺动脉高压中，建议慎用所有负性肌力药物（β阻滞剂、钙拮抗剂），否则可能导致右心室失代偿。

9.10 血管反应性测试

在选用了某一特定药物准备进行长期治疗之前，每个患者都应该进行心导管检查，包括检测肺血管系统的反应性。吸入一氧化氮、氧和伊洛前列素，根据肺动脉压的急性下降情况（与此同时，确保心排出量稳定或改善），将患者划分为有反应者与无反应者。对存在左向右分流的患者进行纯氧通气试验时，物理溶解的氧量对肺血管阻力的计算有相当大的影响，这是因为有很高比例的血液是"最大限度"地溶解了氧，而这些血液将直接进入肺动脉，导致肺血管阻力的下降。血管反应性试验是评估手术可行性的重要决定因素，需高度重视。肺动脉高压患者在手术结束、减停体外循环时，如果吸氧浓度低或出现氧分压低的情况，患者将会发生严重问题。

在ICU，如果放置了肺动脉导管，口服药物的疗效可在数小时或数天内得到评估和记录。在ICU时，一般建议回顾每种药物的干预效果（SvO_2、超声心动图变化及肺动脉压力评估）。在评价血管反应性时，应考虑以下因素：

- 肺动脉压的绝对下降值。
- 肺动脉压的相对下降值。
- 心指数的改善或正常化。
- 肺循环与体循环压的比值。

9.11 为肺动脉高压患者想好了一切吗？

见表9.6。

表9.6 肺动脉高压记忆表

定 位	病 因	临床特点	一般性治疗	药 物
毛细血管前 毛细血管后 增加的血流/ 分流	血管疾病 左心疾病 肺部疾病 血栓形成 混合性原因	肺动脉高压危象 超声诊断 低血氧饱和度 高中心静脉压 高肺动脉压（前负荷压力）伴被动肺灌注 通过肺动脉导管监测	优化肺通气 吸氧扩张肺血管 避免酸中毒和高碳酸血症 短的氧弥散距离 低平均肺动脉压通气 足够的右心室前负荷 足够的镇静	米力农作为肺动脉舒张剂 吸入一氧化氮（V:Q无不匹配） 吸入伊洛前列素（V:Q无不匹配） 静脉注射伊洛前列素/依前列醇，注意V:Q不匹配的情况 抗凝治疗 毛细血管前性肺动脉高压的特异性长期治疗

9.12 耐受的或拟升高肺血管阻力的积极影响

截至目前,前文所述的情况都是需要对升高的肺血管阻力进行治疗,以改善血流动力学状态。但在临床中的确存在另外一些情况,即需要提高肺血管阻力以保护患者。具体如下。

• 并行状态的体、肺循环:当存在分流依赖的肺灌注时,升高肺血管阻力可以保护患者免于肺奢灌的负面影响;对于这些患者,适度的呼吸性酸中毒和21%的吸氧浓度可限制肺血流,从而预防或减少肺部高灌注。相应的,如果体循环表现为分流依赖(主–肺动脉分流术、Giessen方法、肺动脉环缩),提高肺血管阻力同样可改善体循环血流。

• 同样的情况也出现在大动脉转位的术前管理中。患儿在出生后,会存在一定程度的生理性肺动脉高压。仅当存在严重的、危及生命低氧血症时,才会对高肺血管阻力进行干预。治疗的根本是:"训练"肺动脉瓣下心室——它们在术后将成为体循环心室,负责阻力更高的体循环,这样的训练将降低左心室在术后对循环支持的依赖。

推荐阅读

[1] Anderson RH, et al. Pediatric cardiology. Philadelphia:Elsevier, 2010.

[2] Apitz C, et al. Assessment of pulmonary endothelial function duringinvasive testing in children and adolescents with idiopathic pulmonary arterial hypertension. J Am Coll Cardiol, 2012, 60:157 – 164.

[3] Beghetti M. Pediatric pulmonary hypertension. Philadelphia:Elsevier Professional Education, 2011.

[4] Beghetti M, Galiè N, Bonnet D. Can "inoperable" congenital heart defects become operable in patients with pulmonary arterial hypertension? Dream or reality? Congenit Heart Dis, 2012, 7(1):3 – 11.

[5] Berger RMF, et al. Clinical features of paediatric pulmonary hypertension: a registry study. Lancet, 2012, 379(9815):537 – 546.

[6] Douwes JM, et al. Acute pulmonary vasodilator response in paediatric and adult pulmonary arterial hypertension:occurrence and prognostic value when comparing three response criteria. Eur Heart J, 2011, 32:3137 – 3146.

[7] Galie N, et al. ESC/ERS 2016. Eur Heart J, 2016, 37:67 – 119.

[8] Giglia TM, Humpl T. Preoperative pulmonary hemodynamics and assessment of operability:is there a pulmonary vascular resistance that precludes cardiac operation? Pediatr Crit Care Med, 2010, 11(2 Suppl):S57 – 69.

[9] Hansmann G, et al. Expert consensus statement on the diagnosis and treatment of paediatric PH. Heart, 2016,102(Suppl 2):ii86 – 100.

[10] Hausdorf G. Intensivtherapie angeborener Herzfehler. Darmstadt:Steinkopff, 2000.

[11] Jone P-N, Ivy D. Echocardiography in pediatric pulmonary hypertension. Front Pediatr, 2014, 2:1 – 14.

［12］ Kaestner M, Schranz D, Warnecke G, et al. Pulmonaryhypertension in the intensive care unit. Expert consensus statement on the diagnosis and treatment of paediatric pulmonary hypertension. The European Paediatric Pulmonary Vascular Disease Network, endorsed by ISHLT and DGPK. Heart, 2016, 102(Suppl 2): ii57 -66.

［13］ Muñoz R, et al. Critical Care of Children with Heart Disease. London/Dordrecht/Heidelberg/ New York: Springer, 2010.

［14］ Nichols D. Roger's textbook of pediatric intensive care. 4th ed. Philadelphia: Wolters Kluwer/Lippincott Williams & Wolkins, 2008.

［15］ Nichols DG, et al. Critical heart disease in infants and children. Philadelphia: Elsevier, 2006.

［16］ Simonneau G, et al. Updated clinical classification of pulmonary hypertension. J Am Coll Cardiol, 2013, 54: D34 -41.

［17］ Vorhies EE, Ivy DD. Drug treatment of pulmonary hypertension in children. Paediatr Drugs, 2014, 16(1): 43 -65.

第 10 章

ECMO 治疗和人工心肺机

Dietrich Klauwer

在有限的时间段内(通常不超过20d),可以用体外膜肺氧合(ECMO)治疗危及生命的心肺功能障碍。

为了支持和替代心脏功能,包括肺循环在内的整个心脏需要从正常循环系统中分离出来。血液需要从右心房的上游或右心房中吸出,再重新泵入位于左心室后方的主动脉中。在理想的条件下,全心排出量可通过体外循环来维持;甚至在最极端的病例中,心脏可处于完全停止的状态。然而,这种方法有诸多并发症,并且只能暂时替代器官的功能。这就是为什么 ECMO 只能在保守治疗无法充分改善心肺功能的情况下才使用的原因(见第2.13节)。

10.1 适应证

- 心脏手术术后:因长时间缺血造成的心肌功能障碍,术前已存在右心室/左心室收缩功能障碍。

- 严重的肺动脉高压。

- 如果心排出量过低,ECMO 可用于向长期循环辅助(如 Berlin Heart)的紧急过渡,例如,当扩张型心肌病出现失代偿时。

- 心肺复苏后,如果下一步治疗决策仍不明确时,ECMO 可作为决策前的过渡手段。

- 除了其他一些罕见适应证外,急性呼吸窘迫综合征(ARDS)的肺 ECMO 治疗也是静脉 – 静脉(VV)ECMO 的一个适用领域,但在本章中不对此进行描述。

D. Klauwer

Department of Pediatrics, Singen Medical Center, Gesundheitsverbund Landkreis Konstanz, Krankenhausbetriebsgesellschaft Hegau-Bodensee-Klinikum, Singen, Germany

© Springer International Publishing AG, part of Springer Nature 2019

D. Klauwer et al. (eds.), *A Practical Handbook on Pediatric Cardiac Intensive Care Therapy*, https://doi.org/10.1007/978-3-319-92441-0_10

ECMO 需要在无菌的手术室内建立，在大部分情况下，需要经胸入路进行操作。在紧急的情况下，甚至可以在复苏的同时在普通病房完成。在这个过程中，静脉插管放置于右心房的上游或直接放置在右心房——大部分情况下只需放置一根插管。动脉插管可置于体外循环后原升主动脉插管的位置，或者经右颈内动脉放置，并使血流沿主动脉弓的方向泵出。

除非术中撤停体外循环失败而需要行 ECMO 辅助，否则通常情况下，往往选择在右侧颈部进行操作。在紧急情况下，该入路可以使操作更快，由于创面更小，出血和感染并发症也更少。在手术室外紧急插管的指征包括：新生儿持续性肺动脉高压，严重脓毒血症合并心肺功能衰竭。在这种情况下，静脉插管可以放置在右心房（最好放置在与下腔静脉的移行区），而动脉插管则通过颈内动脉放置在主动脉弓。通过临床、影像及超声心动图反复确认插管的位置，这一点极其重要。静脉插管必须能够保证获得充足的心排出量，并避免损伤三尖瓣；动脉插管不得直接"瞄准"主动脉瓣，但又必须能够保证足够的冠状动脉和脑灌注。

在多数情况下，ECMO 是由离心泵驱动的。在此过程中，负压作用于叶片上游，将血液从腔静脉内吸出，再由内部转子所产生的离心力驱动。转子通过离心泵头外部的磁体保持运动。随后，血液被输送到氧合器中，通过控制血流量和气流量来实现血液的氧合及二氧化碳的排出。再经过变温器的主动加热和被动冷却，回输至患者体内。动脉和静脉管路之间的桥路可以在 ECMO 撤机时起到旁路的作用。另外，如果有更换任何部件的需要时（氧合器置换，ECMO 系统的替换），旁路也会有一定的帮助。

除了转子的每分钟转速（rpm）和流量（L/min）之外，设备上还有其他一些可以调整的参数及设置，它们对于设备的运行同样重要（图 10.1 和图 10.2）。

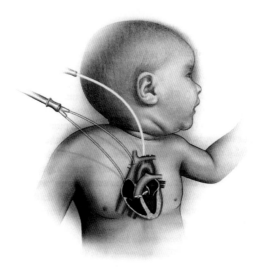

图 10.1 插管。记录插管的位置和大小同样重要（通过超声和放射影像）

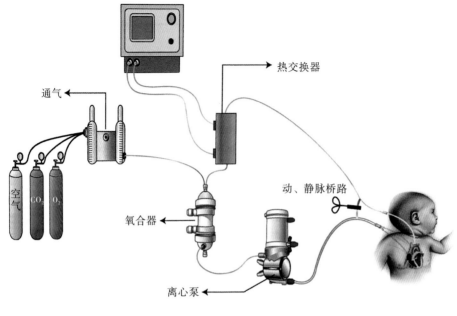

图 10.2　功能和设置

10.1.1　氧合器两端的压力

通过两个 Statham 压力传感器,可对氧合器上下游两端进行即时测压,并把数据传输到患者的监护仪上。根据流量及氧合器大小可以形成不同的跨氧合器压差。虽然压差升高是氧合器内发生凝血的一个信号,但它会出现得比较晚。在任何情况下,当压差 >250mmHg 时都应该引起警惕,否则氧合器会因此受到破坏。

10.1.2　温　度

由于体外转机的流量较大,通过外管路与室内空气接触的面积也较大,患者会存在明显的热量丢失趋势;因此血液需要在加热后再回输至患者体内。通常情况下,患者肛温的目标值为 35~36℃(减少氧耗和保护神经)。低于 34℃时,凝血功能将会发生改变,例如发生凝血抑制;超过 36℃,则会增加不必要的氧耗。

10.1.3　ECMO 流量

转速是由离心泵来设定的,而流量取决于系统设置——流量是无法先行设置的。在转速一定的情况下,流量取决于插管的内径和静脉插管的前负荷。后负荷过高(主动脉插管太细)或动脉血管壁张力过高,在理论上都会限制流量。但临床实践中很少会出现类似情况。

10. 1. 4　ECMO 中的 SvO_2

在氧合器上游管路上放置一个连续测量装置,可借此测得 SvO_2(校正通常由心血管技师来完成)。

10. 2　ECMO 的技术操作

为了使离心泵能够产生足够的流量,在插管位置理想的情况下,要求中心静脉压不低于 4 ~ 8mmHg。在这种状态下,离心泵可以自由地抽吸,而不会发生吸附心房壁或腔静脉壁的情况。在插管吸附至血管壁之前(这会造成流量的大幅度减少),通常已经可以发现:较低的中心静脉压可导致流量出现小幅度下降。如果流量急剧下降,则提示血容量不足。这时,ECMO 管道会出现明显的抖动。但是,如果发生需要极高的中心静脉压(> 15mmHg)才能维持流量的情况,则必须要先检查所有的压力测量系统,然后检查插管的位置,同时排除血胸。

10. 2. 1　设置流量和流量报警

理论上,ECMO 的流量可以定义为患者静息状态下的心排出量,由机器所代替,此数值与体表面积相关:新生儿为 $2.8L/m^2$,低龄儿童和成人为 $2.6 ~ 2.4L/m^2$(体重 < 10kg 的儿童也可以按 130 ~ 150mL/kg)。在临床上,流量受到技术操作及患者相关因素的影响:

- 插管大小和位置。
- 心室功能。
- 患者的前负荷(中心静脉压)。
- 体循环动脉的后负荷。
- 氧合器的状态(自由流动或初显的凝血状态)。
- 体外循环系统中的压力。

ECMO 能否保证患者的灌注(加上心脏残余的射血)至关重要。经证实,维持 ECMO 系统持久运行的最佳方法是:在满足器官灌注的情况下,以最低流量进行转流。其他灌注参数见表 10. 1。

在确定了心脏灌注师所计算的流量后,再次检查患者和 ECMO 系统的各个参数。

◆ **多少流量可以满足上述需求? 需要多高的中心静脉压来实现?**

设置流量下限报警值。同时也要设置流量上限,以便在动 - 静脉旁路(装置中的循环旁路)开放时也会触发报警。

表 10.1 ECMO 中器官充分灌注的标准

灌注压力	新生儿平均动脉压约 40mmHg 低龄儿童平均动脉压 45 ~ 50mmHg 学龄儿童平均动脉压 55 ~ 60mmHg
尿量	>2mL/(kg·h),如果尿量不足,则在体外循环中进行超滤
SvO_2	>60% ~ 65%(注意:在房间隔缺损患者中存在左向右分流会导致数值虚高)
乳酸	<2mmol/L
外周微循环	良好
近红外光谱(NIRS)	良好
SaO_2	>95%,条件允许的情况下使 ECMO 中的吸氧浓度 <40%
温度差(ΔT)	<4 ~ 5℃,最好为 2 ~ 3℃

ECMO:体外膜肺氧合;SaO_2:动脉血氧饱和度;SvO_2:静脉血氧饱和度

◆ **可以改善氧载体的状态吗?**

由于血液流变学的原因(溶血趋势/氧合器两端的压力),血细胞比容应控制在 30% ~ 40%。

◆ **系统中的压力应该多高(如氧合器两端的压力)?**

基线水平具有决定性的作用,因为在相同流量率下,ΔP 一旦有上升的趋势,就预示着经过一段时间后,氧合器可能出现故障。

◆ **出血的征象? 凝血状态如何?**

• 引流管中的引流量和引流液的性质。

• 快速确定凝血参数:血小板,纤维蛋白原,部分凝血活酶时间(PTT),国际标准化比值(INR),抗凝血酶Ⅲ(ATⅢ),全血激活凝血时间(ACT)。

• ECMO 的抗凝管理策略见第 8 章。

◆ **气体交换是如何进行的?**

调整动 – 静脉 ECMO 的供氧浓度及气流量。为此,应首先进行动脉血气分析。为了使患者 PaO_2 达到 60 ~ 100mmHg 的目标(根据氧结合曲线,这足以使患者的血氧饱和度 >93% ~ 95%),在 ECMO 气流量足够的情况下,吸氧浓度 <40% 是可以满足需求的,$PaCO_2$ 应介于 40 ~ 50mmHg;因此需要控制气流量(对应于呼吸机的每分通气量来说,高气流量导致低二氧化碳分压,低气流量导致高二氧化碳分压;气流量与氧合几乎无关——氧合取决于吸氧浓度)。

提示:随着时间的推移,冷凝水会在氧合器中积聚,为了使检测的血气分析具有可比性,在检测前应该使氧合器开放约 5min。为此,将气流量调至最大并持续 10 ~ 20s,直至氧合器停止滴水。

◆ 患者的心肺对心排出量和气体交换的贡献有多大？

见第 10.3 节。

10.3 评估 ECMO 期间的肺功能和心排出量

以下参数主要用于评估心排出量：

• 超声心动图对心功能的评估——重点观察心脏在克服由离心泵所产生的后负荷时,主动脉瓣的开放情况。尽管在 ECMO 状态下,主动脉弓处的压力相当于"正常"的平均动脉压（或正常或正常高限的舒张压,如平均动脉压为 40mmHg）。如果插管位置正确,ECMO 泵出的血流并不会直接冲击主动脉瓣。通常情况下,衰竭的体循环心室并不能产生正常的平均动脉压。这就是为什么主动脉瓣只能微微开放或完全不开放的原因。

• 血压波幅的峰值与左心室的每搏输出量相关。

• 减少 ECMO 流量时,血压及压差的变化情况。

如第 2 章所述,肺功能可以通过以下方式评估：

• 肺动态顺应性 $[Vt/(PIP-PEEP)]$。

• 在设定的呼吸机参数下的胸廓起伏情况。

• X 线图像。

呼吸机参数的变化（如呼吸频率每分钟升高 5 次）及相应的血气分析结果的变化可以反映通气质量,但这只在患者心脏形成自身的排出量时才有意义。

在没有经自身或通过血液滤过充分排尿的情况下,过早进行肺复张并不可行,这只会对肺造成更进一步的损伤。因此,重复且不加以控制的球囊加压通气会造成肺损伤。虽然自我"感觉不错",但笔者对此非常反对,特别是对严重肺损伤和低龄的患者,应该格外注意。

10.4 ECMO 期间的神经系统保护

即使使用 ECMO 的患者最初处于深度镇静状态,神经系统的评估也尤其重要,因为这些患者正是由于一些并发症而接受了 ECMO 治疗,而后者本身可能还会产生其他并发症。临床评估包括:自主运动、瞳孔运动和操作反应性;仪器检查包括:近红外光谱（NIRS）可以直观地观察到脑氧水平的变化,每天进行脑部超声检查。经颅骨 NIRS 可以评估脑氧水平、脱氧血红蛋白和氧合血红蛋白在局部的动态变化。基于神经血管耦合原理,从这些变化中可以观察大脑皮质局部区域的活动情况。

从根本上讲,在有效治疗的前提下,应采用最低水平的镇静。在这个过程中,一方面要控制延迟关胸的疼痛及插管的安全(可操作性),另一方面也要权衡深度镇静状态下所增加的感染风险,以及对血管加压药物/容量需求的增加。只要护理人员能够确保其安全,应尝试浅镇静,使可进行沟通的患者存在基本沟通能力并根据情况调整镇静深度;也可以阶段性地中断深度镇静,以评估患者的神经功能(唤醒)。

10.5　ECMO 记忆图表

表10.2 显示了 ECMO 期间需要考虑及监控的一些参数。

表 10.2　ECMO 记忆图表

患　者	ECMO	出　血	气体交换	心功能	并发症
血压/平均动脉压	转速(rpm)	引流量	气流量/吸氧浓度	病史,行 ECMO 的原因	溶血（实验室检查）,血红蛋白尿
心律失常	流量	胸部伤口敷料	呼吸机参数	超声	系统、旁路、氧合器、空气分离器、氧合器中的血栓
中心静脉压	报警	穿刺点	肺顺应性/胸廓起伏	血压幅度	血胸,中心静脉压升高（排除插管贴壁）
SpO$_2$	温度	全血激活凝血时间（ACT）	X 线检查	流量减少后的重要参数	血管麻痹,需要血管升压素,脓毒血症
SvO$_2$	ECMO 的 SvO$_2$	血红蛋白、纤维蛋白原、部分凝血活酶时间（PTT）、国际标准化比值（INR）、血小板计数	气管吸引能吸出什么		心律失常
微循环	检查旁路	监测间隔的设置			左心室衰竭合并出血性肺水肿
温差(ΔT)	检查管路	D–二聚体,血栓弹力图/旋转式血栓弹力计测定纤溶亢进情况	中心静脉和动脉的血气分析		氧合器压力过高,充分通气后仍氧合欠佳
近红外光谱	检查气阀				肾功能衰竭(出血、药物、血管性)
镇静	氧合器前压力				
神经系统检查	氧合器后压力				

ECMO:体外膜肺氧合;SpO$_2$:外周血氧饱和度;SvO$_2$:静脉血氧饱和度

- 哪些参数会受到影响?
  - 气流量:调节二氧化碳的排出程度。
  - 吸氧浓度:调节氧合。

– 转速：调节血流量（心排出量）。

– 变温器：血液温度。

- 哪些参数需要监控？

– PaO_2 和 $PaCO_2$。

– SvO_2。

– 流量。

– 氧合器两端压力差值 ΔP。

– 平均动脉压，中心静脉压。

– "神经系统"，瞳孔，NIRS。

– ACT，凝血功能，血小板。

– 血红蛋白，溶血，血尿。

– 血栓来源：管道和泵。

– 桥路（每个班次打开 1~2 次）。

– 体温。

10.6　并发症

由于 ECMO 很少可以在无并发症的情况下运行，因此首先列举较严重的并发症（很少见）。出现以下并发症需要立即处理：

- 设备故障。

- 管道断裂或破裂(气栓)。

- 氧合器破裂。

- 动脉管路出现大凝血块。

在这些情况下，唯一能做的就是将患者与设备断开连接。在此过程中，使用阻断钳夹闭 ECMO 和患者的入路；保持动 – 静脉旁路开放，然后关闭 ECMO 的电源。根据患者自身循环情况，必要时进行机械复苏和药物复苏。如果第一个泵头发生故障，则可以使用第二个——带有手动柄和转速指示的泵头。即使以上这些情况极其罕见，也应在治疗开始时完成下列核查：

- 泵头是否可以更换？设备是如何进行锁定的？

- 手动柄能否正常工作？

- 是否备有足够的血管钳以应对紧急需要？

- 实际的血流方向是什么？动 – 静脉旁路在哪个位置？

- 谁是紧急情况下的负责人？

此外，一些并发症并不会对患者造成严重的危害，但会限制整个系统的运作，使

ECMO 仅能维持数小时至数天;或者需要进行开胸手术,或者需要更换设备、氧合器及管路。这些并发症包括出血、溶血和血栓形成。尽管体外循环中的低温停搏、与人工心肺机管路的异物接触,以及体外循环中常见的溶血,都会使患者的凝血系统遭到"严重破坏",但还是应尽可能保持出血和凝血之间的平衡。如果可以将下列参数的实测值维持在参考值范围,便可以获得较理想的出血 – 凝血平衡状态。

- ACT:180 ~ 200s。
- 血小板:>100 × 10^9/L,如果没有任何出血的倾向可以更低。
- 纤维蛋白原:>1.5g/L。
- PTT:>80 ~ 100s,有时应 >120s。
- PT(Quick 一步法):升高 50%。

在实际工作中,对于是否需要严格遵循这些参考值,还应取决于患者的出血倾向。在此过程中,保持引流通畅(通过胸腔引流),避免积血,这一点对于系统的正常运行十分重要。胸腔出血会影响静脉插管的充盈(中心静脉压越高,流量越小),减低肺功能,并会成为感染源。

如果出血量在 2 ~ 3mL/(kg·h),说明引流通畅;但如果出血持续存在,通常意味着机体耐受的极限。对于较大量的出血,应暂时降低肝素化程度(如 ACT 在 150 ~ 160s),并补充新鲜冷冻血浆。如果出血仍持续存在,需要考虑手术的必要性。此外,在 ECMO 的过程中,应排除纤溶亢进,可进行血栓弹力图(TEG)/旋转式血栓弹力计(ROTEM)检测。在这种情况下,应使纤维蛋白原 >1.5g/L,并视情况加用氨甲环酸(见第 8 章)。

患者的出血通常会在 1 ~ 3d 后逐渐消失,而后,凝血系统发生过度激活并伴发溶血,这将成为此阶段的主要问题(表 10.3)。

表 10.3 ECMO 期间的凝血

	ACT	血小板	监 测	评 估	结 果
凝血不合并出血	200 ~ 220s	>80 × 10^9/L(个体化而定)	每班次至少监测 1 次	由值班的内科医生和心脏灌注师进行	如果没有增加→维持;如果增加→ 更换整套系统
凝血合并出血	180s	>100 × 10^9/L	每班次监测更频繁	由值班的内科医生和心脏灌注师进行	应考虑有无纤溶亢进或弥散性血管内凝血,更换系统,根据需要进行止血

ACT:全血激活凝血时间

临床上,当在动 – 静脉旁路周围、连接器及空气分离器中出现血栓时,表明已发生显著的凝血。另一方面,由此而采取的更激进的肝素化(ACT >220 s)或发生血小板减少症(<80 × 10^9/L,个体化制定诊断标准),会增加患者出血的风险,包括颅内出血——在这种状况下,唯一能做的就是将抗凝治疗强度提升至安全高限。出现这样的

情况时,每个班次都需要至少记录一次凝血情况,并需要和心血管灌注师进行讨论。如果凝血仍在进展,唯一的选择就是更换整个系统。在这种情况下,无论如何都要使患者在短时间内进入停机状态,以便可以考虑在超声监测和正性肌力药物支持下关闭机器来停止体外循环。

虽然从理论上说,D－二聚体升高提示过度的血管内凝血或纤溶亢进;但除非是出现很高的数值(如 > 5 ~ 10mg/mL),否则不应对更换整个系统的决策产生影响。事实上,此时的临床表现更为重要。

10.7　ECMO 期间的溶血

湍流会导致机械性溶血,特别是接触坚硬的异物材料(管道尖端和氧合器微管道)时;这是由凝血系统激活和介质分泌所导致的,因此几乎每名患者在 ECMO 几天后都能观察到溶血现象。在此过程中,最紧急的处理是防止因溶血引发的肾衰竭,同时防止溶血触发介质释放,进而导致更严重的凝血和出血(甚至达到无法治疗的程度)。

如果患者刚刚转进 ICU 即出现溶血,首要任务是评估插管的位置和大小。因为在高流量下,过细的插管会导致溶血(表 10.4)。此外,应维持足够的肾脏灌注(在正常高限内),并在早期就开始利尿治疗,同时进行适当的扩容(使用生理盐水或林格液)。更重要的一点是进行肝素化,因为全身肝素化可以抑制溶血(介质触发,尤其是在血小板消耗的情况下;使 ACT > 180s)。

表 10.4　溶　血

溶　血	相应措施	最后的选择
血红蛋白降低、结合珠蛋白降低、胆红素升高、乳酸脱氢酶升高,出现血浆游离血红蛋白	检查插管的大小和位置	更换系统
红色尿	流量是否可以减少	
尿量减少	是否可以增加肝素化 可否降低血细胞比容	
	有无出血或凝血	
	增加利尿	

10.8　ECMO 期间的抗生素治疗

体外生命支持协会(ELSO)建议仅针对革兰阳性菌预防性使用抗生素,但是在 Giessen 中心,我们认为:如果存在采用开胸入路建立 ECMO、使用大量外源性材料、预期可能需要长期进行重症监护,则采用联合使用万古霉素和头孢他啶的抗生素治疗策略。在没有足够的医学证据支持下,我们将继续这一抗生素使用策略。

只有在少数情况下会升级抗生素治疗,因此在第二步中可单独添加氨基糖苷类药物(妥布霉素/阿米卡星)。对于革兰阴性菌,用碳青霉烯类药物亚胺培南代替头孢他啶。但是,如果出现越来越多的炎症迹象并需要使用升压药物时(提示全身炎症反应综合征或脓毒血症),仍应将更换全套系统作为最后的选择。由于存在一些抗生素无法抵达的腔室,因此,在ECMO期间所出现的这类感染仍然限制了治疗效果。

10.9　ECMO期间的镇静

由于ECMO治疗通常涉及开胸操作,如果没有深度镇静镇痛,很难将插管置于理想的位置。同时,由于重症ECMO患者通常会经历应激后综合征(postaggression syndrome),这同样也是施行镇静镇痛的指征。在初始阶段,连续静脉滴注芬太尼/咪达唑仑[芬太尼5~10μg/(kg·h),咪达唑仑0.1~0.2mg/(kg·h)],可根据病情酌情加大剂量。但在一般情况下,没有必要将剂量增加到芬太尼>15μg/(kg·h)和咪达唑仑>0.2~0.3mg/(kg·h)。如果患者镇静深度仍然不足,可给予饱和剂量的苯巴比妥(第1天:单次10mg/kg,给予2次;然后5mg/kg,每天1~2次)。在这个过程中,必须要和护理人员保持充分沟通,以确定患者的意识和疼痛状态(见第6章)。对于疼痛管理,单剂氯胺酮可能会有帮助(每次1mg/kg、2mg/kg或3mg/kg)。具体见表10.5。

表10.5　镇静药的记忆表

镇静药	开始剂量	增加剂量	睡眠不佳	手　术
芬太尼/咪达唑仑	5~10μg/(kg·h) 0.1~0.2mg/(kg·h)	15μg/(kg·h) 0.2~0.3mg/(kg·h)		
苯巴比妥			每次10mg/kg,每天2次;然后每次5mg/kg,每天1~2次	
氯胺酮				每次1mg/kg、2mg/kg或3mg/kg
可乐定			如果心率和血压可耐受,开始剂量为1~2μg/(kg·h)	

为了减轻ECMO患者的药物戒断反应,应尽早开始连续滴注可乐定(在开始减少阿片类药物时使用),尤其是那些长时间使用芬太尼的患者。在这种情况下,如果不进行护理可行性的评估,那么有关镇静深度和神经系统的评估就无法进行(见第5章)。虽然越来越多的患者可在ECMO过程中拔除气管插管,但对于延迟关胸或心脏功能严

重受损的患者而言,这样做并不可行。在这种情况下,建议过渡至 Berlin Heart 等长期心脏辅助装置。

10.10　ECMO 期间的应激后综合征

ECMO 患者都处于危重状态,因此这些患者可能会出现应激后代谢(图 5.1)。此时关注的重点是疼痛管理和血糖控制。如第 5 章所述,血糖的目标范围在 100 ~ 180mg/dL。如果血糖超出这一范围,则将葡萄糖的供给减至该年龄段的最低需要量;如果持续存在高血糖,则开始使用胰岛素(见第 5 章)。如果不能进行肠内营养,则可以采用肠外营养(表 10.6)。如果患者肝肾功能正常,根据表 5.4 的建议,可在术后第 1 ~ 2 天后添加氨基酸。ECMO 的患者在稳定并克服应激后代谢后,可以谨慎地开始添加脂肪乳,但添加速度不应超过 1g/(kg·d)。

就液体疗法而言,应尽量减少自由水(free water)摄入,如低浓度的葡萄糖溶液,这是因为 ECMO 的患者非常容易出现毛细血管渗漏。此外,液体管理的重点是控制中心静脉压,防止插管贴在腔静脉壁或心房壁上。鉴于患者有明显的水肿趋势,应在 ECMO 开始时就使用低剂量呋塞米(可能联用茶碱),如 1 ~ 2mg/(kg·d) 连续滴注。

另外,如果循环处于临界状态,可以在 ECMO 管路中加入血液过滤器或血液透析装置。

表 10.6　ECMO 代谢记忆图表:肠内营养是最佳选择

	目标值	进一步的要求	更进一步的要求	
血糖	100 ~ 180mg/dL	年龄相关的最低剂量	开始使用胰岛素	
氨基酸的最大量是葡萄糖量的 1/4		术后 1 ~ 2d 0.5g/(kg·d)	糖耐量良好的情况下可增加	
脂肪乳			糖耐量良好的情况下开始使用	最大剂量 1g/(kg·d)
自由水	最小量	平衡		

理论上说,ECMO 也可以使用滚轴泵运行。在此过程中,滚轴泵的上游可能会产生较大的负压,这与人工心肺机类似,但此时应配有“静脉”储血器,以确保血液可以自由地流向泵头。与人工心肺机不同,这种储血器不暴露于空气中。

10.11　人工心肺机

人工心肺机的功能基本上类似于 ECMO(图 10.3)。两者都有一个氧合器,均能用泵在上游引流心脏的血液,使血液重新回输至患者的动脉系统(位于主动脉阻断钳之后),从而替代心肺功能。

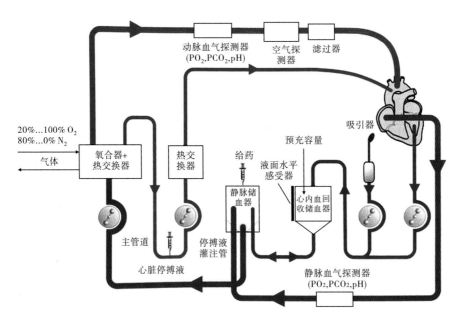

图 10.3 目前,人工心肺机依然通过阻闭泵/滚轴泵工作,流入量通过储血器控制。储血器的填充通过泵头驱动,而不是单纯的负压(经许可转载自 Bochum 大学的资料)

由于人工心肺机还要替代身体其他几个器官的功能,因此,它实际上是一个比 EC-MO 更复杂的系统,且与闭合的 ECMO 系统有很多明显的区别(表 10.7)。关键的区别在于,来自右心房或腔静脉的静脉血全部收集于一个储血器中,形成被动血流。可通过滚轴泵(或者用阻断钳)来改变储血器内的液体平面。每个术野吸引管及心内吸引管也会将收集的血液置于储血器中。因此,与 ECMO 不同,人工心肺机并不是一个封闭的系统(表 10.8)。除了储血器中的血液与空气接触,静脉插管和吸引器也会对血液造成额外的损伤,同样会导致泵后综合征(post-pump syndrome)(见第 10.12 节)。

在人工心肺机储血器中的血液被滚轴泵泵出,经过氧合器,再通过动脉血微栓过滤器后,回输至患者体内。此外,还有一个内循环系统,即心脏停搏液与含氧血混合后,通过该系统泵入患者的冠状动脉。这两个系统的动脉回路都在主动脉上,但是被主动脉阻断钳分开。与 ECMO 不同,人工心肺机可使患者快速降低体温至理想温度范围内。根据所选择的人工心肺机系统不同,血液过滤器可以串联或并联的方式与系统连接在一起。关于滤过系统,有一个重要点需要说明,即:可以在动静脉之间连接滤过器,在体外循环结束后,血液以与先前方向相反的方向流动,达到超滤的作用,这称为改良超滤。

人工心肺机与 ECMO 的另一个区别在于氧合器的功能,前者的氧合器不仅负责氧合和二氧化碳的分离,除了可以给入麻醉气体,它还可以导入二氧化碳来调节 pH。ECMO 则不同,只有在特殊的情况下,才会导入二氧化碳。

表 10.7　插管大小和流量(Giessen 中心心血管工程部)

体表面积(m²)	心排出量(mL/min)	动脉插管(mm)	动脉插管(F)	静脉插管(CH)	静脉插管(F)
0.15	440	2	8	14	12
0.2	520	2	8	16	12
0.25	610	2.2	8	16	14
0.3	720	2.4	8	18	14
0.35	840	2.4	8	18	14
0.4	1000	2.6	10	20	16
0.5	1200	2.6	10[a]	20	16
0.6	1440	3	12	22	16
0.7	1680	3.2	12	24	16
0.8	1920	3.4	12[a]	26	16
0.9	2160	3.4	14	28	18
1	2400	3.8	14	30	18
1.1	2600	3.8	14	32	18
1.2	2800	3.8	14[a]	32	20
1.3	3080	3.8	16	34	20
1.4	3360	4.4	16	34	20
1.5	3600	4.4	16	36	20
1.6	3840	4.4	18	36	20
1.7	4060	4.9	18	38	22
1.8	4320	4.9	20	38	22
1.9	4560	5.4	20	38	22
2	4800	5.4	22	40	22
2.1	5040	5.4	22	40	24
2.2	5280	5.9	22	42	24
2.3	5520	6.4	24	42	24

数字代表内径。CH：Charrière(国内并不使用这一单位)。[a] 注意：出口压力高

表 10.8　插管口径选择

	动脉插管	静脉插管
新生儿(3.5kg)	8~10 F	4~16 F
婴儿(8 kg)	10~12 F	18~20 F
学龄前儿童(15kg)	12~14 F	20~24 F
学龄期儿童(25kg)	14~16 F	28~32 F
成人	16~18 F	34~38 F

10.11.1 临床操作步骤

置入动、静脉插管后,心脏外科医生打开静脉阻断钳,保持手术台、患者和人工心肺机之间的高度差(约1m),使静脉血可回流至储血器。同时,人工心肺机开机,补足并替代心脏做功。经过一段相对低血压的阶段(血液稀释、达到稳定状态、补足容量)后,静脉回流量与回输至动脉的流量达到平衡(储血器中的液体平面相对稳定且始终为正数)。胸腔内"释放出"的血液保存在了储血器中。

在结束心肺转流时,心外科医生和(或)灌注师通过调节阻断钳或手术台与储血器之间的高度差来减少引流入人工心肺机的容量。这时会将储血器中的血液"泵出",补充患者胸腔内的血容量(自体输血),心脏充盈并重新开始射血。这时,可以降低体外循环的流量。

如前所述,与ECMO相比,人工心肺机需要更多的容量来填充管路,也存在更大的异物接触面积。此外,由于该系统可与空气直接接触(心内吸引装置及与自体血回收机的连接),因此并不是一个密闭的系统。所有这些将明显增加人工心肺机所带来的不良反应,后文将对此进行详述。

使用人工心肺机时,需要降低患者体温,以提高在体外循环流量减少或无流量时对缺氧的耐受性(每下降1℃,减少5%~7%的氧消耗),具体情况则取决于手术类型。本章将讨论3种不同的策略。

• 中低温(28~32℃):与深低温相比,体外循环流量的减少程度较低。其优点在于:与低温相关的不良反应发生较少;同时,由于患者血液黏度的增加幅度较小,对血液稀释的要求也就相对较低。反过来说,这意味着在体外循环结束时不需要太多的超滤就能达到术后所要求的血细胞比容。

• 深低温低流量(18~20℃):显著的低流量,由于血液黏度增加,需要显著稀释血液;此时,人工心肺机并不会完全停止,但仅维持很低的流量来保证器官的灌注。这种方法可以改善手术视野,因此倾向于用在新生儿和小婴儿的复杂心脏缺陷的矫治。

• 深低温停循环(18~20℃):伴随循环(包括心脏)的完全停止(最长时间40min),藉此获得完全无血的术野,如果有需要,可以拔除心房和主动脉插管。当将此策略用于复杂的主动脉弓畸形手术时,可在此基础上,通过无名动脉进行选择性脑灌注和(或)选择性冠状动脉灌注。

尽管减少了氧消耗而改善了器官保护,但两种深低温策略都有可能导致术后严重的器官损伤,尤其是大脑的损伤。

在手术前,应根据手术技术(是否需要进行深低温停循环)、所需的血液稀释程度及患者的体型来确定拟采用的体外循环策略。患者体型越小,体外与体内循环的容量比越大。对于很小的新生儿,尽管人工心肺机的预充量控制在最低,但这一比例会偏向体外循环的容量。最低的体外循环预充量约为 115mL(无改良超滤时至少为 80 ~ 95mL)。通常,在预充时优先选择新鲜浓缩红细胞(钾含量少于长时间储存的红细胞)、新鲜冷冻血浆、白蛋白、电解质、甘露醇、缓冲物的混合物,必要时可添加类固醇激素。为了改善微循环,特别是在深低温情况下,需降低血细胞比容(最低可至 25%)。需要注意的是:预充浓缩红细胞时,包装中的柠檬酸盐会与患者的钙结合,导致抗凝血作用,并出现低钙血症的风险。

腔静脉或右心房和升主动脉插管后,体外循环开始(转流开始或人工心肺机计时,表 10.9)。在这个过程中,通畅的静脉回流与位置正确的主动脉插管同样重要。这个动脉插管的作用是确保头部、颈部和下半身得到充分的灌注。注意:新生儿在采用人工心肺机体外循环时的灌注压力较低。当存在永存左上腔静脉时,部分经此回流的血液会通过冠状静脉窦回流至右心房;存在主 - 肺侧支循环时,一些血液会通过肺静脉回流至手术野,此时需对插管策略进行调整。在术前诊断中,需要特别注意这些可能出现的解剖学特征。

表 10.9　心脏手术的时间点

相应时间	开　始	结　束
总持续时间	切皮	缝皮
转流时间	开始心肺辅助模式	完全停止心肺辅助
缺血时间,主动脉阻断时间	放置主动脉阻断钳	开放主动脉阻断钳
选择性脑灌注/冠状动脉灌注	通过额外的循环通路开始灌注	结束额外的循环管路灌注
深低温停循环(DHCA)	开始 DHCA	结束 DHCA

一旦转流可以替代心脏并且提供稳定的灌注时,即可在无名动脉开口的近心部位阻断升主动脉。这时开始记录心脏缺血的时间。给予冷心肌停搏液(与血液混合,并从停搏液灌注管注入),通常使心脏得到短时的顺行灌注。这可以使心脏在低温和停跳下耐受更长的缺血时间,必要时可以在术中反复灌注停搏液和降温。如果有必要,可以放置左心室引流(左心室减压),将回流至心室的肺静脉(来自支气管动脉)和冠状静脉(心小静脉)的血液引流出来。

实际上,在心脏手术期间,可以通过氧合器给入麻醉气体,并(或)通过体外循环的静脉管路注入麻醉药物来维持麻醉。

深低温所造成的血液碱化,以及更高的二氧化碳溶解度可以通过给入二氧化碳进行中和。这种通过输入二氧化碳来控制 pH 的策略(pH 稳态)是否优于低温条件下 pH 自行转变至碱性范围的策略(α 稳态),或者是否有必要将这些方法结合起来,迄今为止仍未有定论。

在完成心内手术后,洗脱心脏停搏液,复温和冠状动脉恢复灌注(必要时电刺激)使心脏复跳。在经过肉眼评估和心脏超声检查满意后,撤离体外循环。为此,通常需要给予米力农和儿茶酚胺支持。

人工心肺机体外循环手术期间的抗凝:在插管前,完成全身肝素化(普通肝素 300 ~ 400IU/kg)。是否达到这一目标由 ACT 决定(ACT > 400s),必要时可以每隔 30 ~ 60min 重复测量一次。拔除插管后,给予鱼精蛋白进行中和。中和的速度过快会导致严重低血压,在少数情况下甚至会出现血栓素介导的肺动脉高压危象,这时应立即中止给药。通常,需要中和全部给入剂量的肝素(鱼精蛋白剂量 = 总肝素剂量),但有时则仅中和初始给入的肝素。

10.12　人工心肺机的不良作用:泵后综合征

体外循环不良作用的严重程度取决于:

- 心肌缺血持续时间。
- 低温的程度。
- 体外循环管路系统容积和患者体型的比例。
- 血液稀释和自体血回输的程度。
- 细胞因子和凝血激活的程度。

即使是进行激素治疗,细胞因子的激活仍是不可避免的,这是因为患者血液在体外循环时始终与人工管道表面发生接触。细胞因子的激活会引起全身炎症反应,而激活的凝血系统、微血栓形成、纤维蛋白溶解及内源性和医源性抗凝作用之间复杂的相互作用,使炎症反应持续下去。其他诱发因素还包括低流量和低灌注压所导致的灌注不足。如果静脉插管导致其上游出现相对较高的压力(同时出现继发低灌注压)时,器官的循环也会因为此压差受到不良影响。

上述问题将会导致细胞趋向肿胀,毛细血管通透性增加,继而引发全身水肿,并影响实质性器官的微循环。在这种情况下,特别是在复温后,术后的再灌注可能会造成再灌注损伤,使细胞肿胀及溶解,同时破坏微循环。此外,还必须注意体外循环对大脑产生的不良反应。微血栓、缺血、再灌注损伤、血栓栓塞微血管造成的暂时性后遗症(如癫痫发作和短暂性神经功能损伤)会造成不可逆的损伤,且并非少见(表 10.10):

- 脑室周围白质软化。
- 运动障碍。
- 智力发育障碍。
- 行为异常。

表 10.10　人工心肺机的不良反应

原　因	反　应	全身反应	肺　脏	心　脏	肾　脏
接触异物表面	白细胞和血小板激活与消耗	细胞肿胀	间质性肺水肿	心肌细胞肿胀	肾血管阻力增高
低温	细胞因子激活，自由基形成	微循环障碍	小气道塌陷	微血栓	肾小球滤过率下降
血液稀释	凝血系统激活	间质性水肿	功能残气量下降	再灌注损伤	肿胀
心肌缺血	低氧性细胞肿胀	微血栓	微小肺不张，肺血管阻力增高	收缩功能和舒张功能障碍	微血栓
低压差的人工灌注（非搏动性）	血液淤滞	再灌注损伤	肺泡炎症	肺血管阻力增高导致左心室充盈减少（心室间相互依赖）	
导管相关的剪切力损伤，微血栓	溶血	微循环障碍导致应激，加重应激后代谢	进一步激活细胞因子		

　　人工心肺机的即刻并发症可以从脑出血到脑疝或较大的血栓栓塞（卒中）。在体外循环转流过程中，各种外科和麻醉手段的目标是防止或减轻不可逆的并发症的发生。实时监测手段包括近红外光谱（NIRS）、脑电双频指数（BIS）、间断性经颅多普勒超声检查，以及上下半身的核心温度监测。另外，经食管超声也可进行监测并记录术后的血流动力学结局。除了选择性脑灌注、间歇性停循环或深低温等因素外，神经保护主要取决于手术时间，手术时间越短，就越能缩短缺血和（或）停循环的时间。应谨慎使用外源性血制品，并减少异物表面积，尤其是相对"开放"的区域（静脉储血器）。

　　此外，改良超滤特别适用于体外循环结束后的新生儿和婴儿，在这种情况下主动脉血液通过滤器泵回心脏（通过主动脉插管），必要时还可以通过心房插管进行氧合。这可以用来提高血细胞比容（从而提高胶体渗透压），通过右心房血液的氧合降低肺血管阻力，并可以过滤毒素和多余的组织液。改良超滤可以减少水肿相关的微循环障碍所造成的器官功能不全。

　　最后，必须考虑何种程度的血液稀释可在氧输送能力和血液黏度之间产生最佳的平衡，哪种 pH 策略（pH 稳态 *vs.* α 稳态）更有利于脑保护，以及药物是否对炎症（激素）或微血栓（氨甲环酸）产生有利影响，这些问题均尚无定论。

　　然而，对于重症监护室医生来说，重要的是要了解所在团队的人工心肺机灌注和麻醉技术的操作特点，并知晓在转流和麻醉过程中发生的特殊事件，以便能预料任何可能出现的术后并发症。

推荐阅读

［1］Anderson RH, et al. Pediatric cardiology. Philadelphia：Elsevier, 2010.

［2］Duncan BW. Mechanical support for cardiac and respiratory failure in pediatric patients. New York：Marcel Decker, 2001.

［3］Gaynor JW. Use of ultrafiltration during and after cardiopulmonary bypass in children. J Thorac Cardiovasc Surg, 2003, 125：98 – 100.

［4］Harig F, et al. Does the additional use of heparin-coated extracorporeal circuits（ECC）optimize the effect of modified ultrafiltration（MUF）in pediatric perfusion? Thorac Cardiovasc Surg, 2006, 54(3)：168 – 172.

［5］Malhorta Kapoor P, et al. Manual of extracorporeal membrane oxygenation in the ICU. New Delhi：Jaypee Brothers Medical Publishers, 2014.

［6］Muñoz R, et al. Critical care of children with heart disease. London/Dordrecht/Heidelberg/ NewYork：Springer, 2010.

［7］Nichols D. Roger's textbook of pediatric intensive care. 4th ed. Philadelphia：Wolters Kluwer/Lippincott Williams & Wilkins, 2008.

［8］Nichols DG, et al. Critical heart disease in infants and children. Philadelphia：Elsevier, 2006.

［9］Sever K, et al. The benefits of continuous ultrafiltration in pediatric cardiac surgery. Scand Cardiovasc J, 2004, 38(5)：307 – 311.

［10］Short BL, Williams L. ECMO specialist training manual extracorporeal life supportorganization. Ann Arbor：Extracorporeal Life Support, 2010.

［11］van Meurs K, et al. ECMO extracorporeal cardiopulmonary support in critical careextracorporeal life support organization. Ann Arbor：Extracorporeal Life Support, 2005.

第 11 章

心律失常

Maria B. Gonzalez y Gonzalez

重症监护室中发生心律失常的原因有很多,除电解质紊乱外,药物也可能引发心律失常(如多巴酚丁胺、肾上腺素)。此外,某些手术操作或术中并发症与术后心律失常的发生也相关。因此,对手术过程的详细记录以及对血流动力学的了解对于患者术后交接至关重要。对于心律失常急性发作后的重症监护治疗,最重要的是立即评估该情况对患者构成的是急性、亚急性还是轻微(或无)风险。

11.1 诊断方法

◆ 心电图

通过正确的电极位置和导线连接(红色,右臂/右胸;黄色,左臂/左胸;绿色,左腿/左下腹),可以从监护仪上的曲线中得到一系列心电分析。通常这些曲线对应于肢体导联的 I、II 或 III 导联,可分析出关于心率(心动过缓、心动过速)、心律[窦性心律(I、II 导联中的正向 P 波)或其他基础心律]、房室传导阻滞、QRS 波宽度(束支传导阻滞形态)和期前收缩的存在,但对于复极障碍的判断有限。

对心电进行评估时,最好是在 25mm/s 或 50mm/s 的心电图描记速度下。精确的评估只有在常规心电图导联(尽可能记录肢体和胸壁导联的 12 通道心电图)中才可得出。

M. B. Gonzalez y Gonzalez
Pediatric Intensive Care Unit, Pediatric Heart Center of Giessen, Children's Heart
Transplantation Center, UKGM GmbH, Giessen, Germany
e-mail:MariaBelen. GonzalezyGonzalez@ uk-gm. de

© Springer International Publishing AG, part of Springer Nature 2019
D. Klauwer et al. (eds.), A Practical Handbook on Pediatric Cardiac Intensive
Care Therapy, https://doi. org/10. 1007/978-3-319-92441-0_11

◆ 心房心电图

心房心电图可通过临时起搏器相应的经皮导联(通常在术中置入)或经食管心电图探头记录,能清晰显示心房的电活动,并可得出关于心房率(如心房扑动)和心室率(房室分离或1:1房室传导)的关系。在某些监护仪上,心房心电图可在肢体心电图下方显示,以便更快速地进行对比并描绘其变化。

◆ 使用外部起搏器进行进一步诊断

在心脏外科手术中,通常因临时起搏的需要将经皮心外膜电极植入心房和心室,这对诊断和治疗术后心律失常非常有帮助。基于折返机制的心房扑动或室上性心动过速发生时,可尝试通过心房超速起搏来终止,这常常需要心房电极更高的输出(高振幅和脉冲宽度)。类似地,心房探头也有助于检查术后房室传导阻滞时房室结的传导能力。如果存在血流动力学耐受性差的房性心动过速合并1:1传导至心室,可以尝试通过快速刺激房室结文氏(Wenckebach)阻滞点以上的心房组织来超速抑制。文氏阻滞点代表心房逐步起搏时,不能使房室结保持1:1传导(希氏束的近端发生Ⅱ度房室传导阻滞)的最短心房起搏间期。诱导出的2:1传导可使心室率降低,从而使患者更好地耐受。

◆ 腺苷在诊断中的应用

腺苷可诱导短期的完全性房室传导阻滞,因此可以终止折返性室上性心动过速(房室结构成折返通路环的一环)。在心房扑动的情况下,应用腺苷引起房室传导阻滞,可使心电图表现出典型的锯齿状形态,从而得以明确诊断,而心动过速本身并没有终止。腺苷诱导的房室传导阻滞同样可用于诊断局灶性房性心动过速,罕见情况下局灶性房性心动过速也可以被腺苷终止。应用腺苷时,最重要的是剂量要足够。如果应用腺苷不能终止心动过速,则可以假设当发生室性期前收缩时,腺苷的剂量虽然足够,但心动过速对腺苷不敏感(如交界性异位心动过速,另见第11.5节)。腺苷的半衰期很短,所以房室传导阻滞只会持续几秒钟。在极少数情况下,腺苷可导致持续的支气管收缩。

◆ 电复律/除颤

当表现为室上性心动过速和稳定的单形性室性心动过速(以下简称"室速")时,应给予同步电复律。这可通过除颤电极板、除颤仪上的心电图电极或除颤仪连接到患者监护仪的连接线(R波峰值时进行放电),使放电与心电图同步来实现,从而避免了在心脏易损期(T波的上升支)因电流诱发心室颤动(以下简称"室颤")。相反地,在室颤或尖端扭转型室速时,不能进行同步电复律,否则将不能放电。目前临床中通常使用双相除颤仪,电流矢量在电击过程中将反转一次,使得所需要的能量较单相除颤仪低。

警告: 在同步心脏复律时,需确保机器正确地标记/检测出 R 波。

注意: "同步复律"不能在多形性室速、室颤或尖端扭转型室速时使用(表 11.1)。

表 11.1　体外电复律/除颤推荐能量(J/kg)

	第一次电击	如果未成功
心脏电复律(同步)	0.5~1.0	2.0
除颤	2.0~4.0	4.0

11.2　心脏传导系统

见图 11.1

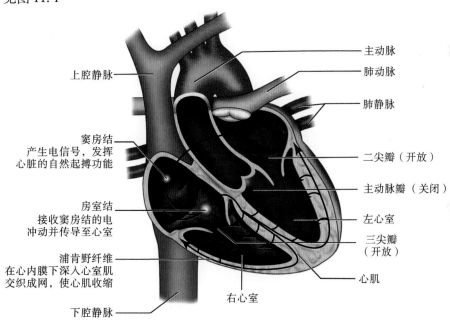

图 11.1　心脏传导系统

11.3　心动过缓性心律失常

11.3.1　窦性心动过缓

在窦性心律时,心动过缓可出现于以下情况:咽喉或气管内吸痰,颅内压升高,低血糖,高钙血症,酸中毒,以及药物诱导(洋地黄、β 受体阻滞剂、胺碘酮等)。

按年龄界定的心动过缓定义范围(心率)如下:

• 新生儿: <100/min。

- 1 ~ 24 月：<90/min。
- 2 ~ 6 岁：<80/min。
- >6 岁：<70/min。
- >11 岁：<60/min。

◆ 窦房传导阻滞

窦房传导阻滞可发生在心房区域的手术操作后［心外管道全腔静脉 – 肺动脉连接术（TCPC）、大动脉转位（TGA）心房调转术、静脉窦型房间隔缺损修补术等］，但通常较为罕见。

- Ⅰ度窦房传导阻滞：从窦房结到心房组织的传导时间持续延长。
- Ⅱ度窦房传导阻滞：类似于Ⅱ度房室传导阻滞，区别如下。
  - 文氏型：P – P 间期逐渐缩短，直至丢失一个 P 波（最长的传导延迟通常发生在心律周期的第 1 次和第 2 次搏动之间，然后仅略微延长。因此，心电图上的 P – P 间期变得越来越短，直到一个窦房结电位不再传导，随后的停顿将少于最后一个 P – P 间期的 2 倍）。
  - 莫氏型：每第 2、3 或 4 次搏动时 P 波将丢失，但 P – P 间期无任何变化。
- Ⅲ度窦房传导阻滞（窦性停搏）：正常 P 波消失，出现频率较慢的自动起搏点（房性逸搏、交界性逸搏、室性逸搏）。

可采取的治疗措施：

- 心房刺激：在窦性缓慢性心律失常或窦性停搏时，若房室传导功能仍存在，则可使用心房刺激。
- 药物：可使用奥西那林或茶碱刺激窦房结产生电冲动，剂量根据效果而定。

11.3.2　房室传导阻滞

除迷走神经张力增加、应用药物和电解质紊乱外，感染性炎症（如螺旋体、衣原体）、合并先天性房室结异常的心脏畸形（如房室通道、先天性矫正型大动脉转位）或心脏手术，均可导致房室传导阻滞。先天性房室传导阻滞可因母体抗体（如系统性红斑狼疮中的抗 SSA、抗 SSB 抗体）在宫内对胎儿房室结造成损伤导致，但这种情况较为罕见。

导致房室传导阻滞最常见的原因是手术操作刺激或损伤房室结。如果异常持续时间越来越长（心脏手术后 7 d 以上），则需考虑永久性房室结损伤，为植入起搏器的指征。

- Ⅰ度房室传导阻滞：仅表现为 P – Q 间期延长。如果这种现象既往已存在，并且没有发生改变，则可考虑为不严重的非病理性改变。如果是首次出现，则必须注意房室传导阻滞程度有加重的可能。

- Ⅱ度房室传导阻滞:心房至心室的电传导丢失,但 P-P 间期保持不变。
  - 文氏型:P-Q 间期会逐渐延长,直至 1 个 QRS 波丢失。
  - 莫氏型:仅传导每第 2、3 或第 4 个 P 波。
- Ⅲ度房室传导阻滞:房室间无传导,心房率与心室率不相关(房室分离);可表现为交界性逸搏心律(窄 QRS 波群)或心室逸搏心律(宽 QRS 波群,由于循环经常不稳定,为紧急植入起搏器指征)(图 11.2)。

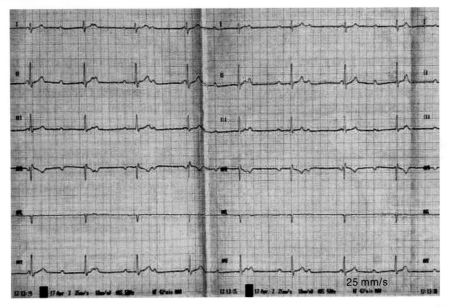

图 11.2 先天性完全性房室传导阻滞伴交界性逸搏心律。房室分离,P 波数量多于 QRS 波

正常 P-Q 间期如下:

- 出生后 24h 内:80~160ms。
- 第 2 天~1 个月:70~140ms。
- 1~2 个月:70~130ms。
- 3~5 个月:90~150ms。
- 6~12 个月:90~160ms。
- 2~3 岁:90~150ms。
- 4~6 岁:90~160ms。
- 7~10 岁:90~170ms。
- 11~15 岁:100~180ms。

11.3.3　心动过缓性心律失常的治疗

所有有症状或有潜在危险的缓慢性心律失常患者均应接受治疗。在重症监护室中,部分情况可通过减少负性肌力药物剂量或停止使用而得到改善。某些药物治疗(如奥西那林)仅在短期或作为起搏器植入前的过渡性使用。对于窦性心动过缓的儿童,起搏器治疗仅适用于有症状的心动过缓和心脏停搏。对于高度房室传导阻滞(Ⅱ度莫氏型房室传导阻滞、活动时的Ⅱ度文氏型房室传导阻滞,或心脏手术后完全性房室传导阻滞)的患儿,如果该传导阻滞在心脏手术后持续超过7d,则为植入起搏器的指征。先天性完全性房室传导阻滞患儿也有明确的起搏器植入指征。先天性完全性房室传导阻滞的新生儿植入起搏器的适应证如下:

- 具有宽QRS波群的逸搏心律。
- 出现复杂的室性期前收缩。
- 心室增大合并心室功能障碍,或有心力衰竭的征象。
- 结构正常的心脏心室率<50~55/min,心脏畸形时心室率<70/min。
- 持续心动过缓诱发室速(伴或不伴Q-T间期延长)。

◆ **起搏器治疗**

在心脏手术后重症监护治疗中,最常应用临时经皮心外膜起搏导线植入进行起搏治疗。最常使用的起搏器设置为心室按需起搏(VVI模式)、心房按需起搏(AAI模式)和房室顺序起搏(DDD模式)。永久性起搏器还可另外提供与心率相适应的设置,例如,在运动锻炼时,起搏器可通过感知身体的运动状态,在预设的心率范围内提升起搏频率(表11.2)。

表11.2　起搏器命名法

字　母	代　表	字母意义		
第一字母	起搏心腔	A:心房	V:心室	D:双腔[a]
第二字母	感知心腔	A:心房	V:心室	D:双腔[a]
第三字母	对感知的反应方式	I:抑制[b]	T:触发[c]	

[a] 双腔:可被心房和心室抑制或触发,取决于是否存在内在电活动。[b] 抑制:如果感知到脉冲,则不会产生起搏脉冲。[c] 触发:如果没有感知到脉冲,则产生起搏脉冲,即起搏器对心脏或其他导联的内部电信号做出反应

◆ **体外起搏器上的起搏设置**

体外起搏时,除了需设置起搏器模式(AAI、VVI、DDD)和起搏心率外,还必须设置房室传导时间、感知阈值和输出电压(经刺激阈值测试后)。同时,房室传导时间必须与心率相适应。在完全性房室传导阻滞时,建议将房室传导时间(房室间期)设置为80~130ms。

感知阈值的定义为起搏器感知到来自心脏的电脉冲的阈值(单位为mV)。如果感应阈值设置得太低,则会感知到一些不属于心脏电活动的脉冲。在最坏的情况下,例

如心动过缓,可能会因得不到起搏而持续存在。如果感知阈值设置得太高,那么实际上存在的电脉冲则不会被感应,起搏器就会产生一个内在脉冲,而不考虑本身存在的节律(并行心律)。心室起搏的刺激可与不应期重叠,最坏情况下可导致室颤。预先确定刺激阈值对于设置输出很重要。为了这一目的,设置者将脉冲幅度(通常以 mV 计)不断减小(脉冲持续时间不变,通常为 0.5ms),直到在心电图上观察到先前仍然可以触发的起搏脉冲不再引起去极化。为安全起见,脉冲幅度应至少比测量的刺激阈值高5mV,并且术后应定期检查患者的起搏情况(至少每 8h 一次)。刺激阈值会由于术后组织水肿或药物(胺碘酮)的作用而暂时变高。在高刺激阈值和相对应的高脉冲幅度下,应检查该电刺激是否会导致膈肌痉挛,这对患者来说十分痛苦,需进行相应的治疗。在许多体外起搏器的应用中,脉冲持续时间不会发生改变,在这种情况下出现膈肌痉挛时,增加脉冲持续时间而非增加振幅是一个合适的选择。

警告:在使用起搏器时,患者的监护仪上必须设定心率报警限值。

◆ 体外起搏器的常规治疗和诊断性应用

• 窦性心动过缓:如果房室传导功能良好,可通过最低起搏心率的 AAI 模式实现心房和心室顺序的协调收缩。

• 房室传导阻滞:在 DDD 模式或 VVI 模式下起搏。在 DDD 模式下,可实现心房触发心室起搏。心脏手术后应立即给予顺序起搏来增加心排出量,特别是在心室功能受损的患者中。从对婴幼儿患者的长期效果来看,心室起搏导线植入在左心室心尖部并以 VVI 模式起搏要优于 DDD 模式起搏。有经验表明,在 DDD 模式起搏的该年龄组别患者中,更常发生起搏器诱发的心肌病。

在先天性完全性房室传导阻滞的新生儿中,正常低值起搏心率的 VVI 模式起搏比DDD 模式起搏预后更好。

注意:在变力性药物或容量不足引起的窦性心动过速中,顺序起搏也可使心排出量减少;有时较慢的 VVI 模式起搏在血流动力学上有更好的效果。因此若要优化治疗效果,需注意动脉血压变化。

在快速性心律失常的诊断与治疗中应用临时起搏器的指征,将在下文根据相应的心动过速类型进行更详细的讨论。

11.4 快速性心律失常

快速性心律失常的特征是心房和(或)心室率的阵发性或慢性的永久性增加。基于不同的病理机制,主要分为室上性和室性心动过速。临床症状取决于年龄、心脏解剖、心室功能和心动过速的类型。健康的婴儿在阵发性室上性心动过速(PSVT)心室

率 > 250/min 时可出现心力衰竭的症状,这是由于心室舒张充盈时间缩短所致。慢性持续性室上性心动过速的儿童和青少年通常没有急性症状,但可发生心动过速引起的心肌病,经常被诊断为扩张型心肌病。在心动过速治疗后,这种"心肌病"通常可以逆转。

窦性心动过速在真正意义上不属于快速性心律失常,但随持续时间的延长,也可能导致患有先天性心脏病或心脏手术后的患者心排出量减少。引起窦性心动过速的可能病因包括发热、血容量不足、疼痛、心排出量减少、酸中毒和药物(如多巴酚丁胺、茶碱、氯胺酮等)。在体表心电图中,Ⅰ、Ⅱ和 aVF 导联的 P 波均为正向,在每个 P 波恒定的 P – Q 间期后将出现一个 QRS 波群。窦性心动过速为缓慢的加速,并且不会突然终止,而是会缓慢减速。

相比之下,窦房结折返性心动过速表现为突然发作和突然终止("开 – 关"现象),即使在心电图中也很难将其与窦性心动过速区分开来。尽管心房和心室收缩协调,它也可导致冠状动脉灌注减少和心肌耗氧量增加。

11.4.1　室上性心动过速(SVT)

与室速不同,室上性心动过速(SVT)的定义是激动源于希氏束分支以上解剖结构的心动过速。SVT 为连续出现 3 次以上的心房电冲动并超过基础心率 20% 的心动过速。这是 SVT 与加速性室上性心律的区别。

◆ **基于旁路的房室折返性心动过速(AVRT)**

这是儿童 SVT 最常见的原因。大约有 50% 的患儿存在旁路,其只在心动过速时有逆行传导,故也被定义为"隐匿性"旁路。在心动过速期间,电冲动通过房室结传导到心室,然后通过旁路传导回心房,这被称为"顺行性"SVT(表 11.3,图 11.3)。

Wolff-Parkinson-White(WPW)综合征定义为窦性心律通过旁路顺行传导合并 SVT,患者可表现为逆行性 SVT(通过旁路的顺行传导和通过房室结的逆行传导),其引起最大预激的征象为心动过速合并宽 QRS 波(图 11.4)。患有预激综合征的儿童发生心房扑动(以下简称"房扑")和心房颤动(以下简称"房颤")的机会是正常同龄人群的 3 倍。SVT 退化为房扑和房颤被认为是一个原因,但同样也存在自发的可能性,尤其是在 Ebstein 畸形或肥厚型心肌病患者中,可存在额外的(有时甚至是几个)旁路。体表心电图表现(顺行性 AVRT):

- 主要为窄 QRS 波(在儿童中,功能性束支传导阻滞较罕见)。
- 规则的 QRS 波时限。
- "开 – 关"现象。
- P 波(在Ⅱ、aVF 导联上倒置)在 QRS 波(– 80ms)后接着出现。

表 11.3　室上性心动过速(SVT)的鉴别诊断

	周期长度	R－P 间期	P 波	特　征
ORT	规则	>70ms,但短于 P－R 间期	在 Ⅱ、Ⅲ、aVF 导联中倒置	
典型的 AVNRT(慢－快)	规则	P 波与 QRS 波重叠,P 波检测不到		
非典型 AVNRT(快－慢)	规则	R－P 间期>P－R 间期	在 Ⅱ、Ⅲ、aVF 导联中倒置	
FAT	不规则	R－P 间期>P－R 间期	多变	温醒现象和冷却现象,通常有异常房室传导
PJRT	规则	R－P 间期>P－R 间期	在 Ⅱ、Ⅲ、aVF 导联中倒置	持续性 SVT
JET	规则	经常伴房室分离	窦性 P 波	通常发生于术后
房扑	通常规则	不规则/规则	锯齿形	P 波数量常多于 QRS 波

ORT:顺行性折返性心动过速;AVNRT:房室结折返性心动过速;FAT:局灶性房性心动过速;PJRT:持续性交界区折返性心动过速;JET:交界性异位性心动过速

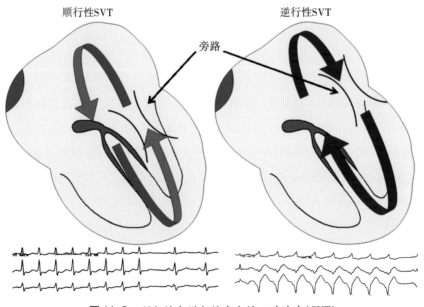

图 11.3　顺行性和逆行性室上性心动过速(SVT)

◆ 房室结折返性心动过速(AVNRT)

　　AVNRT 在儿童中的发生率较成人低,其主要影响人群为学龄儿童和青少年。由于房室结的功能性纵向分离,两条解剖上不同的房室结路径具有不同的传导特性。最常见的形式为典型的 AVNRT(慢－快型),在这种情况下,电脉冲通过慢路径顺行,通过快路径逆行。

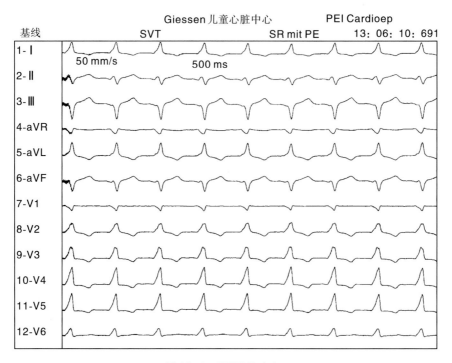

图 11.4 WPW 综合征

体表心电图:

- 窄而规则的 QRS 波。
- 心率:150~220/min(通常比 AVRT 稍慢),经常因运动或压力而被触发。
- 典型 AVNRT:探测不到逆行传导的 P 波(隐藏在 QRS 波群中)。
- 非典型 AVNRT(快－慢型,罕见):心室至心房传导延长,逆行性 P 波伴长 R－P 间期。在这类心电图特征的鉴别诊断中,也包括了局灶性房性心动过速。

AVNRT 没有心脏猝死的风险,而心脏解剖结构正常的患者通常也不会出现并发症(图 11.5)。

【AVRT 和 AVNRT 的治疗】

由于这两种类型的心动过速均与房室结相关,因此心律失常可以通过暂时阻断房室结来终止,可以通过迷走神经刺激手法(50% 的成功率)或注射腺苷来实现。

临床中很少使用维拉帕米静脉注射使房室传导阻滞,维拉帕米可导致显著的低血压倾向,因此在婴幼儿中禁用,但在大龄儿童和青少年中可以考虑。此外,亦可使用同步心脏复律。在逆行性 SVT(宽 QRS 波)难以与室速鉴别的情况下,应进行心脏电复律。

在罕见情况下,腺苷可诱发房颤,在预激综合征患者中可危及生命。如果存在经过旁路的快速顺行性传导,则可诱发快速的室速或室颤。

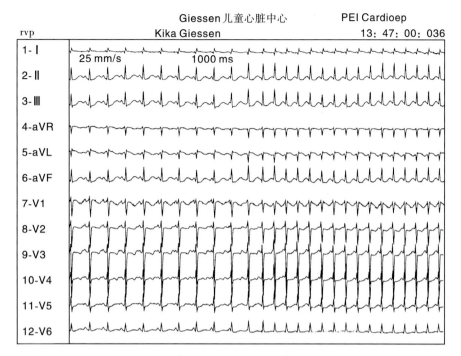

图 11.5 房室结折返性心动过速（AVNRT）

- 迷走神经刺激：
  - 快速饮用冰水。
  - 在颈部放置冰袋。
  - 咽部或气管内吸痰。
  - 腹部按压。

注意：当不知晓 SVT 患者静息心电图中是否存在 δ 波时，如果给予腺苷必须准备好除颤仪。

◆ 持续性交界区折返性心动过速（PJRT）

这类心动过速占所有 SVT 患儿的 1% ~6%，通常为慢性持续性，偶尔也表现为阵发性心动过速，其年龄依赖的心室率在 100 ~250/min。这类 SVT 的典型表现是平均心率水平升高，且可在夜间发生。疾病的症状取决于心室率和心动过速发生的频率，大多数患者在年幼时即可出现心力衰竭或继发性扩张型心肌病的临床体征。

体表心电图：

- R – P 间期延长，P – R 间期缩短（P – R/R – P 间期比值 <1）。
- II、III、aVF 和 V3 ~ V6 导联中的 P 波倒置。
- 无温醒现象。
- 心室率在 100 ~250/min。

PJRT 是对药物反应很差的快速性心律失常(图 11.6),通常可通过降低心室率来改善心肌功能。应用腺苷或经食管心脏超速起搏在长期治疗中通常无效。在药物治疗方面,建议使用 I c 类(普罗帕酮、氟卡尼)和Ⅲ类(索他洛尔、胺碘酮)抗心律失常药物;若疗效不佳,可与 β 受体阻滞剂和地高辛联合使用。然而,对于药物难治型或患者体重超过 15kg 时,心导管射频消融术是首选的治疗方法,且疗效优于长期药物治疗。

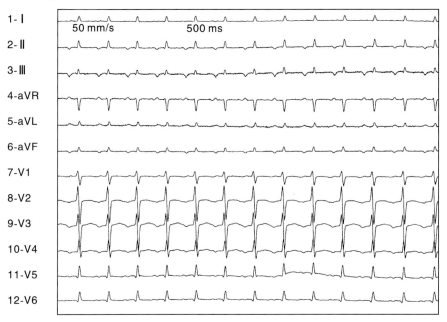

图 11.6 持续性交界区折返性心动过速(PJRT)

◆ **局灶性房性心动过速(FAT)**

FAT 是一种异位心房病灶引起的心动过速,伴病理性的自律性增加。

体表心电图:

- P 波与窦性 P 波有不同的电轴。
- 经常存在温醒现象和冷却现象(心动过速周期长度不稳定)。
- 心动过速开始时常出现异常传导的宽 QRS 波。
- 房室结或心室肌肉不是导致心动过速的原因。
- 房室传导时间可有改变,P 波有时无法下传。

慢性持续性心动过速通常为自动节律性增加引起,存在心动过速诱发心肌病的风险。通过注射腺苷在短时期内阻断房室传导,如果 FAT 仍存在,则可以诊断;然而,FAT 也可以暂时被腺苷终止,令诊断更为复杂。由于自动节律性的持续存在,超速起搏或体外复律没有治疗作用。和 PJRT 一样,FAT 较难通过药物治疗控制。在这种情况下,建议使用 I c 类(普罗帕酮、氟卡尼)和Ⅲ类(索他洛尔、胺碘酮)抗心律失常药物,且通常与地高辛联合使用。可考虑额外使用 β 受体阻滞剂,通过影响房室传导时间使心室率降低。

对引起心动过速的解剖结构进行高频消融为一种有效的治疗方法,成功率超过80%,在体重 >15kg 的患者中应优先考虑使用。

多灶性房性心动过速是一种特殊类型,在体表心电图中至少具有 3 种不同的 P 波形态。其电生理特性与 FAT 相当,与 FAT 一样,多灶性房性心动过速难以使用药物控制。

注意: 如果存在缓慢的异位房性心律(慢于窦性心律),则必须将其定义为房性逸搏心律。如果房性心律比窦性心律快 20% 以上,则为加速性房性逸搏心律,这种情况通常无须治疗(图 11.7)。

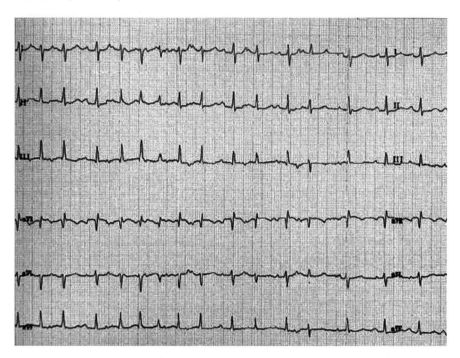

图 11.7 多灶性房性心动过速

◆ 交界性异位性心动过速(JET)

JET 是心脏手术后相对常见的并发症,可能是由术中对传导系统的机械性刺激而引起,通常在 2 ~ 4d 后可自行缓解。JET 的心率为 160 ~ 220/min,主要是由于缺乏心房和心室协调性,尤其在合并舒张性心肌功能障碍时,可导致心排出量降低。

在 JET 中,房室结或希氏束近端区域出现异位冲动中心。电刺激从异位病灶传到心室,通常没有心房的逆行电活动。

在心电图中经常出现房室分离。因此,正常形态的 P 波(窦性搏动)频率比心室活动慢。由于 JET 起源于希氏束,QRS 波的形态与窦性心律时的 QRS 波相似(通常为窄 QRS 波群)。如果存在合并宽 QRS 波群的异常传导,则很难区分 JET 和稳定性室速,后者也可能出现房室分离。不合并房室分离的 JET 在术后很少出现。在心室激动后,从希氏束可发出逆行的心室向心房传导,因此可检测到逆行 P 波,尽管它表现为不同的轴向(在Ⅱ、Ⅲ、aVF 导联中倒置)(图 11.8)。

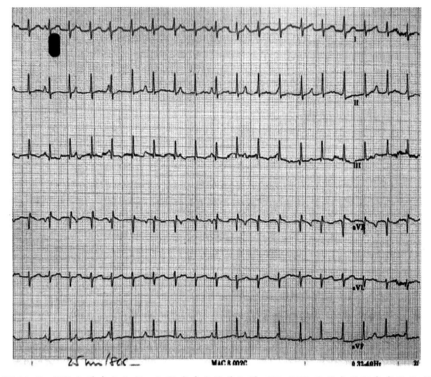

图 11.8 JET 合并房室分离。与Ⅲ度房室传导阻滞不同,QRS 波的出现频率多于 P 波

【对疑似 JET 的诊断】

JET 合并正常宽度的 QRS 波群时,大多数情况下可通过心房心电图(通过临时置入的起搏器导线)检测到房室分离。在这种情况下,P 波在 QRS 波中迁移。如果不存在房室分离,可给予腺苷诱导心室到心房的反向传导阻滞,而不影响心室率。

如果 QRS 波增宽,类似于单灶性室速,可通过稍快的心房刺激(比心动过速快 10% ~ 20%)实现心室的正常传导而不改变 QRS 波的形态。

注意:该刺激操作对室速不起作用。

【JET 的治疗】

• 根据患儿有无出血倾向,可降温至 34 ~ 35℃以降低心率(给予镇静镇痛,防止肌肉震颤)。

• 使用胺碘酮降低心率。

- 心率降低后:心房刺激略快于 JET 率,以协调心房和心室的活动。

- 将临时起搏器的心室导线连接至起搏器的心房出口,心房导线连接至起搏器的心室出口,也可实现心房和心室的协调活动。结果是起搏器将心室活动识别为"心房活动",经过程控较长的房室传导时间后再刺激心房。但该操作需要反复进行程控时间的检查,特别是在 JET 率发生变化后。在高频率时,必须大幅度降低心室后心房不应期,这只有使用特殊起搏器(PACE 300,JJ version,Osypka Medical GmbH,Berlin,Germany)才可实现。

警告:当使用胺碘酮和心房刺激时,必须定期检查心脏的固有频率。胺碘酮的积累可导致窦性心动过缓、房室传导阻滞和 QRS 增宽。胺碘酮治疗可提高刺激阈值。

注意:在交界性心律比窦性心律快 20% 时,考虑为加速性交界性逸搏心律。这种情况通常不需要治疗。

◆ 房扑和心房内折返性心动过速(IART)

典型的房扑是基于右心房大折返机制的原发性房性心动过速,涉及的关键区域为峡部(三尖瓣和下腔静脉交界之间的区域)。在给予腺苷单剂量注射后,体表心电图可表现为典型的"锯齿状"(图 11.9)。如果没有先天性心脏病,这种心动过速可能于宫内和出生后就已发生。尤其是对于心脏解剖结构正常的新生儿,当发生不明原因的心动过速,心率为 200~300/min 且检测不到 P 波时,应考虑房扑的可能。

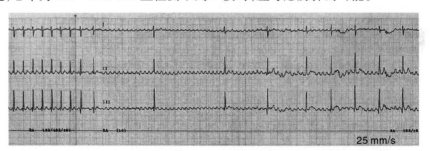

图 11.9 腺苷阻滞了房室结的传导,显现出存在的房扑

对心房区域进行心脏手术的术后患者尤其可能发生 IART。这可能是由于心房切开后瘢痕形成或可塑性补片的使用(房间隔缺损关闭后),导致电脉冲在电绝缘的解剖区域周围形成循环。IART 与术后晚期并发症发生率和死亡率的增加相关。这类心动过速通常表现出相较于典型的房扑慢的心率,通常以 2:1 的比例传导到心室,但也可以 1:1 的比例传导,这种心室率通常在血流动力学上难以耐受。

【房扑/IART 的诊断】

在注射腺苷引起短暂的房室传导阻滞后,体表心电图可以表现出典型的"锯齿状"(图 11.9),从而可对房扑/IART 进行诊断。同样,可通过心房电极检测到非常快速的规律心房活动。

【基于血流动力学状态的治疗】

在循环功能受损的情况下,应在镇静镇痛状态下使用双相除颤仪进行能量为 1～2J/kg 的同步电复律。如果血流动力学稳定,可经食管或临时起搏器实施心房超速起搏。为了这一目的,可通过心房电极以大约比心动过速快 20% 的速率进行心房起搏刺激,造成"超速抑制",从而使心房心肌对下一个房扑波没有反应,其循环的刺激被阻断,下一个窦性搏动可以再次介入。心房超速起搏通常只能在高输出(10～20mV 和 1～2ms)并且需要很有耐心才能成功。

注意:当房扑发生 >48 h,在电复律或超速起搏前,必须采用经食管超声心动图(TEE)排除心内血栓。

在电复律或心房超速起搏后,心脏结构功能正常的患者再发风险很低,因此在早期可不给予药物治疗。然而,如果电复律或心房超速起搏不能取得长期疗效,下一步则是通过延迟对心室的传导进行心率控制。

在年龄较大的儿童或青少年中,可使用 β 受体阻滞剂、地高辛、普罗帕酮、Ⅲ类抗心律失常药物(索他洛尔、胺碘酮),以及维拉帕米持续静脉滴注。药物饱和后予重复电复律通常有更好的效果。

在先天性心脏病和既往有心房扩大的患者中,房扑/IART 往往不能被长期终止,因此这类患者迫切需要足够剂量的抗凝药物。

◆ 阵发性或持续性房颤

房颤在儿童中远不如房扑常见,其可以表现为阵发性或持续性。当房颤频率为 350～450/min 时,根据房室结的不应期,传导非常不规则,导致房颤的心率变化很大。房颤发生时,体表心电图往往无法检测到非常快速和不规则的房颤波,而心房心电图非常有助于诊断。在心脏结构功能正常的患者中,自发性房颤的情况并不少见,并可自行终止。持续性房颤的治疗与房扑相同。

注意:在预激综合征患者中,房颤可通过快速传导旁路向心室快速传导,此时在心电图中可以观察到非常快速、宽且不规则(fast, broad, irregular, "FBI")的 QRS 波群,在血流动力学上难以耐受,这种情况需要心脏电复律,而禁忌使用腺苷,因为它会促进经旁路的传导。

11.4.2 室性心动过速(VT)、心室扑动和心室颤动

VT 是指在希氏束下方出现 3 次以上的连续心室去极化,其心率至少比基本心率快 20%,并表现出不同的 QRS 形态。VT 的心室率通常在 150～300/min,QRS 波的宽度通常超过年龄组别的正常范围(婴儿 >80ms,幼儿 >90ms,大龄儿童 >120ms),而在

新生儿中,也可能出现窄的 QRS 波。根据 QRS 波的形态,可将它区分为单形性(QRS 波群形态均相同)与多形性 VT。房室分离伴间歇性夺获搏动(正常传导的窦性搏动)是 VT 的证据。然而,在婴儿和儿童中,由于良好的房室结传导特性,偶尔会出现 1∶1 的心室向心房的逆行传导。由于快速的心室率和缺乏心房收缩,可造成心排出量减少,从而使冠状动脉灌注减少,心肌灌注受损,使 VT 进一步持续。因此,VT 需要及时和持续的治疗。

VT 可"无缝"转变为心室扑动(以下简称"室扑")和室颤。室扑的频率通常为 200～300/min,心电图上表现为没有等电位线的典型的"发夹样"QRS 波。室颤速率更快,不同形态的颤动波通常在基线附近以低幅度振荡。

警告:电解质及 pH 值变化、缺氧、药物性原因、心肌损伤/心肌病、心脏肿瘤和离子通道障碍均可增加 VT 的发生风险。

◆ 鉴别诊断

• SVT 伴既存的束支阻滞:难以鉴别,应用腺苷有助于鉴别。

• SVT 伴预激综合征及逆向性规律传导:同样难以区分,应用腺苷也有帮助——在窦性心律期间可检测到预激。

• 加速性室性自主心律:心率超过基本心律的幅度 <20%,通常血流动力学可良好地耐受,在窦性心律增快时立即消失,通常无须治疗(图 11.10)。

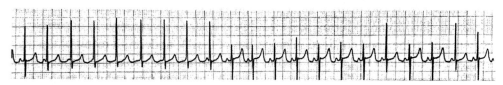

图 11.10 新生儿加速性室性心律:室性心律伴窄 QRS 波群

◆ VT 的治疗

治疗方案基于患者的临床状态和已知的基础疾病。

【稳定患者的处理】

• 基本原则:收集尽可能多的信息,包括病史、药物应用、触发因素、基础疾病、感染的证据、家族史等。

• 如有可能,立即进行 12 通道心电图检查。

• 同时进行血气分析和电解质(包括镁)、心肌酶[肌钙蛋白 I,肌酸激酶同工酶(CK-MB)]、凝血功能和 D－二聚体测定,必要时查药物浓度。

• 超声心动图:评估心脏功能,肿瘤、心包积液等。

• 在血流动力学稳定的患者中,腺苷可在最初使用,有助于进一步诊断。其可以终止右心室流出道 VT[单形性、左束支传导阻滞形态和有电轴右偏的宽 QRS 波(aVF 导联中的倒置 QRS 波)],也可终止合并宽 QRS 波的 SVT。然而,在房颤和预激综合征伴有快传导的患者中禁忌使用腺苷("FBI"形态学)。

- 如果血流动力学受到影响,但灌注压仍然足够时,在已准备心脏复律设备的情况下,应使用胺碘酮(5mg/kg,静脉注射用时 2 ~ 3min),或者也可给予利多卡因静脉注射,很少使用 β 受体阻滞剂。
- 如果以上治疗不成功:以 1 ~ 2J/kg 的能量进行心脏电复律,如果是单形性 VT,可选择同步电复律。

【不稳定患者的处理】

- 心前区重击:在发现循环停止后如立即实施可能成功。
- 心肺复苏和球囊面罩通气:大龄儿童 30∶2,婴儿 15∶2;总是从 5 次通气开始。
- 第 1 次除颤:2 ~ 4J/kg,然后行心肺复苏;如有必要,第 2 次除颤使用 4J/kg,然后行心肺复苏;如果仍不成功:

    - 肾上腺素静脉或骨内注射:0.01mg/kg(1∶10 000 稀释溶液,相当于 0.1mL/kg)。
    - 然后立即进行第 3 次除颤。如果不成功,静脉推注胺碘酮 5mg/kg,用时 2 ~ 3min,或加入 5% 葡萄糖液持续静脉滴注,然后立即行第 4 次除颤。

- 如果以上处理仍然未成功:给予肾上腺素 0.01mg/kg,每 3 ~ 5min 一次,如有必要,重复给予胺碘酮(5mg/kg)或改用利多卡因 2mg/kg;如果有低镁血症,使用镁剂替代治疗,0.3 ~ 0.5mmol/kg 静脉注射。
- 消除其他可能的触发因素:缺氧、心包积液、电解质紊乱及低血容量。
- 如果 VT 未能成功终止:继续心肺复苏,直到 ECMO 准备就绪可供使用。

警告:不要在心脏停搏或缓慢的无脉冲电活动时进行除颤。除颤如果超过 5 次,会引起心肌抑制。

注意:除了尽快实施电除颤治疗,有效的心肺复苏仍是最重要的抢救措施。

◆ **VT 的特殊类型**

【特发性 VT】

特发性 VT 可发生在心脏解剖结构正常的儿童中,但需排除心肌炎或心肌病的可能。特发性 VT 表现为单形性 QRS 波。持续性心动过速可诱发心肌病。

在儿童中,特发性 VT 通常包括流出道心动过速,可起源于双侧心室的流出道(右侧更常见,图 11.11)。心电图通常表现为左束支传导阻滞及电轴右偏(在 aVF 导联呈正向)。这些流出道心动过速均有一个触发机制,并通常可用腺苷终止,使用 β 受体阻滞剂治疗可有效预防复发。

特发性 VT 还包括左心室分支性 VT(也称为 Belhassen VT,图 11.12),该类型为源于心尖后束的折返性心动过速,通常突然发作。心电图可显示右束支阻滞形态和电轴左偏的 QRS 波（QRS 波在 aVF 导联中倒置）。左心室分支性 VT 是唯一能被静脉注射维拉帕米终止的 VT，因此维拉帕米也可用于该类 VT 的长期治疗，然而在婴儿中，应尝试使用普萘洛尔。导管消融治疗成功率高。

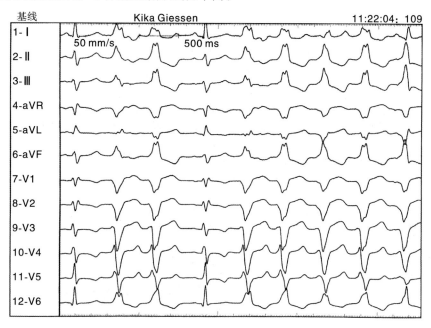

图 11.11　右心室流出道室性心动过速(VT)

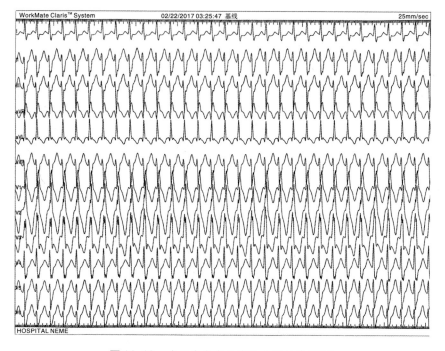

图 11.12　左心室分支性室性心动过速(VT)

【基于离子通道病的 VT】

常染色体显性遗传的基因突变导致的离子通道病可影响心肌细胞离子平衡。根据基因突变的位置,可引起细胞膜上钾或钠离子通道功能紊乱[长 QT 综合征(LQTS)、短 QT 综合征(SQTS)、Brugada 综合征(BrS)]或细胞内钙离子交换功能障碍(儿茶酚胺敏感性多形性 VT,CPVT)。这些变化可导致动作电位延长(LQTS 的 QTc > 440ms)或缩短(SQTS 和 Brugada 综合征的 QTc≤340ms),或 CPVT 中的细胞钙超载,因早期或晚期去极化、不应期的变化而导致 VT 的发生,通常表现为多形性 VT 或室颤(图 11.13 和图 11.14)。

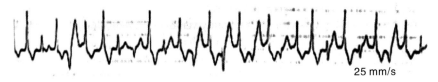

25 mm/s

图 11.13 儿茶酚胺敏感性、双向性 VT(QRS 波轴的上下改变,其间伴有窦性夺获心律)

心脏离子通道病时 VT 的特殊触发机制:

- 交感神经系统兴奋(运动、情绪压力):典型的是对于 1 型和 2 型 LQTS,以及 CPVT。

- 突然的响声刺激:2 型 LQTS。

- 游泳:特别容易触发 1 型 LQTS。

- 睡眠时发生心律失常:3 型 LQTS、Brugada 综合征。

- 发热:Brugada 综合征(图 11.14)。

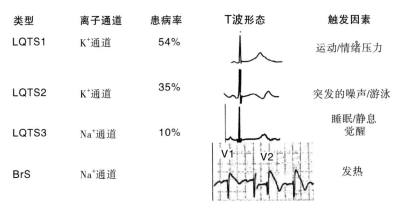

类型	离子通道	患病率	T波形态	触发因素
LQTS1	K⁺通道	54%		运动/情绪压力
LQTS2	K⁺通道	35%		突发的噪声/游泳
LQTS3	Na⁺通道	10%		睡眠/静息觉醒
BrS	Na⁺通道		V1 V2	发热

图 11.14 长 QT 综合征(LQTS)和 Brugada 综合征(BrS)的心电图表现

紧急处理措施:

- 尽快电除颤/复律(2 ~ 4J/kg)。

- 根据具体诊断行进一步的紧急治疗:

- 1 型和 2 型 LQTS：β 受体阻滞剂（如静脉注射艾司洛尔、美托洛尔）、镁剂静脉注射，合并心动过缓时给予临时心室起搏。

- 3 型 LQTS：静脉注射利多卡因和临时心室起搏。

- CPVT：大剂量 β 受体阻滞剂（静脉注射艾司洛尔、美托洛尔）。

- Brugada 综合征：静脉注射异丙肾上腺素或奥西那林用于紧急稳定处理；如果有发热，需积极退热治疗。

注意：由于 LQTS、CPVT（β 受体阻滞剂）和 Brugada 综合征（异丙肾上腺素）的急性药物治疗方案非常不同，用药前必须进行准确的心电图检查以明确诊断。使用其他抗心律失常药物是无效的，甚至可能促发心律失常（例如，在 LQTS 或 CPVT 发作时使用胺碘酮）。

【尖端扭转型 VT】

这种特殊类型的 VT 在心电图上的特征为不同的 QRS 波呈波浪形或纺锤形排列，并围绕等电位线扭曲（图 11.15）。扭转型 VT 通常可自动终止，很少发展成室颤。

- 易感因素为各种原因引起的 QTc 间期延长：

- 先天性 LQTS。

- 药物（Ⅰc 类和Ⅲ类抗心律失常药、抗生素、抗精神病药等）。

- 电解质波动（低镁、低钾）。

- 电击。

- 肥厚型心肌病。

- 心动过缓。

- 低氧。

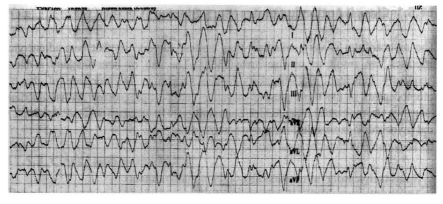

图 11.15 尖端扭转型室性心动过速（VT）

◆ 治　疗

- 持续性心动过速：电复律。

- 静脉补充镁(静脉注射 10% 的镁剂 1.5mL/kg,用时 5min)和钾(需达正常高值以稳定细胞膜)。
- 紧急情况下:增快心率(如应用奥西那林或临时起搏器起搏),预防心动过缓引起的心动过速。

警告:胺碘酮可加剧此类心律失常。

【持续性 VT】

这是一种罕见的永久性室速(在超过 10% 的生存期中存在),大多数情况下由错构瘤、横纹肌瘤等心内肿瘤引起,通常发生在 3 岁前,血流动力学耐受性相对较好,但可导致心动过速相关的心肌病。药物对该类 VT 的疗效不佳,索他洛尔等 β 受体阻滞剂可用于急性治疗。然而,从长期治疗效果来看,使用导管消融术切除病理组织疗效更理想。

11.5　频发性心律失常的药物治疗

除了避免使用致心律失常药物(如 β 受体兴奋剂、肾上腺素和茶碱)和密切监测血清电解质状况外,只有少数特殊的抗心律失常药物在临床治疗中可发挥作用。

11.5.1　Ⅱ类抗心律失常药(β 受体阻滞剂)

心脏手术后,心肌会变得非常敏感,因此 β 受体的激动可导致心律失常发生。临床上经常会使用 β 受体阻滞剂。β 受体阻滞剂通过阻断心肌中的 β1 受体(负性变时性)、延迟房室传导(负性变传导性)、降低心脏收缩性(负性变力)和心肌兴奋性(负性变阈性)来降低心率(窦性心律)。因此,它们适用于以下情况:

- 窦性心动过速(排除其他可治疗的病因后)。
- 期前收缩增多(室上性和室性期前收缩)。
- 室上性折返性心动过速(房室传导时间延长)。
- 在房扑、房颤和 FAT 发作时降低心室率。

β 受体阻滞剂在心动过缓、房室传导阻滞和严重心室功能受损时不建议使用。普萘洛尔(尤其在婴幼儿,以及 LQTS、CPVT、单灶性 VT 患者)、琥珀酸美托洛尔(缓释制剂)和艾司洛尔均常用于抗心律失常治疗。从经验来看,比索洛尔的抗心律失常作用较弱,特别是在儿童患者及室上性折返性心动过速、单形性室速、CPVT 和 LQTS 的治疗中。

注意:5% ~10% 的患者对美托洛尔没有反应。

口服剂量:

- 普萘洛尔 1 ~4mg/(kg · d),最大 8mg/(kg · d),分 3 ~4 次。

- 美托洛尔 1~3mg/(kg·d),分 2 次。

11.5.2　Ⅲ类抗心律失常药物（胺碘酮、索他洛尔）

胺碘酮与索他洛尔属于Ⅲ类抗心律失常药物,其作用机制为阻断钠、钙离子通道和 β 受体,以及抑制快速钾离子外流。该类药物可引起多种类型心脏细胞的动作电位持续时间延长,导致心脏传导障碍和 QTc 间期延长。胺碘酮只有微弱的负性肌力作用,因此即使在心室功能受损时也可以使用,它是一种非常有效的抗心律失常药,可用于 SVT、VT 及室颤的治疗。由于在长期治疗时可能会出现许多副作用(不可逆的肺纤维化、甲状腺功能紊乱、角膜色素沉着等),因此胺碘酮仅在特殊情况下才用于长期治疗。

警告: 胺碘酮的半衰期很长,需注意副作用发生的初期征象;胺碘酮可与其他药物有显著的相互作用,尤其会升高地高辛的浓度水平。

注意: 尖端扭转型心动过速发生的风险随着 QTc 间期延长而增加,胺碘酮在 LQTS 中禁用。

口服剂量:

- 胺碘酮:2~5 mg/(kg·d)。
- 索他洛尔:90~200 mg/(m² · d),分 2~3 次。

11.5.3　Ⅰ类抗心律失常药物

这类抗心律失常药物可阻止钠离子快速流入细胞,对动作电位有不同的影响。儿童患者中,最常使用Ⅰc 类抗心律失常药物。

◆ **Ⅰa 类:奎尼丁和阿义马林**

通过 QRS 波时限和 QTc 间期的增加而延长动作电位,其对窦房结和房室结的抗胆碱能作用可增快心率、加速房室传导。

适应证:Brugada 综合征(阿义马林可用作激发试验)。

◆ **Ⅰb 类:利多卡因(仅静脉注射)和美西律(仅口服)**

缩短心室肌的动作电位,对心房及房室结影响不大。

适应证:VT,3 型 LQTS。

◆ **Ⅰc 类:普罗帕酮和氟卡尼**

对动作电位时长无影响,可降低心房和心室率,使房室结和心室心肌传导延迟,因而可能引起 QRS 增宽。

适应证:FAT、伴折返机制的 SVT(如果腺苷和 β 受体阻滞剂不起作用)、房扑、房颤。

注意:QRS 增宽 >20% 时,减少普罗帕酮的用量。

口服剂量:

- 普罗帕酮:150 ~ 300mg/(m^2 · d),每天最大剂量为 300mg/m^2,分 3 次;或 8 ~ 20mg/(kg · d),分 3 次,在饭前或饭后约 1 h 服用,切勿与牛奶同服。
- 氟卡尼:80 ~ 200mg/(m^2 · d),分 2 次。

11.5.4 地高辛

地高辛可抑制 Na$^+$ – K$^+$ – ATP 酶活性,引起细胞内 Na$^+$ 浓度增加,使细胞内和细胞外 Na$^+$ 浓度平衡,降低了依赖于钠钙交换体的钙运输至细胞外所需的浓度梯度。钙在细胞中的浓度增加,从而增加心肌收缩力(正性肌力作用)。

地高辛可直接作用于迷走神经的中央核,具有负性变时和负性变传导作用,这一特性使地高辛可降低对心室的传导率,适用于 FAT、房扑或房颤的患者。使用时应注意地高辛的正性变阈性作用,因为这可导致刺激阈值的降低。此外,地高辛过量给药时可引起心律失常,并导致室颤(表 11.4)。

表 11.4 地高辛剂量

组 别	饱和剂量	维持剂量
新生儿	0.01mg/kg,每天 3 次	0.002 5mg/kg,每天 2 次
<25kg	0.01mg/kg,每天 3 ~ 4 次	0.01mg/kg,每天 2 次
>25kg	0.25mg/m^2,静脉注射,每天 4 次	0.2mg/m^2,每天 1 次

警告:不要在已知有室性心律失常的患者中使用地高辛。

注意:需要由医生进行缓慢的静脉注射,且药物必须稀释后使用。须当心剂量计算错误。以下内容也很重要:

- 严格确定适应证,仅与其他抗心律失常药(β 受体阻滞剂或索他洛尔)联合使用。
- 定期测定血药浓度水平,目标值为 0.8 ~ 1.2ng/mL。
- 完全通过肾脏排出(注意肾衰竭时的情况)。
- 血钾浓度保持在 4mmol/L 以上。
- 尽可能不要与胺碘酮联用。
- 不要在 WPW 综合征患儿中使用(缩短了旁路顺行传导的有效不应期,增加了房颤时 1∶1 传导的风险)。

11.5.5 心律失常急性治疗时的药物剂量

见表 11.5。图 11.16 描述了儿童血流动力学不稳定性心动过速的诊断和治疗流程图。图 11.17 描述了儿童血流动力学稳定性心动过速的诊断和治疗流程图。

表 11.5 心律失常急性治疗时的药物剂量

药 物	起始静脉推注剂量	静脉滴注
腺苷	0.1~0.3mg/kg(快速推注,通路尽量靠近心脏)	
阿义马林	1.0mg/kg,用时 5min	
胺碘酮	5mg/kg,用时 30min	10~30mg/(kg·d)
阿托品	0.01~0.04mg/kg	
艾司洛尔	0.5mg/kg,用时 1min	50~200μg/(kg·min)
氟卡尼	1.0mg/kg,用时 5min	
异丙肾上腺素		0.01~0.5μg/(kg·min)
利多卡因	1.0mg/kg(最多重复使用 4 次)	20~50μg/(kg·min)
10% 镁剂	0.1mL/kg	1~2 mL/(kg·d)
美托洛尔	0.05~0.1mg/kg	1~2 mg/(kg·d)
奥西那林	1.5~3.0μg/kg 缓慢推注	0.15~0.5μg/(kg·min)
普罗帕酮	0.2~1.0mg/kg,用时 5min	4~10μg/(kg·min)
普萘洛尔	0.1~0.2mg/kg	
维拉帕米	0.1mg/kg,最大剂量 5mg	>5 岁儿童

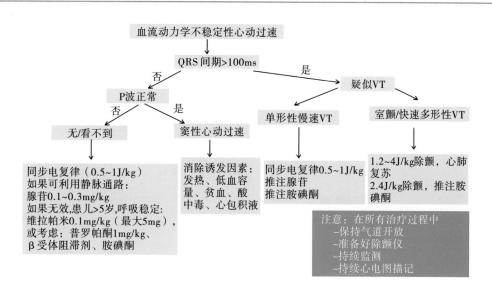

图 11.16 儿童血流动力学不稳定性心动过速的诊断和治疗流程图

VT:室性心动过速

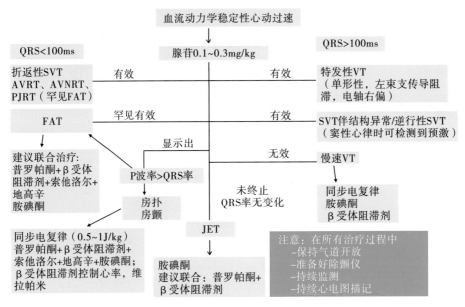

图11.17 儿童血流动力学稳定性心动过速的诊断和治疗流程图

SVT:室上性心动过速;AVRT:房室折返性心动过速;AVNRT:房室结折返性心动过速;PJRT:持续性交界区折返性心动过速;FAT:局灶性房性心动过速;VT:室性心动过速;JET:交界性异位性心动过速

推荐阅读

[1] Anderson RH, et al. Pediatric cardiology. Philadelphia:Elsevier, 2010.

[2] Balaji S, et al. Cardiac arrhythmias after surgery for congenital heart disease. London:Arnold, 2001.

[3] Deal B. Current concepts in diagnosis and management of arrhythmias in infants and children. Heidelbery:springer, 1998.

[4] Hausdorf G. Intensivtherapie angeborener Herzfehler. Darmstadt:Steinkopff, 2000.

[5] Munñoz R, et al. Critical care of children with heart disease. London/Dordrecht/Heidelberg/ New York:Springer, 2010.

[6] Nichols D. Roger's textbook of pediatric intensive care. 4th ed. Philadelphia:Wolters Kluwer/Lippincott Williams & Wolkins, 2008.

[7] Nichols DG, et al. Critical heart disease in infants and children. Philadelphia:Elsevier, 2006.

[8] Paul T. Leitlinie Pädiatrische Kardiologie:Tachykarde Herzrhythmusstörungen. DGPK,www. kinderkardiologie. org, 2011

[9] Pfammatter JP, et al. Idiopathic ventricular tachycardia in infancy and childhood. A multicenter study on clinical profile and outcome. J Am Coll Cardiol (2011), 1999, 33(7):2067-2072.

[10] Walsh EP. Evaluation of a staged treatment protocol for rapid automatic junctional tachycardia after operation for congenital heart disease. J Am Coll Cardiol, 1997, 29(5):1046-1053.

[11] Will JC. Herzrhythmusstörungen. Pädiatrie up2date, 2010, 5(2):163-187.

[12] Zareba W, et al. International Long QT Syndrome Registry. Modulating effects of age and gender on the clinical course of long QT syndrome by genotype. J Am Coll Cardiol, 2003, 42(1):103-109.

第 12 章

复 苏

Christoph Neuhaeuser   Dietrich Klauwer

在 ICU 内行心肺复苏(CPR)的患者,通常存在相关的风险因素(参见 12.2 节),因此,应做好必需的预防措施(床旁备用的抢救药物,就近放置除颤仪和复苏板,准备好气管插管所需物品等)。此外,这类患者需进行全程持续监护,以便在早期即可发现需要进行复苏的病情变化。

12.1 复苏:概述

2015 年,欧洲复苏委员会(ERC)发布了出生 1 个月以上的患儿的复苏指南,该指南每 5 年更新一次。原则上,在任何紧急情况下均应遵循"ABC"规则["A"即清除异物并保持呼吸道(Airway)通畅,"B"即保持呼吸(Breathing 或辅助通气),"C"即保持或恢复循环(Circulation)],并立即寻求帮助!

基础生命支持(BLS)在此不做进一步讨论(参见 ERC 指南)。儿科 ICU 的 CPR 符合高级生命支持(ALS)的 ERC 指南。

12.1.1 胸外按压

* 频率:

  − 100 ~ 120/min。

C. Neuhaeuser (✉)
Pediatric Intensive Care Unit, Pediatric Heart Center of Giessen, Children's Heart
Transplantation Center, UKGM GmbH, Giessen, Germany
e-mail: christoph. neuhaeuser@ paediat. med. uni-giessen. de

D. Klauwer
Department of Pediatrics, Singen Medical Center, Gesundheitsverbund Landkreis Konstanz,
Krankenhausbetriebsgesellschaft Hegau-Bodensee-Klinikum, Singen, Germany

© Springer International Publishing AG, part of Springer Nature 2019
D. Klauwer et al. (eds.), *A Practical Handbook on Pediatric Cardiac Intensive
Care Therapy*, https://doi. org/10. 1007/978-3-319-92441-0_12

- 位置：
  - 胸骨下半部（以剑突为标志）。
- 方法：
  - 新生儿、婴儿（<10kg）：双手环绕胸部，双拇指按压法。
  - 幼儿、学童：单手或双手按压法。
  - 青少年和成人：双手按压法。
  - 交替按压和通气（对没有气管插管的患者，采用双人复苏法）。
  - 新生儿的初步处理：以 3 次按压和 1 次呼吸交替（3:1）。
  - 1 个月至 16 岁的儿童：15 次按压和 2 次呼吸交替（15:2）。
  - 16 岁以上患者：30 次按压和 2 次呼吸交替（30:2）。
- 深度：
  - 胸廓前后径的 1/3（婴幼儿：4cm；学龄儿童：5cm；青少年和成人：5~6cm）。
- 实施方法：
  - 快速、用力按压。
  - 每次胸部按压后需完全放松，待胸廓充分回弹。
  - 尽可能不要中断（除颤时除外）。
  - 在床上进行 CPR 时需加用复苏板。

12.1.2 通 气

- 吸氧浓度（FiO_2）：
  - 在 CPR 过程中，吸氧浓度始终保持在 100%。
  - 恢复自主循环后，可逐步降低吸氧浓度。
  - 根据临床表现和既往疾病确定 SpO_2 目标值，通常为 94%~98%（发绀性心脏畸形、左心发育不良综合征等例外）。
- $PaCO_2$：
  - 35~55mmHg，无过度通气（肺动脉高压危象例外）。
- 非气管插管患者：
  - 加压气囊面罩通气，必要时使用口咽通气道（Guedel 气道）。CPR 期间，呼吸 10~12/min；恢复自主循环后，12~20/min。
  - 保证按压和通气同步（>1 个月儿童为 15:2；>16 岁为 30:2）。
  - 确保有效的胸外按压动作，每次按压后完全放松，待胸廓充分回弹。
  - 不要害怕儿童患者发生误吸（儿童多死于缺氧，而不是误吸）。
- 气管插管患者：

- 必要时切换到容积控制通气模式,并调节压力警报,例如 35 ~ 40mmHg。
- 呼吸频率:可为按压频率提供指引,呼吸频率可以设置如下。
  - 新生儿/婴儿:例如,呼吸频率为 40/min(吸气 0.5s,呼气 1.0s);每呼吸周期 3 次按压,则按压频率为 120/min。
  - 幼儿:例如,呼吸频率为 20/min(吸气 1.0 s,呼气 2.0s);每呼吸周期 5 ~ 6 次按压,则按压频率为 100 ~ 120/min。
  - 青少年:例如,呼吸频率为 15/min(吸气 1.5s,呼气 2.5s);每呼吸周期 7 次 按压,则按压频率为 105/min。
- 潮气量:约 10 mL/kg。
- 可能进行非同步化 CPR。
- 如有必要,可使用通气球囊手动通气。
- 呼气末二氧化碳分压($PetCO_2$):
  - 有助于确定正确的气管插管位置,并可作为在 CPR 期间循环改善的趋势指标($PetCO_2$ 随心排出量增加而上升)。
  - 在进行 CPR 期间显示的 $PetCO_2$ 与测量的 $PaCO_2$ 有很大的差异($PetCO_2 < PaCO_2$),因而不适合依此数据来调节通气参数的设置。

12.1.3 气道管理

- 气管插管:
  - 紧急情况下:经口腔插管。
  - 使用加压气囊面罩行连续 CPR 优于气管插管,后者会使 CPR 中断 1 ~ 2min。
  - 插管的优势在于可保证气道通畅,但有可能发生"非同步"的 CPR,以及通气 时需高吸氧浓度和高呼气末正压。
  - 通过 Sellick 手法堵闭食管的做法已不再常规性推荐使用。
- 插管:
  - 无气囊插管:<8 岁。
  - 带气囊插管:>8 岁。
  - 新生儿期患者可考虑使用带气囊插管(如 Microcuff,从内径为 3.0mm 的管道 开始尝试,正确的选择是标准插管内径减去 0.5 即为 Microcuff 插管的内径)。
- 备选方案:
  - 喉罩(LM1:<5kg;LM1.5:5 ~ 10kg;LM2:10 ~ 20kg;LM2.5:20 ~ 30kg;LM3: 30 ~ 50kg)。
  - Guedel 口咽通气道和气囊阀面罩通气。Guedel 口咽通气道仅适用于无意识儿童,选择正确尺寸,测量门牙到下颌角的距离。

12.1.4 除 颤

- 指征:
  - 无脉搏的室性心动过速和室颤。
- 能量:
  - 4 J/kg(最大360J)。
  - 单相或双相。
- 除颤板:
  - <10kg(<1岁):小除颤板(直径4.5cm)。
  - >10kg(<1岁):大除颤板(直径8~12cm)。
  - 小的或大的粘贴电极片(如有)。
  - 如有疑问:尽可能使电极板获得最大的接触面积。
- 位置:
  - 前后位(8岁以下儿童使用黏合电极片时,一块贴在胸前,一块贴在背上)。
  - 前外侧位置(8岁以上的儿童中使用黏合电极片时,一个贴在右锁骨下方,一个贴在左腋窝下方;使用与年龄相称的除颤电极板)。
- 方法:
  - 在电极板上涂上适量的凝胶,电击时用力向下按压。
- 时间:
  - 如果出现无脉搏室性心动过速和室颤,立即除颤(在除颤器准备好并充电之前,即应开始CPR)。
  - 除颤成功率随着时间推移而降低(每推迟1min存活率降低7%~10%)。
  - 根据复苏指南,建议仅进行一次电击,然后立即恢复CPR(除颤后不检查循环)。
  - 作为本指南的替代方案,如果在ICU出现"可电击转律的心律失常",可连续进行3次除颤(中间不进行CPR),以增加除颤的成功率并尽快恢复自主循环,这对复苏是有利的。

12.1.5 静脉/骨内注射

- ICU的患者通常已有静脉通路。
- 骨内通路:
  - 如果没有静脉通路,则创建骨内通路是最快、最有效和最安全的操作(可在

1min 内实现)。

- 儿童 <6 岁:胫骨近端、内侧、胫骨平台,胫骨结节下 1.5~2cm。
- 儿童 >6 岁:胫骨远端、内侧,踝上 2.0~3.0cm。
- 骨穿刺针:3~39kg,15G 15mm 针;>40kg,15G 25mm 针。
- Cook 骨穿刺针:< 1 个月,18~20 G;1~6 个月,16~14G;6~18 个月,14G; >18 个月,14G。

12.1.6 药 物

- 所有药物均应静脉给入(或者骨内通路给药)。
- 腺苷(1mL = 3mg):
  - 静脉/骨内推注 100~200μg/kg,最大 400μg/kg(加入 3~5mL 生理盐水)。
  - 用于室上性心动过速,此时通常能维持循环(无须 CRP)。
  - 在可能的情况下,通过中心静脉插管或外周静脉快速推注。
  - 对于哮喘、Ⅱ度或Ⅲ度房室传导阻滞、长 QT 间期综合征和心脏移植患者应慎用腺苷。
- 肾上腺素(1mL = 1000μg):
  - 静脉/骨内推注 10μg/kg(最大 1mg),每 3~5min 重复一次。
  - 在可电击(无脉搏室上性心动过速、室颤)及不可电击纠正的循环骤停(心脏停搏、无脉搏性电活动)时使用。
  - 对于 ICU 的患者,通常在循环骤停刚刚发生时即已开始复苏,因此尚未发生严重酸中毒。对于此类患者,10μg/kg 的剂量通常过高(特别是反复给药时),在自主循环恢复后可导致高血压和心动过速,有时会极其严重。
  - 因此在 ICU:每 3~5min 静脉注射 2~5μg/kg,最大 10μg/kg(加于更多的溶液中,如 5~10mL)。
- 胺碘酮(1mL = 50mg):
  - 静脉/骨内推注 5mg/kg。
  - 无脉搏性室性心动过速或室颤经 3 次电击不成功后。
  - 根据我们的经验,应早期给予胺碘酮,例如在第 1 次不成功的除颤后,这将有利于室颤的治疗。
  - 循环骤停时给予静脉注射。
  - 对于循环稳定的室上性或室性心动过速患者,可短时给药,注射时间为 20min,快速静脉推注可引发严重的低血压。
- 阿托品(1mL = 500μg):

- 根据指南,目前仅推荐在迷走神经引起的心动过缓或胆碱中毒时使用(不再推荐在不可电击的循环骤停中使用)。

- $25\mu g/kg$ 静脉推注(极限量为 2mg)。

- 10% 硫酸镁(1mL = 100mg):

 - 根据指南,不作为常规使用。

 - 可用于低镁血症或尖端扭转型室性心动过速的患者(25 ~ 50mg/kg 静脉/骨内推注)。

- 8.4% 碳酸氢钠(1mL = 1mmol):

 - 根据指南,不作为常规使用。

 - 碳酸氢钠可用于长时间 CPR(超过 20min 或超过 3 ~ 4 剂肾上腺素注射)、严重的酸中毒(BE < 15mmol/L)、高钾血症(K^+ > 5mmol/L)、三环类抗抑郁药中毒及血流动力学状态不稳定时,静脉/骨内推注 0.5 ~ 1mmol/kg。

 - 在 ICU 患者中,特殊情况下(如肺动脉高压)的轻度酸中毒(< -2mmol/L)时可"早期"给入进行缓冲。

- 利多卡因(1mL = 10mg):

 - 根据指南,若非无脉搏性室性心动过速或室颤,首选此药(1 ~ 2mg/kg 静脉/骨内推注)。

- 血管升压素(垂体后叶素,1mL = 20IU):

 - 根据指南,不作为常规使用。

 - 可用于循环骤停、反复使用肾上腺素无效的情况(0.2 ~ 0.5IU/kg 静脉/骨内推注,最大 40IU)。

12.1.7 监 护

- 心电图、SpO_2、无创血压测量和呼气末二氧化碳通常为 ICU 患者的常规监测,同时包括测量动脉血压。

- ICU 患者也通常会监测中心静脉压、血气分析(含电解质、血糖和乳酸)、超声心动图和胸部 X 线片。

12.1.8 排除可逆因素(4H 和 4T)

- 4H:

 - 缺氧(Hypoxia)。

 - 低血容量(Hypovolemia)。

 - 低钾或高钾血症(Hypo-/Hyperkalemia)。

– 低体温（Hypothermia）。
- 4T：

  – 心包压塞（Tamponade）。

  – 药物毒性（如洋地黄类）（Toxicity）。

  – 血栓栓塞（肺动脉或冠状动脉）（Thromboembolism）。

  – 张力性气胸（Tension）。
- 发病率：ICU 复苏期间发病率高。

12.1.9　体外膜氧合（ECMO）

- 在 CPR 期间或之后，存在难治性循环衰竭时可考虑使用。
- 立即通知心脏科技师（灌注师）和心脏外科医生。

12.1.10　操作流程

根据目前 ERC 对高级生命支持的指南方针，对怀疑因循环骤停而呈昏迷状态的儿童，治疗流程如下。

- 如果患儿对刺激（或疼痛刺激）没有反应：

  – 立即电话通报，在医院内寻求帮助（如复苏小组）。

  – 随后建立通畅的气道（在可视状态下清除异物、稍微过度伸展头部、Esmarch 动作、吸除分泌物等）。
- 如果没有呼吸或呈现濒死性呼吸：

  – 用有贮氧袋的通气球囊辅以高流量氧气（如 15L/min）进行 5 次初始呼吸（如有必要，使用 Guedel 口咽气道）。
- 如果在 10s 内无生命迹象或无法触及脉搏（腋动脉、颈动脉）：

  – 启动 CPR：每 15 次胸外按压，给予 2 次通气（双人复苏法，15∶2）。
- 尽可能早地发现需除颤的心律（可通过电极板、粘贴电极片或心电图电极进行心电图导联监测）。

  如果心电图显示无脉搏性电活动或心脏停搏（在 3 个导联中），则按图 12.1 所示程序进行抢救。在持续 CPR（15∶2）的同时，每 2min 通过心电图复查一次心律（图 12.2）。对无脉搏性电活动/心脏停搏的患者，应立即建立静脉/骨内通道，在进行 CPR 的同时，由第 3 位抢救者立即静脉/骨内推注肾上腺素 10μg/kg（每 3~5min 重复一次）。可随时行气管插管，但不应导致长达 1~2min 的 CPR 中断。

  如果心电图显示室颤或无脉搏性室性心动过速，则遵循图 12.3 所示的抢救程序。一经诊断室颤或室性心动过速，可暂停 CPR（15∶2），立即以除颤仪进行 4 J/kg 的电击

269

除颤(确保助手安全)。无须进行循环检查,立即恢复 CPR。每 2min 用心电图检查心律一次,如果室颤/室性心动过速持续存在,则再次给予电击(图 12.4)。如果第 3 次除颤仍未成功,应立即由第 3 位抢救者在进行 CPR 的同时建立静脉/骨内通路,给予第 1 剂肾上腺素(10µg/kg)和第 1 剂胺碘酮(5mg/kg)。每 3~5min 重复给予一次肾上腺素,同时继续复苏。在第 5 次除颤失败后,给予第 2 剂胺碘酮。可随时进行气管插管,但应避免 CPR 长时间中断(最长 1~2min)。

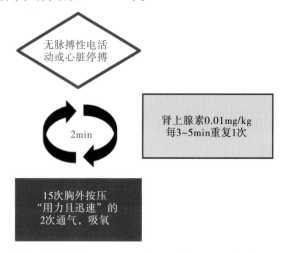

图 12.1　儿科高级生命支持用于不可电击性心律,即心脏停搏/无脉搏性电活动

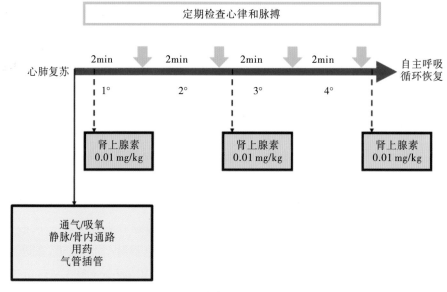

图 12.2　心脏停搏:"不可电击性心律"

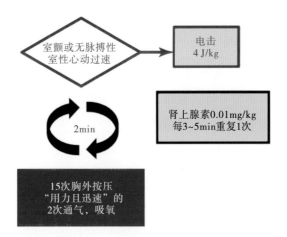

图12.3　儿童高级生命支持用于可电击性节律,即室颤/无脉搏性室性心动过速

下列情况可考虑停止复苏措施:

• 45~60min 后仍无法恢复自主循环(排除可逆原因,ECMO 不作为选项)。

• 很可能存在神经系统等的不良预后,如"暖"缺氧或窒息 >10min、婴儿猝死综合征(SIDS)及创伤后 CPR 等。

• 根据患者既往神经系统状况及一般性预后判断,估测预后不良者。

• 如果核心体温 >30~32℃,且实施有效抢救时间 >45min 循环仍无法恢复,则可考虑停止复苏抢救。

注意:对于低温停循环(即在低温环境下)的患者,绝不能过早终止复苏,必要时可使用人工心肺机进行复温。此外,低温治疗并不是指体表温度降低,这是在复苏过程中常常出现的情况,例如在 18~20℃ 的室温下抢救。

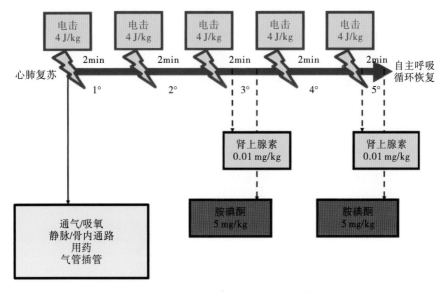

图12.4　心脏停搏:"可电击性心律"

12.2 复苏:特殊情况

在儿科心脏 ICU,由于患者特殊的解剖和病理生理特征,常常需要采取特殊措施来预防需要复苏抢救的情况发生。某些情况下,CPR 方法也可能并不遵循 ERC 指南。下面将讨论儿科心脏病学中的一些典型情况。

12.2.1 所需掌握的心脏病患者的信息

- 心脏的原发疾病是什么。
- 进行了什么样的手术矫治。
- 患者何时接受的手术。
- 已使用哪些心血管相关治疗。
- 在紧急情况出现之前发生了什么(因果关系)。
- 可能与哪些药物(如洋地黄)有关。
- 合并哪些其他疾病(器官功能不全)。
- 患者是否正在接受抗凝治疗(PTT 显效性抗凝、苯丙香豆素)。
- 患者是否已植入起搏器或植入式心律转复除颤器(ICD)。
- 预后是否存有限制因素。

下面将讨论一些具体的、需要复苏的场景及相关的抢救措施。

12.2.2 肺动脉高压危象(另见第9章)

对于肺血管阻力(PVR)已经发生病理性升高的儿童,在应激和(或)低氧血症的情况下(如无预防性处置即行深部吸痰),存在发生肺动脉高压危象的倾向。偶尔在没有任何刺激下也会发生。

严重的肺血管收缩可引起急性右心衰竭。增高的后负荷使右心室无法将血液充分排出,导致右心室舒张末期容积(EDV)显著增加,室间隔向左侧偏移(两侧心室相互影响),这将使左心室充盈受阻,左心室射血量则相应下降(内压塞),动脉血压下降。冠状动脉灌注压的严重下降、室壁张力的病理性升高将导致心肌缺血和循环骤停(可能发生室性心动过速/室颤,但心动过缓/心脏停搏则更为常见)。

在医院内,急性肺动脉高压危象通常表现为 SpO_2 和动脉血压突发下降,伴随肺动脉压和中心静脉压升高。如果治疗及时,通常不会恶化至循环骤停。

【处理措施】

出现此类问题的患者,大部分仍处于气管插管和呼吸机辅助通气状态,因此,通常情况下,抢救都会比较及时(医护工作人员在床边),持续时间也较短(1~20min)。

如果肺动脉高压危象较轻微,通过镇静(如注射 1～2mg/kg 异丙酚和 1～2mg/kg 氯胺酮,必要时给予肌松剂)和提高吸氧浓度的过度通气[必要时予球囊通气;如果患者正在接受一氧化氮治疗,可将呼吸气囊与一氧化氮气源连接:氧 15L/min,一氧化氮 10ppm(0.001%)]即可得到控制 。

对于即将出现循环暂停的严重肺动脉高压危象,第一关注点是维持冠状动脉灌注压和心排出量。因此,在血压严重下降时,应立即开始心脏按压,并给予血管加压药(5μg/kg 去甲肾上腺素或肾上腺素静脉注射)。此时应用血管升压素可能有助于改善病情,它可以收缩体循环血管,但不会引起肺血管收缩。在复苏时静脉注射肺血管扩张剂(如伊洛前列素、前列腺素 I2、腺苷等)可能会产生全身效应,抢救期间应避免使用,但在病情稳定后可以给入。此外,如果尚未使用一氧化氮,可以 20～40ppm 的浓度启动治疗。肺动脉高压危象时,可使用碳酸氢钠。

为了防止肺动脉高压危象的再次发生,还必须加深镇痛镇静,如需要可加用肌松剂;在对患者进行刺激性操作之前,尤其应注意这一问题。

12.2.3　心肌病失代偿(另见第14章)

◆ 失代偿性扩张型心肌病

扩张型心肌病(DCM)患者的射血分数通常会严重降低(如＜10%),左心室舒张末期容积严重扩大,并伴有高室壁张力。如果发生急性失代偿,通常会导致低血压和休克。在这种情况下,经常会发生恶性心律失常(如奔马率 、尖端扭转型心动过速、室性心动过速、室颤),需要复苏抢救。重症心肌炎患者也有同样情况。

【处理措施】

无脉搏性心律失常患者必须立即除颤。在导致循环抑制的心律失常(如室上性或室性心动过速)中,若仍可触及脉搏,进行 1～2J/kg 的同步心脏复律(R 波触发)。任何情况下的复苏都须测定电解质(特别是钾、镁和钙),且在需要时进行相应纠正。在抗心律失常方面,可考虑使用胺碘酮,尖端扭转型心动过速时可考虑使用镁剂。

扩张型心肌病患者有时很难获得稳定的循环。在复苏过程中,注射肾上腺素(5～10μg/kg),然后持续静脉输注;必要时注射米力农、左西孟旦,密切关注低血压的发生。如果进行补液治疗,需防止室壁张力增加,应进行监测(超声心动图、中心静脉压)。

需要应用 ECMO 或体外循环来稳定患者循环时,应及时通知心脏外科医生。可商讨使用心脏辅助装置(如 Berlin Heart)的可能。

◆ 失代偿性肥厚型心肌病左心室流出道动力性梗阻

肥厚型梗阻性心肌病(HOCM)的患者,在应激状态下心脏会呈现高收缩状态。由于心肌质量高、左心室腔呈小的细线样,充盈将受损。如果心肌收缩力增加,由于舒张功能严重受限,左心室充盈将会减少,每搏输出量也会因此下降。此外,左心室流出道的动态梗阻将损害心脏射血功能(随着收缩力的增加,梗阻会加重)。这将导致血压降低和冠状动脉灌注压降低。肥厚心肌的内层,即使在静息状态下也已经处于临界低灌注状态,此时灌注压的降低将使心肌缺血迅速恶化。

【处理措施】

一旦发生循环骤停,HOCM 患者的抢救复苏将非常困难,且常常不成功;因此,必须尽一切努力避免进展到这一状态。

如果仍然处于循环微弱的状态,必须严格避免使用拟儿茶酚胺类药物(禁忌证)。相反,应给予镇静剂(如吗啡 0.1mg/kg)和 β 受体阻滞剂(如艾司洛尔 0.5mg/kg),也可给予其他镇静剂及钙离子拮抗剂(如维拉帕米 0.1mg/kg),以尽量消除心肌的高收缩性。此外,必须尝试通过容量管理和加压素(如去甲肾上腺素或去氧肾上腺素)来增加左心室每搏输出量,以此稳定血压(有肺水肿的风险)。在无脉搏性室性心动过速或室颤时,应进行除颤或加用胺碘酮。由于低体循环阻力伴低血压对此类患者存在负面影响,可选择给予血管升压素(0.1~0.5U/kg),此药可在无正性肌力作用(副作用)下提高体循环阻力;类似的方案也适用于心室肥大伴流出道狭窄的患者。

12.2.4　心肌缺血合并 ST 段改变

由于心脏手术后无法将心腔内的空气完全排出,可引发冠状动脉空气栓塞,典型表现为气栓进入右冠状动脉致 Ⅱ、Ⅲ、aVF 和 V5、V6 导联 ST 段抬高。

在涉及冠状动脉的手术(Ross 手术、大动脉调转手术、Bland-White-Garland 综合征手术)或存在冠状动脉异常(壁内走行、非典型出口、狭窄等)的手术中,灌注压下降可引发心肌缺血,血栓栓塞也有可能发生。

体-肺动脉分流术、动脉导管未闭、主动脉瓣关闭不全或动脉低血压的同时,如果舒张压过低(<20~25mmHg),可能导致心肌缺血。

【处理措施】

如果发生空气栓塞(超声心动图可能检测到左心耳内的空气),必须升高动脉血压,可使用 1~5μg/kg 去甲肾上腺素。此外,可将吸氧浓度增加到 100%,以更快地吸收肺血管内气栓。ST 段抬高通常在接下来的 12~24h 内得到改善。

在冠状动脉手术后发生缺血性 ST 段改变(抬高、压低)时,血压也应调整到正常水平的高限(如去甲肾上腺素静脉滴注)。此外,必须通知外科医生,以便讨论后续处理(如手术、抗凝等)。ECMO 治疗可作为循环衰竭发生时的处理方案之一。

主动脉内球囊反搏(IABP)治疗可用于心脏仍有射血的大龄儿童,其作用是增加舒张压,从而增加冠状动脉灌注,同时降低后负荷。

如果 ST 段改变与低舒张压同时发生,则可通过滴注去甲肾上腺素来增加血压。在体－肺动脉分流术后出现此类情况,需要考虑是否选择了过粗的分流管、是否需要更换。在主动脉瓣关闭不全和动脉导管未闭的患者中,去甲肾上腺素会产生适得其反的远期效果,同样需考虑手术矫正处理。

因低心排出量综合征合并低血压而需进行短时抢救的情况时有发生。虽然儿茶酚胺类药物已经在起效,但冠状动脉灌注压力在短时间内仍不足以达到要求,需要短暂的 CPR 和儿茶酚胺推注(肾上腺素或去甲肾上腺素)来"启动"。一旦危急情况得到缓解,必须重新评估这类患者的循环和通气状态(超声心动图)。

12.2.5　急性心包压塞(另见第8章)

出现进行性加重的低血压(奇脉)伴窦性心动过速和中心静脉压病理性升高,提示有心包压塞。这通常发生在引流管堵塞时,阻塞或血栓导致引流不畅,同时存在持续出血或积液形成。超声心动图可明确诊断。

【处理措施】

可尝试在引流管上通过"挤奶"手法来改善引流情况以缓解压塞。急性心包压塞合并循环衰竭需要及时的外科干预。在紧急情况下,可以在病房内进行紧急开胸(切断缝合线或使用钢丝剪切断拉闭胸骨的钢丝)。对于浆膜性积液,在超声引导下插入猪尾导管是最有效的方法。在放液之前,除了应补足容量外,还应给予儿茶酚胺以稳定循环,因为在心包压塞中每搏输出量相对固定,因此心排出量存在心率依赖性。

12.2.6　心律失常

◆ 心动过速性心律失常(另见第11章)

无脉搏性心动过速(室性心动过速、室颤)与循环得以保持的心动过速是有差别的。有关心动过速心律失常的详细描述,请参见第 11 章(如交界性异位心动过速、室上性心动过速、快速性房颤、尖端扭转型室性心动过速等)。通常认为心脏病患者发生突然的意识丧失(晕厥)或循环衰竭,均由恶性心律失常所致,除非另有证据支持其他诊断,否则须立即除颤(表12.1)。

【处理措施】

在除颤仪准备好(将凝胶涂在除颤板上或贴好除颤电极片,除颤仪充电)以前,应遵循"ABC"原则并按要求进行 CPR。在 ICU 中,监护仪显示无脉搏性室性心动过速或室颤的情况,恢复自主循环的最有效措施为立即除颤并在必要时重复(最多3次)。根据我们的经验,在这种情况下,尽早(在第 1 次不成功的除颤之后)给予胺碘酮有助于成功抢救。

表 12.1　室性心动过速(VT)复苏措施

VT:残余循环尚可维持	VT:残余循环受到抑制	VT/室颤:循环停止
监测心电图、血压、外周血氧饱和度、血气分析、电解质	按"ABC"原则抢救,除颤,心电图	按"ABC"原则抢救,心肺复苏,直至除颤仪充电完成
胺碘酮,起始剂量:5mg/kg 短时推注;静脉滴注:10~20 mg/(kg·d)	镇静下复律:1~2J/kg 同步除颤(如 R 波触发)	立即除颤:4J/kg(最多3次);然后按流程继续心肺复苏(推注肾上腺素)
除颤和准备心肺复苏	胺碘酮,起始剂量:5mg/kg 短时推注;静脉滴注:10~20 mg/(kg·d)	胺碘酮,起始剂量:5mg/kg 短时推注;静脉滴注:10~20 mg/(kg·d)
补充电解质(氯化钾、镁)	补充电解质(氯化钾、镁)	补充电解质(氯化钾、镁)

如果心动过速(如室性和室上性心动过速)持续存在,残存的循环受到抑制,应进行同步电复律(根据 ERC 指南,1 J/kg)。如果患者尚处于清醒状态,则应在心脏复律时给予短时间的麻醉镇静(0.5~1mg/kg 异丙酚静脉注射,1~2mg/kg 氯胺酮静脉注射)。

◆ 心动过缓性心律失常

心动过缓,尤其是Ⅲ度房室传导阻滞和迷走神经诱发的心脏停搏,可造成循环衰竭。

【处理措施】

在术后阶段,心动过缓性心律失常可通过心外膜起搏得到控制(见第 11 章)。在心脏起搏器准备好之前,应以 CPR 过渡(在新生儿中,如果心率低于 60/min,应开始 CRP)。阿托品和(或)肾上腺素有助于迷走神经兴奋诱发的心动过缓或心脏停搏的治疗。

12.2.7　血栓栓塞并发症(另见第8章)

体-肺动脉分流管发生急性栓塞后,肺血管床无法获得充分灌注(少量残余灌注可能源自固有肺动脉或侧支血管),将因严重缺氧而危及生命。

急性肺栓塞在儿童中相当罕见(危险因素包括中心导管、制动、青春期后、血栓形成、镰状细胞贫血、发绀性心脏病、感染和恶性肿瘤)。诊断可采用超声或螺旋 CT。急性肺栓塞时,右心室后负荷的突然增加(肺循环横截面受累 >60%)可导致急性右心衰竭。第 12.2.2 节中所述的恶性循环也将发生。

循环衰竭通常发生在 Fontan 循环中;而在半 Fontan 循环中,上半身发生血流梗阻,进而出现严重发绀,此时循环或许尚可维持。

【处理措施】

如果循环仍能维持,可以静脉注射去甲肾上腺素(如 5μg/kg)来提升血压,以便通过侧支循环或体－肺动脉分流术中的残余管腔获得肺灌注。注射肝素(50～100IU/kg)以防止血栓的进一步形成。可以考虑用 r-tPA 溶栓(但在术后最初几天内不可使用)。如果发生循环衰竭,在长时间 CPR 后,应行气管插管和辅助通气(吸氧浓度为100%),也可立即建立体外循环或启动 ECMO。

在循环衰竭的肺栓塞中,一方面必须维持冠状动脉灌注压力和右心室功能(肾上腺素、去甲肾上腺素,必要时用血管升压素);另一方面,必须清除肺循环中的栓子[用 r-tPA 溶栓,如阿替普酶 0.5mg/(kg·h),注射 6h,总剂量＜100mg],也可给予肝素注射。

术后早期立即溶栓是非常危险的,在这种情况下,应与外科医生讨论手术取栓的可行性。

12.2.8 术后电解质紊乱(另见第5章)

高钾血症(K^+＞6mmol/L)和低钾血症(K^+＜3mmol/L)都是非常危险的;同时,还务必要考虑其他危险因素(如地高辛)。低钾血症常合并低镁血症。

【处理措施】

最佳的处理方案是根据血气分析结果进行纠正。恶性心律失常伴严重低钾血症(K^+＜2.5mmol/L)时,缓慢静脉推注钾 0.1～0.5mmol/kg(用时 10～20min),然后维持静脉滴注。在补钾的同时纠正低镁血症有助于病情改善(如10%硫酸镁 25～50mg/kg静脉注射,用时 10min)(表 12.2)。

表 12.2 高钾血症的治疗

原因	肿瘤溶解,溶血,横纹肌溶解症	无尿	肾上腺功能不全	肾小管性酸中毒	医源性
心电图改变	高 T 波	长 PR 间期	P 波缺失	QRS 变宽	室性心动过速,心脏停搏
治疗	10% 葡萄糖酸钙 0.5～1mL/kg 静脉注射	10IU 胰岛素溶于 500mL 10% 葡萄糖中静脉注射,5mL/kg = 0.1IU/kg 胰岛素和 0.5g/kg 葡萄糖		β2 受体激动剂,碳酸氢钠,呋塞米,聚苯乙烯磺酸钠	连续静脉－静脉血液透析滤过

在高钾血症伴心律失常的情况下,应首先给予钙以拮抗钾对于心肌细胞膜的电生理效应(对钾水平无影响)。降低钾水平的最有效措施是推注胰岛素－葡萄糖溶液,然后维持静脉滴注。对于肾衰竭的患者,只有连续性静脉－静脉血液透析滤过(CVVH-DF)可用于长期治疗。因不明原因的心脏停搏而进行长时间复苏时,应给予钙剂,因此时高度怀疑有高钾血症(最好在进行血气分析后)。

12.2.9　Fontan 循环(另见第 15 章)

对 Fontan 或 Glenn 循环患儿进行复苏非常具有挑战性。在这种情况下,通过 CPR 来恢复最低循环的核心要素是在气囊通气的吸气相与呼气相之间形成胸内压差。在吸气时,血液被挤出肺,充满单心室心脏;而在呼气时,血液可以流入肺。显然,在这种情况下,胸腔内负压是理想的(通过主动加压减压复苏或负压通气)。然而,在对患儿进行 CPR 时,很少能实现这一目标。为了使肺血管在呼气相充盈,可以通过增加外周静脉压力(增加外周静脉和中心静脉之间的压力梯度)来实现,例如有学者提出了胸部和腹部的交替按摩方法。但由于协调困难、并发症频发,且有效性存疑,所以不再推荐这种操作。

【处理措施】

可尝试通过补充液体来改善肺灌注(可能需要输入非常大量的液体,大龄儿童可抬高其下肢),并可通过中心静脉给予去甲肾上腺素(5 ~ 10μg/kg)或血管升压素(0.1 ~ 0.5 U/kg)增加灌注压。此外,可根据 ERC 指南进行 CPR,并确保胸部按压和通气之间有良好协调(同步复苏总是可以获得更理想的效果)。

12.2.10　法洛四联症(另见第 16 章)

肺动脉严重狭窄或存在动态右心室流出道梗阻(手术矫治前)的法洛四联症患儿,可在应激、低氧血症或感染(肺循环阻力增加、体循环阻力降低)时出现发绀。除了经室间隔缺损进入主动脉的右向左分流外,肥厚的右心室还可表现出舒张障碍,进而导致充盈不足及心排出量下降。在出现发绀期间,原本响亮的收缩期杂音会减弱。

【处理措施】

与处理 HOCM 危象时一样,必须迅速果断地对发绀患者采取干预措施,避免出现需要复苏的局面。禁止使用儿茶酚胺类 β 受体激动剂。吗啡(0.1mg/kg 静脉注射)、氯胺酮(1mg/kg 静脉注射)和蹲姿动作(腿屈曲至腹部)通常有助于症状改善。务必保证高浓度吸氧,最初的效果可能并不明显或存在延迟(需要等待血液流经肺部)。在严重的情况下,艾司洛尔(0.5mg/kg 静脉注射)和碳酸氢钠(0.5 ~ 1mmol/kg 静脉注射)有助于改善症状。也可能需要使用血管升压素(去甲肾上腺素或加压素)来增加体循环阻力,减少右向左分流。

在复苏时,可考虑在体外循环下急诊手术,必要时建立体 - 肺动脉分流。

12.2.11　动脉导管依赖性心脏畸形(另见第 15 章)

需区分以下 3 类疾病:动脉导管依赖性肺循环灌注(如三尖瓣闭锁、肺动脉闭锁、法洛四联症、重度肺动脉狭窄）、混合性动脉导管依赖性灌注（如大动脉转位）及动脉导管依赖性体循环灌注（如左心发育不良综合征、主动脉缩窄、主动脉弓离断、重度主动脉瓣狭窄）。动脉导管的闭合会导致前两类患儿出现严重发绀,而最后一种类型则会发生休克。

【处理措施】

由于其他章节中已详细讨论了具体心脏畸形的特点与处理,故此处仅简要说明。应及时给予前列腺素 E1[50～100ng/(kg·min)];对于左心发育不良综合征患者,应避免过度通气;而吸氧浓度则应根据实际情况进行调节,如果可能,不吸氧下的目标 SpO_2 为75%～85%。

12.2.12　低氧血症

在院外即需复苏的儿童,特别是婴幼儿,多由于严重低氧导致,即在心脏停搏前呼吸已停止。由于脑对严重缺氧的耐受性（在正常体温状况下约5min）低于心脏,若发现患儿循环停止首次复苏可能成功,但二次复苏是否能成功不确定,其神经系统预后较差。若患者在发生低氧血症前已处于低体温状态（如冬季发生的溺水者）,则可以有例外的表现。随着核心体温下降,脑对严重低氧的耐受性相应延长（核心体温为18℃时可长达45min）。

在医院发生低氧血症的儿童的预后相对较好,因为有监测,关键是可以通过及时的气道管理（"A"和"B"）和供氧迅速缓解缺氧状况。

在儿童心脏ICU中,因低氧血症而抢救的情况较为罕见。多见于6岁以下儿童和唐氏综合征患者:

• 由于上呼吸道阻塞（如口咽或下咽肌张力减退、肿胀、隔膜、软化、狭窄）或痉挛反应（如喉痉挛）引起拔管后的呼吸暂停。

• 呼吸暂停和（或）通气不足（特别是早产儿和新生儿,由于阿片类药物或前列腺素 E1 治疗）。

• 急性哮喘或过敏反应。

• 张力性气胸。

• 误吸。

• 气管插管的患者在"DOPE"[D:插管移位;O:阻塞;P:肺部问题（气胸、单侧插管）;E:设备故障]情况下出现通气困难。

【处理措施】

最重要的措施是建立通畅的气道,包括直视下清除口鼻腔异物、头部略微过度伸展、Esmarch 动作、吸引等,以及高氧气浓度（贮氧袋）的气囊阀面罩通气。绝大多数困难的情况都可以通过这些处理得到控制。优先考虑改善氧合状况而非插管。因缺氧引起的心动过缓(呼吸暂停所致),当缺氧纠正后心率随即会迅速增快,并恢复循环。

如果气管插管的患者出现了通气问题,请始终遵循"从患者到呼吸机"(不可颠倒顺序!)的原则:即首先从患者身上找寻原因,如果有疑问,先把呼吸机与患者的连接断开,以球囊进行通气;如果怀疑为插管管道阻塞或脱管,可能需要立即拔除插管,并临时用气囊阀面罩通气,在需要时再次插管。

张力性气胸必须通过穿刺或引流(Bülau 或猪尾导管引流)才能得以缓解,而哮喘和过敏反应则应按常规流程进行处理。

上呼吸道阻塞患者可能会出现一些特殊问题。环状软骨区域的肿胀(如在拔管后)可引发严重的吸气相喘鸣。在这种情况下,以下措施可改善症状:静脉注射地塞米松 0.5mg/kg,反复吸入肾上腺素(0.1~0.5mg/kg,最大 6mg),并通过面罩进行双水平正压通气(BIPAP)。如有必要可再次插管,选用较小管径的气管插管(可能需要带气囊插管)。喉痉挛则通常需使用气囊阀面罩来改善症状。如果治疗无效,可以通过短时麻醉(如异丙酚 3~4mg/kg,必要时给予琥珀酰胆碱 1~2mg/kg)来解除痉挛。

对于存在动脉导管依赖性心脏畸形的新生儿,前列腺素 E1 的输注可导致中枢性呼吸暂停,通常发生在注射初始时。处理这样的呼吸暂停有时较为棘手,须同时考虑到心脏的基础病变和治疗可能导致的副作用。

- 对于动脉导管依赖性肺循环灌注或混合性动脉导管依赖的心脏畸形,提高给氧浓度的经鼻连续气道正压通气(CPAP)有助于病情改善。也可以尝试使用呼吸兴奋剂(如咖啡因或氨茶碱)。气管插管及控制性辅助通气对循环有负面影响(心排出量下降),应尽可能避免。

- 对于动脉导管依赖性体循环灌注的心脏畸形,处理更为困难。过度通气和增加吸氧浓度会导致肺循环阻力下降,这将使肺循环灌注量增加、体循环灌注量下降。将前列腺素 E1 减至最小剂量[如 5ng/(kg·min)]可能会有所帮助,可通过定期超声监测检查导管是否仍然完全开放。必须小心使用 CPAP 和呼吸兴奋剂,它们会导致通气量的增加,应严格掌控适应证并密切监测,同理,最好避免辅助通气。

12.3 复苏成功后的重症监护

即使是最理想的胸外按压,CPR 期间的心排出量也只能达到正常值的20%。肾上腺素的使用有助于将血流集中于重要器官——心脏和大脑。复苏持续的时间越长,发生器官损伤的可能性就越大、越严重;这除了因呼吸暂停和心脏停搏导致的缺氧缺血性损伤外,还与缺血-再灌注损伤有关。

自主循环恢复并通过药物使身体状况稳定后,重症监护治疗的重点应放在维持和恢复器官功能,尤其是大脑功能(表 12.3)。在 CPR 后的第一个 24h 难以评估神经系统的预后情况,因此,所有治疗的目的都是为了保证患者的存活。在复苏后 24 ~ 72h,可通过诱发电位、脑电图和 MRI 检查来检测不可逆性缺氧缺血性脑损伤。即使患者随后被判定为脑死亡,从器官捐献的角度来看,继续治疗也是正确的。

对于因室颤而致循环骤停的成年人,可通过 24h 的浅低温治疗来改善神经系统的预后。然而,最近的一项研究发现,在接受低温(33℃)治疗的患者与接受常温(36℃)治疗的患者之间,神经系统预后并无差异。这一结果可能说明:持续温度监测和避免发热,比将患者的体温调至目标值更为重要。在儿童(新生儿至 18 岁)人群中也得到了相似结果。因此,对于因心脏停搏而处于持续昏迷状态的患者是否应接受低温治疗,目前尚无一般性建议。相比之下,对于新生儿窒息(Sarnat Ⅱ ~ Ⅲ期)患者则推荐低温治疗(目标温度为 33 ~ 34℃,治疗持续时间为 72h)。

在我们看来,由于浅低温治疗是降低由再灌注引起的继发性损害的唯一方法,因此,对所有怀疑可能存在复苏后缺氧缺血性脑损伤的患者,应充分评估低温治疗的适应证(表 12.3)。然而,对于 ICU 中较常见的情况,如持续时间相对较短的复苏(<20min)、自主循环迅速恢复(既往无严重低氧血症)和有苏醒迹象的病患,通常避免应用浅低温治疗(视具体情况而定)。

表 12.3　复苏后重症监护治疗的目标

通气	$PaCO_2$(40 ± 5)mmHg 避免过度通气 SpO_2 94% ~ 99%(发绀性缺陷的目标值为 75% ~ 85%) 避免高氧
血压	(高)正常
液体	血容量正常(如中心静脉压 8 ~ 12mmHg) 平衡:±0
心肌功能障碍(心肌顿抑)	肾上腺素、多巴酚丁胺、米力农,并应用超声心动图随访
体位	上半身抬高 30° 头部处于中间位置(静脉流出无阻碍)
浅低温治疗 (CPR 后 6h 内)[a]	32 ~ 34℃(测定直肠温度,但食管温度更为理想)维持 24 ~ 72 h 镇痛(静脉滴注吗啡或芬太尼 ± 咪达唑仑) 如有必要监测波幅整合脑电图 复温:0.2 ~ 0.5℃/h
低温治疗指征[a]	心肺复苏后持续昏迷 如有疑问应立即开始(如心肺复苏超过 >20min,神经状况不清楚)
体温	<37.5℃(外部治疗性低温)

表 12. 3（续）

血糖	血糖 100 ~ 180mg/dL 最低葡萄糖供应量： 　　新生儿：5g/（kg·d） 　　婴儿：4 g/（kg·d） 　　幼儿：3 ~ 4g/（kg·d） 　　成人：1 ~ 2g/（kg·d） 否则给予胰岛素滴注 避免血糖 <60mg/dL 和 >200mg/dL
胃保护	奥美拉唑 0.5 ~ 1mg/kg，每天 2 次
预防癫痫发作	咪唑安定、苯巴比妥、苯妥英钠
器官功能	维持器官功能：肾脏、凝血、肠内营养等 实验室检查 调整对肾、肝损害的治疗
额外监测	脑近红外光谱，波幅整合脑电图
预后评估	脑电图 24h 后测定诱发电位 48h 后检测神经元特异性烯醇化酶 72h 后 MRI
其他	中毒筛查、遗传学、代谢试验、心肌活检等

PaCO$_2$：二氧化碳分压；SpO$_2$：外周血氧饱和度；MRI：磁共振成像。[a] 详尽解释见正文

推荐阅读

［1］ Agarwal S, Hammer GB. Chapter 67：Cardiopulmonary resuscitation of the infant and the child//Bissonnette B. Pediatric anesthesia：basic principles – state of the art – future. Shelton：Peoples Medical Publishing House, 2011.

［2］ Chai PJ, et al. Extracorporeal cardiopulmonary resuscitation for post-operative cardiac arrest：indications, techniques, controversies, and early results—what is known（and unknown）. Cardiol Young, 2011, 21（Suppl 2）：109 – 117.

［3］ Kern KB, et al. Optimizing ventilation in conjunction with phased chest and abdominal compression-decompression（Lifestick）resuscitation. Resuscitation, 2002, 52：91 – 100.

［4］ Maconochie IK, et al. European resuscitation council guidelines for resuscitation 2015 section 6. Paediatric life support. Resuscitation, 2015, 95：223 – 248.

［5］ Moler FW, et al. Therapeutic hypothermia after out-of-hospital cardiac arrest in children to AP. N Engl J Med, 2015, 372：1898 – 18908.

［6］ Monagle P, et al. Diagnosis of non-cerebral thrombosis//Monagle P, et al. Pediatric thromboembolism and stroke, Chapter 6, 54. B. C. Hamilton：Decker, 2006a.

［7］ Monagle P, et al. Systemic thrombolytic therapy//Monagle P, et al. Pediatric thromboembolism and stroke, chapter 17, 126. Hamilton：B. C. Decker, 2006b.

[8] Nielsen N, et al. Target temperature management at 33℃ versus 36℃ after cardiac arrest. NEJM, 2013, 369:2107 - 2206.

[9] Ortmann L, et al. , American Heart Association's Get With the Guidelines - Resuscitation Investigators. Outcomes after in-hospital cardiac arrest in children with cardiac disease: a report from get with the guidelines - resuscitation. Circulation, 2011, 124: 2329 - 2337.

[10] Parra DA, et al. Outcome of cardiopulmonary resuscitation in a pediatric cardiac intensive care unit. Crit Care Med, 2000, 28:3296 - 3300.

[11] Peddy SB, et al. Cardiopulmonary resuscitation: special considerations for infants and children with cardiac disease. Cardiol Young, 2007, 17(Suppl 2):116 - 126.

[12] Marino BS, Tabbutt S, MacLaren G, et al. Cardiopulmonary resuscitation in infants and children with cardiac disease: a scientific statement from the american heart association. Circulation, 2018, 137 (22):e691 - 782.

Management of Specific Pediatric
Cardiac Problems

儿童心脏特殊问题的管理

第 13 章

术前诊断程序

Dietrich Klauwer   Christian Jux

13.1　引　言

本章旨在：①根据血流动力学情况对心脏畸形进行分类；②兼顾心脏畸形及合并的次要心外畸形；③概述各种心脏疾患术前需要分析的检查结果，这样可得到最优化、合理的治疗方案，并确保不忽略相关的细节。

本章讲述了儿科心脏医生需要掌握的内容。但在现今临床实践中我们发现，病史和临床资料采集这些看似"平庸"的基本功随着医生的专业性提高已被逐步淡化，而这才是最简单也始终是很重要的能力。另外，术前诊断检查中必须记录心脏畸形相关的资料，从而保证手术或介入方案的计划、执行及随访。

病史采集的核心仍然是获得患者就医的直接原因，在择期手术病例中需要包括手术的指征。还需记录既往的诊断资料和治疗，包括决策路径及决策者。在病史采集的过程中，必须检查对于家长、患儿及采集病史的医生而言，这些结果间相互的关系是否合理（表 13.1）。

D. Klauwer (✉)
Department of Pediatrics, Singen Medical Center, Gesundheitsverbund Landkreis Konstanz, Krankenhausbetriebsgesellschaft Hegau-Bodensee-Klinikum, Singen, Germany

C. Jux
Pediatric Intensive Care Unit, Pediatric Heart Center of Giessen, Children's Heart Transplantation Center, UKGM GmbH, Giessen, Germany

© Springer International Publishing AG, part of Springer Nature 2019
D. Klauwer et al. (eds.), *A Practical Handbook on Pediatric Cardiac Intensive Care Therapy*, https://doi.org/10.1007/978-3-319-92441-0_13

表 13.1　病史采集

妊娠史	出生史	家族史	儿童的个人史	儿童的心脏病史	系统回顾
孕龄	出生方式	姓名,家庭情况	疾病状态	发育停滞 营养障碍	吃奶情况 呕吐 反流(吐奶)
孕前既往病史	并发症	身高, 体重(BMI)	疫苗接种情况	发绀	出汗
孕期疾病,感染史,用药史	Apgar 评分,脐动脉 pH	职业,吸烟史,饮酒史	至今的生长发育情况	呼吸困难 水肿	排尿
引产	体重,身高,头围	既往疾病	曾发生的重要情况或事件	运动不耐受	大便情况
辅助检查:心脏超声、实验室检查等	适应性,出院时情况	家族性疾病,流产,无法解释的猝死	既往的非心脏专科的检查	晕厥,无法解释的异常情况,心律失常	睡眠行为 呼吸暂停
既往怀孕的次数、分娩次数及结果	需进一步观察的状况	兄弟姐妹的情况	已有资料	初始诊断	过敏史
				用药史,既往治疗史	药物的相互作用

13.2　临床检查

除了基本的检查测量,包括身高、体重、头围、SpO_2 及导管前 - 后的血压差值(在右锁骨下动脉无变异时,右手 SpO_2 被认为是导管前的参考值)等,还必须特别注意心血管系统的检查。记录四肢的血压、静息心率和呼吸频率。即使临床症状并不总是很明显,也必须尽量将它们区分为心脏前向性衰竭(低心排出量)、充血性心力衰竭、肺功能不全以及与心脏失代偿无关的症状。另外,还应包括:可能的药物不良反应的症状、综合征性表现、局部和全身性发育异常、皮肤和毛发异常、运动功能障碍以及发育状况的概述等。

除了儿童心脏专科方面的检查,检查者应该同时对主要器官系统(神经系统、胃肠道、肾脏及运动系统)的功能有大致评估。只有综合了清晰的病史、仔细的体格检查及患者的总体状况,才能确立可靠的诊断及后续的治疗。

在病史采集和体格检查之后,心脏超声和心电图可作为初始的诊断手段,在必要的情况下还可增加胸部 X 线和实验室检查。如果以上检查结果仍不能明确复杂的心脏畸形或功能障碍,可进一步行心导管检查、规范的运动试验或长时程的心电图检查,以及如 MRI、CT 血管造影或较少见的特殊检查。现在 CT 的辐射暴露剂量通常比诊断性心导管检查少。除了对血流动力学及相关检查结果的理解,"多角度、多元化"的检查原则对确保患者的安全和治疗合理性至关重要,结构化呈现病情和检查结果有助于上述原则的强化落实(表13.2)。

表 13.2 临床检查

基线资料	基线检查	前向性衰竭	充血性衰竭	肺部症状	畸形/缺陷	心音的评估	心 律
体型	外周血氧饱和度(SpO_2)	微循环/毛细血管再充盈时间延长	肝脏肿大	呼吸急促	身材高大/矮小	在心动周期内	心率
体重	血压(四肢均要测量)	苍白	腹水	呼吸困难	面部畸形	心音大小(强弱)	触诊心律:规律,间歇性不规律,不规律性心律失常或奔马律
头围	静息心率	警觉	恶心、呕吐	胸腔积液	胸廓畸形	音调的特征	规律的脉搏短绌
体表面积,体重指数(BMI)	静息时呼吸频率	步态不稳或烦躁不安	水肿	喘鸣	肢体畸形	方位(确定心音或异常心音的位置)	
	脉搏情况	手及肢端冷	静脉淤血	发绀	生殖器、腹壁缺陷	心音的传导性	
		周围性发绀	侧支循环	湿啰音	脊柱畸形	心音随身体姿势变化的情况	
		少尿(观察尿片是否是湿的)		心源性哮喘	结缔组织、皮肤和毛发异常	心音:单一的第二心音,宽并固定的心音分裂,或呈击鼓样心音/心音亢进	
		黏膜潮湿				第三心音和第四心音	

结构化的超声心动图

心脏超声的分析应包括的平面和图像见下文,改编自奥地利儿童及青少年医学会儿童心脏病学组下属的心脏超声工作组(表13.3)。

表 13.3　结构化超声心动图

	二维超声	彩色多普勒	M 型超声	频谱多普勒
四腔心切面：房室瓣膜	●	●		脉冲多普勒：E 峰和 A 峰
四腔心切面：冠状动脉窦	●			
四腔心切面：肺静脉回流				脉冲多普勒 左心室流出道
五腔心切面	●	●		左心室流出道
三腔心切面/心尖轴位	●	●		
视需要观察二腔心切面				
左心室	●	●	左心房与主动脉内径比（LA/AO）及左心室评估	
左心室流入道	●	●		连续多普勒：肺动脉瓣，倾斜后可测量三尖瓣
左心室流出道	●	●		
心底	●	●	左心房与主动脉内径比（LA/AO）及左心室评估	脉冲多普勒：肺动脉瓣
冠状动脉	●			
二尖瓣	●	●	●	
乳头肌	●	●	左心室评估/右心室大小及有无扩张	
左心室心尖部	●	●		
腹部横截面观	●			
下腔静脉和腹主动脉长轴	●	●		脉冲多普勒：腹主动脉，头臂干
房间隔和肺静脉	●	●		
左心室和主动脉	●	●		
右心室流入道和流出道	●	●		
腔静脉（双腔静脉观）	●	●		
右心室流出道和左心室	●	●		
右心室和左心室	●	●		
高位胸骨旁切面				
肺动脉分支	●	●		
动脉导管	●	●		
升主动脉长轴	●			

表 13.3（续）

	二维超声	彩色多普勒	M 型超声	频谱多普勒
选择性高位右侧胸骨旁扫查				
主动脉弓长轴	●	●		连续多普勒：升主动脉和降主动脉
短轴/额平面	●	●		左心房、肺静脉显示"螃蟹征"

◆ 定量测量

M 型模式。在乳头肌平面行胸骨旁短轴或长轴切面扫查，可测得右心室前壁厚度（RVAWD）、右心室舒张末期内径（RVEDD）、舒张末期室间隔厚度（IVSD）、左心室舒张末期内径（LVEDD）、左心室后壁厚度（LVPWD）、左心室收缩末期内径（LVESD）、收缩末期左心室后壁厚度（LVPWS）、短轴缩短率和射血分数。

胸骨旁短轴或主动脉瓣环水平的长轴切面测量：左心房内径和主动脉内径及左心房/主动脉内径比（LA/AO）。

然而从原则上说，瓣膜及血管的结构应该在其扩张至最大值时测量，也就是在收缩期测量半月瓣的直径和大动脉直径，在舒张末期测量房室瓣的直径，呼气相时测量静脉直径（如下腔静脉）。在测量血管直径时，其测量线必须垂直于血管长轴（即与血流方向垂直）。

四腔心切面可测量三尖瓣瓣环收缩期位移（TAPSE）及二尖瓣瓣环收缩期位移（MAPSE）。

频谱多普勒测量如下：

- 二尖瓣：E 峰，A 峰，E/A（脉冲多普勒）。
- 左心室流出道/二尖瓣（脉冲多普勒）：等容舒张时间。
- 三尖瓣：三尖瓣反流速度峰值（连续多普勒）。
- 肺动脉瓣：流速峰值，肺动脉瓣反流流速峰值，舒张末期流速（连续多普勒）。
- 左心室流出道流速峰值。
- 主动脉弓、降主动脉流速峰值（连续多普勒）：描述血流剖面。
- 腹主动脉流速峰值（连续多普勒）：描述血流剖面。
- 在需要时，观察房间隔缺损/卵圆孔、室间隔缺损、动脉导管未闭、分流、狭窄等。

在有复杂心脏畸形的患者中，仅仅依赖超声常规切面不足以获得对解剖结构的三维观察或理解。因此以多重的角度观察结构非常重要。为了得到三维的解剖视角，需要尝试利用"非标准化切面"观察，例如五腔心切面可更好地跟踪冠状动脉的走行。

13.3　心脏畸形的功能性分类

为了在相应的背景下评估不同的心脏畸形,可以根据血流动力学进行简单的分类,再根据组中的相似处和不同点,区分出不同的亚组(表 13.4)。

表 13.4　根据血流动力学特征分类的心脏畸形

心内或心外左向右分流的心脏畸形	房间隔缺损 部分性肺静脉异位引流 室间隔缺损 房室间隔缺损 动脉导管未闭 房室瓣畸形 主 – 肺动脉窗 永存动脉干
右心梗阻性心脏畸形	三尖瓣闭锁 肺动脉狭窄 肺动脉闭锁 – 室间隔完整 肺动脉闭锁 – 室间隔缺损 外周肺动脉狭窄 永存动脉干 法洛四联症 法洛四联症型右心室双出口
左心梗阻性心脏畸形	二尖瓣狭窄 二尖瓣瓣上狭窄 三房心 主动脉瓣狭窄、瓣下和瓣上狭窄 左心发育不良综合征 主动脉缩窄
单心室	大的室间隔缺损 房室通道的亚型 左心室双入口 左心室双出口 右心室双出口的特殊类型,等等
大动脉转位	D 型大动脉转位, L 型大动脉转位, 大动脉异位
完全性肺静脉异位连接	
复杂的心脏畸形	内脏异位,"不能定义的"心室,大动脉异位等

为了在心脏畸形术前及诊断过程中不忽略任何问题,下文以表格形式详述了所需的诊断手段及其相应的血流动力学。

13.3.1　心内或心外左向右分流的心脏畸形(表13.5至表13.11)

这一类畸形普遍存在基本完整的心内基本结构,具有两个心房和两个心室。但由于存在心腔与高压及低压循环系统之间的交通,必须通过额外的心脏做功来增加心排出量,从而使器官得到充分的灌注。换言之,如果体循环的灌注需求不变,因分流损失的血流量必须通过心脏数倍的泵血来代偿。然而,分流的位置是在循环的高压区(如三尖瓣后)还是低压区(如三尖瓣的上游),具有明显的差别。

如果分流位于高压区,那么分流量主要在收缩期产生。在室间隔缺损中,经缺损的分流主要发生在右心室收缩及肺动脉瓣开放时,因此右心室主要是压力过负荷(引起心室肥厚),而不是容量过负荷(因此在室间隔缺损中不伴有右心室扩张)。与之相反的是,需要心脏额外泵出的血位于肺血管床和左心室内,引起容量过负荷。这可引起右心室压力过负荷并导致心室肥厚,肺血管床同时存在容量和压力过负荷,而左心仅有容量过负荷(表13.4)。

上述情况与三尖瓣前的分流(房间隔缺损、肺静脉异位引流)情况相反,后者的右心及肺血管床的容量负荷过多,引起右心的扩张。该类疾病中分流始于心室收缩晚期并持续至舒张中期,主要是由于右心室顺应性明显较高,故而对心室的血流具有强烈的"吸力"。在舒张末期,基本已没有分流。因为左心室的"血容量过少",心排出量不足,仅能够通过增快心率及增加有限程度的收缩力来代偿(表13.5)。

在这种背景下,分流量不仅取决于缺损的大小,还取决于下游系统的顺应性。在三尖瓣前的左向右分流疾病中,右心室的容量负荷增加、顺应性高(肺血管床尤其如此),极少或仅在非常晚期才会产生肺动脉高压。但在三尖瓣后的分流疾病中,肺动脉高压是可怕的早期并发症。收缩期的体循环压力在这种情况下直接作用于肺血管床,处于自我保护,可引起毛细血管前的血管收缩、血管中膜肥厚,最后引起固定的肺血管阻力升高。

动静脉瘘及房室间隔缺损在这方面有特殊之处。在动静脉瘘中,体循环动脉与静脉之间存在交通。由于终末的动脉血管及毛细血管床绕开了动静脉瘘区域,血管阻力下降,因此左、右心(每搏输出量增加、血压波幅增大)及肺血管床均会出现容量过负荷。在这种情况下,肺动脉高压也可在早期发生。流经肺的血流量增加,以及左心房容量过负荷引起的左心充盈压增高(左心室舒张末压力 = 左心房压力)共同促进了肺动脉高压的产生。在房室间隔缺损中,三尖瓣前和三尖瓣后左向右的分流引起的问题叠加,患有21 – 三体综合征的患者尤其容易在早期就发生肺动脉高压。

表 13.5　房间隔缺损（ASD）

临床特点	解剖	分流	心电图	心导管介入治疗的理由	外科手术选择	外科手术目的	特　点
常常没有症状，杂音由于右心室容量过负荷引起的相对肺动脉瓣狭窄产生，第二心音增宽，固定分裂	II型房间隔缺损位于卵圆窝周围，小的缺损（<6mm）在学龄前有自发闭合的趋势	心房水平的左向右分流	右心室容量过负荷，不完全性右束支传导阻滞（rSR型）	关闭缺损，术前用心脏超声观察缺损的位置和边缘	直接缝闭，用补片关闭缺损，Warden手术	关闭缺损，消除右心室和肺循环的容量过负荷	房间隔缺损常伴随其他畸形
罕见舒张期杂音，由三尖瓣相对狭窄引起	I型房间隔缺损邻近房室瓣环水平（或有二尖瓣裂）	出生后右心室的顺应性增加，分流量增加	右心房扩大，房性心律失常	房间隔缺损有足够的边缘组织存在	经（部分）胸骨切开，经右侧胸部切口	需考虑是否需要保留缺损（残留部分缺损）	经常合并的畸形包括动脉导管未闭，肺动脉瓣狭窄
在大的房间隔缺损分流下，可反复发生肺部感染；生长发育迟缓	上腔静脉窦型房间隔缺损合并部分分性肺静脉异位引流，通常为右上肺静脉，容易早期发生肺动脉高压	根据右心室的扩张情况及室间隔的运动评估容量情况	I型房间隔缺损可有电轴向左上方（"西北方向"）偏移	经验法则：如果房间隔缺损直径（mm）数值小于体重（kg），则治疗可行	出现临床症状，伴右心室扩张及室间隔矛盾性偏移		
迟发性肺动脉高压	下腔静脉窦型房间隔缺损更少合并部分性肺静脉异位引流	在合并上部肺静脉异位连接时，分流也可发生于右心房肺静脉之间		与外科治疗的手术指征相同：有临床症状，右心室扩张，以及室间隔矛盾性偏移			
晚期可出现房性心律失常	非常罕见的是：冠状动脉窦缺损合并无顶冠状窦及左上腔静脉	保留房间隔缺损开放，或在肺动脉高压中作为"压力阀门"重新开放					

表13.5（续）

临床特点	解　剖	分　流	心电图	心导管介入治疗的理由	外科手术选择	外科手术目的	特　点
心力衰竭仅出现在非常大的缺损及肺动脉高压中	寻找房间隔瘤及其穿孔部位（多发缺损）	房间隔缺损在左心或右心梗阻性疾病中必须存在，以进行分流					
	右心房、右心室及肺动脉容量过负荷						
	室间隔矛盾性偏移						

表 13.6 室间隔缺损（VSD）

临床特点	解剖	分流	心电图	心导管介入治疗的理由	外科手术选择	外科手术目的	特点
收缩期杂音，后期可出现主动脉瓣反流，二尖瓣相对性狭窄，最后在肺动脉高压时可出现亮响的第二心音	缺损可位于：流出道间隔，人道间隔，肌小梁部间隔，膜部间隔，主动脉瓣下隔的间隔	最初均为左向右分流，在有肺动脉高压或右心室梗阻时，可出现右向左分流	缺损越大，越容易出现：左胸导联增高的R波波幅增加，左胸导联显著Q波，右胸导联的深S波，双心室肥厚，左心室肥厚，合并室间隔缺损的婴儿时也可仅有右心室肥厚	介入封堵	如果可能，新生儿不进行手术治疗，暂时使用药物治疗	关闭缺损，消除分流，减轻左心和肺循环的容量负荷，减轻右心和肺血管的压力负荷	室间隔缺损常见，在合并其他畸形时，有时在血流动力学上必须存在室间隔缺损
震颤，心尖搏动	室间隔对合不良或错位	三尖瓣"后"的左向右分流，可使右心室压力升高，并更快地产生毛细血管前的肺动脉高压	P波时相延长	评估肺动脉高压，是否可以进行手术治疗	总是对有症状的儿童进行手术	需考虑患者是否必要治疗主动脉瓣反流	有时作为某些综合征的表现，伴相关畸形
心力衰竭的体征（前向性充血和充血性衰竭）	沿着心脏各个轴面测量缺损的范围，在各个方向观察缺损的位置，注意流出道、腱索及瓣膜反流	根据血流动力学特征分为：限制性，部分限制性和非限制性	静息状态下的心动过速		根据室间隔缺损的大小及左心房，左心室的扩张情况决定	补片修补，直接缝闭	在 21 - 三体综合征患儿中更易早期出现肺动脉高压

表 13.6（续）

临床特点	解 剖	分 流	心电图	心导管介入治疗的理由	外科手术选择	外科手术目的	特 点
反复的肺部感染	测量缺损相对于主动脉瓣的大小,如果直径 > 1/2 主动脉瓣的直径,则通常紧密相关。应用超声多普勒测量压力阶差	膜周部和流出道的室间隔缺损可能合并主动脉瓣反流			处理主动脉瓣反流及避免不可逆的肺动脉高压	无残余分流和心室流出道梗阻	
	左心房、左心室及肺的容量过负荷,右心室和肺动脉的压力过负荷(在大缺损中)						

表 13.7　房室通道或房室间隔缺损（AVSD）

临床特点	解剖	分流	心电图	心导管介入治疗的理由	外科手术选择	外科手术目的	特点
Ⅰ型房间隔缺损：在相对早期出现肺动脉高压方面，与"Ⅰ"相同。注意：房室瓣反流（瓣裂）	完全型房室间隔缺损：共同的、未分开的房室瓣纤维环。部分型房室间隔缺损：Ⅰ型房间隔缺损伴2个独立的房室瓣纤维环	Ⅰ型房间隔缺损，房室瓣裂及部分型房室通道	显著的心电轴偏移（朝向左上方）	评估肺动脉高压	补片修补房间隔缺损，缝合二尖瓣裂	根治性手术	与21-三体综合征相关
完全型房室间隔通道可合并前向性和充血性心力衰竭，在房室瓣反流时可出现肺淤血	Ⅰ型房间隔缺损邻近房室瓣水平	Ⅰ型间隔缺损，限制性的中间型室间隔缺损	Ⅰ度房室传导阻滞		单片或双片法关闭房间隔缺损和室间隔缺损，重建房室瓣	如果无法一期根治，则行肺动脉环缩术及主动脉缩窄矫治，但很少使用	法洛四联症合并房室通道
通常为收缩期杂音	流入道室间隔缺损	Ⅰ型间隔缺损，大的流入道室间隔缺损，仅有一组房室瓣开口及房室瓣环	rSR波形提示右心肥厚，右束支传导阻滞，左心房，左心室过负荷		防止左心室流出道梗阻	消除分流，减少全心的容量负荷，减轻右心及肺血管的压力负荷	右心室双出口合并房室通道
	房室瓣位于同一水平，没有成角，没有（完全）分隔	单心室型室间隔缺损			手术时机为出生后最初几个月。注意：主动脉缩窄和肺动脉高压		常见主动脉缩窄合并左心室发育不良

297

表 13.7(续)

临床特点	解　剖	分　流	心电图	心导管介入治疗的理由	外科手术选择	外科手术目的	特　点
	右、左外侧瓣叶，前桥瓣叶，后桥瓣有不同程度的瓣裂	心室不平衡，例如在 B 型 Rastelli 中可有小的左心室			手术时机取决于抗心力衰竭治疗的效果		许多其他复杂畸形
	前桥瓣的分隔伴或不伴腱索的附着点*	不同程度的右侧和左侧房室瓣反流			在有 21 - 三体综合征的患儿中倾向更早期手术		
	房室结向腹侧移位	可出现由于左侧房室瓣组织引起的主动脉瓣下狭窄					
	主动脉瓣环向头侧移位，或可导致左心室流出道梗阻						

* Rastelli 分型基于室间隔前瓣（ABL）的形态。A 型：ABL 主要属于左心室，腱索通常附着于室间隔嵴（通常与 21 - 三体综合征相关）；B 型：ABL 更多延伸至右心室，腱索穿过室间隔，附着于非典型的右心室隔缘小梁的乳头肌；C 型：ABL 更多向右侧延伸，自由地"漂浮"于室间隔嵴上，腱索附着在前方的乳头肌（常常与无脾综合征相关）

表 13.8 动脉导管未闭（PDA）

临床特点	解剖	分流	心电图	心导管介入治疗的理由	外科手术选择	外科手术目的	特点
新生儿中，收缩期中，收缩晚期-舒张期心脏杂音	"正常"的动脉导管位于肺动脉分叉和左锁骨下动脉远端的主动脉弓之间	单纯的 PDA 为左向右分流	P 波时相延长（"二尖瓣 P 波"）	封堵	"沉默型"动脉导管可维持开放	从左侧胸入路行结扎及钳夹术	合并其他畸形
心前区震颤	评估动脉导管的宽度，长度，壶腹部，形状及是否存在狭窄	左心的容量过负荷	左心室肥厚	肺动脉高压评估（试验性封堵）	应用药物治疗无效的早产儿		在硬阻性畸形和大动脉转位中，PDA 对生存至关重要
血压的波幅增大	非典型的 PDA 尤其易出现在肺动脉闭锁中	肺血管床压力过负荷（三尖瓣后的分流）	左心的复极化障碍	导管介入不能治疗的 PDA	减轻左心及肺循环的容量负荷，减轻肺血管的压力负荷		
心力衰竭		在心动周期内分流时间的比例	在肺动脉高压时可累及右心	有症状的 PDA，早期可出现肺动脉高压			
虽然不能听到杂音，但可在心脏超声中观察到；可听到杂音，且有临床症状或负荷过重的心脏征象；PDA 合并肺动脉高压	器官灌注减少，主动脉失去弹性储器的作用，舒张期血流流入肺部		疑似有重度肺动脉高压时可行肺动脉高压评估				

表 13.9 动静脉畸形：动静脉瘘

临床特点	解　剖	分　流	心电图	心导管介入治疗的理由	外科手术选择	外科手术目的	特　　点
与动脉导管末闭相似，血压波幅升高，心动过速，双心室心力衰竭，肺循环淤血伴毛细血管前和毛细血管后的肺动脉高压，流量相关性肺动脉高压	动静脉间的循环短路，由于血管阻力低而产生分流；先天性动静脉畸形；有时为医源性动静脉瘘	病灶处有或只有小的毛细血管床，引起较大的心外左向右分流	双心室肥厚	血栓栓塞	如果介入栓塞不适合或不成功，可行手术钳闭血管	消除或减少分流量，减轻全心和肺循环的容量负荷	Kasabach-Merritt 现象（血管瘤伴血小板减少综合征）
血流杂音	先天性或穿刺相关的创伤所致			如果流入的血流未能完全消除，残存的动静脉瘘分支可进一步扩张时	经放射治疗或新辅助化疗后，可能有机会进行手术治疗	将病灶和周围的迂曲小血管切除	与 Osler 病（遗传性出血性毛细血管扩张）相关
器官灌注障碍	发生在脑、肝脏、肺等					破裂时缓解出血	可使用 β 受体阻滞剂治疗皮下和内脏血管瘤
受累器官的局部症状：器官肿大、氧合障碍或神经系统症状；存在肺内动静脉畸形时可出现发绀	心腔和体静脉扩张						

表 13. 10 主 – 肺动脉窗

临床特点	解 剖	分 流	心电图	心导管介入治疗的理由	外科手术选择	外科手术目的	特 点
当肺血管阻力下降时分流量增加,是否发生心力衰竭取决于分流量和肺血管阻力	存在两组半月瓣,但主动脉和肺动脉间连接常无明显限制	无论在收缩期还是舒张期,肺血管阻力下降均可增加左向右分流	首先出现左心室过负荷,后出现右心室的过负荷	在不确定的情况下,先行肺动脉压力评估,再行矫正治疗	直接关闭或应用补片关闭缺损	根治手术	房间隔缺损、室间隔缺损、动脉导管未闭、主动脉缩窄及法洛四联症(圆锥动脉干畸形)
收缩期–舒张期心脏杂音,和动脉导管未闭杂音类似	有时伴有(右)肺动脉起源于主动脉;缺损大小各异,但常为非限制性	远端的动脉有时可出现反向的舒张期血流		很少用于介入治疗	有时需要行右肺动脉移植	减少左心和肺循环的容量负荷,减轻肺血管的压力负荷	冠状动脉畸形可存在于所有 22q11 微缺失综合征的患者中

表 13.11 永存动脉干

临床特点	解剖	分流	心电图	心导管介入治疗的理由	外科手术选择	外科手术目的	特点
如有肺血管阻力下降及共同干瓣膜反流时易出现心力衰竭,较少出现解剖上的肺动脉狭窄	动脉干瓣膜骑跨于室间隔上,根据 van Praagh 分型可分为 A1～A4 型(图13.1)	室间隔缺损不能将左、右心的压力分隔开	双心室肥厚,心房扩张	在解剖畸形不明确时很少使用,评估是否可行后续矫治(是否有固定的肺动脉高压)	关闭室间隔缺损	矫治手术:主动脉瓣(即共同干瓣膜)重建	圆锥动脉干畸形,常伴有右位主动脉弓;常有冠状动脉畸形和主动脉缩窄
在 A4 型永存动脉干中,下半身动脉灌注依赖于动脉导管,在肺动脉狭窄时更严重	根据肺动脉的起源进行分型		心力衰竭时可有心动过速	冠状动脉畸形	二期手术行主动脉弓重建及肺动脉缩窄	减少左心和肺循环的容量负荷,减轻肺动脉的压力负荷	伴随畸形(左上腔静脉,完全性或部分性肺静脉异位引流、房间隔缺损)
由于左右心血液的混合可有轻度发绀,在肺动脉狭窄时更严重	共同干瓣膜常形态异常并伴有反流;很少出现狭窄,有时可呈四叶瓣	存在动脉导管未闭,动脉导管血流灌注肺部(A3型)或供应下半身血流(A4型)	复极化障碍	肺动脉高压评估	右心室－肺动脉管道	半月瓣功能良好,主动脉弓无硬阻	经常有 22q11 微缺失综合征
A3 型存在动脉导管依赖性肺灌注(通常为左肺)	可能有肺动脉狭窄,常有右位主动脉弓				由于肺动脉高压必须早期手术		

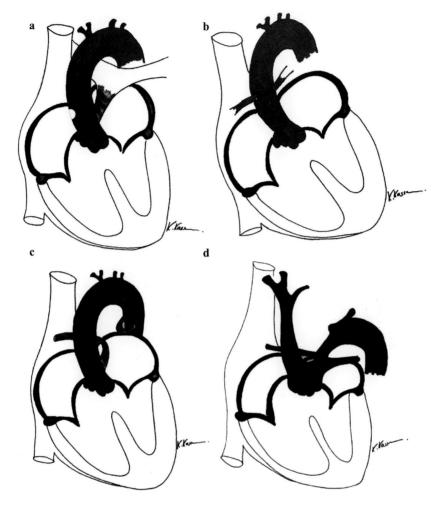

图 13.1 根据 van Praagh 分型的 A1 ~ A4 型永存动脉干

13.3.2 右心梗阻性畸形(表13.12 至表13.20)

　　从三房心畸形开始,流经右心的血流可在整条通路上的任何部位部分或完全受阻。解剖梗阻可为纤维性结构,或由于瓣膜发育不良、瓣膜闭锁或交界融合导致。肌性梗阻也常出现,最后是肺动脉血管床的发育不全或发育障碍。在右心梗阻性疾病中常有肺的灌注不良,而肺动脉狭窄(非严重性的)、三尖瓣狭窄、非发绀性的法洛四联症(pink Fallot)以及三尖瓣闭锁合并大动脉转位为较罕见的例外(表13.12)。

　　从肺动脉瓣狭窄开始,我们将对右心梗阻性疾病的血流动力学和解剖因果关系进行阐明。

表 13.12　肺动脉瓣狭窄

临床特点	解剖	分流	心电图	心导管介入治疗的理由	外科手术选择	外科手术目的	特　点
危重型瓣膜狭窄（动脉导管依赖）时，可出现重度发绀，随之出现心脏循环功能不全	危重型的肺动脉瓣狭窄通常有瓣膜发育不良，以及不同大小的肺动脉瓣环狭窄	危重型的肺动脉瓣狭窄伴有卵圆孔未闭/房间隔缺损的右向左分流，以及动脉导管依赖性的肺灌注	右心室肥厚	危重型的肺动脉瓣狭窄总是可应用球囊扩张	瓣膜重建术	消除跨瓣压差，从而减轻右心室的压力负荷	注意：左向右分流时的相对狭窄
在儿童肺动脉瓣狭窄中（通常跨瓣压差>40mmHg），可闻及收缩期心脏杂音、喷射性喀喇音和震颤	单纯的肺动脉瓣狭窄（瓣环正常），瓣叶交界融合，以及狭窄后扩张	在重度肺动脉瓣狭窄合并卵圆孔未闭/房间隔缺损时，右心房压力高于左心房压力，因此常存在发绀	在儿童中，心脏肥厚的体征与压差相关	用于右心室功能减退或跨瓣压差>50mmHg的有症状患儿	交界切开术，部分瓣膜切除术，在瓣环发育不良时行跨瓣补片	预防肺动脉反流	右心室流出道发育不良合并圆锥动脉干畸形
在瓣膜发育不良时，没有喷射性喀喇音	发育不良型往往没有狭窄后扩张，更多是合并瓣窦交界处的瓣上狭窄			在心脏超声测量跨瓣压差为40~50mmHg的患者中选择性进行干预	如存在瓣下肌肉肥厚引起梗阻，行肌肉切除术	必要时行瓣膜置换术	由于存在肺动脉瓣反流，肺动脉的发育性缺失存在右心室流出道梗阻，相反表现为粗大的肺动脉

表 13.12(续)

临床特点	解 剖	分 流	心电图	心导管介入治疗的理由	外科手术选择	外科手术目的	特 点
轻至中度的狭窄除了心脏杂音不外,临床症状不明显	是否为双叶瓣右心室是否有 3 个部分右心室是否发育不良						寻找肺动脉分支狭窄
	通过三尖瓣反流来评估右心室压力						
	测量三尖瓣的大小						
	卵圆孔/房间隔缺损的大小,分流及压差						
	反应性的右心室流出道梗阻						

为了维持足够的心排出量,压力性的心室肥厚可增加心肌收缩力。同时,交感神经的反向调节引起的心动过速往往导致心排出量没有提高,甚至会减少。心室越肥厚,心室的舒张充盈期应该越长,舒张障碍可影响心室充盈,从而减少每搏输出量(肥厚的心室为前负荷依赖性)。此外,向心性心室肥厚(尤其是右心室)可随之出现流出道的狭窄,进一步加大压力阶差并影响射血。在肺动脉瓣狭窄解除后,上述情况会逐步减轻。

在心室出口的瓣膜狭窄时,常常有狭窄后动脉的扩张。如果另外还存在瓣上的狭窄,则不会出现扩张,这可发生在瓣膜发育不良合并窦管交界处狭窄的病例(最典型的是在 Noonan 综合征中)。狭窄的程度越高,越可能有活动不耐受,因为心排出量难以提升。如果同时还存在心内的分流(卵圆孔未闭、房间隔缺损、室间隔缺损),在右心房压力大于左心房压力,或右心室顺应性小于左心室顺应性时会很快出现发绀。

在肺动脉瓣完全或几乎闭锁时(危重型狭窄),心内的分流必须存在,从而使体循环血流经过动脉导管/主-肺动脉侧支来保证肺的灌注。危重型肺动脉瓣狭窄定义为动脉导管(或主-肺动脉侧支)依赖性的肺循环。从解剖结构来分析,危重型肺动脉瓣狭窄和肺动脉闭锁伴室间隔完整,以及伴有法洛四联症样解剖的动脉圆锥畸形有着以下差异特征(表 13.15 和表 13.16)。

在危重型肺动脉瓣狭窄中,右心室的三部分往往存在,通常有心室的肥厚,极少数患者会出现心室扩张。由于右心排出的血量无法连续性地流动(前向进入肺循环的血流受阻),房间隔将发生右向左分流,进而导致动静脉血混合。肺的灌注则部分或完全地依赖于经动脉导管的左向右分流。如果该交通逐渐变小,可出现进行性的动脉低氧血症、发绀、心动过速,以及充血性心力衰竭的症状(器官肿大)。

在室间隔完整的肺动脉闭锁(PAT-IVS)中,所有的肺循环血流均来自体循环的分流(动脉导管或主-肺动脉侧支),所有的体循环静脉血必须经房间隔缺损回流至左心。如果在宫内存在三尖瓣血流及右心室三部分,则可以发育,在收缩期时右心室的血流要么经过心肌窦状隙进入冠状动脉循环,要么通过三尖瓣反流。三尖瓣反流越严重,窦状隙开放就越少,反之亦然。幸运的是在室间隔完整的肺动脉闭锁中,主肺动脉往往具有良好的管腔直径(不同类型的三尖瓣闭锁病例均如此)。

类似于法洛四联症的畸形(法洛四联症、肺动脉闭锁-室间隔缺损、法洛四联症型右心室双出口)经常合并其他问题。发育不良起源于向前上方错位的漏斗部室间隔,由此可发生不同程度的肺动脉瓣和近端肺动脉狭窄(甚者闭锁),这些改变在宫内开始就已危及肺循环,因此需要另外的(主-肺动脉间)肺循环通路,如不典型的未闭的动脉导管或主-肺侧支血管。在这类又被称为圆锥动脉干畸形的疾病中,经常发现冠状动脉畸形、右位主动脉弓及 22q11 微缺失综合征。

三尖瓣畸形也可导致右心室的梗阻。先天性三尖瓣狭窄可单独存在,但纤维肌性三尖瓣闭锁(TAT)时,全部的心排出量均通过房间隔缺损、经过二尖瓣进入左心泵出。如果大动脉位置排列正常(Ⅰ型 TAT),去往肺部的血流必须克服两处障碍。更少见的是合并限制性室间隔缺损(室间隔缺损在 TAT 中总是存在,除了在 Ⅰa 型),但更常见的是合并肺动脉瓣闭锁的 TAT a 型或合并肺动脉瓣狭窄的 TAT b 型。在这些情况下,可存在潜在的动脉导管依赖或主 – 肺动脉侧支依赖性肺灌注。仅在罕见情况下去往肺部的血流完全没有受阻(TAT c 型)。

TAT 最常合并排列正常的大动脉(TAT Ⅰ型,69%),D-TGA 较常出现(TAT Ⅱ型,27%),L – TGA(TAT Ⅲ型,4%)亦有发生,但明显较少。然而,如果在合并大动脉转位的体循环流出道以下出现梗阻时,从功能性血流动力学角度分析,这是左心(体循环以下)梗阻性疾病,但是命名和解剖都属于右心梗阻性疾病。

Ebstein 畸形为更特殊的畸形,由于右心室收缩功能不良,可引起功能性右心室梗阻,此时心排出量取决于肺血管阻力。因此患儿在刚出生后,该类疾病可表现为动脉导管依赖性肺循环,但在出生后几周随着肺血管阻力的生理性下降,右心室的泵血功能逐步提高。这一过程持续至发绀最终消失,先前维持生存必需的房间隔缺损也出现左向右分流。

总而言之,在右心梗阻性疾病中,除了心脏杂音,还需要寻找充血性心力衰竭、肺灌注不良及中心性发绀的临床体征。对于任何有主 – 肺动脉分流的患者,需注意是否因为分流导致舒张压过低,从而引起冠状动脉灌注受损。在肺血管床并未作为“滤器”的所有病例中,存在矛盾性动脉栓塞及随之而来的微循环障碍的风险(须注意中心静脉导管)。

表 13.13　分支肺动脉狭窄

临床特点	解　剖	分　流	心电图	心导管介入治疗的理由	外科手术选择	外科手术目的	特　点
经常在术后出现，如法洛四联症、肺动脉闭锁、永存动脉干的矫治术后，或与一些综合征并存	定义：位于肺动脉干远端的狭窄	存在房间隔缺损/卵圆孔未闭或室间隔缺损时，右向左分流取决于狭窄的程度	右心室肥厚，可能出现右心房肥厚	减轻右心室压力	仅狭窄位于肺门近端时可手术矫治	减轻右心室压力	与 Noonan 综合征、Alagille 综合征、Williams-Beuren 综合征、弹性蛋白缺失等综合征相关
收缩期杂音，并向患侧传导	经常为多支肺动脉受累		可能出现继发的房性心律失常	球囊血管成形术（可使用高压球囊或切割球囊）	补片重建，可能行主-肺动脉分流术	远端肺动脉的发育	
可长时间没有症状	常伴有远端的肺血管发育不良			可行支架植入	可行杂交手术（术中行球囊扩张、支架植入）	均等的双侧肺灌注	
在重度狭窄中可有运动耐力下降	通常只能通过血管造影或 CT 评估			对于"被动的"肺血流灌注(Glenn 术后，Fontan 术后)尤其重要			
重度狭窄伴房间隔缺损/卵圆孔未闭和（或）室间隔缺损时，可出现发绀							
存在三尖瓣反流时，可出现继发性房性心律失常							
右心充血性心力衰竭（肝脏淤血）							

表 13.14 室间隔完整的肺动脉闭锁

临床特点	解剖	分流	心电图	心导管介入治疗的理由	外科手术选择	外科手术目的	特点
发绀	"瓣膜"的结构、直径及发育不良	必须存在卵圆孔，未闭/房间隔缺损	"肺性 P 波"伴或不伴"二尖瓣 P 波"	评估瓣膜交界、血管瘘	瓣膜交界切开术、瓣膜切除术	三尖瓣瓣环 Z 值 > -3，且不存在右心室依赖性冠状动脉循环时可行双心室矫治	必须在进行任何干预前，对右心室依赖性冠状动脉循环进行评估
动脉导管、主-肺侧支血管或动静脉瘘可产生心脏杂音	检查有无三部分的右心室，右心室大小，有无肥厚	经卵圆孔/房间隔缺损的压力阶差	左心室肥厚	可能对瓣膜进行介入操作（肺动脉瓣打孔）	右心室流出道重建（跨瓣环）	"一个半"心室循环	三尖瓣反流越重，窦样隙开放就越少
在限制性房间隔缺损时，可发生充血性心力衰竭	测量三尖瓣瓣环的大小（Z 值及其与二尖瓣大小相比较）	动脉导管	右心的复极化障碍	动脉导管内支架植入	肺动脉重建	单心室路径	三尖瓣越厚/发育不良或越狭窄，窦样隙开放越多
左心容量过负荷通常不是决定因素	三尖瓣是否开放	主-肺支血管			右心室-肺动脉管道		
	有无三尖瓣反流						
	有无窦样隙、冠状动脉瘘						

表 13.15 合并室间隔缺损的肺动脉闭锁

临床特点	解剖	分流	心电图	心导管介入治疗的理由	外科手术选择	外科手术目的	特点
发绀（动脉导管或主-肺侧支血管依赖性肺循环）	肺动脉瓣闭锁及肺动脉发育不良。检查是否存在真正的主肺动脉，肺动脉间是有共汇还是不连续的	肺的灌注依赖于主动脉导管或主-肺侧支血管的左向右分流	右心室和右心房肥厚	评估解剖结构，计算肺动脉精确的尺寸和相关指数，显示肺血流的灌注和主-肺侧支动脉：肺段为单支还是双重供血，寻找所有肺段的灌注来来源	对于没有主肺动脉，依赖主-肺侧支血管或主-肺动脉导管保证肺动脉灌注的病例，矫治膜性或肌性闭锁的右心室流出道，建立右心室-肺动脉连接	关闭室间隔缺损及右心室-肺动脉管道连接	圆锥动脉干畸形
肺循环血量过多时出现心力衰竭，轻度发绀	右心室流出道发育不良	从肺血流过多到严重发绀	肺血流过多时双心室肥厚	如果肺循环依赖动脉导管，可行动脉导管支架置入	主-肺动脉分流，肺动脉单源，可一期或多期手术，单心室或双心室矫治	有时要在行主-肺动脉分流或动脉支架促进肺动脉发育后，才可行根治术	冠状动脉畸形，冠状动脉瘘，窦状隙开放
主-肺侧支闭塞或狭窄时发绀加重，心力衰竭减轻	室间隔缺损（对位不良型）			肺血流过多并有双重血供时，行主-肺侧支血管栓堵		有时在肺动脉单源化手术后进行	右位主动脉弓
动脉导管未闭或主-肺侧支血管杂音	通过动脉导管和（或）主-肺侧支血管供应肺血流			治疗远端的肺动脉狭窄		肺动脉发育不良时，最初或可能保留或缩小室间隔缺损，补片留孔	22q11 微缺失综合征

表13.15(续)

临床特点	解　剖	分　流	心电图	心导管介入治疗的理由	外科手术选择	外科手术目的	特　点
	肺动脉发育不良的程度决定了干预方式和疾病预后						卵圆孔未闭/房间隔缺损
	可见主-肺侧支血管及扭曲的垂直型动脉导管从主动脉弓发出						

表 13.16 法洛四联症

临床特点	解剖	分流	心电图	心导管介入治疗的理由	外科手术选择	外科手术目的	特点
发绀，收缩期心脏杂音	对位不良型室间隔缺损，通常为非限制性	"粉色"法洛四联症右心室流出道狭窄相对较轻	右心室肥厚	解剖结构不明确时	SpO_2 越高，可越晚行手术	尽可能保留肺动脉瓣环的完整性	房间隔缺损，动脉导管未闭
在"粉色"法洛四联症患儿中，仅轻度患儿或无发绀及心脏杂音	圆锥间隔向前上方移位	"蓝色"法洛四联症中，右心室流出道的阻力＞左心室流出道的阻力	可能出现右心室肥厚	需要放置右心室到肺动脉导管支架来推迟手术的情况极少见	通常为一期根治手术	如果使用跨瓣补片，则可能需要单瓣重建	与心房、心室间通道相关
体循环血管阻力下降或右心室流出道痉挛时，可有缺氧发绀	右心室流出道狭窄，还可在不同水平（瓣下、瓣上、瓣膜）存在压差			与外科手术相关的冠状动脉畸形	很少需要行主-肺动脉分流以促进发育不良的肺动脉生长	一定程度的残余狭窄及轻微的肺动脉瓣反流，较没有残余狭窄及不受约束的肺动脉瓣反流好	圆锥动脉干畸形与右位主动脉弓、冠状动脉畸形，和22q11微缺失综合征相关
	右心室肥厚可加重右心室流出道梗阻						肺动脉的顺行灌注越少，则形成的主-肺侧支血管越多
	二叶肺动脉瓣			如畸形主要为瓣膜狭窄，可行球囊瓣膜成形术（BVP）			与所有发绀类感染类似，有发生感染性心内膜炎和矛盾性栓塞的倾向
							鉴别诊断：双腔右心室伴限制性室间隔缺损

表 13.17 肺动脉瓣缺失综合征

临床特点	解 剖	分 流	心电图	心导管介入治疗的理由	外科手术选择	外科手术目的	特 点
收缩期-舒张期心脏杂音	肺动脉瓣未形成	经室间隔缺损显著的右向左分流,严重的肺动脉瓣瓣环狭窄	电轴右偏	试验性的支气管内支架置入	瓣膜置换(Con-tegra 管道)	尽可能在发生严重的支气管并发症前进行手术	有严重气道症状者病死率高
由于扩张的肺动脉压迫支气管,可引起严重的气道问题	仅有纤维边缘组织	不同程度发育不良的分支肺动脉,加之气道受压导致的相对高碳酸血症(也可不存在),可导致不同程度的发绀	右心房肥厚		补片关闭室间隔缺损	对肺动脉的瘤样部分减容,重新吻合及折叠	
	肺动脉瓣环有不同程度的狭窄		右心室肥厚		肺动脉减容成形术		
喘鸣,可能与心脏及肺相关的发绀	不同程度肺动脉(瓣)的狭窄,但主要为关闭不全						
	主肺动脉通常显著扩张,占有很大空间						
	分支肺动脉通常发育不良						
	对位不良型室间隔缺损						

313

表 13.18 右心室双出口 (DORV)

临床特点	解剖	分流	心电图	心导管介入治疗的理由	外科手术选择	外科手术目的	特点
主动脉瓣下室间隔缺损合并肺动脉瓣狭窄，临床特点类似于法洛四联症	右心室发出两条大血管，通常为并列排列	室间隔缺损将血流"导向"出口的瓣膜	电轴右偏	解剖情况不明确时	根据室间隔缺损的位置、大动脉的位置、流出道有无梗阻及合并的畸形决定	矫治手术	圆锥动脉干畸形
DORV合并肺动脉瓣下室间隔缺损，伴圆锥室间隔相关的主动脉瓣下狭窄，类似左心梗阻性疾病	双侧漏斗圆锥间隔（肌肉组织）中断了主动脉——二尖瓣间的纤维延续	血管的位置在功能上决定了血流的方向	I度房室传导阻滞	动脉导管支架植入	法洛四联症类型的DORV类似于法洛四联症矫治术	有时需要行DKS术和右心室-肺动脉管道连接	DORV伴肺动脉瓣下室间隔缺损，Taussig-Bing畸形；合并主动脉瓣下狭窄时类似于左心梗阻，如血流通畅则类似于大动脉转位
不存在出口狭窄时，可引起肺血流过多及心力衰竭，类似于大的室间隔缺损	大的室间隔缺损为左心室出口	如存在主动脉瓣下狭窄和主动脉缩窄，需保持动脉导管开放维持下半身血供	右心室肥厚	冠状动脉畸形	如果右心室流出道不能行手术，则应用心外管道行Rastelli手术	在少见病例中，如果室间隔缺损过大或远离心室出口（或无法收缩的隧道补片），需行单心室路径	可以合并对位不良型室间隔缺损及大动脉错位，房室通道，肺动脉闭锁，房室瓣畸形及冠状动脉畸形

表 13.18（续）

临床特点	解 剖	分 流	心电图	心导管介入治疗的理由	外科手术选择	外科手术目的	特 点
在肺动脉瓣下室间隔缺损及无梗阻的大动脉转位时（Taussig-Bing 畸形），临床表现类似于大动脉转位的发绀及心力衰竭	室间隔缺损的位置、流出道狭窄及血管的位置是临床表现和治疗方案的决定因素			在肺动脉瓣下室间隔缺损合并血流混合不充分时可行 Rashkind 手术	如有大动脉转位则行大动脉调转术，并行室间隔缺损修补术	肺动脉环缩术可作为下一步手术的过渡	与一些综合征相关
	心室发育均衡为行双心室矫治术的条件			球囊瓣膜成形术			

表 13.19 三尖瓣闭锁

临床特点	解剖	分流	心电图	心导管介入治疗的理由	外科手术选择	外科手术目的	特点
肺灌注可为动脉导管依赖性(IIa)、肺血流减少或体循环灌注减少(IIc)、心力衰竭及轻度发绀	纤维肌性或纤维膜性	全部的心排出量通过房间隔缺损右向左分流	极度电轴左偏	心力水平的压力阶差伴无血性心力衰竭临床征象:Rashkind 术,支架植入	肺动脉瓣膜开放及左心室流出道梗阻者,行 DKS 术重建	所有手术均以单心室姑息手术路径进行	II型三尖瓣闭锁合并主动脉瓣狭窄或主动脉缩窄可具有左心梗阻性疾病的血流动力学
	I 型:具有正常位置的大动脉 II 型:合并 D 型大动脉转位 III 型:合并 L 型大动脉转位		左心室肥厚(左心室联的 Q 波)右心房和(或)左心房肥厚	测量跨室间隔缺损的压差,在结构不明确时评估精确的解剖;大年龄的儿童:对肺血流不受限的 c 型三尖瓣闭锁患者,行肺动脉高压的评估	血流情况为 a 型或 b 型的三尖瓣闭锁行体-肺动脉分流术		除丁 Ia 型,其他均有室间隔缺损
血流经室间隔缺损(伴或不伴肺动脉瓣狭窄)造成的收缩期心脏杂音	a 型=肺动脉闭锁,不需要室间隔缺损 b 型=肺动脉瓣狭窄 c 型=肺动脉血流通畅			罕有肺动脉瓣狭窄者行球囊瓣膜成形术	很少在行 DKS 手术的同时需要行室间隔缺损干预		永存左上腔静脉
在II型三尖瓣闭锁中,限制性的室间隔缺损可造成左心室流出道梗阻	右心室的大小和肌性室间隔缺损的大小相关			血流情况为 a 型的三尖瓣闭锁可行动脉导管支架植入			与一些综合征相关
	右心房,左心房,左心室增大,右心室往往偏小						

表 13.20　Ebstein 畸形

临床特点	解　剖	分　流	心电图	心导管介入治疗的理由	外科手术选择	外科手术目的	特　点
新生儿期出现发绀,有时为动脉导管依赖性肺循环	三尖瓣隔瓣和后瓣向心尖部移位[>8 mm/m²(体表面积)]	三尖瓣反流,右心房容量过负荷	右心房扩张,右束支传导阻滞	在动脉导管依赖性的病例中行动脉导管支架植入	右心室发育极小时,行改良BT分流术;在严重三尖瓣不反流复的三尖瓣反流病例中,行Starnes手术(留孔的三尖瓣关闭+房间隔切除术+主肺动脉结扎+BT分流术)	尝试行双心室修补;如需要,可使用药物降低肺循环阻力;可耐受发绀	罕见伴发畸形
可能需要药物降低肺循环阻力,以及增强对发绀的耐受性		肺血流减少	P-Q间期延长(右心房扩张)或缩短(预激综合征)	关闭房间隔缺损		保证足够的肺部灌注(SpO₂不低于75%)	预激综合征,反复的室上性心动过速
主要为无血性心力衰竭,也可为心前负荷降低、心室受压引起的左心室衰竭	右心室基底部分"心房化";功能性右心室常常偏小				如主要问题为三尖瓣反流,可行三尖瓣瓣膜成形术(如Danielson手术,圆锥重建术)		可有初始病情严重,后逐步好转的特殊病史
心脏杂音(三尖瓣反流)	三尖瓣反流的程度具有重要的血流动力学意义	新生儿型的Ebstein畸形需要房间隔缺损存在,常出现发绀	右心房、右心室扩张,心腔血流量波动大		如果无法行瓣膜修补,则行三尖瓣置换术	中间型病例中,考虑行"一个半"心室矫治术	

表 13.20（续）

临床特点	解　剖	分　流	心电图	心导管介入治疗的理由	外科手术选择	外科手术目的	特　点
室上性心动过速（预激综合征）	房室瓣环纤维性结构中断（预激综合征）	随着肺血管压力降低,发绀,右心衰竭和临床充血的症状可缓解			如不能耐受发绀,行主-肺动脉分流术		
					缩小或关闭房间隔缺损		
心力衰竭时,可出现活动时发绀	三尖瓣前瓣的活动性,功能性右心室的大小及右心室流出道梗阻对血流动力学起决定性作用				右心房缩紧,折叠或减容术		
有时可出现呼吸功能不全,呼吸急促							

13.3.3 左心梗阻性畸形（表 13.21 至表 13.28）

左心梗阻性疾病也包括前向血流没有消失，仅仅是梗阻的情况，最常见的有主动脉瓣狭窄、主动脉瓣下狭窄和主动脉缩窄。这些疾病与体循环心室充盈不足、体循环依赖于和肺循环之间的分流连接的情况不同。有时会存在介于这两类疾病之间的临界病例，在这种情况下难以抉择采用双心室治疗还是初期的单心室姑息手术方案（表13.21 和表 13.22）。

以主动脉瓣狭窄为例来阐明血流动力学和解剖的变化。当血流梗阻但仍可连续流出时，可导致狭窄前的心肌肥厚，有时还合并不对称的室间隔肥厚，造成左心室流出道的肌性梗阻，后期失代偿则出现心室扩张。主动脉瓣狭窄也可导致狭窄后的主动脉扩张，在较晚时期由于左心室室壁张力增加、冠状动脉循环受损，可出现运动不耐受、心绞痛等临床症状。致死性的心律失常可与左心室压力过负荷共同出现。心排出量不能再增加。在一些病例中，由于交感神经兴奋引起的心率增快，心排出量反而会降低，从而导致前向性衰竭。此外，由于心室舒张期容积减小，将会新出现由于充盈受限而导致的舒张功能障碍。由于这经常是缓慢、渐进的过程，左心房压力的升高最终会引起毛细血管后的肺动脉高压（肺水肿往往是左心房压急性上升引起）。在大多数病例中，由于治疗及时，该并发症很少出现。

相比之下，主动脉瓣上狭窄引起的血流动力学变化与前类似，但具有一些特征。它们往往与结缔组织病相关（因此需要更详细的动脉狭窄的评估），且导管介入治疗疗效欠佳。由于冠状动脉位于狭窄前的血供区域，高血压引起的血管病变可在早期发生，或者冠状动脉病变本身就是疾病的一部分，可表现为开口狭窄。在严重的心室肥厚病例中，因狭窄矫治术后狭窄前区域血压的下降，可导致原本肥厚的左心室灌注不良，从而引起心肌缺血。

主动脉峡部位于主动脉弓与胸主动脉的移行处（左锁骨下动脉开口的后方）。主动脉峡部狭窄或主动脉缩窄（CoA）导致血流加速、狭窄远端血压相应下降，以及左心室肥厚。主动脉缩窄和多种综合征相关（表 13.23），如 Ullrich-Turner 综合征及二叶主动脉瓣、Williams-Beuren 综合征、临界的左心结构发育不良及 Shone 综合征。主动脉缩窄是否合并主动脉弓发育不良，对于外科手术的选择（正中开胸 vs. 侧开胸）非常重要。

在"危重型"主动脉缩窄中，动脉导管关闭后下半身无法得到充分的灌注，同时左心室必须对抗严重增加的阻力来将肺静脉回流的血排出，失代偿时即发生左心室功能衰竭。

临床上，常常通过收缩期心脏杂音或动脉高血压发现大年龄的主动脉缩窄患儿。

如果侧支循环足够,则血压压差可不明显。高阻力导致的心肌肥厚,以及狭窄前高压区域(眼、脑)的血管损伤可能已经形成。如果未经治疗或延误治疗,主动脉缩窄可引起动脉壁张力的目标值被改变(可能是由于主动脉弓压力感受器发生改变),从而引起长期的动脉高血压,即使手术或介入做到了完美的解剖矫治也不能改善。

在 Shone 综合征中,可有左心系统多个水平的梗阻及增生。该综合征中可存在多种组合,包括二尖瓣瓣上(瓣前)纤维性狭窄使二尖瓣血流受限、二尖瓣狭窄("降落伞型"二尖瓣)、大小临界的左心室及主动脉瓣下纤维肌性狭窄导致左心室流出道狭窄、主动脉瓣畸形(二叶瓣、发育不良、狭窄)、主动脉弓发育不良,以及主动脉缩窄。在这类疾病中,必须寻找室间隔缺损。临床上评估这类异质性非常高的病例时,需要考虑以下方面。

首先,评估矫治主动脉缩窄后是否可以充分减轻左心室的负担,从而使患儿能够生长发育,并促进充分的左心室发育。这一问题也适用于主动脉弓发育不良。

其次,评估二尖瓣狭窄的程度。如果二尖瓣狭窄过于严重,需要房间隔缺损左向右分流作为减压阀,可出现肺循环血量过多及淤血,具有因心室充盈不全引起的左心室发育受限和不能提供足够体循环的风险。另外,还面临充血性右心衰竭的威胁。

在左心发育不良综合征中,问题更加严重,在这种情况下,右心室必须同时支持肺循环和体循环(通过动脉导管的右向左分流)。在主动脉瓣和二尖瓣闭锁中,冠状动脉的灌注只能来源于主动脉的逆向血流,如果同时存在主动脉缩窄则可能致命(矛盾性血压差)。当左心室仍与体循环相通但贡献很小时(二尖瓣狭窄、主动脉瓣狭窄、主动脉弓发育不良及左心室小),对体循环支持的程度可部分决定该类疾病随时间发展而采取的治疗策略。左心发育不良综合征包含的情况也是多样的,从没有潜力支持体循环的左心室,到可以行观望手术(限制性的心房内交通时,行肺动脉环缩、动脉导管支架植入)的临界病例,如果左心室可以继续发育,则可行后续的双心室矫治(表13.26)。

评估临界的左心室包含多个标准。解剖学方面的标准包括二尖瓣瓣环、左心室容积、主动脉瓣瓣环、心内膜弹力纤维增生症、乳头肌的数量等;血流动力学参数的标准包括头、颈和右上肢是否有前向的血流灌注,限制性房间隔缺损是否存在肺动脉高压的征象;动态发育的标准包括患儿经过治疗后是否能良好地生长发育,以及左心室随时间的发育情况(表13.26)。

在某些病例中,很难从一开始就能明确最佳的治疗策略(单心室 *vs.* 双心室),因此最终疾病的走向决定了最佳治疗方案的选择。尤其是在一些临界病例中,杂交手术(动脉导管支架植入及双侧肺动脉环缩)可以延长做出最终决定的时间。

在经典的左心发育不良综合征中,血流不经过左心室,肺静脉血经过房间隔缺损

(在某些病例分流存在压差)回流至右心室,然后一部分泵入肺部,另一部分通过动脉导管进入体循环。血液在肺循环和体循环之间的分布取决于许多影响因素,其中一些因素难以平衡。从肺循环方面来看,肺血管阻力及心房水平左向右分流的压差起到主要作用,而体循环的灌注取决于动脉导管的阻力和体循环的血管阻力。此外,心脏和头部的灌注依赖于主动脉弓的逆向血流,因此主动脉缩窄可产生有害的影响。舒张期的反流经常作为决定性因素,舒张期血液通过动脉导管反流至肺血管阻力降低的肺循环中,此时尤其会进一步减少本就受损的冠状动脉灌注。

约 10% 患有相关综合征及心外疾病(如胃肠道、中枢神经系统疾病,包括小头畸形)的儿童会出现左心发育不良综合征。

表 13.21　主动脉瓣狭窄

临床特点	解剖	分流	心电图	心导管介入治疗的理由	外科手术选择	外科手术目的	特点
左心室的前向性心力衰竭	瓣膜开启不完全	动脉导管的分流方向	左心室肥厚	介入治疗（球囊瓣膜成形术）	心脏超声瞬时压差 >60mmHg，心脏超声平均压差 >40mmHg（导管测得的压力阶差）	瓣膜交界切开	危重型的主动脉瓣狭窄合并左心室发育不良
左心室充血性心力衰竭	瓣环过小	卵圆孔/房间隔缺损是否存在显著的分流	左心的复极化障碍	危重型的主动脉瓣狭窄，临床状况差	有症状的患者	瓣膜重建	心内膜弹力纤维增生症（EFE）
肺动脉高压（毛细血管后型）	瓣膜交界融合		长程心电图可显示室性心律失常	与手术适应证相同	左心室功能不全，无论压力阶差为多少	瓣膜置换	Shone 综合征
收缩期心脏杂音	主动脉瓣二叶瓣，单叶瓣，针孔样开口				病理性的运动试验心电图：心率未能足够增加或血压下降	Ross 手术	是否形成左心室心尖部及其大小
喷射喀喇音	瓣膜发育不良，增厚		危重型的主动脉瓣狭窄（动脉导管依赖性），右心室过负荷及左心室可能缺血				新生儿期左心室的长度是否 > 20mm

表 13.21(续)

临床特点	解　剖	分　流	心电图	心导管介入治疗的理由	外科手术选择	外科手术目的	特　点
胸骨上窝震颤,晕厥,心源性猝死,心绞痛	左心室肥厚(向心性);检查有无左心室扩张 新生儿危重型主动脉瓣狭窄合并右心室扩张,危重型主动脉瓣狭窄依赖的体循环导管分流;检查有无心内膜弹力纤维增生症						注意是否存在 2 组乳头肌组织

表13.22 主动脉瓣上狭窄

临床特点	解　剖	分　流	心电图	心导管介入治疗的理由	外科手术选择	外科手术目的	特　点
心脏杂音（不伴有咯喇音），震颤	因管壁异常或瓣上嵴导致婴管交界（STJ）处"沙漏"形狭窄	很少合并分流	左心室肥厚	怀疑冠状动脉狭窄时	心脏超声瓣时压差>60mmHg，心脏超声平均压差>40mmHg（导管测得的压力阶差）	消除，减少压力阶差	经常有弹性蛋白基因缺陷（Williams-Beuren综合征）
心绞痛	检查冠状动脉开口是否受影响		左心室复极化障碍	对动脉狭窄更详细的评估	有症状的患者	检查主动脉瓣	Wiliams-Beuren综合征或Eisenberg综合征型
晚期可出现左心室衰竭	瓣膜活动度是否受影响		心肌缺血的征象	行CT血管造影通常足够	运动试验后心电图改变	冠状动脉成形术，很少需要冠状动脉旁路术	注意有无高胆固醇血症
	是否有主动脉瓣窦的狭窄前扩张		右心室肥厚伴肺动脉狭窄		新发的或加重的主动脉瓣反流		注意有无肺动脉狭窄
	左心室肥厚				左心室扩张或能障碍，无论压力阶差多少		由于有血压下降的风险，在大动脉流出道狭窄病例中需要很细心的麻醉
	大动脉其余部位是否存在病变						
	肺动脉是否存在病变						
	肾动脉是否狭窄						

表 13.23 主动脉缩窄

临床特点	解　剖	分　流	心电图	心导管介入治疗的理由	外科手术选择	外科手术目的	特　点
危重型主动脉缩窄时,下半身的灌注依赖动脉导管。注意:左心室衰竭	通常为主动脉峡部局限性狭窄	动脉导管未闭,右向左为主向下分流	左心室肥厚	新生儿期发生休克者需紧急治疗	新生儿期危重型主动脉缩窄	切除狭窄段后端-端吻合	男性患儿显著高发
血压阶差,血氧饱和度阶差	少见狭窄段向远端延伸	与合并畸形相关的分流	复极化障碍	球囊血管成形术可应用于体重≤20kg的病例;如体重>20kg,应用可膨胀支架	收缩期压差>20mmHg,静息或活动时的高血压	端-侧吻合	在 Unrich-Turner 综合征中常见
心脏杂音在较大的儿童中更常见	常伴有主动脉弓发育不良,锁骨下动脉近端狭窄			术后再狭窄的治疗(球囊血管成形术,支架)	有症状的患者	补片扩大术	在 Williams-Beuren 综合征中常见
连续性的侧支血流杂音	左心室肥厚,二叶主动脉瓣,多普勒超声可见狭窄主动脉的锯齿状波形				形态上局限性的狭窄	植入移植物	经常与其他的左心梗阻性畸形伴发(如 Shone 综合征)
下半身灌注不足的症状,足背动脉搏动消失或减弱,下肢血压测量不出					必要时治疗主动脉弓发育不良		可合并大动脉转位和右心室双出口
动脉高血压(右上肢)							寻找迷走锁骨下动脉,动脉狭窄及颅内动脉瘤,与中段主动脉综合征相鉴别

表 13.24　Shone 综合征

临床特点	解剖	分流	心电图	心导管介入治疗的理由	外科手术选择	外科手术目的	特　点
心脏杂音在收缩期强于舒张期	二尖瓣瓣上狭窄二尖瓣畸形("降落伞"型二尖瓣、"吊床"型二尖瓣)	在二尖瓣狭窄时,房间隔缺损伴左向右分流,严重的肺动脉循环血量过多及发绀	左心房占优势	情况不太明确时,可能明确二尖瓣狭窄与毛细血管后肺动脉高压血流动力学的相关性	二尖瓣的形态及狭窄严重程度决定了手术预后	主动脉缩窄段切除	寻找动脉导管未闭、房间隔缺损、室间隔缺损
高血压,前向性和充血性心力衰竭	左心室发育不良和(或)室间隔缺损	在危重型新生儿期主动脉缩窄中,动脉导管右向左分流	左心室过负荷,右心室也可能过负荷			主动脉瓣下狭窄切除	
	主动脉瓣下狭窄,主动脉瓣畸形(合并狭窄)	注意有无室间隔缺损	心动过速			二尖瓣重建及二尖瓣上狭窄切除	
	主动脉弓发育不良,主动脉缩窄						

表 13.25 主动脉瓣下狭窄

临床特点	解剖	分流	心电图	心导管介入治疗的理由	外科手术选择	外科手术目的	特点
收缩期杂音，无喀喇音	主动脉瓣下纤维嵴	增加室间隔缺损的分流	左心室肥厚	可能同时存在复杂畸形或与复杂畸形相关	经主动脉切除	减轻狭窄	可以是肥厚型梗阻性心肌病的一部分
进行性狭窄伴迟发的临床特征	纤维肌肉环		左心室复极化障碍		肌切开术	检查主动脉瓣	在随后的过程中需注意主动脉瓣反流
晕厥	局部的肌肉肥厚				肌切除术	检查二尖瓣装置	
心绞痛	可累及部分二尖瓣				改良的 Rastan Konno 手术	避免主动脉瓣反流	
左心室功能不全	左心室流出道发育不良（隧道样）				在畸形复杂时可能需行 DKS 手术		
术后的狭窄及左心室功能受损使心排出量减少	合并 Shone 综合征				如果存在隧道样主动脉瓣下狭窄及主动脉发育不良，可行 Ross-Konno 手术		
抬举性心尖搏动	作为复杂畸形的一部分						
	术后狭窄（如房室间隔缺损修补术后，室间隔隧道补片术后）						
	由射流引起的主动脉瓣反流						

表 13.26 左心发育不良综合征

临床特点	解剖	分流	心电图	心导管介入治疗的理由	外科手术选择	外科手术目的	特点
随着肺血管阻力的下降,发绀减轻	临界肺左心室的评估:左心室长度是否>20 mm 心尖部的组成如何 左心室是否有 2 组乳头肌 二尖瓣 Z 值是否>-3 有无严重的心内膜弹力纤维增生症(EFE) 前向血流可否存在 至末的动脉逆行灌注 前向血流的动脉导管,为完全进行主动脉逆行灌注	卵圆孔或房间隔缺损的左向右分流	右心肥厚,左心室低或无电压	动脉导管的支架植入,作为杂交手术的一部分	新生儿期的手术不使用体外循环,作为杂交手术的一部分(双侧肺动脉环缩)	杂交手术:双侧肺动脉环缩及动脉导管支架植入	与一些综合征相关
体循环低灌注及肺循环过度灌注,当肺阻力下降时可出现前向性血流充血及心力衰竭和肺水肿	肺静脉的血液是否完全经房间隔缺损回流 左心室是否对体循环的心排出量没有贡献	收缩期时,经动脉导管右向左分流;舒张期时,经动脉导管左向右分流	右心房占优势	对于限制性卵圆孔未闭(平均压差>4mmHg)的病例,行 Rashkind 手术或房间隔缺损支架	新生儿期主要行体外循环下矫治术(Norwood)	Norwood 手术,DKS 和主动脉弓重建以及体-肺分流(改良 BT 分流)或右心室-肺动脉连接术(Sano 分流)	心外畸形,小头畸形

表 13.26（续）

临床特点	解　剖	分　流	心电图	心导管介入治疗的理由	外科手术选择	外科手术目的	特　点
动脉导管的关闭导致休克和多器官功能衰竭、酸中毒、肺部溢流及肺急促和肺水肿	有无二尖瓣狭窄及主动脉闭锁合并窦状隙开放，冠状动脉逆向灌注，有无心内膜弹力纤维增生症	主动脉弓逆向灌注	心动过速			消除所有的主动脉缩窄	限制性的心房内交通导致肺淤血和肺水肿、肺（淋巴）血管扩张，肺静脉的重塑/动脉化
没有明确的心脏杂音	主动脉弓畸形和主动脉缩窄，评估主动脉弓在各个水平的宽度，三尖瓣反流的定量结果如何 如 SpO$_2$ 高，房间隔缺损可为"相对限制性"	动脉导管关闭后可出现休克及 SpO$_2$ 升高	注意是否有心肌缺血的征象				室间隔缺损，冠状动脉畸形，永存左上腔静脉

表13.27　主动脉瓣关闭不全

临床特点	解剖	分流	心电图	心导管介入治疗的理由	外科手术选择	外科手术目的	特点
运动不耐受	瓣膜的形态（穿孔、对合不良、赘生物、瓣周漏），瓣叶脱垂，检查反流束的位置和中心位于哪些瓣叶之间	通常没有	左心室肥厚	在主动脉根部手术中可能显示冠状动脉	如果有症状则均行手术治疗	瓣膜重建	胸片提示心室肥大：作为诊断手段基本已弃用
呼吸困难	测量相对于左心室流出道的反流束宽度，缩流断面		显著的Q波（V5、V6导联）		左心室舒张末期内径超过正常范围	Ross手术	磁共振可以很好地量化反流及左心室容积
胸痛	评估及描述反流束进入左心室的深度		复极化障碍（晚期）		射血分数减低	主动脉瓣置换	如果主动脉瓣反流为机械性因素引起，如伴有室间隔缺损或主动脉瓣下狭窄，则应早期治疗
晕厥	测量压力减半时间						谨慎使用降低后负荷的药物
心动过速	左心室舒张末期内径增加						最好不使用β受体阻滞剂
舒张期心脏杂音	评估舒张期反流血液进入左心室的开始位置		急性主动脉瓣关闭不全可合并心动过速				在马方综合征、结缔组织病中常见
舒张压降低，血压波幅增大（水冲脉）	收缩功能后期可降低						

表 13.28　二尖瓣关闭不全

临床特点	解剖	分流	心电图	心导管介入治疗的理由	外科手术选择	外科手术目的	特点
前向性和后向性心力衰竭,急性二尖瓣关闭不全时可出现肺水肿	瓣环扩张,(残)余瓣叶裂,二尖瓣脱垂	收缩期反流血液进入肺静脉	"二尖瓣P波"(左心房肥厚)	可能通过监测肺动脉高压进行诊断	抗心力衰竭,降低后负荷及螺内酯药物治疗均不足以控制病情时	二尖瓣重建	先天性畸形:二尖瓣裂合并房室通道,以及二尖瓣反流合并大动脉转位
慢性心力衰竭及肺动脉高压,缓慢出现失代偿;"心源性哮喘"	瓣叶发育不良	收缩期血液反流至肺静脉	左心室肥厚		二尖瓣折叠,有时行送管手术	减少/消除二尖瓣反流,避免造成二尖瓣狭窄	局部缺血
注意室上性心律失常	腱索破裂		右心室肥厚(合并肺动脉高压)		二尖瓣置换(15mm及以上)		术后二尖瓣关闭不全
收缩期心脏杂音,可传导至腋下	乳头肌异常		室上性心律失常/室上性心动过速				结缔组织病或肥厚症,尤其是马方综合征
心动过速作为代偿机制	左心房和左心室扩张						炎症后二尖瓣关闭不全,如心内膜炎后
	即使有严重的二尖瓣反流,收缩功能也可以为正常						左心室容量过负荷/压力过负荷晚期出现
	左心房扩张提示严重的二尖瓣反流						二尖瓣脱垂及轻微反流
	寻找瓣膜对合不良缩流断面						

13.3.4　大动脉转位(TGA,表13.29)

D-TGA 在血流动力学方面基本上是一种独立的情况。主动脉及主动脉瓣和冠状动脉(通常分布异常)均起源于位于典型位置的右心室。诚然在 D-TGA 中,主动脉仍然起自肺动脉的右侧,但位置非常靠前。肺动脉和主动脉在心脏近端没有交叉(正常应是肺动脉在主动脉前方),而是并行发出。与肺动脉干并行发出后,主动脉则从右肺动脉上方向左走行进入后纵隔。在单纯的 D-TGA 中仅有大动脉的转位,而在更加复杂的情况下,可合并室间隔缺损(在所有 TGA 中占 40%)、流向肺的流出道梗阻、房室瓣畸形及主动脉峡部缩窄,它们可显著影响血流动力学和手术方案的选择。

血流动力学可在单纯 TGA 中初步被阐明:一方面,富含氧气的血必须进入体循环右心室;另一方面,体循环回流的血液必须能通过动脉导管进入肺循环。当两个循环并行时,这两个方向的分流量必须相等。因此在这种情况下,患儿依赖于心房内的交通,使得富含氧的肺静脉血回流至右心室,仅仅在存在非常大的心房内交通及足够的双向分流时才可以不依赖于动脉导管。

在这种情况下小的室间隔缺损往往没有作用,因为随着肺血管压力的下降,肺动脉瓣下的左心室压力也偏低,因此没有富含氧气的血液可流至右心室。只有较大的室间隔缺损可保证足够的血液混合,使 SpO_2 足够高。在出生后的适应过程中,肺血管阻力下降,动脉导管随着氧气的刺激(在该情况下为轻微刺激)而管径减小,会出现心房内交通由于更高的左心房压力而导致功能性关闭的危险。然而 TGA 患者此时依赖于左向右的分流,因此,限制性心房内交通意味着更加严重的发绀。如果此时还伴有围生期问题或低氧血症引起的无氧代谢,以及肺动脉阻力高于体循环阻力,这些可诱发代谢性酸中毒的因素会使患者的病情进一步加重。除了足够的心房内交通(Rashkind)及保持动脉导管开放(PGE1),还必须使肺血管阻力下降(氧气吸入、纠正酸中毒、吸入一氧化氮),从而提高 SaO_2。此时强化通气治疗(在机械通气患儿中)可导致平均气道压升高,反而起到反作用。如果胸片和肺顺应性正常,最大的每分通气量达到 200~300mL 已完全足够。

在单纯的 TGA 病例中,低效分流可引起危及生命的低氧血症,因此在术前诊断中,一定要对分流的情况和基本的解剖情况进行重点评估,必须测量血流的大小、方向和分流的压差。只有在掌握疾病整体情况的前提下,才可能决定如何调整前列腺素治疗、液体疗法及呼吸支持的方案。

所谓的"复杂性 TGA"是指合并室间隔缺损和(或)其他畸形,这些合并情况可以影响术前管理及手术本身。大的室间隔缺损、进入肺循环的血流有狭窄、冠状动脉畸形、主动脉缩窄及房室瓣的病理变化等情况尤其重要。反之亦然,TGA 或大动脉错位也是复杂先天性心脏畸形的一部分。冠状动脉畸形对手术方案的制定非常重要(要明确没有手术禁忌证),但大的室间隔缺损反而可以使术前管理较简单——不需要应用前列腺素,没有严重的发绀,不需要行 Rashkind 手术。另外在此情况下,双心室平衡的压力可以使左心室得到锻炼,出于神经系统保护的目的可以将手术推迟至婴儿早期。但是,小心脏里的大室间隔缺损通常具有特殊的外科挑战性,术后可造成心功能下降、房室瓣的问题或传导阻滞。另外在室间隔缺损两侧压力均衡时,术后肺动脉高压危象风险大大增加。

如果肺动脉瓣(左心室的出口瓣膜,术后作为新主动脉的瓣膜)过于小、狭窄或发育不良,或者肺的血流由于左心室腔内狭窄而减少,患者则更加依赖经过动脉导管的左向右分流。手术的复杂程度会大大提高,在术后重症监护阶段可出现相当多的并发症(心肌顿抑、低心排出量综合征等)。

13.3.5　完全性肺静脉异位引流(表13.30)

完全性肺静脉异位引流由于独特的血流动力学,本身构成了一组心血管畸形。肺静脉血通常经过心脏后方的共汇回流至腔静脉(心上型或心下型),或经过冠状静脉窦直接回流至右心房(心内型),这样血流就在心房内混合。左心的充盈依赖于心房水平右向左的分流,因此在该类疾病中左心室往往明显偏小。

在这种情况下,肺血管阻力的下降可导致右心的容量过负荷、肺循环血量过大,最后导致全心衰竭。如果肺静脉连接右心的通路上发生阻塞(引流静脉的狭窄,横膈或相邻结构造成的血管外压迫),可导致更复杂的血流动力学:在存在毛细血管后肺高压的情况下,体循环的血流量、血氧饱和度均大大降低,故可同时出现严重的发绀和循环障碍。肺血管舒张(加重肺水肿)及血管升压药(有降低心排出量的可能)的治疗并不能稳定患者的情况,因此在这种情况下需要紧急的外科手术干预。

除了肺静脉回流及狭窄(血流加速至 >1.6m/s 被认为有显著意义),还需要可靠地测量房间隔缺损及右向左分流的压差、双心室相对的大小及动脉导管内血流的方向。CT 血管造影/MRI 往往可以提供更清晰的解剖细节。单支或所有的肺静脉的非原位引流并不少见,尤其是在复杂先天性心脏畸形中,因此更应该仔细寻找这样的异常情况。

表13.29 大动脉转位（TGA）

临床特点	解剖	分流	心电图	心导管介入治疗的理由	外科手术选择	外科手术目的	特点
随着动脉导管关闭出现进行性发绀	D-TGA时主动脉发自右心室流出道	并行循环，必须存在经房间隔右向左分流和经动脉导管左向右的分流	右心室肥厚	严重发绀的病例行Rashkind手术	解剖矫治（大动脉调转术及Le-compte操作），即主动脉完全位于肺动脉后方	只有在左心室功能得到锻炼时才可进行手术（肺血管阻力在出生后可迅速下降），即在出生后10~14 d	必须存在经房间隔缺损和动脉导管的分流
存在限制性房间隔缺损或肺动脉高压时，可有严重发绀	冠状动脉起源于肺动脉瓣对面的主动脉瓣窦	室间隔缺损合并逐渐增加的右向左分流		存在室间隔缺损和室间隔偏移的病例可行动脉导管支架，推迟矫治术时间	如存在左心室流出道梗阻，可行Rastelli手术	在有较大的室间隔缺损，或行肺动脉环缩锻炼左心室的病例中，可延迟手术	室间隔缺损合并流出道梗阻
室间隔缺损或流出道狭窄引起的心脏杂音	冠状动脉畸形并不少见，评估是否为壁内走行				Nikaido联合REV手术重建流出道和瓣膜，是可供选择的复杂手术方式	关闭室间隔缺损，流出道无梗窄，冠状动脉无扭曲或扭转	L-TGA不存在发绀症状
小的室间隔缺损无明显临床意义							心室双出口合并大动脉错位
大的室间隔缺损术前双心室血流可较好的混合，但手术风险增加							

表 13.29（续）

临床特点	解　剖	分　流	心电图	心导管介入治疗的理由	外科手术选择	外科手术目的	特　点
	对位不良型室间隔缺损合并室流出道梗阻及房室瓣腱索骑跨						
	室间隔向前偏移可引起右心室流出道狭窄（主动脉瓣下狭窄）及主动脉弓发育不良						
	室间隔向后偏移可引起左心室流出道狭窄，也可能合并肺动脉狭窄						

表 13.30　完全性肺静脉异位引流

临床特点	解　剖	分　流	心电图	心导管介入治疗的理由	外科手术选择	外科手术目的	特　点
如不存在梗阻，肺循环血量过多可迅速引起心力衰竭，收缩期心脏杂音（肺动脉狭窄），固定的第二心音分裂，可能出现第三心音	肺静脉血回流至增大的右心房，通过冠状静脉窦或者共汇静脉、垂直静脉至腔静脉	全部的心排出量均需通过房间隔缺损的右向左分流进入左心房，房间隔缺损可为限制性	右心房肥厚，右心室肥厚	合并限制性房间隔缺损时，极少数情况下在矫治手术前行球囊房间隔造口（BAS）	将肺静脉共汇连接至左心房	与左心房连接的肺静脉没有狭窄	有时可合并功能性单心室
	心上型的肺静脉异位引流：肺静脉血通过肺静脉共汇和垂直静脉回流至上腔静脉	扩张的体静脉可组成循环的一部分		极少数情况下，在肺静脉回流梗阻时可行逆行狭窄段支架植入术	闭合房间隔缺损	在肺静脉上进行的手术，存在再狭窄的风险，采用无缝线外科技术	与一些综合征相关
	心内型：回流至冠状静脉窦	有时需要行 CT 或 MRI 来显示解剖细节和梗阻情况			结扎"旁路静脉"		内脏异位综合征
	心下型（横膈膜）：肺静脉通过共汇垂直静脉进入下腔静脉、肝静脉、门静脉（通常有梗阻）				将肺静脉直接连接右心房，在心房内用补片作为板障，将异位肺静脉引入左心房		如果房间隔缺损的分流为限制性，左心室可偏小
	左心室往往为临界性小心室						

13.3.6 功能性单心室（表 13.31 至表 13.34）

功能性单心室的范围较广泛，包括：不能行双心室修补的单一大室间隔缺损；两侧心室发育不均衡，过小的心室无法支持循环；心室双入口（心室的形态可以或不能被明确）。这一类疾病的共同特点是，需要通过行姑息手术路径，从 Glenn 手术（PCPC）至 Fontan 循环（TCPC），最终建立"被动"的肺循环。在全腔静脉与肺动脉连接（TCPC）术后，入肺的血流由呼吸泵（吸气时血流被吸入肺内）、体循环心室舒张期的"吸入效应"，辅以走路和运动时骨骼肌的收缩作用驱动。这些机制取代了右心的功能，而现存的心室则与肺循环串联连接，提供体循环的支持。如果不存在其他畸形（但这在该类异质性很高的疾病中十分常见），从心室起源的两根大血管可视为一个整体、共同行使功能，将混合的血液输送至 TCPC 循环中（表 13.31 至表 13.34）。

在"不受抑制"的并行循环状态下，出生后数天至数周的肺血管阻力生理性下降可导致肺循环血量大量增加：这一方面可导致体循环血量无法增加，从而出现前向性衰竭；另一方面肺循环血量过多，可导致充血性心力衰竭和体静脉淤血。在临床上可观察到的最初表现为经皮血氧饱和度增加及呼吸频率增快。

除了病史采集和临床检查，心脏超声往往可提供足够的信息进行疾病的初步分类，包括心房、房室瓣、心室及心室出口、大血管的形态和位置等。如果存在其他畸形，还需评估它们对血流动力学的影响。

有些畸形虽然严重，如肺静脉异位引流和巨大室间隔缺损，但它们和血流动力学的相关性偏小，而对手术规划的影响更大，而合并的其他畸形则会对血流动力学产生相当大的影响。

房室瓣反流可使已经有相当大容量负荷的心室的情况更加恶化；心室至肺动脉的出口狭窄可视为先天性的肺动脉环缩，减少肺血流，甚至可以持续保持体肺循环的平衡。这与心室至体循环的出口狭窄相反，后者可引发前向性心力衰竭，甚至导致体循环灌注依赖于动脉导管分流。体循环的梗阻可发生在各个瓣膜水平及主动脉弓的各个区域，也可为肌束引起梗阻，在左心室双入口中可因心室间交通受限（限制性球室孔）引起（表 13.32）。

总而言之，必须从形态学（节段分析）及病理生理学方面进行血流动力学的评估。在这种情况下，非成对的腹腔器官位置、大静脉与心房的连接、肺静脉的开口及心脏附近动脉的分布尤其重要。如果基础的诊断方法不能获得制定治疗计划所需的信息，则需行更进一步的诊断学检查，如 MRI、CT、心导管检查等。

表 13.31 大的室间隔缺损/房室通道的亚型

临床特点	解 剖	分 流	心电图	心导管介入治疗的理由	外科手术选择	外科手术目的	特 点
如不存在肺动脉瓣狭窄,则为心力衰竭型	正常的血管位置	肺血管阻力下降后,左向右分流逐渐增加	双心室肥厚	行肺动脉高压评估	如果后期有行双心室矫治的可能,行肺动脉环缩术	如果肺循环血量过多,则减少肺的血流	较罕见
如存在肺动脉瓣狭窄,则为发绀性	由于室间隔缺损过大,无法进行修补	随着后期肺血管阻力的上升,左向右分流减少			如果为单心室,则行体-肺分流术和DKS吻合,或行肺动脉环缩以平衡肺的血流	防止肺动脉高压	左心室流出道梗阻时更易有主动脉缩窄
心脏杂音,前向性-充血性心力衰竭,肺淤血	房室通道伴一个发育不良的("不均衡的")心室,或严重室间隔发育不良	寻找未闭的动脉导管			关闭动脉导管,可能行主动脉缩窄矫治	为行 Glenn 手术做准备	在肺动脉瓣狭窄患者中,由于存在"自体的肺动脉环缩",血流动力学可达到自平衡
	绝大多数不存在左心室流出道梗阻	出现艾森曼格综合征时可有发绀(但有时发绀并不存在艾森曼格综合征,而是由于大的室间隔缺损中双心室血液的混合)					

表 13.32 左心室双入口（DILV）

临床特点	解剖	分流	心电图	心导管介入治疗的理由	外科手术选择	外科手术目的	特点
单心室循环，因此肺血管阻力决定了临床表现	双侧的心房血液均回流入形态学左心室	常常不存在房间隔缺损	通常有显著的左心室肥厚	一般仅在 Glenn 术前进行心导管检查	单心室矫治	双侧心室向体循环的流出均无梗阻	寻找主动脉缩窄
限制性球室孔（RBF）在合并大动脉转位的病例中表现类似主动脉瓣下狭窄	右心室残腔往往位于左侧；心室动脉转位倒置（约占40%）	室间隔缺损将血流导向主动脉（L-TGA）或肺动脉（位置正常的肺动脉罕见）	在 Ⅲ，aVF 和 V1 导联中寻找 Qs 波	全腔静脉 - 肺动脉连接（TCPC）的术前检查	DKS 手术和改良 BT 分流	体 - 肺分流提供肺的灌注	注意：即使在没有手术的情况下，也可出现自发性房室传导阻滞（L-TGA）
如果肺动脉起源于右心室，肺循环可因球室孔（室间隔缺损）而受限	通常合并 L-TGA 开放，位于右侧的左心室将血液泵入主动脉	是否需要保持动脉导管开放			如果房室瓣存在反流，可行瓣膜重建	Glenn 术	应考虑有无内脏异位综合征
肺动脉瓣下狭窄也可限制肺的血流，导致轻度发绀（"自发性肺动脉缩窄"）	室间隔缺损（在这里为球室孔）可以是限制性的				在有球室孔的病例中，行室间隔的手术具有高度争议性（更适宜行 DKS 手术）	TCPC 术	
如果有肺动脉瓣下狭窄或球室孔，可有收缩期杂音	评估有无房室瓣畸形						
轻度发绀和心力衰竭							

表 13.33 左心室双出口（DOLV）

临床特点	解剖	分流	心电图	心导管介入治疗的理由	外科手术选择	外科手术目的	特点
是否发绀取决于肺血管阻力和肺动脉瓣狭窄的程度	两个大动脉（主要）起自左心室	室间隔缺损将右心室血液引导至出口的瓣膜	左心室肥厚	精确评估病变解剖：MRI 更适宜	多为双心室矫治	补片修补室间隔缺损	较罕见的畸形
有肺动脉瓣狭窄时可闻及收缩期杂音	75% 的病例适合行双心室矫治	罕见需要动脉导管提供肺灌注		评估狭窄两侧的压差		关闭室间隔缺损，瓣膜重建	必须通过节段分析进行分类
肺循环血流过多时可造成心力衰竭	存在三尖瓣闭锁或右心室发育严重不良，以及无法手术的流出道狭窄时，只能行单心室手术					右心室 – 肺动脉管道	
	评估室间隔缺损相对于流出道瓣膜的位置				DKS 手术,在 Glenn/TCPC 术前行体 – 肺动脉分流术		
	评估两组流出道瓣膜相对于对方的位置关系						
	评估有无瓣膜（瓣膜下）狭窄						

13.3.7　单心室姑息手术(表 13.34、表 13.35)

单心室姑息手术的第一步是将并行连接的循环分离,根据心脏畸形、临床和解剖的情况实施,应控制肺血流灌注(肺动脉环缩、体－肺分流术、Sano 分流、动脉导管支架或 PGE1 药物治疗),尽量保证体循环没有梗阻。单心室必须支持体、肺两个循环,因此仍然为容量过负荷状态。

减轻容量负荷的第一步,是将上腔静脉连接至肺动脉(通常为右侧),提供肺的灌注。先前存在的肺循环通路被外科手术中断。Glenn 吻合口以上和以下的体静脉大血管侧支(尤其是奇静脉、静脉－静脉侧支)均需结扎。

在左心梗阻性疾病及存在动脉导管依赖性体循环的病例中,存在杂交手术后的特殊情况。在这种病例中,除了行 Glenn 手术,还必须通过 DKS 手术重建心室流出道,并行主动脉弓重建手术(综合性手术的第 2 阶段,需要行体外循环手术)。

由于“被动”肺灌注的驱动力来源于 Glenn 吻合口前的前负荷、体循环心室舒张期的“吸引效应”及自主呼吸时胸腔内产生的负压,因此 Glenn 手术只能在出生后数月肺血管阻力完全下降、肺动脉血流不受阻的前提下进行。从诊断上,仅仅行心脏超声往往不足以评估病情,因此需要行心导管检查来评估解剖、压力和血流动力学的关系。心导管检查不仅可以评估肺血管阻力是否下降到可以行手术的标准,还可在需要时处理肺血流供应区域已经存在的问题,包括肺动脉系统的局限性狭窄、体静脉－体静脉、体静脉－肺静脉及体静脉－心腔的侧支血管,以及来自体循环系统(主－肺动脉侧支)的竞争性肺血流(表 13.35)。

在将体－肺循环完全分隔开(TCPC 手术)之前,一般情况下术前诊断性检查除了病史采集、临床检查及超声心动图外,还需要行心导管检查。与行 Glenn 术前类似,最重要的是为单心室提供最佳条件,包括房室瓣、流出道和吻合口、通畅的肺动脉、静脉和侧支血管的处理。主－肺动脉侧支、体静脉－肺静脉及体静脉－心房的侧支血管、静脉和肺动脉的狭窄均可进行治疗。有创性测量的血流动力学资料(肺动脉压与单心室的舒张末期压力之间的跨肺压差)及患者的临床状况提供了手术指征,例如是否需要在拟行的 TCPC 与心房之间进行开窗。

表 13.34 Glenn 吻合术前的诊断程序

临床特点	解剖	分流	心电图	心导管介入治疗的理由	外科手术选择	外科手术目的	特点
发绀：如肺灌注减少，可表现为严重发绀	DKS 手术和(或)Norwood 手术/Sano 分流	经动脉导管或体-肺分流	心肌肥厚	测量肺血管阻力和肺动脉压力	关闭分流和主动脉弓重建(或不实施后者)	减轻心室容量负荷	杂交手术可以将主动脉弓的手术延迟至婴儿期
心力衰竭伴肺循环血量过多	双侧肺动脉环缩+动脉导管支架植入	主-肺侧支血管	其他无特异性	测量左心室舒张末期压力，肺毛细血管楔压，计算跨肺压差	上腔静脉连接至主肺动脉，联合(或不联合)主肺动脉重建	部分性(50%~60%)"被动"肺灌注	右房异构可存在两个窦房结(可能存在交替的 P 波电轴/形态)
心脏杂音及分流的杂音	"仅仅"有体-肺动脉分流			显示肺动脉的形态，可能行介入治疗	结扎奇静脉(如果下腔静脉存在)	"没有梗阻的"主动脉弓	左房异构无窦房结存在(房性心律，可能由交界性心律替代，心动过缓)
心脏还没有解除容量负荷，仅仅是平衡				显示主动脉弓			
评估有无新生儿期或中间阶段的器官损伤				堵闭侧支血管(静脉侧支、主-肺侧支血管)			

表 13.35 TCPC 手术（Fontan 完成）前的诊断程序

临床特点	解剖	分流	心电图	心导管介入治疗的理由	外科手术选择	外科手术目的	特点
心脏杂音较少见（检查有无房室瓣关闭不全，出口狭窄，残余主动脉缩窄或吻合口狭窄）	通常已行单侧双向 Glenn 手术	主-肺动脉侧支血管	心律失常	在行行完全的循环分隔前行压力测量和血流计算	心外管道行 TCPC 术	使循环完全分离	肺动脉处即使仅有很小的压差存在，也可对肺血流产生很大的影响
发绀（SpO$_2$ 70%~85%）	经过肺动脉的血流是否无梗阻	有无静脉-静脉侧支血管	其他为非特异性改变	堵闭侧支血管	跨肺压高及存在主-肺动脉侧支血管时，行开窗术	最大限度减轻单心室的容量负荷	显示肝静脉，尤其是在内脏异位综合征中
静脉淤血（尤其是上半身）	体静脉-肺静脉，体静脉-心房静脉-下半身静脉的血管	有无主-肺侧支血管，有无残余的主-肺动脉侧支血管		肺动脉支配区域内血流阻塞的开放，扩张或支架植入	扩大、重建主肺动脉		
心力衰竭改善	主-肺动脉侧支血管	有无肺内分流			主动脉弓狭窄的介入治疗		
但仍然存在体能不佳、发育停滞、水肿					心内隧道已少用		
支气管感染							
在困难的新生儿期后是否存在神经系统方面问题							

推荐阅读

[1] Allen HD, et al. Moss & Adams' heart disease in infants, children, and adolescents, including the fetus and young adult. Netherlands: Wolters Kluwer, 2016.

[2] Anderson RH, et al. Pediatric cardiology. Philadelphia: Elsevier, 2010.

[3] Artman M, et al. Neonatal cardiology. 2nd ed. NewYork: McGraw Hill, 2010.

[4] Foegel MA. Ventricular function and blood flow in congenital heart disease. Philadelphia: Blackwell Futura, 2005.

[5] Hausdorf G. Intensivtherapie angeborener Herzfehler. Darmstadt: Steinkopff, 2000.

[6] Katz AM. Physiology of the Heart. 5th ed. Philadelphia: Lipincott Willkins & Williams, 2010.

[7] Katz AM, et al. Heart failure: pathophysiology, molecular biology, and clinical management. 2nd ed. Philadelphia: Lipincott Willkins & Williams, 2008.

[8] Muñoz R, et al. Critical care of children with heart disease. London/Dordrecht/Heidelberg/ New York: Springer, 2010.

[9] Nichols D. Roger's textbook of pediatric intensive care. 4th ed. Philadelphia: Wolters Kluwer/Lippincott Williams & Wolkins, 2008.

[10] Nichols DG, et al. Critical heart disease in infants and children. Philadelphia: Elsevier, 2006.

[11] Park MK. Park's pediatric cardiology for practitioners. Philadelphia: Elsevier, 2014.

[12] Rudolf AM. Congenital disease of the heart. Clinical physiological considerations. 3rd ed. West-Sussex: Wiley-Blackwell, 2009.

第14章

血流动力学考量

Dietrich Klauwer　　*Christoph Neuhaeuser*

14.1　基本考量

健康心脏在静息状态下,其心肌收缩的能量由游离脂肪酸、葡萄糖、乳酸以大致相等的比例提供。在力 – 频率耦合(Bowditch 效应)保持不变的情况下,随着心脏负荷的增加,越来越多的葡萄糖和乳酸被按比例消耗,直到最终达到有氧代谢的极限;在几乎不太可能进一步增加氧获取量的情况下(静息时已经利用了超过 65% 的输送氧),心脏自身开始生成乳酸(即乳酸逆转)。在这个过程中,机械收缩(等容收缩期 + 射血期)需要消耗大约 3/4 的能量,而舒张(等容舒张期 + 心室充盈期)则消耗大约 25% ,这些能量主要用于结构的维持、膜电位再生和心房收缩。

心脏的氧供处于优先地位,只有在严重低血糖或代谢缺陷等特殊情况下才会发生缺氧,因此,冠状动脉血流量成为这一过程中的关键变量,可通过增加心率、扩张冠状动脉、在血液需求增加时使毛细血管前括约肌开放以及增加灌注压来增加。在这方面,必须从"经济"的角度重点考虑两种机制:首先,心率的增加只能使冠状动脉氧的输送增加到一定的值,一旦超过了这个值,就会出现氧输送的不匹配,这是由于舒张期缩短及伴发的速率依赖性收缩力增加所致;其次,肾上腺素能受体介导的冠状动脉扩张

D. Klauwer (✉)
Department of Pediatrics, Singen Medical Center, Gesundheitsverbund Landkreis Konstanz, Krankenhausbetriebsgesellschaft Hegau-Bodensee-Klinikum, Singen, Germany

C. Neuhaeuser
Pediatric Intensive Care Unit, Pediatric Heart Center of Giessen, Children's Heart Transplantation Center, UKGM GmbH,
Giessen, Germany
e-mail: christoph. neuhaeuser@ paediat. med. uni-giessen. de

© Springer International Publishing AG, part of Springer Nature 2019
D. Klauwer et al. (eds.), *A Practical Handbook on Pediatric Cardiac Intensive Care Therapy*, https://doi. org/10. 1007/978-3-319-92441-0_14

（主要由 β1 受体介导）也因心率和收缩力的增加而耗竭，此外，由于肾上腺素能受体的附加效应（α 受体介导的血管收缩），氧耗会随着心率的增加而不成比例地增加。

除了先前描述的心室充盈对前负荷的依赖性，以及收缩力在过度扩张时降低（见 Starling 曲线）外，后负荷和心肌状况也起着重要作用。在动力学上，后负荷描述了必须使用多少能量进行等容收缩直至主动脉瓣打开，从而建立充足的心室壁张力以克服体循环血管阻力。

通过在一定范围内增加收缩力和室壁张力，健康的左心室可以克服更高的后负荷——在运动状态下，收缩压升高（收缩力增高）的范围远远超过舒张压。心脏在发生阻力诱导的心室向心性肥大（单个肌肉细胞内的收缩组分增生）后，在心室壁张力不变的情况下，仍可产生较高的心室压力。根据 Laplace 定律，室壁张力与壁厚成反比。室壁张力（κ）=（心室压力×心室半径）/（2×室壁厚度）。

这种代偿机制是以降低舒张期顺应性为代价获得的——肥厚的心室需要相对较长的舒张期才能获得最佳充盈，且高度依赖心房收缩所引发的主动充盈（经二尖瓣流入波的 A 波或心房压力曲线的 A 波）。因此，与拥有正常室壁强度的心室相比，肥厚的心室经过阻力训练也难以使心排出量得到增加，即便在降低心率或随之失去窦性心律后亦如此。

心室壁较薄且发生扩张的心室意味着高室壁张力，此时所有的代偿机制均同时受到损害。为了能够在收缩力下降时维持心排出量，通过神经内分泌机制（主要由 RAAS 触发），使心肌细胞被进一步拉长，在 Starling 曲线上对应着心室舒张末期的容积扩张区。由于交感神经刺激，过度扩张的心室接近其收缩能力储备的极限，心率也增加以维持器官灌注。后负荷的增加会迅速使心脏负担过重。在这种情况下，必须慎用药物来降低后负荷，避免影响冠状动脉灌注。这就产生了一个最优化的心排出量区间，即：该心排出量不增加额外的心脏负担，又能满足生理需求，而这取决于收缩力、充盈压力和充盈容量、室壁厚度和压力过负荷下心室的室壁张力，以及机体的氧需求。

从静脉角度而言，多种机制可促使血液从毛细血管静脉分支（毛细血管充盈压力为 15～25mmHg）回流到心脏。在收缩期，功能良好的右心室会通过房室瓣的关闭和移位，在静脉系统中产生抽吸效应，将回流的血液吸入心脏；瓣膜水平的移动可通过心房压力曲线中代表最低压力水平的 X 波识别。自主呼吸时，吸气相的胸腔内负压以类似的方式作用于静脉血流。静脉瓣完整的肌肉泵的作用对不能活动的患者的影响较小。在房室瓣开放后，心房收缩可对心室充盈产生高达 20%～25% 的贡献（特别是在心动过速状态下），促进静脉血向心室方向前行。

以上机制仅在心室舒张功能正常的情况下才能起作用。在舒张功能障碍的情况下：一方面，耗能的等容心室舒张能力受损，在短期内，β1 受体激动剂可以改善心肌细胞的舒张能力;另一方面,心室肥厚带来的舒张期高室壁张力和收缩功能障碍所致心室舒张末期压力升高也会阻碍静脉血充盈心室。

心脏手术时,由于心包敞开,左右心室间的相互作用机制(心室间的依赖性)仅能在有限程度上发挥作用;但当心包闭合后,此机制仍然是重要的。右心室和左心室共享心包内的空间。由于心包可扩张的程度非常有限,因此,一个心室的急性容量变化也会直接作用于另一个心室。例如,肺部后负荷的急性增加(如肺动脉高压危象)将导致右心扩张,室间隔向左偏移,左心室受压(室间隔的位置取决于右心室和左心室各自的压力)。如果心室受到"外部"的压迫,心室顺应性下降,心室充盈障碍,可导致舒张末期容积和每搏输出量减少。因此,当一个扩张的心室的负荷减轻时,另一个心室的充盈会因此得到改善,导致心排出量的"矛盾性"增加。

◆ 超声心动图测量法

仅通过视觉来判定心室的收缩功能需要丰富的经验,如果没有检测到局部的室壁运动障碍,则可以经胸骨旁长轴超声窗测量腱索水平的舒张期和收缩期内径,也可以选择胸骨旁短轴切面测量二尖瓣瓣下水平的左心室舒张期和收缩期内径,由此计算心室短轴缩短率(FS)。在 Bland-White-Garland 综合征患儿行大动脉调转术后,或是有大的房间隔缺损的病例中,经常可探及室间隔的矛盾运动,因此心室短轴缩短率与收缩功能状况并非完全对应,但仍然可以用这种方法估测左心室功能,也可经上述两个超声窗,同时评估右心室功能。

公式 43

短轴缩短率 = (舒张末期内径 − 收缩末期内径)/ 舒张末期内径 × 100%

(正常值:≥28% ~ 30%)

如果心内膜清晰可辨,可使用多层累积求和法(双平面探头)或其他近似方法(包括单平面探头),也可通过测量舒张末期心室面积与收缩末期心室面积之比估计射血分数(EF)。

公式 44

射血分数(%) = (舒张末期容积 − 收缩末期容积)/舒张末期容积 ×100%

射血分数(%) = 每搏输出量/舒张末期容积 ×100%

(正常值:>50%,<30% 为收缩功能严重受损)

例 1:EDV = 100 mL,SV = 60 mL→ EF = 60%

例 2:EDV = 200 mL,SV = 60 mL→ EF = 27%

(EDV:心室舒张末期容积;SV:每搏输出量;EF:射血分数)

例 2 表明,一个"虚弱"、扩张的心室,尽管其射血分数降低,但仍然可以产生正常的心排出量(静止时)。然而,在活动时(耗氧量增加)或应激时(较高的体循环血管阻力),收缩功能有时难以满足需求的增加,可出现心力衰竭症状。

为了测量收缩功能,需要测量心腔的内径(心内膜到心内膜)。上文所提到的容积问题,对于存在左心室心肌疾病和存在双心室解剖的患者,持续监测非常重要,但必须根据患者的临床情况进行严格评估。

为了确定心排出量,需要计算每搏输出量绝对值(心排出量 = 每搏输出量 × 心率),该值在超声心动图中是不能精确测量的,但可通过近似的计算方法,以经脉冲多普勒测量左心室流出道的速度 – 时间(VTI 积分)乘以横截面积来估算。为了实现这一目标,大多数超声设备提供了此算法,并可以测量经瓣膜反流的压力上升率。在评估短轴缩短率和射血分数时应记住,严重二尖瓣或主动脉瓣关闭不全的患者,由于血液大量反流,在心室功能良好时可出现高的短轴缩短率或高射血分数;如果出现临界的短轴缩短率或射血分数,即表明左心室已经出现泵衰竭。

14.2 心脏畸形的处理

14.2.1 "心室肥厚"与"心室扩张"

如前所述,向心性的心肌增生有助于克服增加的阻力,而室壁张力的增加相对较少,但其代价就是舒张顺应性的降低,后者依赖于足够长的舒张期和充足的充盈压。简言之,顺应性降低的肥厚心室对前负荷敏感而对后负荷不敏感,并在早期即可因心动过速和房室不协调而使心排出量减少。这意味着对于肥厚的心室,增加前负荷可使每搏输出量增加;而后负荷的降低却并不会增加每搏输出量。因为即使在高射血分数的平常状态下,这类心室也会将舒张末期容积的大部分血液射出。

因此,肥厚的心脏对以下治疗有良好的反应性:如补足液体来增加前负荷、使用 β 受体阻滞剂或中枢神经系统 α 受体激动剂来减慢心率,以及提高血压(如应用去甲肾上腺素)。血压升高往往有利于这些心脏,这可以防止心肌的"过度收缩",同时保持冠状动脉足够的灌注压。舒张压低时,由于血流在心室壁扩散的距离远,心室舒张末期压力高,有发生心内膜缺血的危险,一个典型的例子就是肥厚型心肌病患者可在运动时发生心源性猝死。

与肥厚心室相反的是扩张、室壁薄、虚弱的心脏(如扩张型心肌病)。这些心室的收缩力不足,使心室舒张末期容积增加,从而导致室壁张力增加。由于只有占舒张末期容积很小比例的血液可以在收缩期被射出(低射血分数),这样的心脏是在舒张末期充盈压升高的状态下工作的。因此,前负荷的进一步增加对每搏输出量的增加没有明显贡献,还有可能因肌节过度拉伸引起急性失代偿的风险。这类心室的主要问题是收缩能力受限和"结构性扩张",因为收缩纤维缺乏最佳的重叠状态,因此仅能产生较小的力。但当后负荷减少时,尽管心室的收缩能力降低,每搏输出量仍可以增加,而舒张末期容积也会相应下降(注意:后负荷最多只能降低至器官灌注压低限以上,特别是要高于冠状动脉的舒张期灌注压)。简言之,扩张的心室(收缩功能障碍伴低射血分数)对后负荷敏感,而对前负荷不敏感。这意味着这些心脏在后负荷降低时,可有每搏输出量的明显增加,而前负荷的增加仅能在非常有限的范围内提高每搏输出量。

除了减轻后负荷,扩张、虚弱的心室显然也可获益于收缩力的增加。强心扩血管药物如米力农(Corotrop®)或钙增敏剂左西孟旦(Simdax®)最适用于这一目的。我们认为,最好避免使用大剂量的 β 受体激动剂(如肾上腺素、多巴酚丁胺),因为它们可导致耗氧量增加和心动过速。根据先前的论点(见第 3 章),过快的心率("需要的"的心动过速)是无益的,不能使氧平衡得到任何改善;因此,这类患者的目标是达到与年龄相应的正常心率。

收缩功能的加强可通过提高每搏输出量来减小舒张末期容积,进而改善心室充盈状态,最终使跨二尖瓣的血流状态趋于正常化,左右心室间的相互作用得到改善(图14.1)。

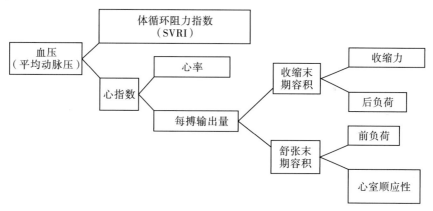

图 14.1 影响动脉血压的因素

14.3 心排出量和氧平衡

心排出量对机体的氧供应(DO_2)极其重要 。通常只有心排出量可急剧改变,而血红蛋白和 SpO_2 通常为相对"固定"的参数(另见第 1 章)。

公式 45

氧供应(DO_2)= 心排出量 × 血红蛋白 × 动脉血氧饱和度

影响氧供的因素(按其对 DO_2 的重要性顺序排列)依次为:心排出量 > 血红蛋白

浓度>动脉血氧饱和度。理论上说,在保持良好收缩力的情况下,心排出量应该可以通过心率和心室充盈的增加而不断增加,但也有一些限制:

- 随着充盈量的增加,Frank-Starling 曲线变得越来越平坦(图 3.1)。
- 心室的容积受心包的限制。
- 随着心率的进一步增加,舒张期会变短,进而使每搏输出量减少。
- 高的充盈压(前负荷)会使肺毛细血管静脉末端压力增加,进而导致水肿。

前文的章节描述了如何增加心排出量(另见第 3 章)以及氧供不足(DO_2 的临界值)对身体的严重影响。为确保足够的氧供,需要以下临床检查:

- 动脉血压(反映灌注压、后负荷、心脏功能,图 14.1)。
- 中心静脉压(反映充盈、前负荷、顺应性、心功能)。
- 毛细血管充盈(反映微循环)。
- 尿量(反映灌注压,肾脏对灌注压特别敏感)。
- 机体中心与体表的温差(反映微循环、后负荷)。
- 动脉血气分析(pH、碱剩余、乳酸、SaO_2、氧分压、血红蛋白)。
- 通气参数。
- 静脉血气分析(SvO_2)。
- 清醒程度。

除了上述的功能和测量参数,引起术后心脏功能障碍的原因可利用超声心动图识别,包括残余缺损、流出道狭窄、瓣膜反流或瓣膜狭窄等。将既往病史、临床表现和辅助检查相结合,从而迅速制订治疗方案(表 14.1)。

表 14.1　血流动力学效应

影响因素	正常心室	扩张的心室	肥厚的心室	
前负荷 ↑	心排出量 ↑	过度扩张时心排出量↓	心排出量 ↑,需要较高的前负荷	病态的心室做功需要更高的前负荷
后负荷 ↑	心排出量可能↓	心排出量 ↓↓	心排出量可维持不变	Laplace 定律
房室协调	心排出量↑	心排出量 ↑	心排出量↑↑	
心肌收缩力 ↑	心排出量↑	心排出量 ↑	心排出量↓,流出道梗阻,舒张期的心室充盈↓	
心率 ↑	心排出量↑	心排出量 ↑,反射性心动过速,注意心率的最高值	心排出量可能↓,充盈不良	

对一些罕见的特殊病例,仅在双心室串联循环且没有分流通路时,可采用 PICCO 监测仪,通过连续脉冲轮廓分析和反复的静态热稀释测量,为治疗提供重要的提示;该技术的优点包括发现和定量肺水肿、量化心脏前负荷和心排出量、测量前负荷容量的参数(而不是充盈压),以及测量后负荷、心肌收缩力或对容量的反应性。

14.4 术后低血压的鉴别诊断

术后最常见的问题之一就是低血压,应考虑低血压是由于下列的哪一原因所致。

- 因前负荷不足、贫血、收缩能力差、后负荷高、心律失常、肺动脉高压等导致的低心排出量。

- 血管扩张等引起的外周阻力下降(图 14.1)。

SvO_2 可以提供进一步的帮助:

- 低血压、低 SvO_2 提示心排出量减低(前负荷不足,收缩力差等)。

- 低血压伴正常或相当高的 SvO_2 提示有足够的心排出量、后负荷减低(血管扩张)。

- 血压低、心率快、中心静脉压低、SvO_2 低至正常,对容量有反应(血压比中心静脉压增加更明显)提示低血容量。

- 血压低、心率快、中心静脉压高、SvO_2 低,对容量无反应(中心静脉压比血压增加更明显)提示心包压塞、心室顺应性降低、心脏泵衰竭。

- 血压低、心率快、中心静脉压正常、SvO_2 正常至升高,提示血管扩张。

除了临床检查,超声心动图也可用于快速鉴别诊断。如图 14.1 所示,血压与心排出量相关。没有血流就没有压力(大循环),没有压力就没有血流(器官循环)。如果器官功能正常,有足够的心排出量(氧输送/氧耗量)和灌注压,则血压的数值就没有意义(即不要过分关心数字)。

虽然血流和向器官供应的营养、氧气是最重要的参数,但同样必须维持器官的最低灌注压(最佳示例:在没有足够的舒张压时,会发生心肌缺血和泵功能障碍等情况)。因此在危重情况下,压力优先于流量("血流中心化"是指优先供给对生存有至关重要影响的大脑、心脏等器官);在稳定的情况下,流量优先于压力(最佳示例:严重心力衰竭时,后负荷减少可增加心排出量)。在心脏停搏时,很明显必须首先产生血流,然后才能产生压力。

心包压塞("湿性"和"干性",后者由心肌水肿引起)

当心包腔内充满液体(通常是血液,罕见为乳糜或浆液)时,心脏的舒张期充盈会迅速受损,并引发相应的急性心力衰竭症状。因此,通常在手术结束时放置引流管用于排出胸骨后和心包内的积液。手术后心肌水肿也可出现类似症状（心动过速、低心排出量综合征、中心静脉压升高等），它可在长时间的缺血缺氧或心肌保护不足时出现，表现为心室充盈障碍。在急性舒张功能障碍时，心室只能在前负荷处于高压力状态下才能接收回流的血液，这种充盈障碍可以通过临床检查和超声心动图加以鉴别。通常可以通过打开胸骨（术后延迟关胸或再次打开）来提供足够的帮助，并在充盈压力下降及尿量足够时关胸，应注意感染风险的增加。

14.5 分流型心脏畸形的管理要点

当循环状态异于正常解剖（串联性循环）时，血液流动会选择最小阻力的路径。由于右心室的顺应性明显高于左心室、肺循环阻力明显低于体循环血管阻力，因此在血管水平（肺静脉回流异常、动静脉瘘或主-肺动脉窗）和心腔水平（室间隔缺损、房间隔缺损）的缺陷中通常发生左向右分流。本规则可能不适用于下列情况：

- 右心室顺应性下降，肺循环阻力仍然很高（出生后伴有的生理性肺动脉高压和仍然"受到训练"的心室）。在这种情况下，房间隔缺损可能导致右向左分流。
- 如果右心室出口狭窄（肺动脉狭窄）使得右心室的阻力高于外周体循环阻力，可导致右向左分流（法洛四联症伴低氧血症）。
- 肺血管阻力升高（缺氧、肺炎、酸中毒、艾森曼格综合征）时也可能发生分流方向逆转。
- 体循环阻力明显下降（如脓毒症），此时血液更多地进入体循环，而非肺循环。
- 描述肺循环灌注与体循环灌注关系的比值称为 $Q_P : Q_S$。在串联循环中，$Q_P : Q_S$ 值约为 1:1；在左向右分流中，它可用于反映肺循环相对于体循环的高灌注程度，进而影响左心室心力衰竭的程度及肺循环阻力增加的风险。在所有非发绀性心脏畸形中，$Q_P : Q_S \geq 1$，即在体循环心室或心房中没有去氧血液来混合，而只有"饱和的"血液被泵入体循环中。相反，在发绀性心脏畸形中，发生右向左分流，去氧血液与体循环血液混合，器官灌注可能因此受到损害；而这更多的是由于氧供给的减少而非心排出量低所致。

单心室中（血液混合腔）具有恒定的 SvO_2 和肺静脉血氧饱和度（$SpvO_2$），SaO_2 根据 $Q_P : Q_S$（$SpO_2 \approx SaO_2$）而变化。$Q_P : Q_S$ 为 1 时 SpO_2 约为 80%，只要 $SpvO_2 \approx 100\%$ 即可得到以下结论：

公式 46

$$Q_P : Q_S = (SaO_2 - SvO_2) / (SpvO_2 - SpaO_2)$$

计算：$(80 - 60) / (100 - 80) = 1$

由于 $SpvO_2$ 只能通过心导管检查来获得,所以在临床上唯一的选择就是通过 SpO_2: SaO_2 值和肺功能来确定。在计算中,假定理想的 $SpvO_2$ 为 100%;当 SaO_2 为 90%,"良好的" SvO_2 为 70%,则 $Q_P:Q_S = (90-70)/(100-90) = 2$(这种情况不会持续很长时间,在肺循环占优势的情况下,体循环的心排出量并不足以长时间维持"良好"的 SvO_2)。

- 相反,当 SpO_2 为 90% 时,SvO_2 将 ≤40%。
- $Q_P:Q_S = 5$,即:$(90-40)/(100-90) = 5$,表明存在肺血过多导致心脏严重衰竭的风险。
- 体循环动脉血氧饱和度低(60%),肺部情况良好,心排出量可能良好,但肺的血流受损(如 SvO_2 为 40%)。
- $Q_P:Q_S = 0.5$,即:$(60-40)/(100-60) = 0.5$

如果 $SpvO_2$ 下降(肺部疾患)或 SvO_2 下降(心排出量、血红蛋白、SaO_2 降低或耗氧量增加),则所对应的 SaO_2 也会自然而然地随之下降,这就要求必须在公式中使用它们的实际值。

当 SaO_2 为 80%、SvO_2 为 50%,但 $SpvO_2$ 仅有 90% 时,$Q_P:Q_S$ 可以达到 3。

从这个例子中可以清楚地看出,在单心室循环中,肺循环和体循环灌注的比值不能仅仅由经皮血氧饱和度来推算。

14.6 对压力阶差的考量

压力阶差可发生在狭窄、血管连接处或间隔缺损处。位于狭窄或缺损处的压力阶差取决于多种因素,包括:狭窄的程度或缺损的大小,通过狭窄部位的血流量,狭窄或缺损前后的压力或阻力情况。可以用室间隔缺损为例进行分析。如果室间隔缺损很大(两侧压力无分隔),则左右心室的压力相等。如果室间隔缺损相对较小(压力分隔),则在心室间会存在压力阶差。如果左心室收缩压降低(体循环阻力下降,收缩力减小),压力阶差也会减少,而缺损本身不会发生任何变化。当右心室压力较高时(如新生儿,或与肺动脉高压有关),即使左心室的压力不变,压力阶差也较小。

14.7 心脏畸形的分类

表 14.2 包含了心脏畸形的简单分类,在第 13 章中有更详细的讨论。

对于非发绀性、左向右分流的心脏畸形,我们以室间隔缺损为例。肺循环中的血液再循环会造成肺血管床的压力负荷和容量负荷过载,左心的容量负荷过载。肺循环的血量越多,可加入体循环的血容量就越小;这不仅损害了外周器官的灌注(导致 RAAS 的激活),而且限制了左心室的储备。

表 14.2　心脏畸形的简单分类

非发绀性心脏畸形	发绀性心脏畸形（右向左分流）
左向右分流	肺循环灌注减少
瓣膜功能不全	肺循环灌注增加
心室功能不全	单心室
	大动脉转位（TGA）

如果肺循环血量过多且左心室功能差，左心房压力和肺毛细血管楔压（PCWP）将会同时升高，并使毛细血管后的肺血管阻力增加，导致发生肺水肿的倾向；这反过来又导致毛细血管前血管阻力的代偿性增加，以对抗肺水肿的产生。于是，右心室的后负荷增加，这可能导致右心室衰竭（肝淤血和外周水肿）及器官灌注的进一步减少（RAAS显著激活）。在出生后的 6～12 个月，肺血管阻力开始增加，因此，如果有严重（特别是三尖瓣后）的左向右分流，应在上述时间段进行手术。

在发绀性心脏畸形中，去氧的血液在体循环心室中与富氧血混合。各种不同类型的分流及各异的循环模式可使上述情况得以实现，这就需要根据疾病的特异性来选择相应的治疗方案，尤其是术前管理策略。

发绀性心脏畸形如果伴肺灌注减少，则说明右心室存在梗阻，可以是在入口（三尖瓣）水平，也可以在流出道（肺动脉瓣）水平。房间隔缺损或室间隔缺损的存在是必需的，依赖这些分流将腔静脉回流的血液引流至体循环心室（右向左分流）。这一情况同样适用于单心室的心脏。在这些患者中 $Q_P < Q_S$，动脉导管的关闭将导致肺血流受到限制（动脉导管依赖的肺灌注），进而发生严重的低氧血症。

在开始阶段，体循环灌注是完全充分的，但这些患者有发生低氧性酸中毒的风险；显然，酸中毒和氧供应减少也会影响心室功能。因此，术前治疗的重点在于保持动脉导管开放、给氧（只要存在肺部因素导致的缺氧），并提供足够的氧载体（血红蛋白 >120～140g/L）。当然，在这类心脏畸形中，血液流至体循环心室也不能受到阻碍（如限制性房间隔缺损），否则会导致流入受阻及非常低的心排出量。

对于动脉导管依赖性疾病，当 SaO_2 约为 80% 时（$Q_P:Q_S$ 约为 1:1），体循环血流和肺循环血流可以达到良好的平衡（假设肺通气和肺灌注保持不变）。这与左心梗阻伴体循环灌注减少的病例相反，此时，左心或主动脉的结构严重畸形，因此右心室通过开放的动脉导管承担了全部或部分体循环流量（动脉导管依赖性的体循环灌注可见于左心发育不良综合征、严重主动脉瓣狭窄、严重的主动脉缩窄或主动脉弓发育不良）。在这种情况下，血液的氧合最初没有问题，但随着动脉导管闭合或肺血管阻力下降和相应的肺血流灌注增加，体循环灌注受损。除了保持动脉导管开放并保证左心房至右心房的氧合血分流没有梗阻外（高度限制性的房间隔缺损可导致肺淤血），首要的处理是提高体循环灌注(谨慎降低后负荷),避免肺血管阻力降低(不要吸氧,如临床不必要则不要行辅助通气,不要过度通气),同时提高右心室心功能,此时的右心室在承担体循环心室的作用。

在没有体循环和肺循环流入口梗阻的单心室性心脏畸形中,出生后的高肺血管阻力使得肺循环和体循环灌注比达到平衡。然而,随着肺血管阻力的降低,肺循环血量显著增加,并对肺循环和体循环灌注产生了上述影响。在最初治疗中,最重要的措施即为限制血液流向肺血管床。

对于所有术前管理方案(包括大动脉转位),至关重要的一点是:能认识到该治疗方案将如何影响肺循环和体循环的血管床、心功能和肺功能。

14.8 影响肺动脉阻力的因素

有关肺动脉阻力影响因素的详细分析,请参阅表 14.3 和第 9 章。

表 14.3 影响肺循环和体循环血管阻力的因素

肺血管阻力 ↑ (第一象限)	体循环阻力 ↑ (第二象限)
$PaCO_2$ ↑	α 受体激动剂
pH ↓	疼痛
PEEP 过高(肺过度膨胀)	激动
通气障碍	胸腔内负压
疼痛	
激动	
α 受体激动剂	
肺血管阻力 ↓ (第三象限)	**体循环阻力 ↓ (第四象限)**
$PaCO_2$ ↓	米力农
pH ↑	多巴酚丁胺
吸入氧浓度 ↑	镇痛
优化的肺通气(适当的 PEEP)	镇静
一氧化氮吸入	正压通气
镇痛	降低后负荷的药物(ACEI 类药物、
镇静	硝普钠等)
肌肉松弛	
米力农	
Minprog(前列腺素 E1)、前列腺素等	

$PaCO_2$:动脉二氧化碳分压;PEEP:呼气末正压;ACEI:血管紧张素转化酶抑制剂

推荐阅读

[1] Allen HD, et al. Moss & Adams' heart disease in infants, children, and adolescents, including the Fetus and young adult. Netherlands: Wolters Kluwer, 2016.

[2] Anderson RH, et al. Pediatric cardiology. Philadelphia: Elsevier, 2010.

[3] Apitz J. Pädiatrische Kardiologie. Darmstadt: Steinkopff, 2002.

[4] Artman M, et al. Neonatal cardiology. 2nd ed. NewYork: McGraw Hill, 2010.

[5] Foegel MA. Ventricular functionand blood flow in congenital heart disease. Philadelphia: Blackwell Futura, 2005.

[6] Hausdorf G. Intensivtherapie angeborener Herzfehler. Darmstadt: Steinkopff, 2000.

[7] Katz AM. Physiology of the heart. 5th ed. Philadelphia: Lipincott Willkins & Williams, 2010.

[8] Katz AM, et al. Heart failure: pathophysiology, molecular biology, and clinical management. 2nd ed. Philadelphia: Lipincott Willkins & Williams, 2008.

[9] Muñoz R, et al. Critical care of children with heart disease. London/Dordrecht/Heidelberg/ NewYork: Springer, 2010.

[10] Nichols D. Roger's textbook of pediatric intensive care. 4th ed. Philadelphia:Wolters Kluwer/Lippincott Williams & Wolkins, 2008.

[11] Nichols DG, et al. Critical heart disease in infantsand children. Philadelphia: Elsevier, 2006.

[12] Park MK. Park's pediatric cardiology for practitioners. Philadelphia: Elsevier, 2014.

[13] Rudolf AM. Congenital Disease of the heart. Clinical physiological considerations. 3rd ed. West-Sussex: Wiley-Blackwell, 2009.

第 15 章

具有新生儿期手术指征的心脏畸形

Dietrich Klauwer

除非胎儿在宫内就已发生血流动力学的失代偿,否则患有心脏畸形的新生儿通常会在出生后几天甚至几个小时内即出现越来越明显的症状。对于存在某些心脏畸形的新生儿来说,出生后发生的生理性心、肺适应性变化会使他们很快就面临严重威胁。这些生理性变化包括:

- 肺动脉阻力下降。
- 动脉导管的闭合。
- 卵圆孔的功能性闭合。

这些适应性变化往往需要几小时到几天,这意味着:在通常情况下,有时间来完善诊断并规划治疗方案,尤其那些在产前就已经确诊心脏畸形的病例。出生后即应完成临床和超声心动图检查,以确定是否需要立即开始前列腺素 E1(PGE1)治疗;例外情况是那些直接威胁生命的疾病,如完全性肺静脉异位引流(TAPVR)合并回流静脉梗阻,右心或左心梗阻性疾病合并心房水平限制性交通,或血液未能充分混合的大动脉转位(TGA)。

> 除前面提到的在产后即需要马上干预的紧急情况外,最重要的需要在新生儿期干预的心脏畸形包括:发绀性心脏畸形合并动脉导管依赖的体循环或肺循环,大动脉转位,完全性肺静脉异位引流(有梗阻但无失代偿),各种类型的单心室及左心梗阻性疾病。

D. Klauwer
Department of Pediatrics, Singen Medical Center, Gesundheitsverbund Landkreis Konstanz,
Krankenhausbetriebsgesellschaft Hegau-Bodensee-Klinikum, Singen, Germany

© Springer International Publishing AG, part of Springer Nature 2019
D. Klauwer et al. (eds.), *A Practical Handbook on Pediatric Cardiac Intensive Care Therapy*, https://doi.org/10.1007/978-3-319-92441-0_15

在出生后即出现持续性高肺血管阻力(PVR)和动脉导管完全开放的情况下,既可见到发绀($SpO_2 < 93\%$),也可同时表现为正常呼吸。当出生后的发绀仅出现在下半身(主动脉弓畸形),而腹股沟处血管搏动仍然明显,这类发绀经常难以发现。如果产前并未确诊,出生后早期对病情出现错误判断的情况并不少见。可以通过超声心动图指导进一步的诊断和治疗。

血流动力学和心脏畸形的主要细节已在第13章进行了描述。那些需要导管介入手术的疾病与通常需要外科手术的疾病存在区别,本文将讨论后者,有些采用举例的形式进行讲述。虽然这可能会与前文重复,但也包括了有助于更快理解手术过程的要点。

15.1　右心梗阻性疾病

15.1.1　室间隔完整的肺动脉闭锁

详情见表15.1和第13章("室间隔完整的肺动脉闭锁")

表15.1　肺动脉闭锁(PAT)的鉴别诊断

室间隔完整的肺动脉闭锁(PA–IVS)	合并室间隔缺损的肺动脉闭锁(PA–VSD)
畸形位于瓣膜水平或瓣膜近心处,右心室发育障碍	畸形位于瓣膜水平或瓣膜远心处,更多表现为血管发育障碍
从膜性闭锁合并发育良好的右心室,到发育不良的右心室合并右心室–冠状动脉瘘,合并主–肺动脉侧支的情况非常少见	右心室通常发育良好,肺血管床发育不良,通常有主–肺动脉侧支血管
在闭锁的肺动脉瓣膜远心处,肺血管床的发育是正常的	右心室发育良好(肥厚),肺血管床发育不全或发育不良

◆ 室间隔完整的肺动脉闭锁的解剖要点

肺动脉瓣环发育不良,右心室高度肌肉化、通常发育不良(缺乏右心室的3个部分:入口、肌部和出口),有时有心肌纤维的弹性重构,右心室–冠状动脉瘘,三尖瓣发育不全(三尖瓣反流的程度与窦状间隙内的血流量成反比),右心房增大,通常合并非限制性的房间隔缺损(ASD)。在合并右心室–冠状动脉瘘时,打开右心室–肺动脉的连接,梗阻一经解除,冠状动脉灌注不良也可发生在左心室。

◆ 处理步骤

在室间隔完整的肺动脉闭锁中,缺氧的程度决定了初始重症监护的强度。当全身组织严重缺氧伴有器官受累(左心功能下降、肾功能障碍、代谢性酸中毒、肺功能障碍伴呼吸增快)时,建议按以下步骤处理:

- 建立 2 条静脉通路,开始使用 PGE1〔Minprog:30～50ng/(kg·min)或更高剂量〕。

- 采血行血细胞计数、凝血功能、交叉配血(心导管检查前)、电解质、肌酐、肝功能、肌钙蛋白 I、血气分析检测。

- 必要时气管插管,谨慎镇静(减少氧消耗,吸入一氧化氮降低肺血管阻力)。

- 使用缓冲溶液纠正酸中毒(假设肺血流充足)。

- 中心静脉置管(或脐静脉导管),可应用血管升压素和正性肌力药物治疗;液体疗法视临床情况、中心静脉压和超声结果而定。

此时,评估房间隔缺损很重要:如果合并罕见的限制性房间隔缺损,有必要立即行导管介入。在发绀的情况下,只要没有器官低氧血症的征象,可以启用小剂量的 PGE1〔10～20ng/(kg·min)〕来维持动脉导管的开放。

根据右心室的大小和结构(是否存在右心室的 3 个部分)、三尖瓣和肺动脉的形态,需要建立个体化的初始治疗方案,包括双心室矫治、单心室的初始手术或"一个半循环"手术。然而,解决方案往往介于这些选择之间,或者只能在一段时间后才能明确;因为在过渡时期(出生后右心室仍能发育),右心室的射血能力尚不能对抗出生后仍然高的肺血管阻力,以保证足够的肺部灌注(表 15.2)。

表 15.2 室间隔完整的肺动脉闭锁的治疗方案

I	II	III	IV
介入球囊瓣膜成形及扩张术可满足需要	介入开放或扩张瓣膜不能满足需要	右心室不能良好发育;介入治疗,行动脉导管支架	右心室过小,首先行单心室手术治疗
肺灌注有可靠的血流来源(动脉导管支架/体-肺动脉分流) Glenn 术 全腔静脉-肺动脉连接术		通过动脉导管提供额外的肺灌注(植入支架而非前列腺素治疗)	通过上腔静脉-肺动脉(通常为右侧)吻合和右心室(下腔静脉血)同时提供肺灌注的可能性[a]
如果右心室功能良好、介入治疗的效果满意,则无须再强化治疗	监测 CVP(右心室功能不全)、血压,由于存在经动脉导管的窃血,应尤其关注舒张压	监测右心室功能、肺动脉压力和 CVP	
监测右心室功能、SpO$_2$,以及右心室衰竭的临床征象	监测右心室的发育、SpO$_2$,明确何时开始达到了临床接受的范围,没有动脉导管的作用是否可行		

[a] 在这个过程中,腔静脉血液进入肺循环床时存在竞争性血流,即入肺的血流一部分来自被动流入的上腔静脉血(约 1/3,通过腔-肺吻合的血流没有"支持压力"),另一部分为由右心室泵出的下腔静脉血。两个肺循环之间互相结合可能对血流动力学有益。与 Glenn 术不同的是,这种情况下循环仍然是串行的(完全性循环分离,"一个半循环")。SpO$_2$:外周血氧饱和度;CVP:中心静脉压

心导管检查通常在出生后第 1 周进行,用于显示疾病的解剖,特别是排除右心室依赖性冠状动脉灌注。如果有球囊扩张介入的可能(必要时可行右心室流出道支架植入),是可以尝试的,此外,动脉导管支架植入或球囊房间隔切开术作为替代方案。在行任何试图减轻右心室压力的操作之前,需要检查是否存在右心室依赖的冠状动脉灌注,如存在,则不可行右心室减压。对于室间隔完整的肺动脉闭锁,放置动脉导管支架往往存在困难,因此,在必要时可通过外科手术建立分流(见第 15.1.4 节和第 13 章)。

◆ 计划单心室治疗的步骤

如果右心室不适合双心室矫治或发育过小,或存在右心室依赖性冠状动脉灌注,这将导致右心室无法支持肺循环,此时可选择功能性单心室矫治。这是一个在多种心脏畸形中不断重复的术式,且有多种改良方案,在此以室间隔完整的肺动脉闭锁为例,来阐述这种姑息手术的目的。

单心室手术的基本原理是:由现存的心室承担体、肺循环的泵血功能,肺的灌注则通过手术进行"定量调节",以代偿下降的肺血管阻力。在右心梗阻性疾病中,最初需要动脉导管开放(动脉导管依赖的肺灌注),随后需要植入动脉导管支架或体 – 肺动脉分流来保证肺的灌注。在右心梗阻的情况下,体静脉回流必须通过房间隔、没有障碍地到达体循环心室,这在某些情况下可能需要介入干预(房间隔切开术)。

相反,对于体循环灌注不足的心脏畸形,即左心或主动脉弓梗阻性疾病,必须使功能性右心室与主动脉保持连接,以确保体循环灌注。这可通过下列方法实现:

- 初始治疗时,输注前列腺素来维持动脉导管的开放,并植入动脉导管支架,在上述两种动脉导管依赖的体循环中,现存的心室将血泵入肺动脉,通过动脉导管顺行灌注下半身,并逆行灌注主动脉弓。注意反向主动脉缩窄的情况。

- 肺循环血流过多及相应出现的体循环血量不足,可以发生在肺血管阻力的生理性下降期——出生后最初几周,最晚至 3 个月——此时循环呈现并联状态,血液可以通畅地进入肺血管系统(血流沿着阻力最小的路径流动);必要时须减少肺血流(如果"自然"的肺动脉狭窄不能保护肺血管系统,则行肺动脉环缩术)。也可以在出生后数日肺血管阻力下降后,完成主动脉弓重建,并建立体 – 肺分流,以此来平衡两个循环。通常是主 – 肺分流或改良 BT 分流(Norwood 术或 DKS 术)。参照右心梗阻性疾病的治疗策略,当左心梗阻时,心房之间也必须有自由交通,使肺静脉血可回流至右心房。

动脉导管支架植入术后,通常不需要重症监护——本章将详细讨论肺动脉环缩术或主动脉弓重建术(Norwood 或 DKS 吻合)后的重症监护要点。

在不同的解剖和功能状态下,室间隔完整的肺动脉闭锁的治疗方案见表 15.2。

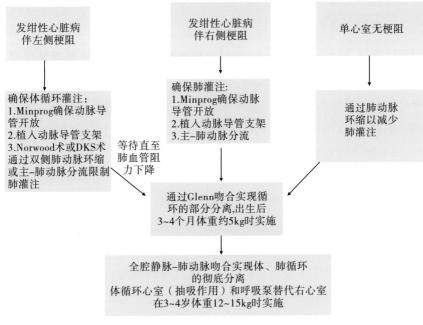

图 15.1　单心室矫治的步骤

从图 15.1 可以明显看出,有多种心脏畸形明确需要行单心室姑息手术。

- 右心梗阻性疾病:

  - 室间隔完整的肺动脉闭锁(右心室发育严重不良)。

  - 三尖瓣闭锁（TAT）。

  - Ebstein 畸形(部分亚型)。

- 左心梗阻性疾病:

  - 左心发育不良综合征（HLHS）。

  - 主动脉瓣闭锁伴室间隔缺损。

  - 二尖瓣闭锁。

- 单心室:

  - 不平衡的房室通道。

  - 右心室双出口伴左心室发育不良。

  - 左心室双入口。

  - 一些具有功能性或解剖性单心室特点的复杂畸形。

　　这些策略的共同点是:在肺血管阻力彻底下降后,建立平衡的循环状态,从而使后续的 Glenn 术成为可能,以减轻体循环心室的容量负荷,而肺灌注则以"被动"的形式进行。第三步手术则是将两个循环的并行状态完全解除,体循环静脉血完全进入肺动脉,最终实现呼吸泵和体循环心室的抽吸作用对右心室功能的替代。

15.1.2 三尖瓣闭锁

三尖瓣闭锁时,肺血流量既可能减少,也可能会增加。为了使腔静脉回流的血液进入左心房,必须存在心房水平的交通。如果跨房间隔的平均压差 >3 ~4mmHg,则提示存在被过度限制的房水平交通。血液在左心房混合后,将通过扩张的二尖瓣进入左心室(10% 的病例存在严重的二尖瓣关闭不全)。大动脉的位置、存在大的或限制性房间隔缺损,以及肺动脉狭窄/闭锁决定了血流在体循环或肺循环中的分布。

在大多数情况下,如果大动脉位置正常,伴有肺动脉狭窄/闭锁和(或)限制性室间隔缺损时,肺灌注可减少。在这种情况下,随着出生后动脉导管的关闭,患者有缺氧和酸中毒加重的风险。室间隔缺损越大,或受到肺动脉狭窄限制的血流越少,越容易发生肺循环血流过多。合并 D 型大动脉转位(D-TGA)时,左心室的血液不受限制地泵入肺动脉中,这是三尖瓣闭锁中最严重的一种肺血过多的情况;但 D-TGA 合并限制性室间隔缺损(或流出道狭窄)时,可影响主动脉的供血(此时主动脉位于发育较小的右心室之上),这将产生与左心梗阻性疾病相同的血流动力学变化(表 15.3)。

表 15.3 三尖瓣闭锁 (TAT) 的 Edwards 和 Burchell 分类

Ⅰ 型 TAT(70%),正常大小的大动脉	A:伴有肺动脉闭锁	B:伴有限制性室间隔缺损,有或没有肺动脉狭窄	C:不伴有限制性室间隔缺损,无肺动脉狭窄
Ⅱ 型 TAT(30%),伴 D 型 TGA	A:室间隔缺损/肺动脉闭锁	B:室间隔缺损/肺动脉狭窄	C:室间隔缺损不伴肺动脉狭窄
Ⅲ 型 TAT,伴 L 型 TGA,非常少见			

A、B:肺循环灌注不良;C:可能产生肺循环血流过多。TGA:大动脉转位

新生儿期的治疗还取决于肺循环与体循环的血流量之比(Qp:Qs)。由于绝大多数患者的肺血流受到限制,因此氧合为动脉导管依赖性的,这些患者会在动脉导管关闭后面临风险,这与前文所述的肺动脉闭锁的情况相同,包括缺氧、酸中毒及随后发生的器官衰竭,以及由此所致的紧急处理。

可在非失代偿的患者及动脉导管依赖性肺灌注中启动 PGE1 治疗[如 10ng/(kg·min)]。随后通过体 – 肺分流或动脉导管支架来维持肺循环灌注,直至行第一阶段姑息手术(Glenn 术),将体、肺循环分离。在并行循环的情况下,人们认为参照点是 Qp:Qs 为 1、经皮血氧饱和度为 75% ~80%(肺部健康时)。

这与下列情况相反,即:肺血流未受到肺动脉狭窄的限制,或者因存在限制性室间隔缺损而阻碍血流流向右心室。肺血管阻力下降后,肺循环血量过多,充血性心力衰竭、肺水肿和体循环的心排出量降低的风险随之升高。在这些患者中,当器官灌注压

足够（平均动脉压为 35mmHg）时,应考虑谨慎降低体循环的后负荷。在辅助通气的患者中,仅当 SpO_2 <70% 时给予吸氧;为预防肺血管阻力下降,同时采用容许性高碳酸血症（$PaCO_2$ 60mmHg）来升高肺血管阻力。具体而言,这意味着:

- 谨慎的液体疗法,在心室功能不良时可应用米力农,剂量可达 $1\mu g/(kg \cdot min)$。
- 仅在 pH <7.2 时使用碳酸氢钠。
- 通气目标:PCO_2 >55mmHg,SpO_2 <80%。
- 应用呋塞米抗充血性心力衰竭治疗。
- 保持平均动脉压 >35mmHg,否则需谨慎地应用去甲肾上腺素。
- 在平均动脉压允许的情况下,谨慎降低后负荷。
- 牢记暂时的低灌注可能导致的后果（坏死性小肠结肠炎、脑室周围白质软化）。

在非失代偿状态或重新代偿后,如果肺循环血量过多,则存在行肺动脉环缩以减少肺血流量的指征,其目的是为平衡肺循环和体循环血流量,等待肺血管阻力下降,从而为 Glenn 术做准备。

三尖瓣闭锁的一个特殊情况是 D-TGA 合并主动脉瓣下梗阻。尽管根据定义,这种情况为右心梗阻,但却是体循环的血流受到阻碍,主动脉（现位于右心室上方）的血流减少,只有保持动脉导管开放、肺循环和体循环间存在分流时才能确保器官的灌注。

对于这些患者,在行第一阶段手术分隔循环之前,可能有必要将主动脉和肺动脉干重建为共同动脉干（DKS 术）,以供给体循环血流,同时通过改良 BT/体 - 肺动脉分流将体循环血液引导至肺动脉中,此时的肺动脉已经与心脏失去连接。术后,双侧心室均向主动脉内泵血,而肺部则仅仅通过体 - 肺动脉分流进行灌注。3～4 个月后,在肺血管阻力生理性降低后行进一步治疗:这一治疗可以是"最终的姑息治疗"Glenn 术,也可以在后期再行 TCPC 术。

因此,为了解哪种治疗对新生儿发绀性心脏畸形有用并有应用指征,需要回答以下问题:

- 是否有低氧血症的临床体征（肺灌注减少）,经皮血氧饱和度是否基本正常（在这种情况下会出现肺高灌注）并有低心排出量的临床体征?
- 缺氧是否是血液混合不充分（大动脉转位）或肺灌注不足（右心梗阻性疾病）的表现?
- 在表现出低心排出量的临床体征时,是否出现严重发绀或氧饱和度过高,提示肺循环血量过多的可能?

一旦经超声心动图确诊,就产生了一个问题:是否需要使用前列腺素（PGE1）来维持充分的肺灌注（右心梗阻性疾病）或维持体循环灌注（左心梗阻性疾病）。除此之外还必须确定心房水平是否有足够的右向左分流（右心梗阻性疾病）或左向右分流（左心梗阻性疾病)。

15.1.3 合并室间隔缺损的肺动脉闭锁

在这种情况下,右心室通常发育良好,畸形可累及右心室流出道和肺动脉,尤其是后者(表15.1、表15.4和表15.5及第13章)。

表15.4 合并室间隔缺损的肺动脉闭锁——基于解剖学的治疗方案

Ⅰ	Ⅱ	Ⅲ	Ⅳ
主肺动脉发育良好	主肺动脉轻度发育不良,缺少肺动脉主干	主肺动脉重度发育不良	没有主肺动脉
肺灌注由动脉导管供血	肺灌注主要由动脉导管提供,主-肺动脉侧支供血较少	肺灌注主要由主-肺动脉侧支提供,经动脉导管供血较少	肺灌注仅由主-肺动脉侧支提供
根据需要,行介入手术开放瓣膜或行体-肺动脉分流术(植入动脉导管支架)	体-肺动脉分流术、封堵或应用弹簧圈堵闭主-肺动脉侧支	体-肺动脉分流术,主-肺动脉侧支堵闭或单源化手术	单源化手术,将肺动脉共汇与右心室连接,不行矫治手术
1岁之内行矫治手术	1岁后行矫治手术	1岁后行矫治手术	评估可否行矫治手术

表15.5 主-肺动脉分流术后管理的核查表

中央主-肺动脉分流	凝血功能	通气参数	SpO₂升高	SpO₂降低
3.5mm PTFE管道	当出血减少时开始应用肝素	吸氧可通过降低肺血管阻力影响氧合	血压下降,PEEP升高,肺血管阻力升高(通过设定呼吸参数调节)	血压升高(去甲肾上腺素),肺血管阻力下降(通过设定呼吸参数调节)
血氧饱和度升高提示分流血量过多	PTT目标值为60s,ATⅢ80%	肺部发育良好时(PEEP 5cmH₂O)		必要时可吸入一氧化氮,监测分流情况
血氧饱和度降低提示分流血量过少	如果怀疑分流管道堵塞,可在分流管道内推注肝素	潮气量6~8mL/kg(PIP 22 cmH₂O)		注意是否出现肺水肿、通气功能障碍
血氧饱和度开始时升高,然后下降:疑似发生肺水肿	如果分流管道堵塞,行外科手术翻修或心导管介入	吸气时间0.4~0.5s,呼吸频率20~25/min		注意是否出现弥散功能障碍,吸氧可否缓解
		机械通气支持直至第2天,拔管前行胸片检查		

PTFE:聚四氟乙烯;SpO₂:外周血氧饱和度;PEEP:呼气末正压;PIP:吸气峰压;PTT:部分凝血活酶时间;ATⅢ:抗凝血酶Ⅲ

发绀的程度再次提示了肺循环和体循环灌注的比值(Qp:Qs)。如果血氧饱和度较高(如经皮测量>85%),Qp:Qs为2:1或以上,提示存在肺循环血流过多伴充血的风险。当 SpO_2 为 75%～80% 时，$Qp:Qs$ 约为 1:1（假设肺部健康）。

如果有重度发绀，经过维持动脉导管开放的初始治疗后，必须明确肺灌注的解剖，以便制定治疗计划。这需要显示：通过"正常通路"（即从主干到肺动脉分支）灌注的肺血管床，仅通过主-肺动脉侧支动脉（MAPCA，通常伴有狭窄）灌注的部分，以及受到"双重"供血的部分。通过心导管检查和 MRI 或 CT 血管造影可以探查该类疾病的解剖。对于双重供血的肺组织，需要在导管检查时或在围手术期将 MAPCA 堵闭，以防止肺血流过多，并促进真正的肺血管生长。治疗策略的选择取决于解剖的要求。

对于一些肺动脉瓣/右心室流出道短段闭锁，且存在肺动脉主干的患者，可通过导管介入打开瓣膜，从而创建连续性的循环；必要时还可以堵闭个别的 MAPCA，并对已存的狭窄肺动脉干进行扩张。在此过程中，肺血管系统的入路仍然狭窄，因此肺血管床可持续受到保护，避免室间隔缺损引起的肺血流过多（类似于法洛四联症），通常在出生后 6～12 个月时行矫治手术。

如果介入手术无法建立右心室与肺动脉干之间的连续性，则可通过手术建立体-肺动脉分流来实现肺灌注，并促进真正肺动脉的生长。如上所述，目的是在出生后 6～12 个月关闭室间隔缺损、重建右心室流出道/肺动脉干，类似于法洛四联症。肺动脉干的发育不良越严重，通过 MAPCA 供应的肺灌注越多；而在某些情况下，与肺动脉血管床无关。是否一开始行单源化手术——将 MAPCA 和真正的分支肺动脉与肺动脉干相连，并行体-肺动脉分流术，或在一开始是否行矫治手术（肺血管单源化、关闭室间隔缺损、右心室和肺动脉连接），必须在个体化基础上进行规划。

总体而言，患者的预后与肺动脉干发育的情况呈正相关。MAPCA 越多，肺动脉干发育越差，越有可能在矫治手术后出现肺动脉阻力持续增加、局部肺血管床发育障碍、发绀加重，并存在因后负荷过重而导致右心室衰竭的风险。

矫治手术的术后管理见法洛四联症章节（第 15.4 节）。

15.1.4 体-肺分流术

在动脉导管依赖的肺灌注中，由于存在通过介入行动脉导管支架植入的可能性，因此外科建立体-肺动脉分流术已退居幕后。原则上，合并室间隔缺损的肺动脉闭锁仍然是外科手术建立体-肺动脉分流术的少数适应证之一，因其通常不伴有动脉导管未闭。

对于新生儿期行体-肺动脉分流术的患儿，可在升主动脉和肺动脉干之间置入一直径约 3.5 mm、长 2～3cm 的 PTFE 管道（主-肺动脉分流），或应用管道连接右锁骨下动脉与肺动脉干（改良 BT 分流）也可达到相同的目的。

肺的灌注取决于分流是否通畅、分流管的直径和长度、主动脉血压（主要是舒张期)和肺动脉阻力。然而,肺动脉阻力总体上不仅受到远端肺小动脉阻力的影响,更会受到肺动脉解剖的影响,例如,肺动脉近心端的管径(合并室间隔缺损的肺动脉闭锁时肺动脉分支狭窄)、与分流相关的狭窄(如吻合口),也会受到肺血管容量的影响。

体-肺分流手术后的病情交接需关注以下内容。由于手术未使用体外循环,因此通常不会出现明显的心肌抑制。一般情况下,也不存在肺功能异常;因此,如果血压正常而血氧饱和度低(如经皮测量 <65%),其主要原因为分流管的血流问题。凡是听诊可闻及分流杂音或超声可显示分流,即应提高舒张压(如果没有容量不足,可加用去甲肾上腺素);如果分流管通畅,血氧饱和度将会提高。对于因肺动脉阻力过高而致血氧饱和度过低,可通过调整通气参数(二氧化碳、pH、氧,或吸入一氧化氮)降低肺动脉阻力来达到诊断和治疗的目的。

最严重的问题是血栓堵塞分流管道,通常会在术后即刻发生,对以上升高血压和降低肺动脉阻力的任何干预措施均无反应。由于存在出血风险,不能使用溶栓治疗,但大剂量静脉推注肝素(单次 100IU/kg)、同时升高血压可能解决该问题。如果不是由于分流管内存在血栓,则需要通过心导管或外科手术对分流通路进行翻修。

还存在另外一种刚好相反的情况,即:血氧饱和度在开始时过高(如 SpO_2 > 90%),但在术后数小时内发生持续下降。这是由于体-肺分流导致肺血流增多(在体-肺压差过小的情况下,血液进入肺血管),肺血管床的过度灌注导致肺水肿。

由于肺循环与体循环灌注之间的比例失调(Qp 远大于 Qs),可发生严重的器官灌注紊乱。降低体循环的后负荷通常并无帮助,因为主动脉上的分流已使舒张压降低。需注意冠状动脉和头部的灌注。在这种情况下,可尝试升高 PEEP(如升至 $10cmH_2O$)和适度的通气不足(PCO_2 60mmHg)以减少分流的灌注。但如果问题持续存在,则有必要对分流管道进行翻修,行环缩或复位术以解决血流相关的问题。

因此,在评估体-肺分流的功能及机体在术后的适应性时,SpO_2 随时间的变化过程始终很重要。只要肺通气良好,SaO_2 为 75% ~ 80% 时,可假设循环处于平衡状态(Qp:Qs≈1)。如果存在任何氧合障碍,可通过吸氧(高氧测试)进行简单的测试,以确定是存在肺部问题(此时 SaO_2 应显著增加)还是血流相关的问题(SaO_2 变化很小或无变化)。如果与血流相关,则应提高血压——首先补充容量或应用去甲肾上腺素,并通过听诊和超声心动图监测分流的情况。

如果血氧饱和度过高的情况持续存在,则预期可能发生肺水肿或充血性心力衰竭。如果降低体循环后负荷仍无法改善或由于分流量过大无法进一步降低体循环后负荷,必须减少分流。如果肺部健康,但血氧饱和度持续过低,则提示分流不足。这可能缘于解剖因素,也可能是局部血栓形成或分流管扭曲、管径过小或肺血管阻力过高。需行超声心动图检查,根据情况行导管介入或外科翻修。

到目前为止,在肺循环和体循环呈"并行循环"的心脏畸形中,Qp∶Qs 的计算均基于 SpO_2,并以"肺部健康"为前提假设。对于此类心脏畸形,通常假设腔静脉血和肺静脉血(肺部健康的情况下,饱和度约为 100%)可充分混合、主动脉和肺动脉(或分流)的血具有相同的氧饱和度。血氧饱和度越高,说明参与混合的肺静脉血越多,即在心室内混合的血液,有相当大的部分被泵入肺内,而进入体循环的血流则相应减少。随着体循环血供的减少,可导致外周血氧耗竭程度增加(SvO_2 下降)。因此,除了对 SaO_2、SpO_2 和肺功能进行评估(警告:肺不张时存在肺内分流)外,中心静脉(上腔静脉)血氧饱和度对评估 Qp∶Qs 比值也很重要。

使用 Fick 原理计算心排出量,器官摄取或释放的物质等于该器官的血流量乘以该物质的动静脉浓度差(梯度):

公式 47

$$\frac{Qp}{Qs} = \frac{SaO_2 - SvO_2}{(SpvO_2 - SpaO_2)}$$

SaO_2:动脉血氧饱和度;SvO_2:静脉血氧饱和度;$SpaO_2$:肺动脉血氧饱和度;$SpvO_2$:肺静脉血氧饱和度。

在健康的肺中,$SpvO_2$ 为 100% ,SaO_2 = $SpaO_2$,体静脉血和肺静脉血充分混合。

15.2 发绀性左心梗阻畸形

15.2.1 左心发育不良综合征

详述见第 15.11 节和第 13 章。左心发育不良综合征(HLHS)是一组不同严重程度的左心结构发育不全综合征,核心病变包括:主动脉瓣闭锁或狭窄,升主动脉和主动脉弓发育不良(直径 2 ~ 4 mm,正常为 6 ~ 10 mm),左心室发育不良,二尖瓣发育不良、狭窄或闭锁。下述三类疾病在功能和解剖方面存在一定的重叠,即:临界性左心发育不良(HLH)、Shone 综合征,以及合并室间隔缺损的左心室相对发育不良。这些病变的共同点是体静脉和肺静脉的血液在右心房内混合,经三尖瓣进入右心室,再泵入肺动脉主干。血流在这一位置分为入肺的血流(通过左、右肺动脉)和入体循环的血流(经动脉导管的右向左分流)。在这种情况下,血液"向下"流动,即顺行进入降主动脉;而主动脉弓和升主动脉(也包括头颈部血管和冠状动脉)则主要由常常发育不良的主动脉逆行灌注。

体循环的灌注情况取决于以下因素:动脉导管和主动脉的宽度(注意:超声心动图可能会遗漏主动脉缩窄;因此始终要测量导管前、后的血压)。

在出生后 1 ~ 2 周内,肺血管阻力将会显著下降,肺血管阻力远小于体循环阻力,因此血液倾向于通过肺血管再循环,而不是流入体循环。这导致由于肺循环血量过多引起的充血性心力衰竭,同时由于主动脉弓发育不良而导致冠状动脉和头部的灌注减少。如果肺静脉血从左心房到右心房的分流相对受限,则由于肺静脉淤血(毛细血管后成分),肺血管阻力可能不会显著降低,限制了肺的过度血流。

在超声心动图中,通过房间隔缺损(或未闭卵圆孔)的压差(左心房压 = 中心静脉压 + 压差)可以计算血流的压力梯度。在舒张期经动脉导管左向右分流的程度也提示了体循环阻力与肺循环阻力的比值。

与所有表现为单心室循环的心脏畸形一样,肺循环与体循环灌注的比值可决定临床特殊的表现。因此,在肺血管阻力降低和体循环阻力增加的患者中,动脉导管关闭后肺循环过度灌注越来越重:SpO_2 增加,而体循环血流量逐渐减少。其临床后果是微循环障碍、心动过速、脉搏变浅、肝大、少尿,随后出现血压下降和呼吸急促(酸中毒),最终呈现多器官衰竭体征。

更罕见的是,如果心房间交通严重受限,血液混合极少时,可导致全身低氧血症和多器官衰竭。由于解剖上的心房间交通受限,低氧的进程在出生后会立即开始。在这种情况下,即使能紧急地成功施行球囊房间隔造口术,患儿的预后仍无法确定,例如,患儿可能在宫内已经发生肺内淋巴管扩张。

体循环和肺循环之间良好的平衡对于 HLHS 患者的稳定至关重要。由于血液混合发生在右心房中,如果没有经过主动脉瓣的顺行血流,则肺动脉和主动脉血氧饱和度相同,可根据经皮测量推导或直接测量。在肺部健康的情况下,可以假设肺静脉血氧饱和度为 100%,因此可根据体循环动静脉血氧饱和度的差与肺动静脉血氧饱和度差的比值来推导 $Qp:Qs$(公式 47)。为了特别指导这些患者的治疗,置入中心静脉导管将非常有助于测量 SvO_2(导管的放置位置见下文的"主动脉缩窄"一节)。

经验法则:SpO_2 为 75% ~80%,且动脉与中心静脉氧饱和度差为 25% 时,$Qp:Qs$ 约为 1:1。在这种最佳的情况下,右心室"仅仅"需要产生正常右心室排出量 2 倍左右的心排出量。

◆ 术前管理

患者需要动脉导管的右向左分流来维持体循环,因此需应用 PGE1[剂量为 10 ~30ng/(kg·min),取决于动脉导管的管径]。必要时,PGE1 与乙酰半胱氨酸联合使用,后者剂量为 10mg/kg,每天 3 次;从而使气道黏液稀化。

只要器官灌注压(肾脏、冠状动脉)不低于临界水平(参考值:平均动脉压 40mmHg 和舒张压 >28 ~30mmHg),便可尝试谨慎地降低体循环后负荷,从而使血液从肺循环转移至体循环。

【举例】

开始时小剂量使用硝普钠 0.5μg/(kg·min)或酚妥拉明,或谨慎地口服 ACEI 类药物。一旦出现失代偿,右心室马上会呈现超负荷,因此,在必要时可给予米力农 0.25 ~ 1μg/(kg·min);通常情况下,血压并不会下降,体循环血流量也会得到改善。

如果失代偿已经发生,则通常不可避免地要使用机械通气。严禁过度通气,否则会导致肺血管阻力降低。目标 SpO_2 值为 75% ~ 80%。治疗措施包括密切监测尿量、乳酸、SvO_2,在可能的情况下,行头部近红外光谱(NIRS)监测和超声检查。此时记录脑内和腹腔内多普勒血流非常重要,因为这两处是发生低灌注主要并发症的地方(有发生脑室周围白质软化和新生儿坏死性小肠结肠炎的风险)。

◆ Giessen 手术

经典 Norwood 手术的复杂性,以及在生命早期即需要进行手术,将导致围手术期和术后死亡率显著升高,还会增加远期并发症发生率。就此而言,杂交手术("Giessen 手术")能否获得更好的神经系统远期结局尚不确定。但对于无法实施传统手术的患者,可通过杂交手术行单心室姑息治疗。此外,对于在生命刚开始不适合行双心室矫治的患者(临界的左心发育不良),杂交手术提供了可在后期行双心室矫治的可能性。另外,最新的评价数据分析表明,在一组未经选择的 HLHS 人群中,杂交手术可以使超过 80% 的患者存活,直至完成体、肺循环的完全分离。

在 Giessen 手术中,我们通过双侧肺动脉的环缩限制肺血流;对于新生儿患者,它比 Norwood Ⅰ期更加温和。在第二阶段,行动脉导管支架植入,以使在不使用前列腺素的情况下仍能够维持体循环。在此阶段,至关重要的步骤是发现并在必要时消除主动脉缩窄(逆行性梗阻),以确保头颈部血管和冠状动脉的逆行灌注。如果存在限制性心房间交通,应行球囊房间隔造口术,但最好是在肺动脉环缩术后进行此操作。

杂交手术策略的第二个阶段是腔静脉 - 肺动脉吻合、肺动脉去环缩,同期行或不行肺动脉重建,将右心室和重建的新主动脉连接,这一步骤与 Norwood Ⅰ期手术相对应。这一"全方位的Ⅱ期手术"通常选择在 3 ~ 6 月龄时进行。杂交手术策略最后的阶段是经典的全腔静脉 - 肺动脉吻合术,在 1.5 ~ 2.5 岁时进行,由此可见,最终结果与经典的 Norwood 手术相同。

其间,可能需要重建狭窄的肺动脉,也可能存在心肌损伤(如第一阶段手术后冠状动脉灌注受损),但这些通常不会显著影响杂交手术策略的长期预后。

双侧肺动脉环缩是一种心脏外操作,不需要体外循环,其目的是通过在左、右肺动脉近端产生缩窄,将压力降至体循环压的一半左右,从而减少肺血流。

上述操作一般不会对心功能造成太大的损害,至少与术前情况相比是如此。通常情况下,正性肌力药物并非必需。无须复杂的通气策略,例如,PEEP 4 ~ 5cmH_2O,潮气量 6~8mL/kg,吸气时间约 0.4s,流量约 12L/min,采用流量控制的限压通气,吸氧浓度约为空气水平或略高,$PaCO_2$ 的目标值约为 50mmHg,详见第 2 章;应能在手术当天拔除气管插管。在使用 PGE1 治疗期间,必须特别注意一切出血和呼吸暂停倾向。另外,新生儿离开手术室后,出现低体温的情况并不少见,此时不要立即拔管。

在肺动脉环缩术后不久,即可通过心导管植入动脉导管支架。行介入前停用 PGE1 后,应明确是否存在主动脉弓血流的逆行梗阻,这是非常重要的一步。在多种导致主动脉弓梗阻的原因中,导管组织在主动脉血管壁上的散布是导致局部收缩的原因,这将使供应头部和冠状动脉的逆向血流受阻。注意:行所有的主动脉弓介入手术后,都需要严格、定时地行右上肢和非导管穿刺侧腿部的血压监测。

经典的 Norwood Ⅰ 期手术会在后文描述。

15.2.2 左心室流出道梗阻

在患左心室流出道梗阻(LVOTO)的儿童病例中,结扎动脉导管可能危及体循环灌注并加速左心室衰竭。但有一些患者主要表现为右心室失代偿,至少在超声检查中如此,这是由肺动脉高压所致。大多数情况下,孤立的主动脉瓣狭窄可在新生儿期出现严重症状,但一些趋向 HLHS 的过渡型病变、主动脉瓣下或瓣上狭窄本身也可能是导致症状的原因。

如果合并二尖瓣狭窄、临界左心室发育不全、主动脉瓣下左心室流出道狭窄和发育不良,以及临界的主动脉发育不良或主动脉缩窄时(即 HLHS),需要确定:对于某一个体,选择单心室或双心室哪一种更明智,抑或是选择在初始时行杂交手术(见 第 14.2.1 节)。此外,可根据超声心动图的参数进行决策(另见第 13 章):

- 左心室长度和心肌质量(参考值:长度 <20 mm,单心室)。
- 主动脉根部和二尖瓣环的直径。
- 心内膜下瘢痕(弹性纤维增生症)。

在 LVOTO 中,因左心室重度肥厚增生导致的心室顺应性障碍最为显著。这将导致以下的情况发生:如果左心室舒张末期压力(LVEDP)升高,则左心房压也会升高,除非房间隔缺损可将血液分流至右心房;左心房压力升高将导致毛细血管后性肺阻力增加,与其他合并左心房压力升高的心脏畸形一样,这可反应性地导致肺动脉阻力增加,且在手术后或介入后可持续存在,这是对抗肺水肿发生的保护机制。

◆ 新生儿期严重主动脉瓣狭窄

如果此类疾病没有在产前发现,而在出生后因心脏杂音才被发现,则动脉导管的"生理性"关闭将导致休克,并会因肺循环血量过多和左心房压增高而发生肺水肿。治疗措施如下。

- 给予 PGE1［10～30ng/（kg·min），休克时剂量需偏大］，联合使用乙酰半胱氨酸（10mg/kg，每天 3 次）；评估房间隔缺损是否足够大。

- 通常行气管插管、机械通气及 PEEP 支持，例如 PEEP 6 cmH$_2$O，PCO$_2$ 的目标值取决于肺循环血量和 Qp∶Qs 比值。

- 如果右心室功能受损，可应用米力农 0.5～1μg/（kg·min），其也可改善左心室顺应性。

- 必要时可应用肾上腺素或去甲肾上腺素，以保证充足的器官灌注压。

- 严重酸中毒时，可根据需要给予缓冲溶液，但必须保证能够将二氧化碳呼出。

- 在无尿、需要改善肾灌注的情况下，可使用呋塞米，其还可用于肺水肿的治疗。

无论选择导管介入瓣膜扩张还是外科手术作为一线治疗方案，均应在术前确保患者（75% 为男孩）的情况稳定；但如果存在严重受限的心房间交通，并因此造成严重缺氧（非常罕见，如 HLHS，倾向于在出生后很快出现严重缺氧），则视为例外。

无论是导管介入，还是外科瓣膜切开，左心室顺应性障碍在术后仍将持续存在，即升高的左心房压仅能缓慢下降。因此，对于这些患者，只有在确定尿量足够、呼吸机显示肺功能良好、心脏超声提示双心室功能良好时才能拔管。如果肺阻力有明显的反应性增加（肺顺应性正常，X 线提示肺透光性良好，但在通气支持下 SpO$_2$ 仍偏低），可选择吸入一氧化氮。

上述两种治疗方案，预期均存在发生继发性损伤的可能：外科手术后更易于存在主动脉瓣狭窄，而球囊瓣膜成形术后则更易于存在瓣膜关闭不全。因此需要通过仔细随访评估左心室的功能和扩张程度，且必须确定后续的瓣膜手术（如 Ross 术）时机。

◆ 主动脉缩窄

表 15.6 列出了各种主动脉弓畸形。虽然在动脉导管开口附近的主动脉壁也含有可收缩的导管组织，但在动脉导管主动脉端闭合之前，通常没有明显的主动脉缩窄。注意：主动脉缩窄可于动脉导管闭合后出现，将造成左心室后负荷非常迅速地增加，并没有时间留给左心室建立代偿，左心室可能因此发生急性失代偿。这将导致出现前文所述的左心梗阻性疾病的恶性循环，包括左心室舒张末期压力增加（冠状动脉储备可能耗竭）、左心房压升高、肺血管阻力升高和心房水平的左向右分流，从而进一步导致右心室超负荷，在循环血量过多的情况下，可导致右心室衰竭。

室间隔缺损可使左心室压力负荷降低，但肺循环灌注过多和体循环的低灌注可呈现进一步的加剧（Qp∶Qs 显著增加）。因此在动脉导管关闭后，可发生先前描述的左心梗阻伴体循环低灌注（休克和酸中毒）和肺循环血量过多（肺水肿和充血性右心室衰竭）的临床表现。

应根据这些症状指导紧急治疗（表 15.7）。休克时使用 PGE1 30～50ng/（kg·min）。

如果新生儿出现原因不明的休克、低血压及灌注不良、充血性心力衰竭和肺功能不良（肺水肿），必须考虑左心梗阻性疾病的可能性。

在呼吸困难、急促的情况下，如果已确诊，且临床状态仍然可接受，则行气管插管或至少准备紧急插管，因为应用前列腺素可引起呼吸暂停及肺血管阻力降低；在这种情况下，特别是伴有室间隔缺损时，可能发生严重的左向右分流伴肺功能恶化。

表 15.6　主动脉弓畸形

主动脉缩窄（最常见的形式）	主动脉弓发育不良	主动脉弓闭锁	主动脉弓离断	主动脉弓畸形的共同点
胸主动脉狭窄引起显著的血流动力学变化	病变直径小于升主动脉直径的40%	非管腔性的条索连接	升主动脉与降主动脉之间没有纤维连接	动脉导管供给狭窄"下游"的血流
出现在动脉导管的近端、远端或对侧	动脉导管近端的管腔狭窄			通常合并室间隔缺损
主动脉中膜向内折叠	血管结构正常			最常见的为二叶主动脉瓣
成人型为动脉导管后型（狭窄下游存在侧支血管）				可合并许多其他心内或心外血管畸形

表 15.7　主动脉缩窄（CoA）治疗的核查清单

关键词	稳定的 CoA	不稳定的 CoA：可通过药物治疗缓解	不稳定的 CoA：药物治疗无效
PGE1（Minprog）	10 ng/(kg·min)	30~50 ng/(kg·min)	30~50 ng/(kg·min)
超声心动图	注意室间隔缺损	立刻	立刻
记录血压阶差	每班次测定1~2次	最好为动脉血压监测	最好为动脉血压监测
气管插管	不需要	需要	需要
正性肌力药物	不需要	米力农，肾上腺素	米力农，肾上腺素
限制液体	需要	需要：休克时可予补充1个容量单位	需要
准备手术，血液检验	尽快	如果病情稳定，应用PGE1保持动脉导管开放	如果动脉导管已关闭，行心导管球囊扩张成形
SpO_2	动脉导管前/后	动脉导管前/后	动脉导管前/后

PGE1：前列腺素 E1；SpO_2：外周血氧饱和度

在新生儿休克中，决定是否行液体疗法有一定困难。充血性心力衰竭可能被视为液体疗法的禁忌；但对于脓毒性休克，没有液体容量则一切无从谈起。因此，应迅速建立中心静脉通路，测量中心静脉压；继之行超声心动图检查，使用正性肌力药物［米力农，可达1μg/(kg·min)］，必要时使用肾上腺素或去甲肾上腺素来辅助循环。如果心房水平存在明显的左向右分流，由于左心梗阻导致左心房压力升高，SvO_2 可能会被错误地高估，此时 SvO_2 可能不适合用于循环状态的评估。

合并室间隔缺损的主动脉弓梗阻会使情况变得更加复杂。在这种情况下，通过前列腺素治疗和机械通气可降低肺血管阻力，过度增加的肺血流会导致肺水肿。如果出现动脉导管后 SpO_2 约为 85%、而导管前 SpO_2 正常，这就表明 Qp∶Qs 约为 1∶1。采用低吸氧浓度、容许性高碳酸血症及相当高的 PEEP 这样的通气策略，可减少肺血流量。

◆ 术后管理

良好的心脏功能是进行手术的前提，因此术后心功能应该也不存在问题。但是，主动脉缝合操作会导致术后存在大出血的问题（不潴留于心包腔内），也会面对因体外循环而引起的脊髓灌注问题（观察患者的腿部是否能动）。术后还可能出现声带麻痹及乳糜胸。可通过动脉导管前和动脉导管后的有创血压测量及超声心动图获取主动脉缩窄术后的残余压差。

如果同时存在室间隔缺损，关闭动脉导管和纠治主动脉缩窄后，左心室后负荷可下降。此时的左心室必须承担下半身的血液供给，而在术前，这部分血液来自动脉导管的右向左分流，因此，左心室可出现容量超负荷。如果同时关闭室间隔缺损，左心室可能因容量超载而负荷过重，在这种情况下，大的室间隔缺损可能需要分两个阶段矫治：肺动脉主干环缩和完全性矫治。

如果存在新发的容量超负荷，那么临界的小心室或严重肥厚的心室将可能面临过高的负荷。Shone 综合征患者存在主动脉瓣狭窄（二叶瓣）或临界的小心室，这种高负荷情况尤其容易出现。房间隔缺损可作为心房的减压阀，在此可能有帮助（表 15.8）。

表 15.8 主动脉缩窄（CoA）的手术治疗

通气参数：PEEP 4～5cmH₂O，潮气量 6～8mL/kg，PaCO₂ 40～50mmHg，通常在术后当天拔管 需警惕肺动脉高压	镇静镇痛：侧开胸术后非常疼痛，给予单次吗啡，对乙酰氨基酚每4～6h 一次，不强制拔管	并发症：出血、脊髓灌注损伤、喉返神经损伤、胸导管损伤、膈神经损伤，以及再狭窄（非常适合采用球囊血管成形术治疗）	大龄儿童可出现缩窄后综合征（在长期术前低灌注后，术后的相对高血压导致腹腔坏死性血管炎），发生于术后 2～6d
		常见：反常性高血压（压力感受器移位），阿替洛尔，术后每次 0.5～1mg/kg，每天 2 次	对于术后血压监测，必须排除任何形式的迷走锁骨下动脉

PEEP：呼气末正压；$PaCO_2$：动脉二氧化碳分压

◆ 主动脉弓离断

分型（相对于左锁骨下动脉的位置，从远端到近端进行描述）：

- A 型：全部的主动脉弓分支均位于离断的近心端——最常见的类型。
- B 型：只有左锁骨下动脉位于离断的远心端。
- C 型：左颈总动脉和左锁骨下动脉均位于离断的远心端（罕见）。

大多数患者合并室间隔缺损，许多有主动脉瓣狭窄，还有一些病例合并其他复杂畸形（大动脉转位、主 - 肺动脉窗、右心室双出口）。常伴有第 22 号染色体上的微缺失。

主动脉弓离断伴室间隔缺损可导致心室水平的左向右分流，在左心室压力负荷减轻的同时，可发生前文所述的右心室负荷过重的情况。随着出生后肺血管阻力的下降和动脉导管的闭合，可出现肺循环血流过多及充血性心力衰竭。

术前：与危重型主动脉缩窄相似，患者需要前列腺素来维持下半身的灌注，根据病情状态，从 10ng/（kg·min）、20ng/（kg·min）或 50ng/（kg·min）开始。如果 动脉导管已经关闭，那么面对血流过多的肺循环和右心室衰竭，可能需要使用正性肌力药物（米力农、肾上腺素）和机械辅助通气。辅助通气可降低肺血管阻力，在存在室间隔缺损情况下，肺循环的血流过多情况可能会进一步加重，因此应尽量避免补充供氧。可进一步尝试通过高 PEEP（6~10cmH$_2$O）和轻度的高碳酸血症（PaCO$_2$ 60mmHg）来限制肺灌注，将动脉导管后 SpO$_2$ 维持在 85% 左右，以获得 Qp 与 Qs 的平衡。

术中：应将畸形完全矫治。随后，左心室可能由于容量超负荷而负担过重，这尤其易发生在心室较小、室间隔缺损较大或存在左心室流出道梗阻（主动脉瓣下狭窄），以及因心室肥厚所致的左心室顺应性较差的情况中。在这类病例中，舒张期的左心室功能障碍可导致低排出量，并会导致后向性心力衰竭及肺水肿。

术后：在治疗方面，重点在于维持足够的灌注压（必要时可使用去甲肾上腺素），同时使用米力农及抗心动过速的药物（可乐定、右美托咪定，慎用艾司洛尔）。存在左心室流出道梗阻时，应尽可能避免使用 β 受体激动剂，如果有严重的舒张功能障碍，术后应延迟关胸。

15.3 大动脉转位

在完全性大动脉转位（D-TGA）中，主动脉及冠状动脉起自右心室，因此在行心脏超声检查时，位于前方的主动脉根部和冠状动脉靠近探头。心房与心室的解剖连接、血流方向均正常（房室连接协调），这会导致出现两个独立的循环：肺循环自身循环（左心室→肺动脉→左心房→左心室），而体循环中的血液（右心室→主动脉 →腔静脉→右心房→右心室）则未经过肺部的氧化。如果心房水平（卵圆孔未闭/房间隔缺损）没有血液的混合，且（或）没有经动脉导管的左向右分流血液参与肺灌注，则会出现严重的发绀。

在大多数情况下,发绀在出生后早期即表现明显,如果动脉导管关闭或心房水平仅存在少量分流,发绀将愈发严重,如果不治疗将导致缺氧性的器官功能和循环功能障碍。另外,由于左心室"仅"向肺循环内泵血,随着出生后肺血管阻力的降低,左心室肌肉和收缩性将逐渐退化;因此,即使血液通过开放的心房交通和动脉导管得以充分混合,也需要在出生后 10 ~ 14d 进行手术治疗,以使"训练"不足的左心室在大动脉调转术后不会因面对相对较高的体循环阻力而发生过载。

最简单和最常见的 D-TGA 并不合并其他畸形,但有 20% ~ 30% 的 D-TGA 会合并室间隔缺损、冠状动脉异常、主动脉缩窄或肺动脉狭窄。足够大的室间隔缺损促进了血液的混合,而左心室(肺动脉瓣下)也因此在术前即得到训练。但是,复杂且时间较长的手术将面临更长时间的心肌缺血,心律失常也更为常见(术后早期和晚期)。冠状动脉异常可能使手术进一步复杂化,但通常并不妨碍行大动脉的调转。

15.3.1 术前处理

在大多数情况下,出生后即可在短时间内发现发绀。经过未闭的卵圆孔/房间隔缺损参与混合的血液越少,通过动脉导管进入肺血管床的血液越少,发绀越严重。当 SaO_2 降至临界值,即 <60% ~ 65%(PaO_2 30mmHg)时,将出现器官供氧不足、能量缺乏、乳酸生成,最后可发生休克和多器官功能衰竭。

因此,应建立两条静脉通路,如果动脉导管细小,应使用 PGE1[30 ~ 50ng/(kg·min)],必要时吸氧。对于低氧血症和代谢性酸中毒的患者(重症患者),气管插管和 PEEP 支持的辅助通气是必要的。在低氧血症的情况下,肺血管阻力的显著升高将妨碍肺灌注,即使分流的大小足够也无法改变这种趋势(可选择供氧通气、轻度过度通气,必要时吸入一氧化氮)。补充容量可以增加心房水平血液的混合,进而改善氧合。

当 SpO_2 <65%、全身出现低氧血症征象时,如果心房水平交通受限(仅有动脉导管并不足以实现血液的充分混合),可行球囊房间隔造口术;一般情况下,此操作可改善氧合,并可纠正酸中毒;对于仅需低剂量 PGE1[10ng/(kg·min)]的患者(极少数甚至无须使用前列腺素)可拔除气管插管。

另一个极端情况是:动脉导管非常粗大,血氧饱和度超过 87% ~ 90%,此类患者可能存在肺循环血量过多(辅助通气、应用 PGE1、改善酸中毒和促进二氧化碳排出导致肺血管阻力明显下降)。应修正治疗方案,以应对肺动脉瓣下左心室的容量负荷超载,术前应避免类似情况的发生,TGA 患者的术前 SpO_2 目标值为 75% ~ 85%。

15.3.2 大动脉调转手术(ASO)

为了确保左心室得到良好的训练,术前不应使肺血管阻力过度降低,以满足术后左心室向体循环(阻力相对较高)泵血,且可以达到全部心排出量的要求。对术前左心室功能产生负面影响(容量超负荷所致)的因素包括:肺血管阻力在出生后数天内发生的生理性下降(但这一因素的影响较为有限)、过度的前列腺素强化治疗,以及过于"良好"的血氧饱和度。因此,通常应在出生后第 3 ~ 10 天(或 14 天)进行手术。手术将半月瓣上方的主动脉和肺动脉位置进行调转,冠状动脉也将被重新移栽至新主动脉,这一操作可能导致冠状动脉发生扭曲,继而造成心肌灌注受损。通常情况下,主动脉阻断时间相对较长,这将导致术后常常出现明显的毛细血管渗漏和心肌功能受损。因此,术后通常有较大的容量需求,且在大多数情况下,需要使用正性肌力药物。术后管理参见表 15.9。

◆ **通　气**

PEEP 5 ~ 6cmH$_2$O,正常通气,潮气量 6 ~ 10mL/kg,每分通气量(RMV)150 ~ 200mL/kg。

◆ **镇　静**

持续静脉滴注低剂量镇痛镇静剂,如芬太尼/咪达唑仑,可用于术后的疼痛管理,增加对气管插管的耐受性。这种镇静治疗不应强化至深度麻醉。

◆ **循环监测**

血压、中心静脉压、超声心动图、SvO$_2$、乳酸、尿量、微循环、ΔT 和近红外光谱。

◆ **心律监测**

发生交界性异位性心动过速的情况并不少见,可能是由于冠状动脉灌注障碍导致了缺血相关性心律失常。在良好的镇静镇痛、体温监测(发热)、中心静脉压处于正常高值（10 ~ 12cmH$_2$O）的情况下,如果仍然发生窦性心动过速,则很可能是因舒张功能障碍所致。此时,在试验性用药(右美托咪定)降低心率后,应考虑延迟关胸。

在有足够前负荷的情况下,如果平均动脉压仍然过低,可谨慎地使用肾上腺素和去甲肾上腺素。无尿的情况并不少见,此时可能需要更大剂量的呋塞米静脉滴注。

15. 3. 3　高风险的大动脉转位

简单大动脉转位的手术风险(早期死亡率)约为 1%,但如果合并其他畸形,如室间隔缺损或主动脉弓梗阻,死亡率将显著上升;在合并冠状动脉异常时,尤其是壁内走行的冠状动脉,死亡率将略有增加。

伴有瓣下和(或)肺动脉瓣狭窄的大动脉转位,虽然可将手术时间向后推迟,但其手术策略相当复杂(如 Rastelli 术、主动脉根部移位术),常常会存在远期并发症。

表 15.9 大动脉转位(TGA)术后管理清单

血压	平均动脉压 40mmHg。如果 SvO_2 良好、乳酸不高,可降低要求至 35mmHg	正性肌力药物	常规应用米力农,发生毛细血管渗漏时使用去甲肾上腺素,收缩功能障碍时使用肾上腺素
中心静脉压	最高至 $14cmH_2O$	交界性异位性心动过速	降温,应用胺碘酮
尿量	呋塞米单剂量应用/静脉持续滴注		
心动过速(无发热、疼痛)	交界性异位性心动过速/舒张功能障碍,干性心包压塞	心动过速	警惕干性心包压塞
乳酸	心排出量降低,葡萄糖利用障碍	冠状动脉	持续静脉滴注硝酸甘油 0.5 ~ $1\mu g/(kg \cdot min)$,肝素 300 IU 持续给药;注意 ST 段的改变
SvO_2	≥ 60%		
毛细血管渗漏	可考虑使用地塞米松、因子 X Ⅲ		

在血压为正常低值的情况下仍可获得良好灌注,是对左心室的最佳保护。SvO_2:静脉血氧饱和度

15.4　完全性肺静脉异位引流

在完全性肺静脉异位引流(TAPVR)中,氧合血不会回流至左心房,而是直接进入体循环的静脉系统。肺静脉引流路径上通常存在梗阻。

肺静脉共汇可通过无名静脉(心上型,占 50%)或冠状静脉窦或直接(心内型,占 30%)回流入右心房。心下型(20%)的 TAPVR 肺静脉共汇经垂直静脉穿过膈肌与门脉系统(退化的脐静脉)相连(另见第 13 章)。

上述各种类型的 TAPVR,一方面表现为从肺静脉向体静脉的左向右分流,另一方面又表现为心房水平的右向左分流。病理生理学表现取决于肺血流量增加和可能的肺静脉开口梗阻(可致毛细血管后性肺动脉高压,同时也会伴有反应性毛细血管前性肺动脉高压)所产生的血流动力学状态。

尽管这些疾病较为罕见,但当发现病情危重的新生儿同时出现发绀和"白肺"时,应考虑是否存在 TAPVR 的可能。顺应性良好的肺部,却在 X 线下表现为白肺,是该病的临床体征。

15.4.1　术前管理

合并重度梗阻的 TAPVR 病例,可能会发生肺水肿及低氧血症;同时,由于经行右心房→左心房→体循环的血量减少(全部体循环排出量均来自经房间隔的右向左分流),可导致低心排出量。这就造成了体循环容量不足和肺循环容量过多的情况。酸中毒使毛细血管前肺血管阻力增加。因此,当重度肺静脉梗阻对机体循环造成影响

时,必须施行急诊手术。

虽然经导管介入解除梗阻可稳定病情,以便择期手术矫治,但这有可能会浪费宝贵的时间,特别是对伴有重度低氧血症的患者。吸入一氧化氮可作为过渡性措施,但最终会进一步加重肺水肿。在极端情况下,术前需要通过 ECMO 来获得充分的体循环灌注,使器官功能得以恢复。

在中度肺静脉梗阻中,肺血管阻力上升和肺血流量的增加相互平衡,结果是肺循环血量过多导致充血性右心衰竭。在这些患者行手术准备的过程中,可予以正压通气,并联合利尿剂和正性肌力药物治疗(呋塞米、米力农,如果平均动脉压 <35mmHg,可在必要时谨慎使用肾上腺素或去甲肾上腺素)。没有肺静脉梗阻的患者可长期保持相对无症状,参见表 15.10。

表 15.10　完全性肺静脉异位引流(TAPVR)

TAPVR	重度肺静脉梗阻	中度肺静脉梗阻	无肺静脉梗阻
肺血管阻力	肺血管阻力显著增加	肺血管阻力增加,但肺血流增多	肺血管阻力轻度增加
肺部情况	肺血流减少,肺动脉高压,肺水肿,动脉导管的存在会使肺部情况进一步恶化	由于肺血管阻力出生后下降,肺血流增加,可有肺水肿	肺血流增加,由于没有肺静脉梗阻,故基本没有肺水肿
血流及氧合	严重低氧血症,心排出量降低	中度发绀,肺循环血流过多	轻度发绀,晚期可出现充血性心力衰竭
临床特点	低氧性多器官功能衰竭	充血性心力衰竭	类似房间隔缺损

15.4.2　手　术

通过外科手术建立肺静脉共汇与左心房之间的连接。根据解剖结构可使用不同的手术方法,但它们都可能存在吻合口扭曲、肺静脉狭窄的风险。术后所出现的问题,在很大程度上取决于术前循环功能障碍、肺动脉高压、肺水肿、手术时机等因素。

如果新的肺静脉开口没有梗阻,毛细血管前成分导致肺血管阻力升高的情况持续存在将会诱发肺动脉高压危象。对于危重病例,可使用镇静镇痛药物(芬太尼/咪达唑仑滴注)及吸入一氧化氮来治疗术后肺动脉高压。

由于 TAPVR 矫治需在新生儿期完成,并需要体外循环,因此可能发生严重的毛细血管渗漏、术后血管功能衰竭,并因长时间主动脉阻断而导致心脏泵功能衰竭;如果解剖复杂、手术时间长,这些问题将更严重。在这种情况下,可给予米力农(常规使用)、儿茶酚胺类药物及呋塞米滴注,还可使用 ECMO 来辅助稳定病情。但没有肺静脉梗阻的简单病例则完全不同,往往可在术后早期迅速拔除气管插管。

15.5 足月新生儿的动脉导管未闭

在高氧张力（PaO_2）和经动脉导管左向右分流的共同触发下，动脉导管会在出生后 24h 内出现生理性关闭。随着体循环阻力的升高，肺血管阻力在出生后急剧下降，动脉导管的分流方向出现逆转，与胎儿期状态迥异。不可逆的纤维性导管闭合通常发生在出生后 2～3 周。如果 PaO_2 和 pH 值较低，血液中的前列腺素水平较高，动脉导管便无法闭合。

在有症状的动脉导管未闭（PDA）患者中，左向右分流的程度首先取决于肺血管阻力的下降。分流导致肺血管床压力和容量超负荷，进而导致左心容量超载。

PDA 的症状取决于管径的大小，可能在出生后几周内出现，表现为充血性心力衰竭及肺水肿。由于主动脉弹性储器功能（Windkessel 功能）的丧失及随后发生的舒张期肺动脉窃血，供应器官的动脉在舒张期血流量减少，器官灌注受到损害。左心容量超负荷导致左心房、左心室扩张，左心房压升高，继之可能导致肺水肿。针对左心房压力的升高，肺血管床通过毛细血管前血管收缩做出反应，加之无压力分隔的 PDA 分流，导致肺动脉压力超负荷，出现肺动脉高压。失代偿的情况较为少见，如果发生，可通过正压通气和容许性高碳酸血症、利尿剂进行治疗，必要时使用强心药物。一般而言，可通过导管介入行 PDA 封堵。

15.6 早产儿的动脉导管未闭

与足月儿相比，早产儿因 PDA 导致的血流动力学改变更为明显，且发生率随着胎龄的降低而增加，但与成熟度并无明确相关性。

在宫内，右心室提供了约 2/3 的心排出量，但其中仅有 10% 通过肺部，其余均通过动脉导管参与体循环灌注。脐动脉关闭后，体循环阻力升高，自主的肺通气导致肺血管阻力迅速下降；出生后数小时内，动脉导管的分流方向从右向左逆转为从左向右。此外，肺灌注增加和左心室后负荷增加，进而左心房压力的增加使卵圆孔发生功能性关闭。进而动脉导管生理性闭合的机制包括：氧依赖性血管收缩、内膜垫闭塞血管和导管壁弹性纤维退化，而早产儿的这些生理机制相对不完善。其他导致 PDA 的因素包括严重呼吸窘迫综合征和继发性感染。

如果发生肾损害、新生儿坏死性小肠结肠炎或脑室周围白质软化的风险增加，则有闭合动脉导管的严格适应证。对于其他病例，由于缺乏明确的标准来评估 PDA 对血流动力学的影响，因此缺乏手术适应证。

由于早产儿对 COX 抑制剂（在某些情况下也包括对乙酰氨基酚）存在高反应率，

因此在出生后的最初几天,可以通过药物关闭 PDA,效果较好。但如果满足下列标准,则极可能需要后续治疗:

- 极小的早产儿,给予表面活性物质行肺功能巩固治疗后仍不能拔管,或出现其他相关器官灌注问题。

- 存在大的 PDA 的早产儿,尽管已拔管,但 1~2 周后仍存在肺功能障碍或肾脏、胃肠道功能障碍。

对于上述两种情况,更倾向通过外科手术关闭 PDA,因为 COX 抑制剂在该情况下通常不再有效。此外,应用非选择性 COX 抑制剂吲哚美辛和布洛芬,可能存在副作用,尤其是那些以肾功能和肠道灌注障碍为主要表现的患者。然而,将 COX 抑制剂用于后期治疗(出生 1~2 周后),是否会增加那些因 PDA 致肠道灌注受损的患者发生新生儿坏死性小肠结肠炎的风险,仍然存在争议。

患儿通常来自外院转诊,外科手术关闭 PDA 的准备和相应操作示例如下。

- 术前实验室检查结果、微生物状况、当前的胸部 X 线片、当前的抗生素治疗方案、营养状况、父母的状况(尤其是转诊医院的解释有时会惹怒父母)。

- 临床状态、通气状态、新生儿坏死性小肠结肠炎或脓毒症的体征。

- 手术的可行性评估:无感染迹象,血小板 $> 100 \times 10^9/L$,血红蛋白 $> 100g/L$,术前备 1 个单位浓缩红细胞(过滤且无巨细胞病毒);只要无特殊微生物感染可应用头孢呋辛。

- 通路:气管插管(X 线辅助),尿管,液体通路(24G 外周静脉通路),最好有动脉置管(桡动脉)。

- 手术:在 ICU 或手术室内备好浓缩红细胞。

- 芬太尼:单剂可高达 $5\mu g/kg$。

- 咪达唑仑:分 2~3 次,单剂推注,约 $0.1mg/kg$。

- 维库溴铵:$0.1mg/kg$,给药 1~2 次。

- 手术时间约 30min,夹闭 PDA 时平均动脉压通常会升高(主动脉弹性储器功能再次恢复)。

由于肺组织受到压迫,在分离 PDA 后经常发生氧合不良,需调节呼气末正压(PEEP)、吸气峰压(PIP)和吸氧浓度,最好同时测量潮气量(6 mL/kg)。关胸前,向外科医生询问肺通气情况。

关胸后,患者取仰卧位,复查胸部 X 线片,并行超声检查。对采用侧胸切口的患者,应确保充分镇痛,第 2 天才考虑拔管;如果出现感染征象,应采集血样。拔管后请勿直接将患者送回转诊医院。如果期望或需要快速转运,应保持气管插管以确保转运安全。

15.7　主 – 肺动脉窗

主 – 肺动脉窗会产生左向右分流带来的血流动力学影响,使左心容量超负荷、主动脉弹性储器功能丧失、肺循环压力和容量超负荷。主 – 肺动脉窗位于半月瓣的远心端,但相距甚近,有时甚至紧邻左冠状动脉开口,有时也会稍远些,位于主动脉和右肺动脉之间。通常,该连接是主动脉壁和肺动脉壁的直接过渡,管状形态少见。

如果新生儿期肺血管阻力仍然较高,则最初仅会存在少量的左向右分流;随着肺血管阻力的降低,分流量增加,进而造成与充血性心力衰竭相同的血流动力学损害、肺循环血量过多,以及肺动脉高压。主 – 肺动脉窗可伴有其他畸形,尤其是室间隔缺损、主动脉弓离断及冠状动脉异常,因此术前心导管检查和(或) MRI 检查可能有助于确诊。

矫治手术通常在出生后几周内进行。如果不存在其他畸形,术后有可能出现一些因术前肺循环血量过多而导致的并发症,包括术后早期出现的肺血管阻力增高、肺动脉高压危象及右心衰竭,但这些仅仅是在术前肺血管阻力长期升高的病例中容易出现。早期拔管通常是可行的。在治疗上,根据需要采用以下措施:

- 镇静。
- 通气策略:使 $PaCO_2$ 维持在 40mmHg,pH 在 7.4 水平;必要时可轻微碱化,吸入一氧化氮。
- 预防和治疗肺动脉高压危象(必要时也可口服西地那非)。
- 保持足够的前负荷和应用米力农行右心室支持治疗。

15.8　永存动脉干、共同动脉干

这类不同形式的心脏畸形具有共同的解剖学特征,即:心脏仅发出一条大血管,由此向体循环和肺循环提供灌注(图 13.1)。共同干通常骑跨于室间隔缺损,缺损偏离室间隔正常轴向,向右侧移位(对位不良)。在共同干瓣膜的远心端,可见不同的肺动脉起源变异,而此共同瓣可能有不同程度的关闭不全和狭窄,在某些情况下也可能有 3 个以上的半月瓣叶(表 15.11 和图 13.1)。

由于可能存在冠状动脉异常和主动脉弓畸形,因此应进行心导管检查和(或) MRI、CT 血管造影以获得精确的解剖诊断。此畸形经常存在 22 号染色体的微缺失,因此应进行适当的基因检测。

在永存动脉干中,体循环压力将作用于肺血管床。由于存在大量左向右分流,故患者通常在新生儿期即出现心力衰竭的症状。注意:由于出生后肺血管阻力下降,应密切注意分流量的增加。

表 15.11　永存动脉干

Ⅰ型	Ⅱ型	Ⅲ型	Ⅳ型	永存动脉干伴室间隔缺损和主 – 肺动脉侧支
存在主肺动脉	不存在主肺动脉	不存在主肺动脉	主肺动脉发出左、右肺动脉及动脉导管,后者供应下半身血流	不存在主肺动脉
左、右肺动脉发自肺动脉干	左、右肺动脉共同发自主动脉	左、右肺动脉分别发自更远端的主动脉	主动脉弓离断	肺循环灌注非常多样化

在大多数情况下,可进行双心室矫治。关闭室间隔缺损,将左心室的血液导入动脉干,用同种异体移植物或其他外源性材料将右心室和肺动脉主干(Ⅰ型)或肺动脉分叉(Ⅱ型)连接在一起。可能需要对关闭不全和(或)狭窄的动脉干瓣膜进行成形。术后的风险包括残余畸形或狭窄,这将导致发生肺动脉高压危象的风险。

基于对这些风险因素的了解,双心室矫治术的术后治疗方案如下。如果术后出现肺动脉高压的征象,就将辅助通气的目标设定为:

- 正常通气,SpO$_2$ > 95%,pH > 7.4,必要时吸入一氧化氮,并在术后早期给予西地那非。

- 仅在肺动脉动脉高压改善后才能拔管——拔管前需持续镇静。

可通过以下方式改善右心室功能:应用米力农,维持相对较高的中心静脉压(注意:容量不足),调整通气策略以降低右心室后负荷,必要时延迟关胸以改善心室充盈,如果存在舒张功能障碍应采取抗心动过速的治疗(可乐定/右美托咪定)。

可通过以下方式改善左心室的功能,增加心排出量:在灌注压足够的情况下降低后负荷,即给予米力农,必要时(只要血压允许)可在术后早期使用硝普钠,使用 ACEI 类药物,尤其是存在动脉干瓣膜关闭不全时。

采用起搏以维持心房和心室同步,注意:邻近房室结、位于室间隔缺损边缘的板障补片可能会造成传导阻滞。

15.9　肺动脉环缩术

出生后第 1 周内,肺血管阻力从体循环水平下降至体循环水平的 1/4 左右;对于肺循环与体循环呈并行而非串行的疾病,如左心发育不良综合征、单心室心脏、三尖瓣闭锁等,或是在心室间存在较大分流的情况下,肺循环血量增加、体循环血流减少,呈现不均衡分布。这一情况有可能造成肺血管床的永久性损伤(由压力和容量相关的剪切应力引起肺动脉高压),而对体循环的影响则是心力衰竭。虽然这两方面的问题均可通过平衡血流量、改善 Qp∶Qs 的治疗来控制,但欲获得长期疗效,防止肺血管床容量和压力过负荷及心力衰竭,只能通过手术来减少肺血流量。

当一个心室或两个心室(大的压力平衡的室间隔缺损、房室间隔缺损、左心室双出口、三尖瓣闭锁不伴肺动脉狭窄)向双侧肺部供给流量相当的血量时,会出现多种血流动力学状态;在这种情况下,如果无法实现双心室矫治,则必须对主肺动脉进行环缩,以限制入肺的血流。对肺动脉的保护及心力衰竭的改善,为患者赢得了在未来进行进一步矫治的时间。

有些畸形(左心发育不良综合征和Ⅲ型肺动脉闭锁)是通过单一心脏出口来供应肺循环和体循环,这与上文所述的情况刚好相反。这时,必须在肺动脉分叉后分别行左、右肺动脉的环缩,以在肺动脉阻力下降时平衡体循环和肺动脉的灌注。

15.9.1　双侧肺动脉环缩术

详见第 15.2.1 节。

15.9.2　主肺动脉环缩术

用于大的压力平衡的室间隔缺损、心室发育不平衡的房室间隔缺损、左心室双出口、三尖瓣闭锁不伴肺动脉狭窄等。

以无肺动脉狭窄的三尖瓣闭锁为例。在不干预的情况下,左心房的混合血液将通过二尖瓣进入左心室,通过室间隔缺损进入右心室。随着肺血管阻力降低,肺循环血流增多、体循环血流减少的不平衡状况将日趋恶化,这将导致心力衰竭的同时伴有相对较高的 SpO_2。在这种心脏畸形中,将体、肺循环分离 (Glenn 术→TCPC) 是一种明确的姑息手术方式。虽然肺血管阻力降低后,体重低至 3kg 的患儿仍可行 Glenn 术,但理想情况是在 5kg 及以上的体重下进行。因此,在新生儿期,如果出现 SaO_2 的升高(肺循环血量过多),需通过对主肺动脉的环缩限制肺血流。

术后监护的目的是平衡肺循环和体循环中的血流量(公式 47)。在方程式中,除了肺静脉血氧饱和度外,其他所有变量均已知 ($SaO_2 = SpaO_2 \approx SpO_2$),而 SvO_2 可测量得到。在这种情况下,肺功能的评估——X 线片、通气参数与潮气量、PEEP、PIP(顺应性)——成为调整循环治疗方案的前提。当 SpO_2 为 75% ~80% ,且肺部情况"良好"时,Qp∶Qs 约为 1∶1,因此早期心力衰竭可得到最佳治疗。如果肺部存在病变,SpO_2 为 75% ~80% 时可能已经是肺循环血量过多的表现,可能存在心力衰竭。在这种情况下,SvO_2 作为估计心排出量的间接参数也会有所下降,在高氧试验中(吸氧浓度突然"急剧"增加),经皮测量的血氧饱和度将会显著升高。

在手术中,无须体外循环,将一束带环缩肺动脉主干,导致肺动脉压力下降至体循环压力约 1/2 的水平。

◆ **术后管理**

由于肺循环血量的减少,减少了左心室和右心室的前负荷,术后患者通常需要补充容量。必须行超声心动图检查来评估左心室流出道,前负荷下降的心室可能会发生左心室流出道梗阻 。

如果达到以下条件,可尝试立即拔管:在吸入(接近)空气的情况下,pH 值可接受(静脉 pH 值约 7.3),通气频率不高,循环处于安全的状态。拔管后,可继续精细的治疗,通过 ACEI 类药物、呋塞米和螺内酯来处理充血性心力衰竭,同时监测肺功能的临床表现和 SpO_2。

15.10 Damus-Kaye-Stansel(DKS) 手术

对于单心室生理患者,DKS 手术也是一种选择,可达到体 – 肺循环平衡的目的(表15.12 和表 15.13)。在有主动脉(瓣下)狭窄的心脏畸形中,如左心室双入口伴大动脉转位和主动脉瓣狭窄、三尖瓣闭锁伴大动脉转位和主动脉瓣下狭窄,以及右心室双出口伴主动脉瓣下狭窄等,体循环血液供应主要依赖于动脉导管。主动脉弓及冠状动脉在某些情况下是逆行灌注的。

DKS 手术将心室的两个流出道(狭窄的主动脉流出道和肺动脉流出道)吻合,从而使混合的血液通过两侧的流出道输送至主动脉,彻底恢复顺行灌注,必要时可扩大主动脉弓(图 15.2)。为确保肺循环的灌注,可缝置体 – 肺分流管道(直径 3.5～4mm),形成并行循环,从而使心室的射血可同时进入主动脉和肺循环,并通过分流管道减慢和控制肺的灌注(改良 BT 分流,图 15.2)。

表 15.12　肺动脉环缩术后的管理核查表

通　气	循　环	心脏超声	可能的影响
PEEP 4～5cmH$_2$O	平均动脉压 >40mmHg	功能良好	降低后负荷及足够的平均动脉压可改善体循环灌注
PIP 22cmH$_2$O	尿量 2mL/(kg·h)	跨环缩带的压力阶差:约为体循环动脉压的 50%	CO$_2$升高及可耐受的 pH 可改善体循环灌注
潮气量 6～8 mL/kg	CVP 6～8mmHg	无流出道梗阻	拔管后的 PEEP 可使肺部保持开放
PaCO$_2$ 50～60mmHg	SvO$_2$ 55%～65%,动静脉氧含量差为 20%～30%		拔管后不加控制的给氧可掩盖心力衰竭
X 线:肺部情况是否良好	微循环是否良好		

PEEP:呼气末正压;PIP:吸气峰压;PaCO$_2$:动脉二氧化碳分压;SvO$_2$:静脉血氧饱和度;CVP:中心静脉压

表 15.13　DKS 术 + 分流术后的管理核查表

目标值	通　气	可能的影响	下一步的做法
SpO_2 接近 75% ~ 80%	新生儿呼吸机	血氧饱和度升高	降低血压(后负荷),降低吸氧浓度,提升 CO_2 分压
SvO_2 50% ~ 60%	PEEP 4 ~ 5cmH₂O	血氧饱和度下降	警惕分流管血栓
平均动脉压约为 40mmHg	PIP 接近 20 ~ 22cmH₂O	增加器官的灌注	米力农,降低肺灌注
尿量 2mL/(kg·h)	潮气量 6 ~ 8mL/kg	耗氧量下降	镇静,维持正常体温,监测血气分析,通气支持
PTT 60 s	$PvCO_2$ 50 ~ 60mmHg		

SpO_2:外周血氧饱和度;SvO_2:静脉血氧饱和度;PEEP:呼气末正压;PIP:吸气峰压;$PvCO_2$:静脉二氧化碳分压

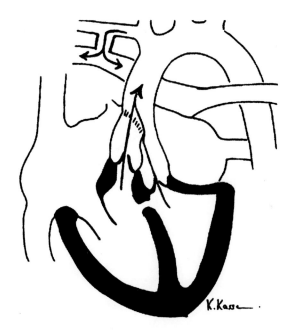

图 15.2　行改良 BT 分流术后的单心室循环

　　与几乎所有的单心室循环一样,心房内需要存在自由交通。术后几乎与所有新生儿体外循环手术一样,可能发生心肌功能紊乱和严重的毛细血管渗漏。

　　许多患者可从米力农治疗中获益,如有必要,可使用低剂量去甲肾上腺素限制过度的容量替代治疗(平均动脉压的目标值约为 40mmHg,应用呋塞米确保足够的尿量)。由于术后肺循环和体循环呈并行连接,故可参照前文所述的治疗目标。

　　如果出现任何心肌缺血的征象(心电图变化、心律失常、收缩力降低),应立即评估经体 – 肺分流管的灌注情况(血氧饱和度、听诊、超声、心导管,如有必要,再次手术翻修)。这与各种导致主动脉弹性储器作用丧失的畸形一样,过低的舒张压可能会影响冠状动脉的灌注。

由于心肌抑制通常在术后约 6h 才达到峰值,而且循环系统需要时间来适应剧烈变化的血流动力学状况,因此,建议在术后当晚给予镇静镇痛治疗(芬太尼/咪达唑仑滴注)。如果在第 2 天可达到上述目标参数,可暂停镇痛镇静治疗;进一步完善血流动力学、肺功能、实验室检查和超声心动图的评估,而后可尝试撤离呼吸机。

15.11 左心发育不良综合征的 Norwood I 期手术

在第 14.2.1 节中已经阐述了左心发育不良综合征的解剖、生理情况及 Giessen 术。除了主动脉瓣闭锁/狭窄、左心室发育不良、二尖瓣闭锁/狭窄,也可见主动脉弓发育不良的情况(图 15.3)。如果未经治疗,动脉导管关闭及体循环灌注减少可导致肺循环血量增多、右心室超负荷、心动过速、冠状动脉储备耗竭及体循环低心排出量,并伴有多器官功能衰竭。注意冠状动脉、脑、肠和肾脏的情况。

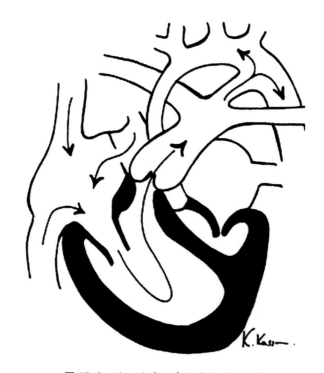

图 15.3 左心发育不良综合征(HLHS)

右心室超负荷的常见超声心动图表现是出现三尖瓣关闭不全。补救措施如下:

- 前列腺素(PGE1):开放动脉导管,使体循环血流量增加、降低肺血管阻力。
- 米力农:正性肌力作用,降低后负荷。
- 硝普钠或酚妥拉明:减轻后负荷,改善全身灌注。

- 碳酸氢钠：治疗酸中毒，但须警惕可进一步降低肺血管阻力。
- 根据需要，辅助通气以降低氧消耗，但注意不要过度通气。
- 发生休克时，给予升压药和 β 受体激动剂，必要时给予甲状腺素和类固醇。
- 镇静镇痛，以降低氧消耗、增加插管耐受性、控制通气。
- 体温控制在 35～36℃，以降低氧消耗。

在这种情况下，至关重要的一点是了解流经房间隔血流产生的影响。如果心房内沟通不受阻碍，则毛细血管后的肺阻力不会增加，入肺的血流通畅（类似合并较高 SpO_2 的休克）。如果房间隔缺损表现为限制性，则流入肺内的血液较少，限制了肺循环血流的增加，患者的血氧饱和度较低，甚至会出现低氧血症——这种解剖性的血流限制会在出生后不久即发生（严重发绀的左心发育不良综合征中会出现明显的肺血管阻力升高，这是由于左心房压力升高且缺乏心房间交通，加之在发育不良的左心室之前发生淤血所致）。这些患者必须行辅助通气，并立即送至心导管室进行房间隔造口术。试图行外科手术的结果通常是致命的，此类患者的远期预后可能受到肺淋巴管扩张的影响。

如果肺血管阻力降低，随着血流量增加，房间隔缺损/未闭卵圆孔可能会对血流产生"限制"。这可防止不受限制的肺动脉血流过多；如果患儿的呼吸功能正常，则可在手术前形成一种非常有助于循环平衡的代偿机制。

只要未发生失代偿或已恢复代偿状态，除了行 Giessen 术，也可选择行 Norwood Ⅰ期手术，但这将使术前、术中和术后的管理面临更多困难，从而对团队提出了更高的要求。

术前，由于肺循环血流过多，现有的右心室通常已存在容量超负荷，而维持体循环血压的压力超负荷也持续存在。在体循环心排出量不足的情况下，可能导致器官低灌注，从而在术前即损害心脏、脑和肠道的灌注。本阶段的决定因素如下：

- 通过降低后负荷或优化通气实现最佳 Qp∶Qs 平衡，米力农治疗，给予最低有效剂量的前列腺素。
- 优化氧供给（血红蛋白 120～140g/L，血细胞比容 >40%）。
- 谨慎使用可能影响循环状况的药物。
- 充分治疗新出现的感染性并发症（肠缺血后状态）。
- 放置中心静脉导管，根据 SvO_2 指导治疗。

应严格避免过度通气（如果肺血管阻力下降，可能导致急性肺血流增加和相应的急性冠状动脉缺血），特别是在气管插管时。

建议的方案：缓慢静脉注射依托咪酯 0.3mg/kg；球囊辅助通气，必要时通过鼻咽面罩通气，不予额外的供氧，呼吸频率约 20/min；监测胸廓起伏和 SpO_2，患者松弛后则可进行插管。初始通气参数:PEEP 4mmHg,PIP 20mmHg(取决于胸廓起伏),吸气时间0.4s,呼吸频率 20/min(潮气量:6～8mL/kg;流量 12L/min,采用流量控制和压力限制通气)。

Norwood 术与其他大多数心脏手术的区别在于:该手术并不能使患者的血流动力学状态即时获益。相反,右心室必须继续承担体循环的负荷,而同时要面对手术创伤所造成的功能损害,虽然体 – 肺动脉分流可防止肺循环容量超负荷,但作用程度有限。

手术步骤:

- 切除房间隔,横断肺动脉远端,缝闭肺动脉近心端。
- 应用同种异体移植物重建主动脉,并与肺动脉连接。
- 选择直径为 3.5～4mm 的聚四氟乙烯(PTFE)管道建立体 – 肺动脉分流(图15.4)。

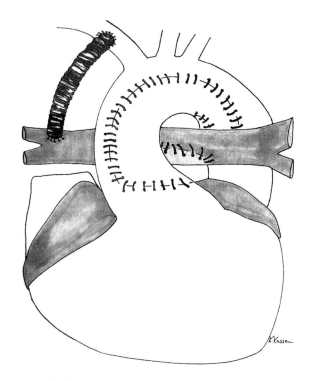

图15.4　Norwood Ⅰ期手术及改良 BT 分流术

在右心室和肺动脉之间建立的"Sano 分流",其优势在于可以改善心脏舒张期的冠状动脉灌注,缺点在于分流狭窄及手术对右心室的创伤,这反映在术后管理的预防和保护性措施中。

- 减少耗氧量:
  - 镇静镇痛,保持正常体温约36℃,钙离子 >1.1mmol/L,血红蛋白 120～140g/

L,米力农 $0.5 \sim 1\mu g/(kg \cdot min)$,pH > 7.3。

- 辅助通气：
  - 新生儿呼吸机设置：PEEP $4 \sim 5cmH_2O$，如果肺血流过多，则需要提高 PEEP；PIP $22 \sim 24cmH_2O$，潮气量 $6 \sim 8mL/kg$，根据通气情况调整呼吸频率，吸气时间 0.6s。
- 凝血功能：
  - 深低温后通常存在低凝状态的风险，因此血小板应 $> 100 \times 10^9/L$，纤维蛋白原 $> 1.5g/L$
  - 如果出血过多，需要测定全血激活凝血时间（ACT，如果血小板正常，最有可能是肝素效应）、血栓弹力图（TEG）或旋转式血栓弹力计（ROTEM）评估有无纤溶亢进。

循环系统治疗

为了能够确定改良的治疗方案有效，在 Norwood I 期手术的过程中必须同时考虑以下许多因素。

- 心脏功能：泵功能，有无房室瓣反流，有无心包压塞、心律失常（冠状动脉的情况），最优的前负荷水平，主动脉吻合口是否存在压力阶差。
- 循环：监测心排出量重要的参数包括 SvO_2（注意中心静脉插管的位置，如果采血位置在右心房，则通过房间隔缺损的肺静脉血也包含在样本中，而非仅仅来自体循环的去氧合血液，从而导致 SvO_2 假性升高）、乳酸、外周微循环灌注（这也是后负荷的测量指标）、温差、患者头部的近红外光谱、尿量；灌注压：平均动脉压 $> 40mmHg$，严格监测血压波形的振幅/舒张压（分流管是否过粗或阻塞），心电图是否有缺血征象。
- Qp：Qs：肺静脉饱和度是否正常，该参数无法直接测量，需使用肺功能和 X 线片间接估计；肺循环和体循环灌注的均匀分布需要 SaO_2 为 $75\% \sim 80\%$。如果外周器官灌注足够，则 SvO_2 测量值应达到 $50\% \sim 55\%$，动静脉血氧含量差为 $20\% \sim 30\%$。

如果经皮血氧饱和度过高（$> 85\%$），则多是由于肺血流过多所导致，治疗包括降低吸氧浓度、调整通气——维持 PEEP 不变，首先是降低呼吸频率，然后是降低 PIP（注意潮气量）；如果正在吸入一氧化氮，则应迅速停止。

在这种情况下，也经常可以看到增高的血压振幅和低舒张压，表明存在肺窃血。这会严重降低灌注压，影响冠状动脉灌注。如果使用升压药后血压升高，则有可能发生恶性循环，这是由于血压的进一步升高导致分流也进一步增加，而后负荷也会同时增加，泵入体循环的心排出量将进一步减少。

多种原因可导致 SaO_2 处于较低水平(如低于65%),SvO_2、肺功能的参数和超声有助于协助评估。肺部原因(肺静脉氧饱和度低)可能是实质性的,包括肺水肿、浸润及顺应性异常。然而,也可能存在由于低体温、酸中毒或肺静脉梗阻导致的肺血管阻力升高。在这种情况下,呼吸机上的肺功能参数和 X 线图像是正常的;其原因在于肺血管阻力过高导致通过分流管的流量不足,可通过短暂的升高血压、超声和听诊来评估。在这个过程中,如果各项循环参数(平均动脉压、乳酸、动静脉血氧含量差)可以接受,且肺的低灌注不是由于低血压所导致,则可通过加强通气来降低肺血管阻力:

- 增加吸氧浓度,通过改善通气降低二氧化碳(如果潮气量正常,则加快呼吸频率,否则应尝试增加 PIP)。

- 如果平均气道压已经处于高值($>10cmH_2O$),则可以吸入一氧化氮。

另一方面,虽然肺功能良好且肺静脉中的血液氧合充分,但中心静脉血氧饱和度极低也可能会导致 SaO_2 较低,这是由于肺静脉血和腔静脉血在共同心房中发生混合所导致。SvO_2 降低的原因可能是:

- 耗氧量过多:
  - 发热、心动过速、疼痛、镇静不足、呼吸做功。
- 由于血流量不足,心排出量下降,导致氧输送量下降:
  - 相对心动过缓,房室瓣反流,血压过高导致体循环阻力升高,Qp:Qs 失衡。
- 心律失常,表明冠状动脉灌注障碍。
- 心包压塞。

◆ 重要提示

永远要想到可能是分流管道的功能障碍所导致的异常。在改变治疗方法之前,必须明确以下内容:

- 心脏是否可将血液"前向"泵出,抑或是否存在严重的房室瓣反流。
- 考虑 Qp:Qs,心排出量更多地进入肺循环还是体循环。
- 器官灌注是否充足,灌注压是否足够。
- 调整肺血管阻力或体循环阻力后是否可以改善病情。
- 手术方面:分流管是否太粗,有无堵塞,有无心包压塞、主动脉吻合口狭窄。

通常,Norwood 术后的患者,在手术室内即应获得稳定的状况;如果术后发生严重问题、但外科矫治满意,应使用临时性的机械循环辅助。在 ICU 调整治疗方案时应仅限于微调,因为各参数间相互作用的复杂性可能导致严重的、不可预见的变化出现,而后者可能极难处理(表 15.14)。

表 15.14　Norwood Ⅰ期手术的管理核查表

循环参数	肺部情况（Qp:Qs）	超　声	凝血功能	主动脉手术
血压、中心静脉压	通气参数	心室功能	血小板 > 100 × 10^9/L	血压压差
血压的振幅	X 线	房室瓣	纤维蛋白原 > 1.5g/L	冠状动脉的灌注
SvO_2	胸腔积液	积液	引流量	心律失常并发症
微循环	SpO_2	能否探及分流	有无积血	
温度差值	SvO_2	能否探及新的主动脉弓	ACT	
乳酸	血压的振幅	多普勒血流（腹腔、头部）	纤溶是否亢进	
尿量	分流的功能			
近红外光谱(头部)				

SvO_2:静脉血氧饱和度；SpO_2:外周血氧饱和度；ACT:全血激活凝血时间

15.12　终极性姑息治疗

15.12.1　部分腔静脉 – 肺动脉吻合术(Glenn 分流)

适用于一侧心室发育不良及发育不全的心脏畸形(前文已述)：

- 三尖瓣闭锁。

- 左心发育不良综合征（HLHS）。

- 二尖瓣闭锁。

- 室间隔完整的肺动脉闭锁伴右心室发育不良。

- 心室发育不平衡的房室通道伴单侧心室发育不全。

- 左心室双入口。

- Ebstein 畸形的临界病例。

在这些心脏畸形中,如果现存的单一心室必须长期"并行承担"体、肺两个循环,可发生充血性心力衰竭。心室的扩张导致其功能恶化,房室瓣膜也存在反流的风险。

Glenn 分流术后,患者必须依赖被动的肺灌注,这就要求肺血管阻力较低,仅通过自主吸气所产生的胸内负压和体循环心室的抽吸作用即能克服这一较低的肺血管阻力,使血液进入肺血管床。因此,这使手术成为可能,但也受到一定的限制。以下条件满足得越好,"被动肺灌注"也就越奏效。

- "呼吸泵"可产生胸内负压(训练呼吸肌、正常的呼吸驱动、弹性的胸廓)。

- 体循环心室的功能(收缩力、房室瓣无反流、窦性心律、舒张功能良好)。

- 肺血管阻力可被克服 。

外科手术通常将上腔静脉与右侧肺动脉吻合。手术后,上半身的血液"双向(向左、右肺方向)"流入肺动脉;而从肺动脉瓣下心室到肺循环的血流则受到抑制。这导致回流自下半身的体循环静脉血与肺静脉血在心房内混合(左心房和右心房之间的交通切不可存在梗阻),通过房室瓣进入体循环心室,并泵入主动脉,混合血在生理状态下的氧饱和度为 70% ~ 85%。

手术时必须结扎上、下腔静脉之间的连接通路(尤其是奇静脉)及继发的静脉 – 静脉侧支,以防止血液绕行肺部,否则将影响上半身静脉血的氧合。这也定义了腔静脉 – 肺动脉吻合的最佳条件:

- 心室功能良好和房室瓣膜无反流,可确保足够的心排出量和低中心静脉压(以下腔静脉压力替代心室充盈压)。

- 良好的肺部通气[仅在绝对必要时辅助通气,且应保持低 PEEP(4 ~ 5 cmH_2O)]是保持低肺血管阻力和低"跨肺压差"的基础,跨肺动脉压差 = 上腔静脉压(PAP)– 下腔静脉压(CVP)。

- 不能存在因解剖性梗阻(血管受到外部压迫或血管扭曲)所致的肺血流分布不均;此外,肺动脉内血栓可形成腔内梗阻,阻碍肺血流。

- 由于肺循环血量过多或左心房压高,肺血管阻力在术前可能存在反应性升高,这将影响血流自由地流经肺血管。在 Glenn 吻合术前,应常规行心导管检查,测量压力并评估解剖结构,必要时可在早期阶段即进行干预治疗(第 13 章)。

术后问题通常由多种原因共同作用所致,应通过合理的基础治疗将这些问题降至最低,并应尽早发现。

如第 2 章(通气)所述,如果患者未能在手术室内拔管,则术后早期应选择"SIMV + PS"模式,PEEP 可低至 4 cmH_2O 左右。呼吸频率设定在 8 ~ 12/min,潮气量约为 10mL/kg。在压力支持模式下,如果潮气量可达到 4 ~ 6 mL/kg,即可满足需要。这可以通过适当的压力支持和调节"吸气末周期"来实现(第 2 章)。该策略的目标是合理的每分通气量[如 150mL/(kg·min)]、较低的平均气道压,尽可能降低被动肺灌注的阻力。

然而,在肺通气良好、潮气量充足且 PIP 较低(说明肺顺应性良好)的情况下,仍然需要提高肺动脉压才能维持理想状态,这便是由于肺血管阻力增加所导致的(例如,肺循环血流过多所致的持续性反应性增加),也可能是因为体循环心室的功能不良或房室瓣关闭不全/流出道狭窄,或肺血管存在解剖性狭窄。

通常可借助术中或术后超声心动图及压力值的评估来确定原因,进而启动相应的治疗措施。如果心室功能良好且房室瓣无反流,那么首要任务是降低肺血管阻力,可通过以下措施实现:吸氧、降低平均气道压、尽快开始口服西地那非、在允许时尽早拔管,以及吸入一氧化氮。对于这些患者,可通过适当的坐位(如坐在浴缸内)和补充容量来增加"Glenn 的前负荷"(提高肺动脉压),这对于改善氧合尤为重要。

通过轻度的容许性高碳酸血症来诱导脑灌注量的增加是否会因增加颅内血供而改善氧合,抑或通过二氧化碳介导的肺血管收缩而使氧合变差,这些问题需要根据个体情况确定。

如果心室功能中等、舒张功能受损(如由于心动过速所导致),或由于房室瓣反流而导致中心静脉压升高,那么,应主要通过减轻负荷和优化心率来改善循环。首选可乐定/右美托咪定进行治疗;如果有足够的血压储备,可使用 ACEI 类药物或硝普钠(后者在这种情况下很少使用)。

应确保有足够的尿量,必要时,可在术后即开始持续静脉联合输注呋塞米 1~2mg/(kg·d)和茶碱 5mg/(kg·d);但应避免尿量过多,否则会造成反复地补充容量。

如果不需要立即治疗心室功能不良(房室瓣关闭不全或严重的心动过速),拔管是优先的治疗目标,如果可能,术后应立即拔管。此后,重点应放在疼痛管理上,包括静脉使用对乙酰氨基酚,在血压可接受的情况下使用可乐定/右美托咪定滴注[1~2 μg/(kg·min)],还可同时给予单剂氯胺酮,直至拔管。谨慎使用阿片类药物(如吗啡 0.03~0.05mg/kg,单次给药),不应因此抑制呼吸驱动或延迟拔管。拔管前,很重要的一点是应评估呼吸驱动和疼痛情况、肺通气和顺应性,同时排除气道梗阻。

根据第 8 章(凝血系统)中的描述,在被动肺灌注的情况下,治疗目标是 PTT 显效性肝素化——术后当晚即应开始使用肝素 300IU/(kg·d)。根据术前血栓形成倾向的检测结果和肺血流动力学情况,酌情给予长期抗凝治疗。

尽管一些患者有良好的心脏收缩功能、房室瓣无反流、肺发育良好且跨肺压差低,但其所存在的心室流出道梗阻(瓣下、瓣膜或瓣上)将会对循环产生严重的影响,此情形类似于体循环后负荷过高。

对于肥厚增生的心室,继发于此的反射性心动过速和每搏输出量降低将削弱心室的舒张功能。中心静脉压和肺动脉压力将因此升高至高限,导致体循环淤血(腹水、头部淤血、肾灌注不良、消化功能障碍)和肺循环淤血(积液、通气障碍)。对于功能性流出道梗阻,可通过降低后负荷进行治疗(如可乐定/右美托咪定),同时监测心率。对于肌性肥厚所引起的流出道梗阻,可经静脉联合输注 β 受体阻滞剂(艾司洛尔)和去甲肾上腺素,这一措施可能会有所帮助。但对于结构性流出道梗阻,则往往需要通过手术来解除(应在手术室中通过经食管超声排查)。

根据患者的临床状况,特别是跨肺压差和 SpO_2,可通过造影剂来显示 Glenn 吻合口的情况。为了要证实造影剂可同相均匀流出、排除吻合口狭窄、确认不同区域间是否存在灌注差异时,使用造影剂则尤其必要。也可用于上腔静脉压力较低、氧饱和度较差的情况下,造影成像有助于寻找上、下腔静脉之间的侧支循环。

拔管后,需给予利尿剂(呋塞米 + 螺内酯),同时应谨慎降低后负荷(ACEI 类药物)。为了防止触发肾素 – 血管紧张素 – 醛固酮系统(RAAS),对于需要长期治疗的患者,应停用呋塞米(表 15.15)。

在患者 2~3 岁时,可通过全腔静脉 – 肺动脉吻合术完成体、肺循环的完全分隔。由于活动量增加和下半身逐渐强壮,Glenn 术后的患者将会随着年龄的增大而出现愈发严重的发绀(Glenn 术后 Qp∶Qs 约为 0.6)。此外,肝静脉血不能参与肺灌注也会促进肺内动静脉瘘的发生。

表 15.15　Glenn 吻合术后管理的核查表

肺动脉压	>18mmHg 时需注意	肺血管阻力升高,心室功能不良,通气障碍,平均气道压升高,胸腔积液	吸入一氧化氮,西地那非,优化通气策略,寻找积液,显示 Glenn 吻合口,拔除气管插管
中心静脉压	>10mmHg 时需注意	心功能差,房室瓣反流,心动过速,流出道狭窄	米力农静脉滴注,减轻后负荷,优化心率
跨肺压差	>10mmHg 时需注意	肺血管阻力升高,支气管阻塞,肺不张,胸腔积液	吸入一氧化氮,西地那非,吸氧,优化通气策略
SpO_2	<70% 时需注意,持续监测 SaO_2	容量不足,肺不张,肺血管阻力升高(灌注血流不足)	补充容量,考虑是否需要输血 X 线检查,考虑通气是达到最佳
心率	>160/min 时需注意	心功能下降,是否使用了 β 受体激动剂(吸入型),疼痛,发热,容量不足,流出道狭窄	可乐定/右美托咪定 艾司洛尔,地高辛
血压	平均动脉压 > 45 ~ 50mmHg, 平均动脉压 <60 ~ 70mmHg	容量不足,毛细血管渗漏,考虑是否仍然能降低后负荷	考虑是否需要补充容量,最小剂量的去甲肾上腺素(股静脉中心静脉导管)
尿量	至少 2mL/(kg·h)	呋塞米滴注,血压是否升高	
SvO_2(上腔静脉)	<40% 时需注意;动静脉氧含量最大差值为 30%	可降低后负荷,优化心率,考虑是否用血制品补充容量,肺部治疗或 Glenn 吻合口前的前负荷增加是否可改善氧合	硝普钠

15.12.2　全腔静脉 – 肺动脉连接

近年来,对 Glenn 术后的患者,Giessen 中心采用下述方法来建立串行循环:在与右心房的连接处,将下腔静脉横断,用直径 18 ~ 20mm 的 PTFE 管道将下腔静脉和右肺动脉连接,吻合点恰在上腔静脉吻合口的对开处。根据不同患者的风险情况,在管道与共同心房(游离壁)之间建立 4 ~ 5mm 开窗,在此心外管道压力过大时,分流窗可起到减压的作用。

决定术后肺灌注的因素包括:前负荷水平(肺动脉压力应等于中心静脉压/下腔静脉压,否则必须排除吻合口狭窄)、肺血管阻力和心脏功能(包括房室瓣功能和体循环动脉后负荷)。如果心功能良好(无心律失常)、房室瓣功能正常、肺血管阻力低、肺动脉压力低(如 <14mmHg),应迅速拔管。

如果心排出量不佳,则必须进行血流动力学评估,这一点与 Glenn 术相同。以下参数较易获得(表15.16)。

表 15.16　全腔静脉－肺动脉连接(TCPC)术后管理核查表

肺动脉压降低	动脉血压降低	血容量不足,通常与心动过速有关	补充容量,首选新鲜冷冻血浆,使血红蛋白 >120g/L。注意:可形成组织、浆膜腔积液,如需要大量液体输注时启用去甲肾上腺素。不要根据负值碱剩余调整液体
肺动脉压升高	动脉血压维持不变	功能性或解剖性原因(肺动脉过于狭窄/梗阻)导致的肺血管阻力增加	X 线片检查有无通气障碍或积液,肺血管阻力增加时吸入一氧化氮或最好拔除气管插管,应用吸气负压,早期应用西地那非,心导管检查
肺动脉压显著升高	动脉血压升高	心功能差,瓣膜反流,心动过速/心律失常,流出道梗阻所致	米力农,降低后负荷,DDD 起搏,艾司洛尔,再次手术翻修

- 压力:肺动脉压(即中心静脉压)、血压,如果开窗的超声成像良好,可估算右心房压力。
- 心率、心室功能、经超声判断房室瓣功能,测量 SvO_2 和 SaO_2。

如果心肺功能允许,对肺血管阻力升高的患者也应尝试在术后即刻拔管。

◆ 通气策略

与 Glenn 手术类似,可通过调整以下参数来获得理想的平均气道压:中等的 PEEP (4cmH$_2$O)、低呼吸频率(如呼吸频率 10/min,潮气量 10 mL/kg)的 SIMV 模式伴压力支持(PS),PRVC + PS。压力支持的设置应使其对每分通气量有显著贡献(调整压力支持,使潮气量达到 4 ~5mL/kg,呼吸时间可通过吸气末周期进行设置)。这将迅速获得具有最低平均气道压的、完全的同步化通气。

TCPC 患者有形成腹水和胸腔积液(可干扰通气)的显著倾向,超声检查应关注该情况,一经发现,应及时引流。

为了早期拔管,在拔管前应给予镇痛药,首选对乙酰氨基酚、可乐定/右美托咪定和氯胺酮,必要时可限制性使用阿片类药物,拔管前应慎用咪达唑仑。给予呋塞米,确保尿量充足(应使 SvO_2 达到约 60%,平均动脉压为 50 ~55mmHg)。与 Glenn 术相同,必须给予 PTT 显效的肝素化。

重点说明:自主通气所产生的胸腔负压、收缩功能良好的心室(充盈未受损)所产生的抽吸作用,是被动肺灌注的决定性因素(表 15.17 和第 18 章)。

表 15.17　全腔静脉 – 肺动脉连接(TCPC)记忆表

低心排出量	容量不足 肺血管阻力升高 心脏/瓣膜功能受损 后负荷增加
通气功能障碍	平均气道压过高 胸腔积液 由于容量不足导致酸中毒引起的呼吸深快 肺部疾病
积液形成	肺动脉压过高 液体支持是否足够 是否有低蛋白血症、纤维蛋白原降低、IgG 降低
镇　痛	可乐定/右美托咪定 对乙酰氨基酚 氯胺酮 低剂量阿片类药物
肝　素	PTT 约60s AT Ⅲ >70%
尿　量	平均动脉压 >50 ~55mmHg 最好早期开始呋塞米静脉滴注
恢复进食	由于腹水和高中心静脉压,通常需较长时间恢复

PTT:部分凝血活酶时间;AT Ⅲ:抗凝血酶Ⅲ

推荐阅读

[1] Allen HD, et al. Moss & Adams' heart disease in infants, children, and Adolescents, including the fetus and young adult. Netherlands:Wolters Kluwer, 2016.

[2] Anderson RH, et al. Pediatric cardiology. Philadelphia:Elsevier, 2010.

[3] Apitz J. Pädiatrische Kardiologie. Darmstadt:Steinkopff, 2002.

[4] Artman M, et al. Neonatal cardiology. 2nd ed. NewYork:McGraw Hill, 2010.

[5] Foegel MA. Ventricular function and blood flow in congenital heart disease. Philadelphia:Blackwell Futura, 2005.

[6] Hausdorf G. Intensivtherapie angeborener Herzfehler. Darmstadt:Steinkopff, 2000.

[7] Katz AM. Physiology of the heart. 5th ed. Philadelphia:Lipincott Willkins & Williams, 2010.

[8] Katz AM, et al. Heart failure:pathophysiology, molecular biology, and clinical management. 2nd ed.

Philadelphia：Lipincott Willkins & Williams，2008.

［9］ Muñoz R，et al. Critical care of children with heart disease. London/Dordrecht/Heidelberg/ New York：Springer，2010.

［10］ Nichols D. Roger's textbook of pediatric intensive care. 4th ed. Philadelphia：Wolters Kluwer/Lippincott Williams & Wolkins，2008.

［11］ Nichols DG，et al. Critical heart disease in infants and children. Philadelphia：Elsevier，2006.

［12］ Park MK. Park's pediatric cardiology for practitioners. Philadelphia：Elsevier，2014.

［13］ Rudolf AM. Congenital Disease of the heart//Clinical physiological considerations. 3rd ed. West-Sussex：Wiley-Blackwell，2009.

第16章

新生儿期后心脏畸形的治疗

Dietrich Klauwer

16.1 房间隔缺损

房间隔缺损(ASD)可导致右心和肺循环容量超负荷,如果肺血管床仅暴露于此容量负荷,则肺动脉高压往往出现较晚。相反,如果合并大的室间隔缺损(VSD),那么同期存在的压力超负荷会导致肺动脉高压较早出现。只有 ASD 合并其他畸形(如原发性左心发育不良或原发性梗阻,包括二尖瓣狭窄、主动脉瓣狭窄、心肌病及肺静脉畸形)及不平衡心室的情况,患者才会在 2 岁以内即出现症状。同时伴有肺部疾病的婴儿,如合并支气管肺发育不良(BPD)的早产儿,也会较早出现症状。因此,在一般情况下,如果患儿因 ASD 而继发心力衰竭,应同时进行其他病因检查。

继发孔型 ASD 的治疗通常可以选择介入封堵,术后不需要进入重症监护治疗。静脉窦型 ASD 常常合并部分肺静脉异位引流,此时就需要外科手术治疗,将异常的肺静脉引流回左心房。

原发孔型 ASD,即缺损直接位于房室瓣的上方,通常合并二尖瓣裂和二尖瓣关闭不全。外科治疗通常用一块补片修补 ASD,同时进行二尖瓣裂的缝合。由于主动脉阻断时间短,且仅为轻度低温,因此心室功能鲜有受损,术后仅需要常规的重症监护治疗即可。

表 16.1 和表 16.2 介绍了 ASD 和 VSD 的分型及特征。

D. Klauwer

Department of Pediatrics, Singen Medical Center, Gesundheitsverbund Landkreis Konstanz, Krankenhausbetriebsgesellschaft Hegau – Bodensee – Klinikum, Singen, Germany

© Springer International Publishing AG, part of Springer Nature 2019

D. Klauwer et al. (eds.), *A Practical Handbook on Pediatric Cardiac Intensive Care Therapy*, https://doi.org/10.1007/978-3-319-92441-0_16

表 16.1 房间隔缺损（ASD）

	继发孔型（Ⅱ）	静脉窦型：上腔静脉型	静脉窦型：下腔静脉型	原发孔型（Ⅰ）	冠状静脉窦型
位置	卵圆窝，周围环绕心房肌肉组织	上腔静脉向心房的过渡区（即右上肺静脉处）	下腔静脉向心房的过渡区（即右下肺静脉处）	缺损直接位于房室瓣上方	冠状静脉窦区域，三尖瓣下方
外科治疗	通常介入治疗，也可外科手术（缝合或补片修补）	补片修补缺损，同时将肺静脉隔入左心房，扩大上腔静脉	补片修补缺损，同时将肺静脉隔入左心房，扩大下腔静脉	外科修补缺损和二尖瓣裂	直接缝合
并发症	心律失常，特别是出现窦房结功能障碍	窦房结功能障碍，上半身淤血，右上肺静脉梗阻	房室结功能障碍，下半身淤血，右下肺静脉梗阻	房室结功能障碍、二尖瓣关闭不全或狭窄	房室结功能障碍、冠状静脉梗阻
				即部分型房室间隔缺损	

外科手术指征：Qp∶Qs>1.5，超声提示右心室扩大，听诊可闻及第二心音分裂及心尖区杂音

表 16.2 室间隔缺损（VSD）记忆表

风险因素	PVR↑，PAP>25%的SAP	21－三体	大缺损	腱索骑跨	对位不良	多发缺损
影响/后果	肺动脉高压危象	肺动脉高压危象，右心室衰竭，甲状腺功能减退，感染后状态	低心排出量	修补不完全	心室几何结构受损	手术时间长，修补不完全（未将全部缺损修补），心室切口，低心排出量

PVR：肺血管阻力；PAP：肺动脉压；SAP：体动脉压

16.2 室间隔缺损

单纯的室间隔缺损（VSD）由于左向右分流导致右心和肺循环压力负荷增大，大的缺损还可导致左心容量负荷增多。如果缺损较小，左心室压力并不会直接影响右心室和肺循环，这样的 VSD 称为限制性 VSD，体循环和肺循环的压力相对"独立"。对于大的 VSD，由于体循环压力可以传导至右心室至肺循环，因此体、肺循环压力的独立性消失。三尖瓣后的左向右分流会同时导致肺循环容量和压力超负荷，如果不及早纠正，肺血管阻力永久性增高的风险会迅速增加。

前文曾解释过肺循环血量与体循环血量的比值（Qp∶Qs），它反映了肺循环高容量的程度，其计算公式为体循环的动、静脉血氧饱和度差（$SaO_2 - SvO_2$）与肺循环静、动脉血氧饱和度差（$SpvO_2 - SpaO_2$）的比值。新生儿期，由于肺血管阻力仍高，容量负荷很小。但是在出生后头 3 个月，随着肺血管阻力的生理性下降，容量负荷也随之增加。如果大的分流持续超过出生后 6 个月，肺循环就会出现永久性的损害，因此建议在此

之前修补大的 VSD。21 - 三体是一个更高的风险因子,该类患者即使在更小的年纪都有可能发展成持续性肺血管阻力升高,因此肺动脉高压危象和右心功能障碍的风险增加,外科风险也相应增加。

根据 VSD 位置的不同进行分类,最常见的几种类型如下。

- 膜周部 VSD:缺损位于膜部室间隔,靠近三尖瓣和(或)主动脉瓣。
- 肌部 VSD:单个缺损或多发缺损(瑞士乳酪样),仅仅位于中间或心尖的肌部室间隔。
- 流出道 VSD:常常是复杂缺损的一部分,根据与半月瓣的位置关系,可分为肺动脉瓣下、主动脉瓣下、双动脉下及远离型。
- 对位不良型/主动脉瓣下 VSD(如法洛四联症的 VSD)。
- 房室通道型(流入道型):流入道室间隔处的缺损。

如果部分心室从它们的实际轴线移位,且部分瓣膜骑跨在室间隔缺损上,就形成了对位不良型 VSD,例如法洛四联症时。这种类型的 VSD 在修补时,应利用补片将血液重新引导至半月瓣,完成功能性矫治,但补片和部分室间隔会与正常的室间隔解剖轴线存在偏移。

对于 Qp∶Qs > 1.5 的 VSD,如无法行介入封堵,应采用外科手段,直接缝合(罕见)或补片修补。位于三尖瓣和主动脉瓣下的膜周部 VSD,有时需要切开三尖瓣隔瓣进行修补,术后可能存在三尖瓣关闭不全的风险。此外,由于希氏束受到干扰,术后可能出现房室传导阻滞(可能表现为永久性)。

除了心包压塞和严重出血等一般性手术风险,VSD 修补的典型并发症还包括:房室传导阻滞、三尖瓣关闭不全、残余 VSD(有时因缝线断裂所致)、暂时性的交界性异位性心动过速发作(随着术中右美托咪定的使用,术后发作明显减少)。根据术前肺血容量增加和肺血管阻力的程度,有术后肺动脉高压危象和右心衰竭的风险。21 - 三体是一个特殊的危险因素。

因此,在术后管理中,应知晓术前肺血管阻力增加的情况,这一点尤为重要。术后(最好是术中)采用经食管超声心动图评估肺动脉/右心室(PAP/RV)压力,排除明显的残余缺损,评估心室功能和有无心包积液,以及三尖瓣关闭不全的程度。正常情况下,无上述危险因素、超声检查结果满意、肺通气良好的患者,在充分镇痛后应尽早拔除气管插管、撤离呼吸机。如果存在危险因素,特别是有发生肺动脉高压危象的可能时,则需要评估患者在接受足够的镇静(芬太尼/咪达唑仑)治疗的同时,是否应延长通气时间(目标:$SpO_2 > 95\%$,$PaCO_2 < 45 \sim 50mmHg$)。对患者进行刺激性的操作,特别是在气管插管和气道内吸痰时,应有医生在场,并预防性加用镇静药物。此外,早期使用西地那非已被证明是有效的,因此一经恢复进食,应尽早服用。肺动脉高压危象的处理详见"肺动脉高压"一章。

16.3　房室间隔缺损

与 ASD 和 VSD 相似,房室间隔缺损(AVSD)的心力衰竭程度取决于肺血容量增多的程度。此外,AVSD 还存在房室瓣功能不全,也会额外影响心室功能和射血分数。这类心脏畸形的特征是间隔和房室瓣发育障碍。房室隔向心房侧发育不良导致房间隔缺损(原发孔未闭合),向心室侧发育不良则导致流入道型室间隔缺损(流入道的室间隔未闭合)。房室瓣异常的范围可从单个的小裂口(二尖瓣裂)到严重关闭不全的共同房室瓣发育不良(第 13 章)。

部分性 AVSD 包括原发孔型 ASD 和二尖瓣裂(导致不同程度的二尖瓣反流)。根据 ASD 的位置、三尖瓣与二尖瓣附着的关系即可诊断。正常情况下,二尖瓣前叶附着在三尖瓣上方(三尖瓣更靠近心尖),而 AVSD 患者,二尖瓣前叶与三尖瓣附着在同一水平面上。部分性 AVSD 不易自发闭合,且因为缺损的边缘靠近瓣膜也不能行介入治疗。术前无须重症监护。外科手术应在出现明显心房扩大并可能发生心律失常之前进行,通常在 4 岁之前。

完全性 AVSD 的特征是前面提到的原发孔型 ASD 及流入道型 VSD。此外,房室瓣也有不同程度的畸形。房室瓣异常的程度范围可以从两个独立的有裂缝的房室瓣,到融合的单组房室瓣。在这种情况下,主动脉根部向腹侧移位,而非楔于两组房室瓣前部之间。

在血流动力学上,随着肺血管阻力的下降,左向右分流可导致严重的肺循环高容量。此外,房室瓣反流会加重心力衰竭,尤其是左心衰竭。在这种情况下,应该记住,二尖瓣的支撑结构会显著改变,并附着在左心室流出道区域。左心室流出道梗阻(LVOTO)时正性肌力治疗可使血流动力学恶化。

随着新生儿期后肺血管阻力的下降,充血性心力衰竭会加重,应考虑外科手术治疗。术前抗充血性心力衰竭治疗仅限于血管紧张素转化酶抑制剂、β 受体阻滞剂和螺内酯,血管紧张素转化酶抑制剂可减轻后负荷和激活的肾素 – 血管紧张素 – 醛固酮系统(RAAS)的负面作用,在少数情况下,如严重的肺充血时还可用利尿剂。存在左心室流出道梗阻时,应谨慎降低后负荷。与室间隔缺损一样,术后有发生肺动脉高压危象的风险,尤其是 21 – 三体患儿。

表 16.3 列出了 AVSD 手术相关的风险,以及应注意的临床特征、治疗建议和预防方法。

完全性 AVSD 的术后管理

完全性 AVSD 可行外科手术矫治(ASD 修补、VSD 修补、房室瓣重建等),术后心脏血流动力学负荷可恢复正常。术前通常会出现代偿性心力衰竭,根据手术的复杂性,手术时间(主动脉阻断时间)可能很长,且可能导致术后心肌功能障碍。一些患者易出现肺动脉高压危象。严重的患者术后通常需要至少一晚的镇痛和呼吸机辅助呼吸[芬太尼/咪达唑仑,$5 \sim 10 \mu g/(kg \cdot h) + 0.2 \ mg/(kg \cdot h)$]。然而,如果情况不复杂,也可以迅速拔管撤机(第18章)。

表16.3　AVSD术后的特殊风险

风　险	临床特征	治　疗	预　防
肺动脉高压危象	中心静脉压升高,血压下降,氧合下降	镇静(肌松),增加吸氧浓度的高通气,必要时使用去甲肾上腺素,缓冲溶液(小剂量推注)	镇静、镇痛,监测二氧化碳,良好的氧合,扩张肺血管
容量状态	维持中心静脉压在 8 ~ 10 cmH_2O	在可能的情况下,避免人工干预容量状态	早期使用足量的呋塞米(速尿)利尿
二尖瓣关闭不全	肺水肿,心排出量下降	呼气末正压通气,减轻后负荷	
三尖瓣关闭不全	中心静脉压升高,心排出量下降,可存在肺动脉高压	减轻右心室后负荷(正常通气,可考虑吸入一氧化氮,提高氧合)	
感染	C-反应蛋白,面色灰白	唐氏综合征患儿可考虑延长抗生素治疗时间(头孢呋辛与妥布霉素)	
交界性异位性心动过速	房室不协调,心电图改变(P波可出现在QRS波之前、中、后)	胺碘酮,AAI模式起搏,冬眠疗法(降温)	注意:β拟交感神经药
房室传导阻滞	心排出量下降	DDD模式起搏	
甲状腺功能减退			注意:唐氏综合征患儿

◆ 高危患者

由于术前右心室扩大,术后可能需要更高的前负荷(中心静脉压 10 ~ 12 cmH_2O)。在外周血管衰竭、容量充足但低灌注压的情况下,可使用小剂量去甲肾上腺素。由于小婴儿的体外循环时间通常会较长,而且需要大量的液体,因此术后早期应确保充分的利尿。

如果留置了肺动脉测压管,则可充分地在线实时监测肺动脉高压危象的易感性,但通常并不放置肺动脉测压管。由于静息状态只能提供一个参照,因此除了超声心动图评估外,温和操作和密切的临床观察也很重要。如果中心静脉压升高,同时血压下降、氧合变差,则应高度警惕肺动脉高压危象发作,须开始治疗。

除了控制性通气（$SpO_2 > 95\%$，$PaCO_2$ 不超过 45mmHg）和无损伤、使肺充分复张的通气设置（PEEP 从 $5cmH_2O$ 逐渐过渡到 $7cmH_2O$，吸入潮气量 $8 \sim 10mL/kg$），在进行气管插管吸痰和护理等操作时，应只在额外吸氧和镇静下进行，有时还需要使用肌松剂。肺动脉高压危象也经常"自发"出现，这就要求经常监测镇静是否充分。唐氏综合征的患儿特别难镇静。这些患者由于分泌明显增多，通常仅用呼吸抑制作用较弱的氯胺酮无法获得很好的插管耐受性。如果给予单剂阿片类药物不能达到理想的效果时，可能需要重复使用，药物累积可导致患者重新进入深度睡眠状态。这种情况下，建议联合使用非阿片类镇痛药，如可乐定/右美托咪定，并尝试短程使用弱效的具有神经阻滞作用的药物（异丙嗪 $0.5 \sim 1mg/kg$）。由于之前描述的"开关现象"（on-off phenome-non），唐氏综合征患者可同时对肺动脉高压危象、肺部感染和较多痰液形成易感，因此最好在病情控制好的情况下再行拔管撤机。如果拔管后出现低通气，可在面罩球囊辅助通气的同时给予纳洛酮。患者拔管前的准备越充分、累积使用的阿片类药物越少，出现上述情况的概率就越低。由于拔管后易出现喘鸣，因此推荐使用类固醇类药物进行预处理。

16.4　法洛四联症

法洛四联症（TOF）的畸形特征是肺动脉狭窄、右心室肥厚、室间隔缺损、主动脉骑跨。冠状动脉畸形亦不少见。随着主肺动脉结构性阻力的增加，肺灌注逐渐减少，发绀随之出现（重度 TOF，blue Fallot）。如果肺动脉狭窄很轻，鲜有患儿发生肺充血和心力衰竭（轻度 TOF，pink Fallot）。

像之前描述的合并室间隔缺损的肺动脉闭锁（PA-VSD），TOF 患者的肺循环梗阻部位包括肌性漏斗部、肺动脉瓣、主肺动脉、肺动脉分支（常常延伸至肺门处）。侧支血管（MAPCA）也可为肺额外供血。不同类型的 TOF 与 PA-VSD 之间的界限并非一成不变。

术前一些尚未知的触发因素可能导致肺血管阻力增加，从而诱发严重的缺氧发作。假如肺循环阻力超过体循环阻力，室间隔缺损处就会出现明显的右向左分流；患儿会出现不安和发绀，如果持续时间长、严重的缺氧一直存在，还会出现意识丧失。这种情况下有效的治疗包括增加体循环阻力（胸膝位）、降低肺循环阻力（吸氧、镇静）。如果上述治疗无法获得快速而满意的疗效，可给予小剂量去甲肾上腺素（$1\mu g/kg$），迅速提高体循环阻力，使血进入肺。术前使用 β 受体阻滞剂可减少缺氧发作，然而一旦出现缺氧发作，就应该考虑外科手术。

16.4.1　法洛四联症矫治术

单纯 TOF 的手术治疗通常在出生后 6 个月进行。根据解剖，手术包括扩大漏斗部、切开肺动脉瓣和(或)跨瓣环补片扩大肺动脉瓣。此外,外科应解决主肺动脉的所有梗阻。如果存在大的侧支血管,外科能结扎时应该结扎。室间隔缺损可用补片修补,使左心室血流直接入主动脉瓣。如果外科手术效果好,患者往往可以快速拔管撤机,但如果患者存在术后发生问题的风险则不能。

◆ 高危患者

术后,由于右心室肥厚、顺应性减低,往往需要非常高的充盈压才能将全部心排出量的血量泵入肺循环。此时,正常的窦性心律下协调的心房和心室收缩尤为重要。但是,TOF 患者易出现心动过速,此时如果心室充盈受限,心排出量将显著减少。发生心动过速有两方面原因:一方面是术前 β 受体阻滞剂的中断导致的反弹现象;另一方面交界性异位性心动过速特别好发于 TOF 患者。相应的处理包括。

- 注意心脏节律。
- 交界性异位性心动过速:胺碘酮、冷却降温、AAI 模式起搏。
- 窦性心动过速:可乐定/右美托咪定、β 受体阻滞剂(如果右心室顺应性减低)。
- 米力农(避免心动过速、高 PEEP 和呼吸机相关的肺血管阻力升高)。

如果肺循环无法承受完全的心排出量,则可能出现胸腔积液,使通气更加困难,最终导致氧合紊乱(肺不张使血流不与肺泡接触)和肺血管阻力增加(Euler-Liljestrand 机制)。因此 TOF 患者应常规检查有无胸腔积液。此外,胸腔积液可能由暂时性的左心室衰竭引起,左心衰竭使左心房压增加,肺水肿的风险增加。此时,维持窦性心律很重要,必要时可采用起搏器治疗(治疗交界性异位性心动过速及心动过速)。如果有疑问,则打开双侧胸膜对左右心室都有益。虽然减轻后负荷原则上对左心室是合理的,但由于低排出量、毛细血管渗漏和术后心肌功能障碍等原因通常不能降低后负荷。

16.4.2 机械通气

在 TOF 治疗过程中会出现各种各样的问题,因此需要调整通气策略以适应不同情况。因左心室心肌相对较少、顺应性受损,进而出现左心室功能低下的情况非常罕见,但高 PEEP 通气可用于治疗由此引起的肺水肿。此时肺血管阻力的升高更多源于毛细血管后,因此降低肺血管阻力的特殊通气措施(如过度通气、吸氧或一氧化氮)是禁忌的,因为这些措施会加重肺水肿。相反,如果左心室正常,右心顺应性减低时,通过优化通气策略降低肺血管阻力是有益的,因为可以减轻右心室负担。

在全部患者中对肺有益的措施:
- 缩短弥散距离(早期呋塞米治疗、液体平衡)。
- 避免肺不张:PEEP 5cmH$_2$O,潮气量 8 ~ 10mL。
- 左心室功能正常时维持正常通气。

法洛四联症时,肺动脉狭窄可保护肺血管床免于高血容量,避免了肺动脉高压危象。如果术后右心室压显著升高,应排除右心室流出道和肺动脉仍持续存在形态学上的梗阻。术后超声心动图对排除残余梗阻很重要,因为如果室间隔缺损闭合后仍存在梗阻,通过肺的总心排出量会使右心室超负荷。右心室压超过收缩压的 65% ~ 70% 是关键指标。具体参见表 16.4。

表 16.4　法洛四联症(TOF)的机械通气

模　式	呼吸频率	PEEP	潮气量	目　标	注　意
压力控制(PC)	18 ~ 20/min	5cmH$_2$O	8mL/kg	正常通气(CO$_2$ 40 ~ 50mmHg)	左心室发育不良时,毛细血管后的肺血管阻力升高
				经皮血氧饱和度 > 95%	左心室发育正常时,优化通气策略可使肺血管阻力下降

16.5　右心室双出口

右心室双出口(DORV)可表现为多种形式,它们共同的特征是两个大动脉均主要发自右心室,肺静脉血入左心房,再通过二尖瓣入左心室,再通过室间隔缺损进入主动脉下的右心室。因此室间隔缺损是左心室的唯一出口。DORV 的血流动力学基本上由以下解剖结构决定:

- 有无肺动脉狭窄。
- 室间隔缺损与主动脉、肺动脉的相对位置(主动脉下、肺动脉下、双动脉下、远离型,以及是否为限制性室间隔缺损)。
- 大动脉的位置。
- 主动脉弓畸形[主动脉缩窄和主动脉弓发育不良(可占 20%)]对血流动力学有很大影响。

以上决定了术前临床表现和手术选择。

假如室间隔缺损靠近主动脉弓(主动脉下室间隔缺损,最常见类型,约占 DORV 全部病例的 50%),左心室血流优先进入主动脉,心力衰竭的程度取决于肺循环和体循环阻力比。可以用补片修补室间隔缺损,从而将左心室血引向主动脉瓣。手术时机主要取决于是否合并肺动脉狭窄从而能否排除肺高容量;或者是否因为出生后数月随着肺血管阻力的下降,出现肺循环高容量,从而导致心力衰竭。

在没有肺动脉狭窄的情况下,手术过程类似于室间隔缺损的修补。但由于补片修补室间隔时,补片插在室间隔和主动脉下室间隔边缘之间,可能导致心室几何结构发生扭曲,从而表现为功能性的左心室流出道梗阻(左心室压力升高,有心室肥厚的风险）。在极少数情况下，术后可出现肺血管阻力增加，导致右心室衰竭和肺动脉高压危象的症状，这取决于术前存在的肺循环高容量的程度和持续时间。

如果存在肺动脉狭窄，大血管处于正常位置，室间隔缺损是主动脉下的，外科手术类似于法洛四联症的矫治，即补片修补室间隔缺损、扩大右心室流出道（使用或不使用跨环补片）。术后，相对于新的容量负荷，左心室可能偏小，有发生低心排出量综合征的可能，治疗上需减轻后负荷（机械通气和当左心房压升高时的撤机策略详见第16.4节）。如果存在大动脉转位，治疗会更困难。

如果室间隔缺损靠近主动脉瓣，缺损可通过 Goretex 隧道（Rastelli 隧道，图 16.1）修补，使左心室血液通过 Goretex 通道直接至主动脉瓣。但这条通道会阻挡右心室向肺动脉瓣的血流。此时，一个心外带瓣膜的管道可将血液从右心室输送到手术分离的肺动脉分叉处（图 16.2）。此手术的结果是保持了左心室作为体循环心室的一个串行循环状态，且冠状动脉不需要移位。但是，主动脉瓣与室间隔缺损的距离越远，隧道桥接的距离就越大，术后左心室功能不全（隧道不收缩）和心室几何结构扭曲的可能性就越大，有可能导致左心室流出道梗阻（LVOTO）。

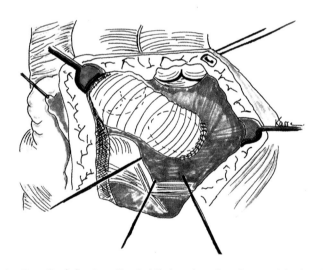

图 16.1 Rastelli 手术。Rastelli 隧道将左心室血流从室间隔缺损引至主动脉

还有一种可能，大动脉转位合并肺动脉瓣下室间隔缺损，称之为"Taussig-Bing 畸形"。外科手术包括：补片修补室间隔缺损，使左心室血流入肺动脉；大动脉调转术。这种情况下，串行循环也得以保留，但冠状动脉必须移植［在 Giessen 中心给予肝素300IU/（kg·d），术后用硝酸甘油保护冠状动脉］。值得注意的是历史上一直在使用肝素化治疗。如果术后冠状动脉发生扭曲、扭结或阻塞，必须按机械性梗阻来治疗。此外，预期会发生较长时间的心肌缺血和术后心肌抑制。

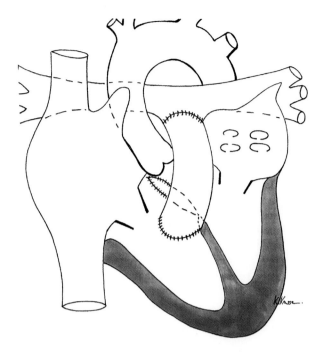

图 16.2 Rastelli 手术后的血流动力学

　　术后重症监护治疗方案主要取决于外科手术的结果,因此在这种情况下,并没有标准化治疗推荐。Rastelli 手术的术后管理遵循一般治疗原则,包括优化心排出量、保持足够的灌注压、良好的尿量和液体平衡、优化 SvO_2,以及心律并发症的监测和治疗。此外,一旦循环情况允许,即应开放肺的通气、正常通气、拔管撤机。术后超声心动图是必需的,它可以检查有无 LVOTO、残余室间隔缺损及 Rastelli 手术的心外管道有无梗阻,从而指导重症监护治疗。

　　因此,在各种形式的 DORV 矫治中,需要识别由左心室衰竭引起的低心排出量(小左心室、手术时间长、交界性异位性心动过速、左心室流出道梗阻、冠状动脉缺血)和右心室衰竭,特别是术前伴有严重肺血增多的患者。这一问题只能通过术中和术后超声心动图结合压力测定(例如高的左心房压提示左心室衰竭)和术后 X 线片来正确评估。只有这样才能建立正确的术后管理。

　　最后,DORV 可以存在严重的左心室发育不良,以及其他非常罕见的、需要单心室矫治的变异。

16.6　Ebstein 畸形(三尖瓣下移畸形)

　　该畸形占心脏畸形的 0.5%,其特征是三尖瓣的隔瓣和后瓣向右心室不同程度的移位。此外,瓣叶也有不同程度的发育不良,有些还与右心室壁融合。瓣环处的房室瓣前叶可扩大,并阻塞右心室流出道(RVOT)。通常合并房间隔缺损和肺动脉狭窄。

如果右心室"房化"轻微,三尖瓣关闭不全仅为轻度,那么几乎没有任何临床症状。即使存在严重的三尖瓣反流和相对较小的右心室腔(导致泵功能降低),也有可能维持"正常的"血流动力学。但是新生儿期,因为增高的肺血管阻力,使右心室超负荷,如房间隔缺损足够大则出现中心性发绀,如房间隔缺损较小则出现代偿性右心衰竭。随着肺血管阻力的下降,临床上这种情况会改善,受损的右心室可将整个心排出量泵入肺。一些未被及时诊断的患儿,在后期确诊时,回顾病史往往会发现他们唯一的异常便是在新生儿期遭遇过"困难"。

严重的心力衰竭会在新生儿期发生,但在出生后头几周,随着肺血管阻力的降低,心力衰竭会改善。然而,在出生后最初几年,随着右心房扩大和室上性心律失常发作,也会出现右心衰竭(如果心室几何结构有实质性改变,也会导致左心室衰竭)。此外,Ebstein 畸形常常合并预激综合征(异常传导通路)。具体参见表 16.5。

表 16.5　Ebstein 畸形

	新生儿期(严重)	新生儿期(中度)	新生儿期后,婴儿期
心功能	低氧血症和酸中毒危害心脏和循环	发绀不是很严重	右心室中度受限,左心室正常
右心室	几乎无功能	前向血流随着肺血管阻力的下降而改善	扩张,药物治疗可改善心功能
三尖瓣	大量三尖瓣反流	不同程度的三尖瓣反流	中度反流
房间隔缺损	需要右向左分流	非紧急	非必需
动脉导管未闭	需要左向右分流	最初需要	非必需
右心房	巨大,导致肺受压和心律失常	扩大,导致肺受压和心律失常	随着时间而扩大,可导致肺受压和心律失常
治疗	前列腺素(PGE1)和机械通气,正性肌力药,降低肺血管阻力,单心室矫治(通过主-肺分流/动脉导管支架进行肺灌注)	PGE1 和机械通气,正性肌力药,降低肺血管阻力,稳定后可行双心室矫治	抗充血性心力衰竭治疗,瓣膜重建

在严重的新生儿患者中,由于残留右心室很小,且存在大量三尖瓣反流,因此右心室没有功能。肺动脉瓣由于没有前向血流而表现为功能性闭锁。此时在超声心动图上很难和解剖性肺动脉闭锁相鉴别,可行一氧化氮试验鉴别。肺灌注通过动脉导管获得。因此,房间隔缺损必须是非限制性的(必要时可行 Rashkind 球囊房间隔造口术)。一旦动脉导管开始关闭,就会出现严重的发绀(即动脉导管依赖的肺灌注)。在治疗开始时,主要考虑的是保证房水平的交通(右向左分流),用 PGE1 维持动脉导管开放、保证肺灌注。心脏扩大(极端情况是心脏外壁贴到右侧胸壁)伴肺受压和严重发绀是机

械通气的指征。如果已经发生任何缺氧并发症(乳酸形成、左心室功能减退、酸中毒和血管衰竭),可能需要正性肌力药(米力农、去甲肾上腺素)、缓冲剂及 β 受体激动剂治疗。当然,应尽可能避免使用 β 拟交感类药物,因为它们是心律失常的主要诱因。吸入一氧化氮可改善肺灌注。在随后的临床过程中,必须检查肺血管阻力下降后能否建立足够的前向肺血流。由于粗大的动脉导管可增加肺动脉压,应考虑控制性使用药物使导管部分闭合(减少前列腺素药量)。经过一段时间后,方可确定是否需要额外的主 - 肺分流及单心室矫治。

如果出生前就已经出现了三尖瓣反流和血流动力学障碍,这些患者往往会有明显的心房扩大,压迫肺和气道,从而引发相关的肺部问题(肺发育不全),影响早期拔管撤机。

轻微右心室房化和轻度三尖瓣反流的患者,随着出生后肺血管阻力的降低,病情可逐渐稳定。同样,肺动脉瓣的前向血流也可能足够,因为随着肺血管阻力下降,右心室和右心房压力也下降,进而使房水平的右向左分流减少,临床上可观察到发绀改善。只要术后不因肺受压而出现症状,患儿就可以通过抗心力衰竭治疗(螺内酯、血管紧张素转化酶抑制剂)而发育成长,但必须经常行超声心动图检查。如果三尖瓣反流、右心室大小和心力衰竭随后进展,则应考虑手术治疗如三尖瓣重建,或必要时通过腔静脉 - 肺动脉吻合术降低容量负荷。

在双心室矫治术中,最重要的考虑因素是三尖瓣及扩大的右心室的重建和成形(无须瓣膜置换)。注意:新的"心室化"心房组织没有收缩功能或收缩功能不佳。因此,术后可能出现的问题是功能不良的、小的右心室伴临床相关的三尖瓣反流。以下措施通常是有用的:

- 正性肌力药物(米力农)。
- 精细的容量治疗,将中心静脉压调至临界高度($12 \sim 14 \ cmH_2O$)。
- 结合适当的机械通气及降低肺动脉平均压:正常通气,$pH > 7.4$,吸入一氧化氮,西地那非。

由于极易发生室上性心动过速,故应避免所有触发因素,如 β 拟交感类药物、低温或电解质波动。这些患者通常之前有肺损伤和右心室功能受损,很难耐受肺血管阻力的增加,因此只有在 $2 \sim 3 \ d$ 的机械通气后,在严密的监护下才能尝试拔管撤机。

双心室矫治的另一种替代方法是"一个半"心室矫治。在这种方法中,通过关闭房间隔缺损将循环分隔,上腔静脉血液通过 Glenn 吻合引导到肺循环,下腔静脉血液在生理上通过三尖瓣流入右心房(此时右心房容量负荷已经减轻),维持着肺循环的搏动血流。由于存在不同的压力,可能需要分离两个已建立的肺动脉循环(例如通过环缩)。

Glenn 吻合术术后的治疗目标包括降低平均气道压力、右心室后负荷(吸入一氧化氮、氧气)以及用米力农对右心室行正性肌力支持。

16.7　儿童主动脉瓣狭窄和主动脉瓣关闭不全

如果新生儿期临界状态的主动脉瓣狭窄并未引起低心排出量,那么该病即可被左心室向心性肥厚增生而代偿多年。症状通常是运动耐力受损、晕厥或运动时胸痛。

对于严重的主动脉瓣狭窄,有两种治疗方法:

如果是由于瓣膜粘连引起的狭窄,可以进行球囊扩张介入治疗,或外科交界切开。由于此类治疗可减轻心室负荷,且左心室在手术之前已经是"训练有素",因此在术后很少会出现严重问题。然而,由于肌肉发达(肥厚)的左心室不再需要对抗狭窄,因此必须确保术后左心室流出道没有相关的肌性梗阻。在这种情况下,应对正性肌力药物的使用持怀疑态度,同时把治疗的主要策略放在增加前负荷(给容量)和使用 β 受体阻滞剂。

如果不能进行介入治疗,且外科交界切开或瓣膜重建效果不好时,对孤立的主动脉瓣狭窄应行 Ross 手术(图 16.3),或对主动脉瓣狭窄伴肌性流出道梗阻行 Ross-Konno 手术。当左心室流出道存在额外的瓣下狭窄时需行 Ross-Konno 手术,即将肺动脉瓣植入主动脉位置、右心室流出道的近心端被切取用来扩大左心室流出道(或用补片加宽室间隔流出道切口),使用补片或移植物材料闭合右心室流出道。该手术主要的并发症有:

- 术后出血(心包压塞)。
- 心律失常(传导阻滞、室性期前收缩、交界性异位性心动过速)。
- 冠状动脉缺血。
- 神经系统并发症 (常规使用近红外光谱监测)。

长时间缺血后,术后治疗通常包括米力农;如果容量足够,儿茶酚胺治疗通常并非必需(中心静脉压 8 ~ 10cmH$_2$O)。如果液体表现出明显的正平衡,应尽量避免进一步扩容,并使用小剂量去甲肾上腺素。由于 β 拟交感药物易导致心律失常和流出道梗阻,应避免使用。

与所有涉及冠状动脉再植入的外科手术一样,应使用 300IU/(kg·d)的肝素。如果血压允许,可使用硝酸甘油改善冠状动脉灌注[起始剂量 0.5μg/(kg·min)]。

可适当使用镇痛药物(哌替啶和氰苯双哌酰胺能有效地防止大龄儿童的寒战),如果可排除出血和心电图改变,且超声心动图结果良好,通常可非常迅速地拔管撤机。

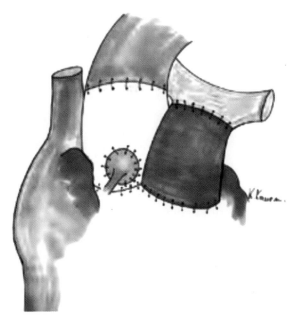

图 16.3　Ross 手术

Ross 手术

　　Ross 手术中,患者自体的肺动脉瓣被移植至主动脉处,冠状动脉再植,而肺动脉处则植入带瓣同种或异种管道。儿童患者可选择稍大一些的异种带瓣管道,但随着患儿的生长,依然需要更换。生物瓣膜不能随儿童生长而生长,不需要免疫抑制或长期抗凝。表 16.6 总结了 Ross 手术的并发症、机械通气、循环、冠状动脉保护、撤机等关键点。

表 16.6　Ross 手术

并发症	机械通气	循　环	冠状动脉保护	撤　机
出血,应避免血压过高引起吻合口撕裂	PC	密切监测电解质	肝素 300 IU/(kg·d),只要没有出血、PTT<60s	PRVC+SIMV
心律失常	潮气量 10mL/kg	相对高的中心静脉压,约 8cmH$_2$O	情况允许可给予硝酸甘油	镇痛药氰苯双哌酰胺+小剂量苯二氮䓬
神经系统	呼吸频率 12 ~ 18/min	米力农,不用 β 受体激动剂		必要时可予患者自控镇痛
冠状动脉缺血	PEEP 5cmH$_2$O	因心室肥厚和心律失常:可考虑 β 受体阻滞剂		
	吸气时间 0.8 ~ 1.1 s			

PC:压力控制;PTT:部分凝血活酶时间;PRVC:压力调节容积控制;SIMV:同步间歇指令通气;PEEP:呼气末正压

16.8　瓣上狭窄

瓣上狭窄可作为一种家族性疾病发生,偶尔与 Williams-Beuren 综合征有关。由于梗阻位于冠状动脉开口的远心端,在狭窄附近的冠状动脉存在高压。长时间病变可能会导致冠状动脉损伤和扭曲,导致术后出现问题,因为冠状动脉已经"习惯"了高压。

主动脉狭窄部分通过外科手术补片加宽,使左心室减负(注意:左心室流出道梗阻)、心肌耗氧量减少。然而,术后平均动脉压必须保持在正常高水平,以防止心肌低灌注。在狭窄非常严重的情况下,术前可能出现左心房压升高,从而导致毛细血管后的肺动脉高压。术后肺血管阻力升高和毛细血管前的肺动脉高压可持续存在,使右心室超负荷。因此,左心室流出道手术后还应通过超声心动图评估右心室功能、测量或估计肺脉压力。

16.9　其　　他

在此前的章节中,虽然并未讨论所有类型的儿童心脏手术,但所述的监测和治疗原则可适用于大多数病例。了解手术是否引起血流动力学改变和改变的程度,以及心室的前负荷和压力是否明显改变,对于成功地开始适当的术后治疗至关重要。此外,主动脉阻断时间和术前心功能(心力衰竭程度)起着重要的作用。对这些问题的评估确保了对可预见的问题及挑战的安全管理。

推荐阅读

[1] Allen HD, et al. Moss & Adams' heart disease in infants, children, and adolescents, including the fetus and young adult. Netherlands：Wolters Kluwer, 2016.

[2] Anderson, et al. Pediatric cardiology. Philadelphia：Elsevier, 2010.

[3] Apitz J. Pädiatrische Kardiologie. Darmstadt：Steinkopff, 2002.

[4] Artman M, et al. Neonatal Cardiology. 2nd ed. NewYork：McGraw Hill, 2010.

[5] Foegel MA. Ventricular Function and Blood Flow in Congenital Heart Disease. Philadelphia：Blackwell Futura, 2005.

[6] Hausdorf G. Intensivtherapie angeborener Herzfehler. Darmstadt：Steinkopff, 2000.

[7] Katz AM. Physiology of the Heart. 5th ed. Philadelphia：Lipincott Willkins & Williams, 2010.

[8] Katz AM, et al. Heart Failure：Pathophysiology, Molecular Biology, and Clinical Management. 2nd ed. Philadelphia：Lipincott Willkins & Williams, 2008.

[9] Muñoz R, et al. Critical Care of Children With Heart Disease. London/Dordrecht/Heidelberg/New York：Springer, 2010.

[10] Nichols D. Roger's textbook of pediatric intensive care. 4th ed. Philadelphia：Wolters Kluwer/Lippin-

cott Williams & Wolkins, 2008.

[11] Nichols DG, et al. Critical Heart Disease in Infants and Children. Philadelphia: Elsevier, 2006.

[12] Park MK. Park's Pediatric Cardiology for Practitioners. Philadelphia: Elsevier, 2014.

[13] Rudolf AM. Congenital Disease of the heart. Clinical Physiological Considerations. 3rd ed. West-Sussex: Wiley-Blackwell, 2009.

第17章

心脏移植

Josef Thul　*Dietrich Klauwer*

17.1　适应证、等候名单和等待阶段

　　到目前为止,在新生儿及婴儿心脏移植等候名单中,复杂先天性心脏畸形仍是最主要的疾病;对于1岁以上的儿童,心肌病则是主要适应证。曾因先天性心脏病而在早期行姑息性手术,之后发展为终末期心力衰竭的儿童和青少年患者,在心脏移植等候名单中的比例不断增加。大约有5%的心脏移植为二次移植。

　　供体心脏的分配通常由国家或国际组织来调控,如Eurotransplant(ET,中欧地区)和UNOS(美国)。根据ET目前的等候名单入组标准,所有16岁以下的儿童都会自动被列为“高度紧急(high-urgency)”状态。16岁以上的青少年患者,如果证明其骨骼发育尚未完全成熟(左手腕X线片),也会被分配到这一紧急级别。在向ET提交非正式申请后,在被列为“高度紧急”的等候儿童中,那些在等待期一直住院治疗的患者(“住院治疗”状态)被优先考虑。在该群体中,分配的先后顺序取决于等候的时间,而非病情紧急程度或移植的成功率。在某一医疗中心向ET提交了医院专属治疗方案后,该中心2岁以下的所有儿童都可考虑自动列入跨ABO血型(ABO-incompatible)的心脏移植名单。每个中心负责对个体的移植适用性进行评估,并以遵守跨ABO血型的心脏移植的组织管理为前提。

　　在等待移植期间,除了人类白细胞抗原(HLA)分型外,还应进行淋巴细胞毒性试

J. Thul (✉)

Pediatric Intensive Care Unit, Pediatric Heart Center of Giessen, Children's Heart Transplantation Center, UKGM GmbH, Giessen, Germany

e-mail：josef. m. thul@ paediat. med. uni-giessen. de

D. Klauwer

Department of Pediatrics, Singen Medical Center, Gesundheitsverbund Landkreis Konstanz, Krankenhausbetriebsgesellschaft Hegau-Bodensee-Klinikum, Singen, Germany

© Springer International Publishing AG, part of Springer Nature 2019

D. Klauwer et al. (eds.), *A Practical Handbook on Pediatric Cardiac Intensive Care Therapy*, https://doi.org/10.1007/978-3-319-92441-0_17

验(LCT),以筛查出是否存在预存 HLA 抗体;如果结果呈阳性,则需通过更具特异性的 Luminex®(Luminex,USA)检测方法进行验证。高风险患者,如同种异体移植物植入、曾接受输血或心室辅助装置植入的患者,应在数月的等待期内多次重复检测。可能最终发现与供体 HLA 分型不匹配,或者需要虚拟交叉配型,并在术前和术中行抗体消除(血浆分离置换、利妥昔单抗)。对于可能需要跨 ABO 血型移植的候选患者,应重复检测同族凝集素滴度。

肺动脉高压患者接受心脏移植后有发生右心衰竭的危险,因此,恒定的一定程度的肺动脉高压是心脏移植的禁忌证。数值极限值的引入有助于评估移植的可行性,包括跨肺压力阶差(TPG)$[(PAP_m - PCWP_m$ 或 $LAP_m) < 15mmHg]$、肺血管阻力指数($PVRI < 6WU/m^2$)及肺血管对血管扩张剂的反应性。舒张期 TPG($PAP_d - PCWP_m$ 或 LAP)与心排出量无关,主要用于更好地鉴别毛细血管前肺动脉高压和毛细血管后肺动脉高压,而后者在心脏移植后可获得实质性的逆转。当舒张期 TPG > 7mmHg(不成比例的肺动脉高压)时,移植的可行性将受到质疑。然而,上述标准中的任何单一项目都不足以确定心脏移植的可行性。因此,对于个体的风险评估至少应该考虑患者的年龄、心脏的基础病变,以及实施短期机械辅助循环的可能性。

如果 ET 电话通知已经获得供心,应在电话中确认并记录 ET 编号和捐献人的基本信息(血型、年龄、体重、死因、捐献人所处医院),并立即通知患者的主管医生。通常,ET 会通过传真快速提供更多的详细资料,也可通过 ET 官网查找捐献人的 ET 编号进行查看。另外可能有必要提前联系捐献人所处医疗中心的移植协调员,以进一步明确有关问题(如心肌功能)。需与心脏外科医生共同做出是否接受供心的决定。如果同时有多个供心,如来自 ET 以外国家的捐赠,但由 ET 负责供给,做出适宜的决定非常重要。如果决定接受供心,供心的取出、转运及受体的术前准备工作必须同时进行。

17.2 受体的术前准备

• 当前的感染状况:从鼻咽部和肛周获取分泌物涂片,完善血清学检查,包括巨细胞病毒(CMV)、EB 病毒(EBV)、乙肝病毒(HBV)、丙肝病毒(HCV)等[CMV IgG、EBV IgG、HBsAg、HCV 抗体和(或)CMV PCR、EBV PCR]。

• 备血:2~3 个单位的浓缩红细胞(去白细胞),2 个单位的新鲜冷冻血浆(FFP)和 1~2 个单位的浓缩血小板;如果拟行跨 ABO 血型心脏移植,请注意尽早通知血库。

• 术前免疫抑制剂使用(表 17.1):在存在特殊指征的情况下使用,如既往输血后可能存在排斥的风险,包括植入心室辅助装置在内的既往手术史、已知形成预存抗体、二次移植等。

- IL-2 受体阻滞剂:巴利昔单抗(Simulect® Novartis, Switzerland)
  - 首次用药在心脏移植前 2 h 内。
  - 术后 4d 再次用药。
  - 用药剂量:<35kg 儿童,10mg;>35kg 儿童,20mg。
  - 将巴利昔单抗用于心脏移植属超说明书用药,可能会导致心律失常。
  - 可用抗 CD25⁺淋巴细胞染色分析法评估药效。
- 静脉注射免疫球蛋白(IVIG)中和抗体:术前及术后 0.5~1g/kg。
  - 必要时,提前做好术中血浆置换和(或)体外循环血液/血浆置换的准备。
- 术前抗感染预防和(或)治疗:
  - 替考拉宁:8mg/kg(成人 6mg/kg,下次用药间隔 24h),肌酐清除率<40mL/min 时剂量减半。
  - 头孢他啶:50mg/kg(术后转入 ICU 后立即再次用药)。
  - 根据具体致病微生物情况调整用药。

表 17.1　免疫抑制剂

环孢素 A	硫唑嘌呤	泼尼松龙
5mg/kg 口服	2mg/kg 口服,每天 1 次	
替代方案:0.1 mg/(kg·h)持续静脉滴注,在获得供心通知后尽早应用,直到开始体外循环	替代方案:1mg/kg 静脉短期注射	ICU 期间不使用 10mg/kg 带入手术室,主动脉开放前给药
环孢素 A 应单独建立静脉通路滴注,可通过外周静脉输注,可与儿茶酚胺类药物同时使用		

表 17.2 列出了心脏移植术前、术后各方面的卫生防护规定。

表 17.2　心脏移植术前、术后的卫生防护方案

心脏移植术前:复查免疫功能状态	心脏移植术前病原学检查	心脏移植术后:手术当天检测,每 2 周检测一次直至出院	机械通气	物理方法
巨细胞病毒、EB 病毒、乙肝病毒、丙肝病毒	培养:鼻腔、气道、尿液、中心静脉插管血标本,必要时重置中心静脉插管	气道分泌物 + 尿液 + 血标本(厌氧菌 + 需氧菌)	每周更换 2 次呼吸机/气管插管	佩戴口罩和实验服(非无菌实验服)直至出院,对双手和设备(超声探头)严格消毒
				最大限度限制探视,禁止儿童探视

17.3　交叉配型

供体脾脏组织可用于交叉配型(EDTA 血标本不太合适),而血清则用于完成血清学检查(CMV、EBV、HBV、HCV),EDTA 血标本建议用于血型复检。交叉配型的目的在于获得受体血清中 HLA 抗体特异性的证据,即其可与分离出的供体淋巴细胞中的 HLA 标志物结合;为此而进行的补体依赖的细胞毒试验能鉴别出与供体 HLA 抗原相结合的抗体,其可引起急性排斥反应。

收到所需标本后(供体脾脏、受体血液),应立即向 HLA 实验室报告,以尽快完成交叉配型。若当地无检验条件,需联系其他中心的 HLA 实验室。如果受体已形成预存抗 HLA 抗体,必须向 ET 报告,以进行虚拟交叉配型,ET 应尽最大努力尽早对供体进行 HLA 分型。然后移植中心必须将 HLA 类型与受体的抗体状态进行比较。实际情况下,由于一些可理解的原因(主要是移植器官的最长缺血时间不能超过 4~6h),在心脏移植前预行交叉配型是很难实现的。

17.4　手术步骤

图 17.1 示意阐述了两种经典的手术方式。但根据先天性心脏畸形的解剖结构,通常需要对其进行调整。根据解剖需要,供体心脏附近的血管有时必须用于重建;在切除任何器官前,这一问题必须提前想清楚、设计好。

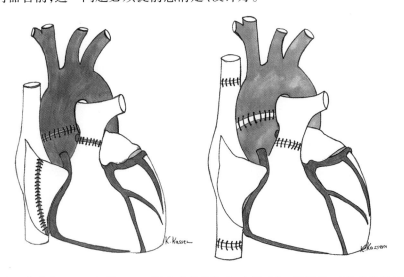

图 17.1　左图为 Lower 和 Shumway 描述的移植技术,右图为"双腔静脉、双肺静脉移植技术"

患者的既往手术史可能会使移植手术变得极其复杂。由于曾行先天性心脏病手术,且预期将行心脏移植的患儿量在不断增加,可以预料:在过去 10 年持续较低的心脏移植围手术期死亡率将开始升高。

◆ 术中常规管理措施

• 一旦开始体外循环,即停用术前持续滴注的环孢素 A。

• 主动脉开放前给予泼尼松龙 10mg/kg 静脉注射。

• 放置肺动脉导管用于持续监测血氧饱和度和肺动脉压。

• 正常情况下,可通过持续滴注依洛前列环素(Ilomedin® Bayer,Germany)和(或)吸入一氧化氮来预防性扩张肺动脉。

17.5 术后早期管理措施及药物治疗

17.5.1 心脏移植术后的特殊问题

供心的原发性衰竭可能是移植前损伤(在器官切除之前或之后遭受的)或超急性排斥反应的结果。后者可由受体的预存 HLA 抗体或疏忽导致的血型不匹配而触发。

存在肺动脉高压的心脏移植受体出现原发性右心衰竭是术后早期最常见的死亡原因之一。由于手术切断了心脏的神经支配,导致供心受到的刺激频率发生变化,这将使其适应不同工作负荷的能力受损。术前既已受损的肾脏,通常会在术后发生肾功能衰竭,特别是那些早期大剂量使用环孢素 A 或他克莫司的患者。面对这一风险,可以考虑使用抗胸腺细胞球蛋白。

17.5.2 免疫抑制

初始的标准化免疫抑制疗法是联合使用环孢素 A、硫唑嘌呤、泼尼松龙。术后前 3 周,通常用他克莫司替代环孢素 A,用霉酚酸酯替代硫唑嘌呤。对于婴儿患者,考虑到环孢素 A 剂量容易控制,因此可作为长期用药。

◆ 环孢素 A(CsA)

环孢素 A 能够可逆性地抑制活化的辅助性 T 淋巴细胞释放 IL-2。长期接受环孢素 A 治疗的副作用包括:动脉性高血压、肾毒性、神经症状(神经系统病变、癫痫)、牙龈增生、肝功能受损、淋巴瘤进展,以及可与多种药物发生相互作用。

切记术后的利尿治疗开始后才能开始用药。1mg/(kg·24h)持续滴注,剂量应根据尿量调整[范围 0.5~3mg/(kg·24h)]。通过持续静脉滴注达到目标血药浓度,并通过口服药稳定谷浓度(尽管不同剂型的药代动力学不同,但目标血药浓度相同)。

• 前 1~4 周:200~300ng/mL。

• 5 周后:150~200ng/mL。

- > 3 月：> 100ng/mL。

COBAS 自动分析仪®（Roche，Switzerland）所应用的单克隆抗体酶增强免疫检测法仅用于检测环孢素 A 原药，而不能用于其代谢产物的检测。

应尽可能早改为口服环孢素 A：

- 开始改为口服给药前约 2 h 停用静脉给药。
- 初始通常以 20mg/(kg·d) 的剂量分 2~3 次（<3 岁时按 3 次）给药。

对于肾衰竭患者：目标血药浓度较低，可在短暂停用一次环孢素 A 期间加用抗胸腺细胞球蛋白。不能从滴注环孢素 A 的中心静脉管路抽取血标本来测定其血药浓度。

◆ 他克莫司（FK506）

与环孢素 A 一样，它通过与钙调神经磷酸酶 – 钙调素复合物结合来抑制 T 细胞活化基因表达特定的细胞因子（如 IL–2）。可通过静脉或口服给药。由于他克莫司的药物吸收率波动很大，因此必须每天监测其活性浓度。药物不良反应谱与环孢素 A 相似。相比后者，他克莫司引发的真菌感染和糖尿病更常见。

持续静脉滴注的剂量为 0.01~0.05mg/(kg·d)。儿童剂量：0.3mg/(kg·d)，分 2 次口服（<4 岁时分 3 次）；成人剂量：0.15mg/(kg·d)。

目标血药浓度：

- 前 1~4 周：10~15ng/mL。
- 第 5~10 周：10~12ng/mL。
- 10 周以后：8~10ng/mL。

◆ 硫唑嘌呤（AzA）

硫唑嘌呤可抑制蛋白质的生物合成，从而抑制 T 淋巴细胞的增殖能力。

初始剂量：1mg/(kg·d)，每天 1 次静脉注射；此后，根据血细胞分类计数的变化调整剂量。目标血药浓度：第 1~10 周的淋巴细胞和单核细胞总数 <3.0×10⁹/L。改为口服给药时通常剂量需加倍。

◆ 霉酚酸酯（MMF）

可通过干预淋巴细胞嘌呤的合成来抑制 T 和 B 淋巴细胞的增殖，药物剂型为糖浆或胶囊。静脉注射或口服，40mg/kg 每天 2 次，或 1200mg/m² 分 2 次给药（婴儿患者分 3 次用药）。

血细胞分类计数是治疗过程中用于监测的主要参数。然而，目前尚无法预测其与剂量的相关性；因此，应注意在给药 2~3h 后监测其是否达到峰值水平。作者所在中心将血浆药物浓度 >2.5~4μg/mL 作为参考标准。

胃肠不耐受较常见，因此，从硫唑嘌呤改为霉酚酸酯不利于口服营养支持的建立。

◆ 泼尼松龙

- 手术当天:10mg/kg,术中用药 1 次;同时按 10mg/(kg·d)分 3 次用药。
- 术后 1~3 d:5mg/(kg·d),随后逐步减量。
- 术后第 10 天最大剂量不超过 1mg/(kg·d)。
- 至第 4 周不超过 0.2mg/(kg·d)。
- 至第 10 周不超过 0.1mg/(kg·d)。
- 根据个体差异:10 周后停用激素治疗或选择长期服用。

◆ 雷帕霉素靶点(TOR)抑制剂:西罗莫司和依维莫司

TOR 抑制剂可破坏 IL-2 受体的受体后反应过程,从而抑制淋巴细胞增殖。由于其对增殖的普遍抑制作用,目前认为哺乳动物 TOR(mTOR)抑制剂在预防移植后血管病变的风险方面具有优势。此外,其肾毒性较小。目前尚不清楚 mTOR 抑制剂是否能取代已明确的标准环孢素 A/他克莫司疗法,以达到心脏移植术后早期免疫抑制的效果。

依维莫司(Certican®,Novartis,Switzerland):0.1mg/(kg·d),分 2 次使用,谷浓度为 4~8ng/mL;不良反应包括血管性水肿、血细胞减少、高脂血症和伤口愈合障碍。

◆ 诱导治疗

对于具有较高排斥风险的患者(既往手术史、多次输血、植入心室辅助装置、二次移植),可使用巴利昔单抗诱导。

在本中心,并不将抗胸腺细胞球蛋白(如 Grafalon® Fresenius,Germany)诱导治疗作为标准治疗方案,其只用于难治性排斥反应或作为肾衰竭时钙调神经磷酸酶抑制剂的替代治疗。剂量为 3~5mg/kg,短期静脉注射,注射时间为 1 h(用于替代治疗时,剂量需根据药物的不同而调整)。可与雷尼替丁、类固醇和马来酸二甲茚定联合使用,必要时,可与免疫球蛋白、抗真菌药物联合,或与 5mg/(kg·d)的更昔洛韦联合预防病毒感染。

如果白细胞总数 $< 2 \times 10^9/L$ 或血小板 $< 50 \times 10^9/L$,需下调抗胸腺细胞球蛋白剂量。如果淋巴细胞总数 $< 100/\mu L$,需暂停使用抗胸腺细胞球蛋白。最好通过流式细胞仪监测抗胸腺细胞球蛋白剂量:

- 目标辅助性 T 淋巴细胞计数 $< 200/\mu L$。
- 辅助性 T 淋巴细胞在 $50 \sim 100/\mu L$ 时,下调用药剂量。
- 辅助性 T 淋巴细胞计数 $< 50/\mu L$ 时暂停使用。

用药疗程:每天 1 次,总天数 3~5d。

如果应用标准免疫抑制疗法仍有很高风险出现体液排斥反应(病史、预存抗体,交叉配型结果阳性)时,每周应用 1～2 剂的免疫球蛋白,必要时可使用利妥昔单抗(375mg/m², 每周 1 次,连用 4 周)。

若初步确定供体具有特异性 HLA 抗体:采用血浆置换或更好的免疫净化疗法(IgG 吸附在体外吸附柱上),并应用利妥昔单抗。替代治疗或补充治疗包括:特异性抗补体 C5 抗体——依库珠单抗(Soliris® Alexion,USA)——可抑制终末补体途径的激活;用于心脏移植时属超说明书用药,剂量为 600mg,注射时间为 30min,每周 2 次,该药可增加感染风险,特别是增加患者对脑膜炎球菌的易感性。

17.6 巨细胞病毒(CMV)

对于受体(R)/供体(D)来说,由移植直接引发 CMV 感染的风险程度不同。如果供体已感染 CMV,但受体未曾感染,这时最容易表现出临床症状。受体在免疫抑制状态下(D+/R−)初次感染 CMV 时,其临床病程往往比二次感染(D+/R+)时更为复杂,因为后者的免疫系统在免疫抑制诱导前已对病毒产生反应(即免疫记忆)。患者的免疫系统处于抑制状态时,只面对一种新的病毒已不堪重负。当只有受体本身携带病毒(D−/R+)时,风险会稍低;但在受体接受免疫抑制治疗时可能再次激活 CMV。只有受体和供体器官均未感染过巨细胞病毒(D−/R−)的情况才是最安全的,此时,周围环境因素可能会触发原发性感染。因此,术前需要对供体和受体均进行血清学检测以完成移植后感染风险的评估。

17.6.1 诊　断

每周进行一次 CMV PCR 检测,术后第 5～10 周后每 2～3 周检测一次。

17.6.2 术后 CMV 感染的标准化预防

对于 R−/D+ 的患者,给予更昔洛韦 5mg/kg 每天 1 次,连用 3 周(同样适用于肾功能损害患者)。此后,改为缬更昔洛韦(Valcyte® Roche/Switzerland)治疗 2 个月。每日剂量(mg) = 7×体表面积(BSA)×肌酐清除率(CrCl)(新的 Schwartz 修订公式):

- 肌酐清除率的单位为 mL/(min·1.73m²)
- 肌酐清除率 = k×身高(cm)/血肌酐(mg/dL)
  - k = 0.45(<2 岁)
  - k = 0.55(男孩:2～12 岁;女孩:2～16 岁)
  - k = 0.7(>13 岁男孩)
- 成人及青少年每天剂量为 900mg。

在受体血清阳转或 CMV PCR 检测阳性的情况下进行早期干预性治疗：更昔洛韦 10mg/(kg·d)，分 2 次用药，PCR 转阴后应继续用药，且不少于 14d。

有症状的 CMV 感染可伴有发烧、淋巴结病、肝炎、中性粒细胞减少和（或）器官相关性症状（如心内膜炎、侵袭性结肠炎）。应早期进行干预性治疗。必要时可补充 CMV 高价免疫球蛋白（Cytotect® Biotest，Germany，1 mL/kg，每 3 周 1 次）。

17.7 抗生素治疗

- 替考拉宁 8mg/kg，每天 1 次（成人 6mg/kg），根据肾功能受损情况调整；替代药物：利奈唑胺。
- 头孢他啶 100mg/(kg·d)。拔除中心静脉导管后，改为头孢呋辛或停用抗生素治疗（特殊情况见下文）。
- 诊断性检查：每周行 2 次血培养和气道分泌物培养。
- 开始建立口服营养后：
  - 两性霉素 B 混悬液口服 1~2mL，每天 6 次。
  - 咪康唑口腔凝胶 1mL 口服，每天 4 次。
  - 复方磺胺甲噁唑（复方新诺明）5mg/kg 口服，隔日 1 次。

17.8 器官排斥

单发的排斥反应事件较常出现（表 17.3）。大多数的首次排斥反应发生于术后 2~4 周。器官排斥反应的临床表现和仪器检测均不具有特异性。如果临床表现不明确，在权衡了抗排斥治疗的风险，或尝试抗排斥治疗没有产生任何效果后，可考虑进行心肌组织病理活检。病理活检还可为抗体介导的体液排斥反应提供临床依据，因为这种类型的排斥反应需要更长的治疗时间。

病理活检包括组织学和分子病理学的检查。根据国际心肺移植协会（ISHLT）的分级系统对细胞排斥反应进行分级（表 17.4）。其中，可在毛细血管内皮细胞内通过免疫组化方法检测到一个体液成分的标志物——补体 C4d 沉积物。

表 17.3 排斥反应的临床表现

心电图（每日监测）	超声心动图	症状和体征	实验室检查
Ⅰ、Ⅱ、Ⅲ及 V₁、V₆ 导联总波幅降低	收缩和舒张功能障碍	安静状态下心率加快	肌钙蛋白 I、脑钠尿肽升高
心律失常	新出现的积液	食欲下降	炎症指标可正常
新产生的传导阻滞	室间隔厚度增加，室间隔回声改变	发热，患者存在不适感	相关基因检测可呈阳性

表 17.4　国际心肺移植协会(ISHLT)的细胞排斥反应分级标准(2004 年修订版)

0 级	无
1R 级(轻度)	间质和(或)血管旁炎细胞浸润,伴单灶性心肌细胞损害
2R 级(中度)	2 处病灶或多灶炎细胞浸润伴心肌损害
3R 级(重度)	弥漫性炎细胞浸润伴多灶性心肌损害,伴或不伴间质水肿、出血、血管炎 存在或不存在急性抗体介导的排斥反应(AMR)时可另记为 AMR 0 或 AMR1

局限性:

- 任何阳性的免疫组织学结果都应结合临床情况进行分析。
- C4d 检测结果阴性并不能排除存在体液性排斥反应。

17.8.1　抗排斥治疗

◆ 泼尼松龙

按 10mg/(kg·d)的剂量使用 3d,此后递减至起始剂量。

环孢素 A/他克莫司:血液浓度应达到正常高值,环孢素 A > 250ng/mL 或持续滴注。

首次排斥反应伴严重临床表现(需使用儿茶酚胺、插管等治疗),或在泼尼松龙冲击治疗后症状无改善者可加用抗胸腺细胞球蛋白。

◆ 体液性排斥反应

典型的病理活检结果(C4d 阳性)和(或)临床状况(对常规抗排斥治疗无反应),以及(或)存在外周血血浆中有供体特异性 HLA 抗体的证据(Luminex® 单一抗原微珠检测技术),可能表明患者存在抗体介导的排斥反应。

- 给予静脉免疫球蛋白(IVIG)。
- 血浆置换疗法。
- 免疫净化疗法(TheraSorb® Miltenyi Biotec,Germany):比血浆置换更具特异性、更有效,净化柱可特异性吸附 IgG,例如,在 IgG 监测和(或)外周血供体特异性 HLA 抗体监测下进行 10 个循环的净化 (Luminex®)。
- 利妥昔单抗:375mg/m^2,每周 1 次,使用 4 周(监测 CD19)。
- 硼替佐米(Velcade® Pharmaceuticals, Inc. ,USA):作为最后手段,直接针对浆细胞的蛋白酶体抑制剂。
- 依库珠单抗 (Soliris® Alexion,USA):抗补体 C5 单克隆抗体(见第 17.5 节)。

17.9　抗高血压治疗

正常情况下,在移植术后数日内会出现体循环动脉高压,这主要归因于类固醇和环孢素 A 的免疫抑制治疗。在这种情况下,应严格管理以防止后负荷增加对移植的心脏造成损害,并避免出现高血压的其他并发症。以下抗高血压药物已被正式列入治疗方案,这些药物在某种程度上对降低肺动脉阻力也具有协同作用:

- 氨氯地平。
- 血管紧张素转化酶抑制剂/血管紧张素 Ⅱ 受体拮抗剂。
- 西地那非。
- α 受体阻滞剂。

17.10　心脏移植术后肺动脉高压

如第 9 章所述,持续性左心室功能不全可导致左心房压力升高,进而导致毛细血管后性肺动脉高压。作为对肺水肿的一种保护性机制,长期作用可导致毛细血管前肺阻力升高;如果左心室功能不全持续存在,毛细血管前肺动脉高压可出现进展,并在一定程度上变得不可逆转。由于左心室功能恶化是一个链条式发展的过程,受体的右心室可缓慢适应肺血管阻力的升高。升高的肺血管阻力会持续至心脏移植术后即刻。如果不进行治疗,可能会导致移植心脏的右心室功能失代偿,因为此时的心脏将不再适应升高的肺血管阻力。这一机制意味着:术前左心室功能的改善(如使用机械性左心室辅助装置),会对降低肺血管阻力产生积极影响,从而降低心脏移植术后急性右心室衰竭的风险。

肺循环阻力的急剧升高会影响体外循环的撤机。可通过肺动脉导管精确监测肺血管阻力(最好加上血氧监测)。在患者撤离体外循环后常规吸入一氧化氮。此外,每名患者在心脏移植术后给予米力农[1μg/(kg·min)持续静脉滴注],以降低左、右心室后负荷,改善心肌收缩力。

通气策略(表 17.5)包括:"开放肺策略"(Open Lung)(PEEP 为 5～7cmH$_2$O 或更高),潮气量为 8～10 mL/kg,将 PaCO$_2$ 目标值设定在 40mmHg 左右,pH 为 7.4。呼吸机首选压力调节容积控制模式(PRVC;潮气量恒定,气流呈减速波且吸气峰压最小化)或压力控制模式(PC)。

表 17.5　心脏移植术后的通气参数（不适用于新生儿）

模　式	PEEP	潮气量	吸气峰压	PaCO$_2$ 目标值	pH 目标值
PRVC 或 PC	5～7cmH$_2$O	8～10mL/kg	最大为 30cmH$_2$O	40mmHg	7.4

PRVC:压力调节容积控制模式；PC:压力控制模式；PEEP:呼气末正压

如果希望快速拔管,通常要求在术后早期镇痛镇静的前提下,有大约 24h 的观察、适应期,以确保安全性[芬太尼 5～10μg/(kg·h)或更高剂量,咪达唑仑 0.2mg/(kg·h)]。

当刚开始出现肺动脉阻力升高的征象（＞25％的体循环阻力）时,应仔细鉴别形成原因:肺部因素(肺不张→低氧性肺血管收缩,又称 Euler-Liljestrand 机制)、血管因素抑或解剖因素。对此,可通过 X 线、肺部超声及检测呼气末二氧化碳来获得线索。在肺不张时,二氧化碳分压会有明显差异,呼气末检测较低,而在血气分析中则处于高水平。此时的正常值与血气分析正常高值有 2～4mmHg 的差异（另见第 2.2.7 节）。如果存在肺部问题,则必须调整通气方案,通常可通过提高 PEEP 或谨慎地采用肺复张(如果右心室功能受损,可能会有风险)的方法来提高平均动脉压。此外,应该在有足够前负荷(中心静脉压)并有血压和肺动脉压监测的情况下进行短时间的尝试。

如果初步考虑是血管因素所致,在开始使用伊洛前列素（Ilomedin®）持续滴注之前,应检查凝血功能(包括 ACT)。这是因为前列环素具有可逆性抑制血小板聚集的作用,导致术后早期出血的倾向。初始剂量为 0.5ng/(kg·min),然后逐渐增加剂量至 1～2ng/(kg·min)。

在肺动脉压急剧升高的危重情况下:根据需要进行镇静治疗,肌松,吸入纯氧;根据需要谨慎予以过度通气,去甲肾上腺素静脉推注(1～10μg/kg)。接受起搏器治疗的患者,其心率可能是"正常"的,但并无射血(通过动脉搏动或超声心动图测量),在这种情况下,应立即进行心脏复苏。在抢救的过程中,血压降低、中心静脉压升高、心率减慢,即使肺动脉压偏低也不能排除肺动脉高压危象,因为如果存在肺血管阻力严重增高,右心室则无法克服增高的阻力,肺动脉压也不可能升高。

如果上述治疗措施无效或由于右心室衰竭而无法撤停体外循环,则可在肺血管阻力降低和(或)右心室逐渐适应阻力之前的一段时间,采用 ECMO 过渡。

17.11　跨 ABO 血型的心脏移植

ET 的分配规则允许为 2 岁以下的婴幼儿行跨 ABO 血型的心脏移植。目前已经证实:心脏移植是治疗大多数婴幼儿严重先天性心脏病和获得性心脏病的一种非常成功的手段。事实上,捐赠器官的来源十分稀缺,尤其在这个年龄段,许多儿童在等待移植的过程中死亡。1996 年,北美将跨血型心脏移植概念用于婴儿患者,以有效和公平地利用供心,将暂时无法分配出去的器官用于移植。目前,世界各地的许多中心都在执行这项政策,也在幼龄儿童人群中获得成功。在加拿大,跨血型心脏移植概念的引入降低了这一最年轻群体的移植等待时间。与美国一样,在 ET 分配规则中,跨血型器官分配的地位仍然次于血型相容器官的分配。因此,人们对这一政策对等待移植期间死亡率和并发症发生率的影响存有质疑。根据目前可获得的数据,跨 ABO 血型心脏移植的长期生存率、排斥反应及移植心脏血管病变进展的风险与 ABO 相容心脏移植无明显差异。在接受跨 ABO 血型心脏移植后,并没有产生与不同血型的供体红细胞凝集原相对抗的同族凝集素,这不能完全归因于免疫抑制,而更有可能是机体对这些外源性抗原产生了耐受性。此外,有证据表明,在这种情况下,机体对 HLA 抗原的耐受性也在同期出现增强,甚至可能改善受体的远期预后。结合我们中心以往的经验来看,一些患者的感染易感性有极度增加的趋势,虽然并未得到证实,但值得怀疑。

在我们儿童心脏中心引入跨 ABO 血型心脏移植概念后,与多家医疗中心和组织组成了联合体。下文所列出的实践指南,是基于多伦多、纽卡斯尔和慕尼黑儿科心脏中心的经验,同时结合 Giessen 儿童心脏中心的自身情况。

17.11.1　纳入标准

患儿能否被推荐纳入跨 ABO 血型心脏移植的候选名单中,主要取决于年龄、可能出现排斥反应的风险(由输注血制品、既往手术史、机械循环支持触发)、是否需紧急行心脏移植,而最重要的还要有筛查试验中测得的同族凝集素的定量水平。在 Giessen 儿童心脏中心,这项政策最初仅限于术前同族凝集素滴度低于 1∶32 的 2 岁以下患儿。母源性抗体滴度不能作为婴幼儿的排除标准。只有已经按最紧急情况(已住院、高度紧急)列入 ET 名单的儿童才能被考虑纳入。没有必要将跨 ABO 血型器官的潜在受体单独登记入 ET 名单。

17.11.2　术前措施

如果跨 ABO 血型的心脏移植被提上日程,应充分获知患者的基本信息,包括既往所有抗体检测的结果,并需要在临床过程中保持随时更新。

在等待供体心脏期间,应每 4 周检查一次同族凝集素滴度。这样做是为了监控纳入标准,同时可以更容易地判断围手术期预计的同族凝集素消除测量值(即同族凝集素滴度的消失)。应首选凝胶卡式离心法,而非通过经肉眼评估的试管法。凝胶卡式法对评分员的主观依赖性较小,仅需 45~60min 即可完成检测。在预约该项检查时,应明确说明拟行跨 ABO 血型心脏移植的目的和检测 IgG 抗体的必要性。

在等待移植期间,应尽量避免输注血制品。如果必须使用,可参考表 17.6 的血制品选择指南。O 型血受体不应使用 O 型血浆(或 O 型浓缩血小板),因为该制品可能含有非常高效价的抗 A 凝集素,难以完全清除,而且根据临床情况,术中可能需要反复行血液置换。如果输血时同族凝集素滴度较低,则主要输注 AB 型血浆或 AB 型浓缩血小板,但此时必须面对因血小板与受血者血型不同而发生超敏反应的风险,这种风险可能具有年龄依赖性。输血后应再次复测同族凝集素滴度。如果 O 型血受体登记拟行跨 ABO 血型心脏移植,血库应确保提供所有可能需要用到的 AB 型浓缩血小板。洗涤血小板的效用目前尚不被认可。

在等待器官的同时,预存 HLA 抗体的筛查应与同族凝集素测定并行(目前采用补体依赖的微量淋巴细胞毒性试验)。该检测须每隔 8~12 周重复一次,特别是在输注血制品、同种异体物或心室辅助装置等植入后。

如果已获得提供跨 ABO 血型的候选供心,应该提前通知血库,不得延误。这样,他们就可以提前为即将进行的检测项目做好协调,并尽早提供有特殊要求的血制品。一旦供体器官被接受,还必须尽早进行抗供体红细胞表面凝集原的同族凝集素的效价测定。只有在最近筛查没有发现同族凝集素(检测时间不超过 4 周)且在此期间没有输注血制品时,才可省略这一术前紧急检查。

在输血时,应在受体所在中心的血库再次检测献血者的血型,方法是在血库内部实验室尽可能快地检测献血者的 EDTA 血液。无论哪种方式,这种对献血者的双重检测是输血前的标准流程。

17.11.3 术中措施

由于 ABO 血型抗体的耗竭作用,术中和术后应避免增加对抗供体器官的 ABO 血型抗体。因此,必须严格注意血液和成分血的合理选择。通常使用与受体完全相同的红细胞和与供体相容的血浆和浓缩血小板。有关血制品选择的详细指导意见可参考表 17.6。人工心肺机的血液预充也是基于该原则。对于预充量,必须考虑到由于即将进行血液置换,因此需要大概 1.5 倍以上的血容量。行跨 ABO 血型的心脏移植后,在后续的临床治疗中,例如再次手术或急诊就医,都必须严格按照上图选择血制品。虽说如此,通常认为 O 型红细胞与 AB 型血浆/浓缩血小板的组合对于每一种可能的受体/供体血型组合都是安全的。

表 17.6　跨 ABO 血型心脏移植后用于受体输血的血制品选择

受体血型	献血者血型	浓缩红细胞	新鲜冷冻血浆	浓缩血小板[a]
O	A	O	A 或 AB	A 或 AB
O	B	O	B 或 AB	B 或 AB
O	AB	O	AB	AB
A	B	A	AB	AB
A	AB	A	AB	AB
B	A	B	AB	AB
B	AB	B	AB	AB

[a] 在预备血制品时,必须通过电话或书面方式根据个体需求进行特殊说明

17.11.4 术中血液/血浆置换

在建立好人工心肺机通路后立即开始血液/血浆置换。最初,置换的血量大约为

受体血容量的 1.5 倍。血液/血浆置换是通过人工心肺机的静脉管路回收受体的血液,同时将其替换成与受体同血型的红细胞和与供体同血型的血浆。如果有必要,可以用自体血回收分离机来回收并洗涤受体的红细胞,然后在后续的手术过程中将它们重新注入患者体内。此方法有助于降低输血不良事件的风险。

在手术前立即靶向分析抗供体抗原的同族凝集素滴度,如果测得最大效价为 1:4,则术中没有进一步置换血液和再次测定抗体滴度的必要。如果效价 >1:4,则必须在初次血液置换后立即再次定量检测抗体滴度。此后,可能还需进一步行血液置换和抗体滴度检测,直至效价降至目标值(最大效价不超过 1:4)。直到抗体滴度检测结果为阴性和(或)不超过 1:4 才可开放主动脉阻断钳,恢复供心的灌注。因此,为了减少供体心脏的缺血损伤,应避免抗体滴度检测过程中的任何延误,这一点至关重要。

根据上述标准,如果术前没有立即检测抗体滴度,则在第一次血液置换后和开放主动脉阻断钳之前,必须进行抗供体血型的抗体滴度检测。根据结果,判断随后是否有必要做进一步的血液置换和抗体滴度检测。

获得捐赠器官的通知通常在晚上 6 点以后发布。在这种情况下,应在晚上 6 点至第 2 天早上 8 点之间至少做一次抗体滴度检测。因此,与血库的密切组织协调是不可或缺的。

在实际工作中,血库目前承诺完成抗体滴度检测并回报的时间为 45~60min。重要的是:要尽可能减少各种延误(如血标本送检过程),否则将延长供体器官的缺血时间,并可能危及移植的结果。

17.11.5 术后措施

在第 1 周内,应每天进行抗体滴度定量分析;此后,每周进行一次,持续 4 周;然后根据临床需要每月进行一次。

如果术后发现同族凝集素抗供体血型的情况非常显著(>1:4),有许多不同的方法可以消除。非特异性免疫净化疗法(如 TheraSorb® Miltenyi Biotec, Germany)和 ABO 血型特异性免疫净化疗法(如 Glycosorb® ABO Glycorex, Sweden)会明显比血浆置换更有效。可考虑使用免疫球蛋白和早期应用麦考酚酯作为支持治疗。在出现治疗无效或复发的情况下,应考虑使用 CD20 拮抗剂利妥昔单抗。

17.11.6 免疫抑制治疗

在 Giessen 儿童心脏中心,围手术期免疫抑制治疗是根据既定的机构标准来实施的,该标准需联合使用环孢素 A、硫唑嘌呤和类固醇。对于高危患者(因既往手术或机械循环支持后 HLA 致敏),应加用 IL-2 受体拮抗剂。此外,在跨 ABO 血型心脏移植的患者中,于术后早期(第 1 天)使用免疫球蛋白。但这种治疗方法必须在同族凝集素滴度测定后考虑(滴度升高 1～2 个水平,无临床相关性)。在治疗中也可以权宜地将环孢素 A 改为他克莫司以及将硫唑嘌呤改为麦考酚酯(＜ 1 周)。没有必要在跨 ABO 血型心脏移植中常规应用抗淋巴细胞抗体进行诱导治疗。

推荐阅读

［1］ Dipchand AI, et al. Equivalent outcomes for pediatric heart transplant recipients：ABO-blood group incompatible versus ABO-compatible. Am J Transplant, 2010, 10(2)；389－397.

［2］ Hoskote A, et al. Acute right ventricular failure after pediatric cardiac transplant：predictors and long term outcome in current era of transplantation medicine. Thorac CardiovascSurg, 2010, 139；146－153.

［3］ Irving CA, et al. Immunosuppression therapy for pediatric heart transplantation. Curr Treat Options Cardiovasc Med. 2010；12；489. ff.

［4］ ISHLT Monograph Series. Pediatric heart transplantation, Vol. 2. Amsterdam：Elsevier, 2007.

［5］ Pollock-Barziv SM et al. Pediatric heart transplantation in human leucocyte antigen sensitized patients：evolving management and assessment of intermediate-term outcomes in a high-risk population. Circulation, 2007, 116(11Suppl)：I 172 ff.

［6］ Schwartz GJ. New equations to estimate GFR in children with CKD. J Am Soc Nephrol, 2009, 20：629－637.

［7］ Urschel S, et al. Absence of donor-specific anti-HLA antibodies after ABO-incompatible heart transplantation in infancy：altered immunity or age? Am J Transplant, 2010, 10(1)；149－156.

［8］ Vaudry W. Valganciclovir dosing according to body surface area and renal function in pediatric solid organ transplant recipients. Am J Transplant, 2009, 9：636－643.

［9］ Webber SA, et al. Heart and lung transplantation in children. Lancet, 2006, 368：53－69.

［10］ West LJ, et al. ABO-incompatible heart transplantation in infants. N Engl J Med, 2001, 344(11)：793－800.

第18章

超快通道在儿童心脏手术中的应用

Christoph Schmidt *Edward Malec*

18.1 定 义

快通道是一个多学科、跨专业、系统性的概念,应用于心脏外科患者的照护,目的是在不损害患者治疗效果的前提下,通过术后早期拔管、早期活动、尽早转出重症监护室(ICU)和及时出院以降低费用。快通道概念的核心是术后早期拔管,无论患者是在手术室内,还是在进入 ICU 后的最初几小时内。

18.2 术 语

在儿童心脏手术中,下列定义已被大家广泛接受。

- 早期拔管:术后 24 h 内拔管。
- 快通道儿童心脏手术:术后 6h 内拔管。
- 超快通道儿童心脏手术:在手术台上拔管。

18.3 快通道发展史

在 20 世纪 90 年代初以前,所有成人心脏手术患者在术后几天均需镇静,并行呼吸机控制通气,这被视为不容置疑的法则。大量基于病理生理学考量的论据被提出,

C. Schmidt (✉)
Department of Anesthesiology, Surgical Intensive Care Medicine and Pain Therapy, Münster
University Medical Center, Münster, Germany
e-mail: christoph. schmidt@ ukmuenster. de

E. Malec
Division of Pediatric Cardiac Surgery, Münster University Medical Center,
Münster, Germany

© Springer International Publishing AG, part of Springer Nature 2019
D. Klauwer et al. (eds.), *A Practical Handbook on Pediatric Cardiac Intensive
Care Therapy*, https://doi. org/10. 1007/978-3-319-92441-0_18

从而将这一临床实践提升为无可辩驳的标准处理,尤其是术后长时间的控制性通气与大剂量阿片类药物的联合应用,似乎成了唯一可以有效对抗手术诱导的神经体液系统激活的手段。神经体液应激反应带来的不良后果是:心肌耗氧量和供氧之间的精细平衡失衡,围手术期心肌缺血的发生率增加。此外,全身炎症反应及与之相关的多器官功能障碍综合征、通气灌注不均匀导致的肺气体交换障碍、血浆凝血和血小板功能紊乱、体外循环术后毛细血管渗漏综合征、缺血性心肌功能障碍、房颤、室性心律失常或精神错乱性神经综合征等都被作为有说服力的病理生理学证据被提出,以支持心脏手术后进行镇静和机械通气的合理性(参见第 10 章)。

从 20 世纪 80 年代中期开始,社会经济环境发生了变化,医疗资源(如合格的医务人员、重症监护床和手术室)相对短缺,使医疗机构面临着提高工作效率和有效降低成本的压力。正是在这样的背景下,首个快通道方案被提出。该理念主要是显著控制阿片类药物总剂量,为患者早期拔管创造先决条件,从而有效缩短心脏术后患者在 ICU 的停留时间。与常规手术相比,ICU 在快通道治疗方面的成本降低了约 50%,住院治疗的总费用也明显降低了 15% 左右。同时,由于择期手术延迟次数减少,医院的资源可以得到更有效的利用,医院整体能力得到提升。此外,由于单个患者的治疗时间明显缩短,医院床位周转率大幅度提升。

在经济花费通过快通道理念得到改善的同时,患者的安全及预后并未因此受到危害;且许多权威机构最初担心的情况——围手术期心肌梗死或其他相关并发症发生率增加——并未发生。由于资源利用率提高、成本节约及患者的良好预后,快通道方案迅速在成人心脏手术中开展并确立起来。当前,快通道方案已成为心脏外科治疗和护理质量评价中的全球性新标准。

相比之下,儿科心脏手术的快通道策略才刚刚开始发展。关于快通道概念的可行性、成本和安全性的数据,绝大多数来自单中心的回顾性分析,或者确诊为心脏畸形的少数人群。目前,还没有一项广泛的针对先天性心脏畸形儿童的快通道策略及同期常规治疗方法的对照研究。从目前的观点来看,在 20 世纪 70 年代儿童心脏手术开始的初期,儿童在术后立即常规拔管效果良好,结果令人惊叹。在那个开创性的年代,围手术期医学的蓬勃发展带来了上述结果。随着催眠药、镇静剂、镇痛药和肌肉松弛剂的使用,人们发现这些药物可导致严重的心脏抑制。鉴于当时的呼吸支持技术和呼吸生理学知识,在新生儿、婴幼儿中使用机械通气可导致严重的血流动力学损害和功能性、生物化学性及机械性肺损伤,当时普遍的观点是,手术室拔管有优于常规持续镇静和机械通气的益处,但并未进一步具体阐述这些益处。

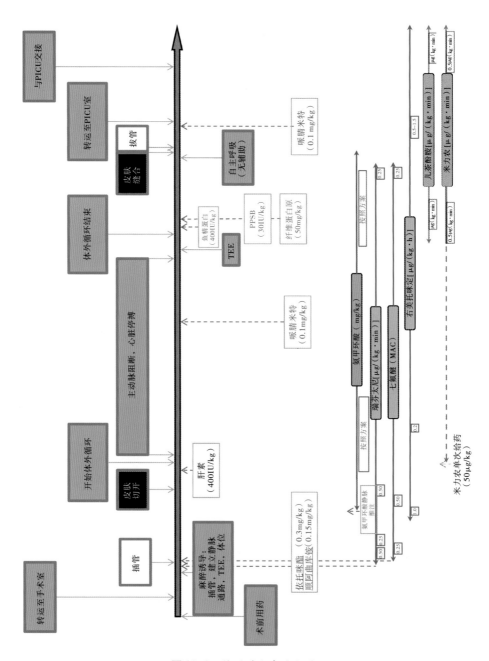

图 18.1 快通道方案流程图

TEE：经食管超声心动图；PICU：儿童重症监护室；PPSB：人凝血酶原复合物；MAC：最低肺泡有效浓度

　　20 世纪 90 年代初（1992 年），学术界观点突然发生了变化，这源于 Anand 和 Hickey 在权威的《新英格兰医学杂志》上发表的一篇纳入 45 例儿童心脏手术的研究。研究将术中及术后 24h 内接受大剂量超强阿片类药物的新生儿［术中分次注射 5 ~ 15μg/kg

舒芬太尼,术后持续输注 2μg/(kg·h)舒芬太尼]与一组接受氟烷吗啡麻醉(术后间断注射吗啡和地西泮)的新生儿进行比较,舒芬太尼组患儿神经内分泌应激反应和机体代谢反应明显减弱,而这被解读为氟烷吗啡组死亡率过高的主要原因。该报道发表后,尽管没有进一步得到验证,但根据本研究的结果,大剂量阿片类药物麻醉联合术后机械通气成了一个普遍准则。与此同时,呼吸机辅助技术的发展也进一步支撑了这一准则。因此,在很长一段时间内,心脏手术患儿的围手术期管理策略被牢固确立。

随后,正如 20 年前发生在成人心脏外科领域的运动那样,更大的经济压力也同样预示着儿童心脏外科的一场变革。此外,快通道理念的复兴还受到其他专业发展的推动,例如,人们对机械通气的认识不再限于考虑正压通气对肺循环阻力和血流的不利影响,而对一些潜在风险的认识也更加深入,严重的呼吸机相关并发症得到关注,如喉气管创伤、气压伤、肺充气不当、肺不张、呼吸机相关性肺炎、非计划性拔管或气道内操作引发肺动脉高压危象等。此外,现代药物如七氟醚、瑞芬太尼、右美托咪定或顺阿曲库铵等强势进入儿童心脏麻醉领域,为快通道策略的开展提供了新的动力。与传统的麻醉剂不同,现代麻醉药物通过精确可测的药物清除动力学来准确控制麻醉深度。此外,从传统而言,若欲减轻术后应激反应,通常需使用大剂量阿片类麻醉剂,但这些新型麻醉剂的药效学特点很可能会打破上述关联,从而减少相关不良反应。

18.4 研究现状

在过去的 15 年间,有 40~50 篇与快通道儿童心脏外科相关的文章发表,其中不乏一些非常热门的文章,向人们展示了快通道在新生儿合并复杂先天性心脏病手术中的应用。实施(超)快通道的心脏中心正在逐步增加,他们旨在将(超)快通道技术作为主要的治疗策略应用于各年龄组、全病种的各类心脏外科手术。相比之下,大多数中心仍然在采用传统方法。在很多方面,人们总是将快通道策略置于传统策略的对立面,从而无法为兼顾性的决策提供空间,亦即不能在没有任何先入为主的认知的影响下,对早期拔管和延长术后呼吸机辅助的利弊之间进行对比。尽管如此,有关(超)快通道技术的可行性仍是无可争议的,在大多数研究中,人们普遍认为该策略具有更好的成本 - 效益,可优化资源利用率。目前,(超)快通道策略临床研究的热点也主要集中在早期拔管的安全性、缩短 ICU 停留及住院时间上。此外,儿童(超)快通道术后并发症发生率和死亡率方面的利弊也日益成为争论的话题。

18.4.1 经济方面

(超)快通道在节约成本方面主要体现在缩短 ICU 停留时间和住院时间上。如果患儿在手术结束时没有及时醒来,上述优势必然会因滞留在手术室时间的延长而抵消。近年来,许多研究都在不同的年龄组人群包括新生儿中,明确证明了快通道策略的实施可大大降低成本,缩短 ICU 的停留时间。

18.4.2 安全性

正如已经在成人中描述的,目前的研究数据表明,快通道策略也不会危害儿科患者的安全。即使在再插管率方面(儿童重症医学中普遍认为该措施是增加术后并发症和死亡率的标志)也比传统治疗方案低。术后谵妄被认为是再插管的常见原因,可以尝试综合性的抗谵妄干预,如术后早期活动、多模式镇痛、特殊药物选择(α2 激动剂)等,同时也可以考虑早期将患儿父母纳入实施"袋鼠式护理"来解决这一问题。

18.4.3 大数据分析

由专业协会、公共团体或国家机构建立的大型数据采集中心进行的数据分析得出的评估结果,比单个治疗中心的报告更具有说服力。在儿童心脏手术中,可以从越来越多的大数据分析中提取一些关键信息。

- 根据心脏手术的复杂程度及各中心手术量的不同,早期拔管的实施数量有很大不同。
- 目前在手术室拔管的实施率较低,仅约为 25%。
- 手术室拔管患儿的术后并发症发生率低,可以证明该措施是安全的。
- 普通儿科 ICU 患儿术后持续正压通气概率高于儿童心脏专科 ICU。
- 增加再插管率的指标包括:手术的复杂程度、深低温停循环、新生儿手术,以及各机构在快通道实施处理过程中的经验。

18.5 学习如何实施快通道

"美国儿科心脏网络研究机构倡议"介绍了如何将快通道策略作为一种机构实践进行系统学习。很多心脏中心采用协作学习的模式引进和开展了快通道外科。这种协作学习模式通常应用于生产行业,以及时发现实施策略不佳者,进而从根本及结构上进行调整,使其达到最佳状态。

该倡议中的协作学习模式主要通过团队互访方式交流经验和观念,并听取示范中心麻醉师的建议,示范中心往往在实施早期拔管中积累了多年经验。通过协作学习,早期拔管率迅速提升,但相关并发症并没有增加。协作学习模式项目总结了许多令人关注的要点。

- 在实施早期拔管指南后的 12 个月内,早期拔管率持续显著提升。
- 实施快通道策略后,恢复肠内喂养的时间明显缩短。

- 静脉使用镇痛药物的时间明显缩短。
- 实施快速通道策略后,术后疼痛评分维持较低水平,处于轻度不适范围。
- 快通道策略并未增加肺动脉高压危象发生率。
- 在实施快通道指南后,使用右美托咪定治疗的儿童比例显著增加。
- 术后阿片类药物和苯二氮䓬类药物的累积使用剂量非常显著地减少。
- 患儿术后在 ICU 的停留时间没有变化。但对于法洛四联症患儿来说,有缩短的趋势。

18.6 （超）快通道的利弊

即使是现在,在标准的儿童心脏手术或心脏麻醉教科书中仍然很难找到"快通道"一词的踪迹。尽管目前在一些大的心脏中心,约25%的儿童术后已经在手术室内拔除气管插管,但"快通道"在心脏外科领域的应用仍存很多争议。

18.6.1 正方：快通道可能改善患者的预后

与成人相比,先天性心脏病患儿通常是在心脏代偿状态下接受手术。除了药物控制的心力衰竭、可能存在的发绀和营养发育滞后外,这部分患儿的特点是没有心脏以外的其他疾病（特殊缺陷和罕见疾病情况除外）,无心肌收缩力损害和心肌缺血。而且,通过手术通常可以纠正压力和容量超负荷及心内外分流,从而恢复心肺系统的整体功能。因此,手术对患儿的血流动力学有立竿见影的效果。在这种背景下,还有一系列其他的论据和理由来支持快通道策略的实施。

- 机械通气的并发症:
  - 呼吸机相关性肺炎。
  - 呼吸机引起的肺损伤（VILI）。
  - 肺不张和肺充气不当导致肺内的右向左分流。
  - 通过激活低氧性肺血管收缩（HPV）,增加肺循环阻力,造成通气 – 灌注的不均匀。
  - 气压伤。
  - 容积伤。
  - 局部的肺和全身炎症反应。
- 与机械通气相关的侵入性治疗措施:
  - 持续静脉注射镇痛药和镇静剂。
  - 与呼吸道刺激、应激和肺动脉高压危象相关的定期气道内吸痰。
  - 用于血气分析取样的动脉导管。

- 用于血流动力学监测的中心静脉导管。
- 为防止管道移位和非计划性拔管而采取的各种固定措施。
- 用于监测导管位置和肺部病变的胸部 X 线检查。

- 心脏术后的自主呼吸可使呼吸系统的压力－容积关系即刻恢复正常：
  - 胸腔内负压促进静脉回流至心脏，增加心排出量，在右心室限制性生理的情况下，对舒张期充盈会产生积极影响，例如法洛四联症患儿。
  - 与正压通气相比，自主呼吸促进肺血流量，例如，对 Glenn 术或 Fontan 术（增加被动肺血流灌注）术后的单心室患儿，甚至对行 Blalock-Taussig 分流的患儿均有好处。
  - 恢复自主呼吸可使肺血管阻力降低，在右心室功能下降时可增加心排出量。
  - 早期拔管后，自主呼吸的患儿通常存在轻度的呼吸性酸中毒，伴脑灌注的改善，以及经上腔静脉回流的血液增加，如在 Glenn 术后有上述表现，患儿神经系统的结局会更好。

- 快通道为外科创伤后快速康复开辟了道路：
  - 术后数小时内即可恢复肠内营养。
  - 早期活动能有效预防手术和术后监护引起的许多不良后果（包括分解代谢、压疮、谵妄、感染）。
  - 术后尽快与父母或看护者重建交流，可防止患儿心理和情绪障碍的发生。
  - 与患儿的早期接触可有效减轻父母的压力，提高治疗满意度。
  - 对新生儿期患儿进行不必要的长时间深度镇静或许会损害其中枢神经发育。

- 快通道策略减少了围手术期镇静、镇痛和肌松药物的用量：
  - 镇静、镇痛剂和肌松剂对心脏力学、自主神经系统和神经内分泌功能有中等强度以上的抑制作用，因此，实施快通道时，儿茶酚胺类和其他正性肌力药物的剂量可大幅度降低或不用。

- 外周血管阻力基本不受影响，因此无须使用升压药。

- 输注较少量的液体即可使左心室和（或）右心室前负荷达到最佳状态，进而减少毛细血管通透性受损患儿的间质液体积聚。

- 使用更小剂量的镇痛、镇静剂，精确的滴定，在减轻患儿疼痛和不适的同时，可有效减少术后发生躁动、戒断综合征或谵妄等不良反应。

- 在术后监护期间避免使用苯二氮䓬类药物，可减少戒断综合征的发生率。

多年来，学术界一直认为麻醉必须在术后继续使用，在某些情况下需持续几天，以预防肺动脉高压危象的发生，然而，早期拔管并没有增加诸如肺过度灌注和肺动脉高压的发生。该现象是一个特别有争议的问题。在这组疗效明确的患儿中，早期拔管的良好临床经验也促使我们重新思考。

另一方面,越来越多的临床实践建议对某些类型的心脏缺陷中实施快通道应保持谨慎。在这些缺陷中,初始外科矫治后,体循环心室仍然继续承受较严重的压力和容量负荷(或是手术导致增加的容量负荷),这类病例包括左心发育不良综合征、大动脉转位等。在这类患儿中,正压通气会显著降低新的体循环心室的后负荷,而术后立即拔管并突然过渡到自主呼吸可能会因心室衰竭导致急性低心排出量综合征。因此,这类伴有体循环心室严重压力和容量负荷过重的患儿,在实施快通道时必须有所保留。

18.6.2　反方:快通道可能会使患者预后恶化

快通道策略的反对者们认为,为了改善儿童心脏手术的效果,必须通过给予大剂量的阿片类药物来抑制机体对外科创伤、体外循环和重症监护的应激反应。虽然只有有限的数据证实这一假设,但它们在儿童心脏外科和儿童心脏病学的发展中仍然留下了持久的印记。

- 机械通气降低体循环后负荷,体外循环可引起心肌缺血和全身炎性反应,进而出现短暂性心力衰竭,因此术后减轻后负荷非常必要。

- 与儿童心脏手术后的情况一样,新生儿术后也存在通气需求增加,而新生儿期的呼吸做功通常已经很高,此外,呼吸做功的弹性有限,因此无法通过自主呼吸来弥补。

- 儿童心脏术后,呼吸肌的耗氧比例增加,可达全身耗氧量的20%。机械通气可以满足心肌的氧供需求,减轻心肌负担,从而预防导致体循环心室失代偿的可能。

- 基于病理生理学的考虑,在一些特殊的儿童心脏外科手术后,如 Norwood Ⅰ期、大动脉调转术或共同动脉干矫治术后,术后早期拔管存在较大风险,不值得提倡。

- 在手术室拔管可引发儿茶酚胺风暴,导致致命性的心律失常、肺动脉高压危象或心源性休克。

- 术前存在肺过度灌注的患儿,术后易发生肺动脉高压危象,对此类患儿只能通过使用控制性过度通气,必要时添加一氧化氮吸入进行有效的治疗。

- 体外循环、缺血 - 再灌注损伤、输注血液制品均可引起术后炎症反应,并伴有毛细血管渗漏综合征。重要器官功能,特别是肺功能的损害程度无法有效预测。个别病例可发生急性肺衰竭。

- 新生儿和小婴儿的功能残气量低,肺和胸壁弹性回缩力较弱,自主呼吸下易发生气道阻塞和肺不张,术后机械通气有助于预防这些肺部并发症。

- 儿童心脏术后肺顺应性严重降低,患儿术后早期呼吸做功增加,机械通气可减轻呼吸做功。

- 新生儿肾小球滤过率低,约为 20 mL/min,肾小管的浓缩功能受限。肝脏的代谢功能在出生时发育尚不完善。肾脏和肝脏的不成熟会影响大多数麻醉剂在体内的清除率,尤其是阿片类药物。新生儿对麻醉剂,尤其是阿片类药物特别敏感,术后发生呼吸暂停的风险较高。

在评估各种论点时,了解在各种心肺系统功能状态下心肺的相互作用极为重要:

- 自主吸气增加静脉回流、右心室前负荷和右心室每搏输出量,同时左心室后负荷增加,左心室每搏输出量减少,自主呼气时则相反。而健康人在自主呼吸时,胸腔内和肺内压力的绝对变化通常很小。

- 机械通气时,上述关系是相反的,胸腔内和肺内压力的绝对变化值变得更大。

- 患者情绪激动或烦躁时,在用力自主吸气过程中,胸腔内负压可降低至小于 $-50cmH_2O$,心室内压力随之相应增加才能确保心室每搏输出量不变。因此,无论是在有自主呼吸的插管患者还是未插管的患者中,躁动和喘鸣都直接威胁血流动力学的稳定性,因此必须立即采取治疗措施。

18.7 超快通道心脏外科手术是一种实用的临床策略

本节将介绍超快通道在儿童心脏外科手术中的应用方案,该方案由儿童心脏外科、儿童心脏病学和麻醉学专家共同研发。其适用于所有拟在手术室内拔除气管插管的患儿,但以下 4 种情况除外:

- 早产儿伴肺部发育不良。
- 心脏手术前已行机械通气。
- 由遗传缺陷和伴有颅面部畸形的综合征引起的困难气道。
- Norwood I 期手术、大动脉调转术以及共同动脉干矫治或心脏移植术后。

该方案的关键是避免术后机械通气。延长机械通气时间是唯一一个能够影响儿童心脏手术所有治疗方面的围手术期管理变量:机械通气时间的长短会影响患儿器官生理功能的恢复、并发症发生率和死亡率,以及医疗资源的占有率。

18.7.1 术前准备及术前用药

为防止患儿出现脱水及低血糖,在术前2h以前可给予清饮料,如茶、水或果汁;麻醉4h禁止母乳或其他乳制品的摄入;麻醉前6h禁止其他固体食物的摄入。在病区内禁饮食期间,应给予持续静脉输液,包括水、电解质和葡萄糖以维持生理需求。术前给药的原则见表18.1。

表18.1　术前用药

	小于6月龄	大于6月龄
术前给药	无	0.5μg/kg 右美托咪定(经鼻)
时间		麻醉诱导前45min
原因	不害怕陌生人	害怕陌生人,害怕与父母分离
优点		无呼吸抑制,有明显的抗焦虑作用、抗谵妄作用
缺点		较咪达唑仑更易导致心动过缓和低血压
监测		术前给药后给予心电监护及血氧饱和度监测

18.7.2　麻醉诱导

麻醉通常是通过静脉内诱导,对存在困难穿刺导致无法行静脉诱导的患儿,则可选用S-氯胺酮和咪达唑仑经鼻诱导或七氟醚吸入诱导。麻醉诱导方法的选择取决于先天性心脏病的种类、心内或心外分流的方向及患儿的配合能力。对不能配合或年幼的患儿,建议采取S-氯胺酮5mg/kg和咪达唑仑(Mucosal Atomization Device,MAD®)0.5mg/kg进行经鼻诱导,大约在用药15min内意识将缓慢丧失。使用七氟醚吸入诱导患儿,吸入气体药物浓度介于6%~8%,可实现快速吸收和分布,呼吸几次后便会出现意识丧失,此后,可根据个体情况调整挥发性麻醉剂的浓度。

在超快速通道方案中,可以将S-氯胺酮或依托咪酯用于静脉麻醉诱导。但如果存在失代偿性心力衰竭,则首选依托咪酯。

◆ S-氯胺酮

S-氯胺酮对心血管的作用可以总结为"拟交感神经作用",这些作用是由中枢交感神经系统激活引起的。抑制交感神经突触终板对去甲肾上腺素和多巴胺的外周再摄取起着协同作用,结果导致内源性和外源性儿茶酚胺的作用增强。值得注意的是,S-氯胺酮本身有负性肌力作用,然而,这种作用在体内通常不重要,因为它可被中枢和外周交感神经兴奋所覆盖。但是,在反复注射S-氯胺酮后,负性肌力会变得更加明显,主要表现为心率、平均动脉压和心排出量下降。因此,应严格避免在心室功能受损的患者中重复注射S-氯胺酮。在交感神经节/肾上腺素能储备衰竭的失代偿性心力衰竭时,一般不选用S-氯胺酮,在这种情况下S-氯胺酮的负性肌力作用将被完全暴露出来,并增加用药后出现严重低血压的潜在危险。超快通道麻醉的首选静脉诱导剂是S-氯胺酮,剂量为2mg/kg(表18.2)。

◆ 依托咪酯

依托咪酯是一种单纯的催眠药,缺乏S-氯胺酮的镇痛成分。依托咪酯通过网状结构中的GABA能受体起作用。由于缺乏镇痛作用,仅使用依托咪酯不足以抑制气管插管的刺激。因此,在超快通道麻醉中,在给予依托咪酯之前,应连续静脉输注强效阿片类药物瑞芬太尼,剂量为 0.5μg/(kg·min)。气管插管后,瑞芬太尼的剂量降至 0.15μg/(kg·min)。

表 18.2　S-氯胺酮的作用

S-氯胺酮	持续作用时间	血流动力学	应　用	不良反应
NMDA 中枢受体的变构抑制	10~20min	心率和平均动脉压明显升高,外周血管阻力升高较不明显	具有串行和单心室循环	支气管扩张(期望)
在脊髓和大脑中激活 GABA 受体和阿片受体	最终清除半衰期约为 3h	肺血管阻力相对不受影响	在失代偿性心力衰竭中具有负性肌力作用	口腔和支气管分泌过多
拟交感神经作用(抑制中枢和外周儿茶酚胺再摄取)		无组胺释放	尽量避免再次注射,否则会引起血压和心率的下降	失代偿性心力衰竭时禁用
比外消旋体或 R-氯胺酮药效明显更强				

NMDA:甲基-D-天门冬氨酸;GABA:γ-氨基丁酸

依托咪酯最大的好处在于,在所有诱导麻醉剂中,它所引起的心血管不良反应最轻微。应特别强调,注射诱导剂量后,该药对心肌收缩力的抑制及对外周血管及肺血管阻力的稳定性仅有边缘性的影响。成年患者中,有单次使用依托咪酯后,肾上腺皮质 11β-羟化酶被阻断,导致皮质醇的生物合成几乎完全停止的情况,这部分成年患者预后差;因此,尽管依托咪酯对心血管的作用微乎其微,但上述不良反应使该药物在儿童心脏麻醉中并未得到更广泛的应用。我们必须严格审视该药在抑制肾上腺皮质醇和醛固酮合成方面对儿童患者的影响。

仅有少数报道描述了依托咪酯对先天性心脏病患儿的影响,另有一些零星的报道一致性地证实依托咪酯对血流动力学没有明显影响,并可抑制肾上腺皮质功能。迄今为止,尚缺乏关于依托咪酯在儿科心脏手术中使用的确切数据。

对伴有交感/肾上腺素储备耗竭的失代偿性心力衰竭患儿,依托咪酯是首选的镇静诱导药物,剂量为 0.3mg/kg(表 18.3)。

◆ 顺阿曲库铵

顺阿曲库铵是超快通道麻醉的首选肌松剂,常用剂量为 0.15mg/kg,肌松剂的使用仅为便于行气管插管,术中不常规使用。只有在手术过程中出现呃逆,不能通过增加麻醉深度和(或)中度通气来抑制时才重复给药。顺阿曲库铵重复剂量为 0.03mg/kg。

顺阿曲库铵在运动终板的烟碱型胆碱能受体上起竞争性拮抗作用。虽然该药也能刺激心肌毒蕈碱型胆碱能受体和自主神经节的烟碱型胆碱能受体,但几乎没有任何心血管方面的不良作用。与其他非去极化肌松剂相比,顺阿曲库铵不会导致组胺释放,因此不会对心率或血压产生任何负面影响。由于该药的消除是 pH 和温度依赖性的自发性降解(霍夫曼消除反应),并不依赖于器官,因此该药的作用时间是完全可以预测的,为 15~20min,该药术后残留的箭毒化作用几乎可不予考虑。

表 18.3 依托咪酯的作用

依托咪酯	作用持续时间	血流动力学	应用	不良反应
单纯镇静	1min 后发挥作用	心脏收缩功能几乎不受影响	单一	即使是单次注射,肾上腺抑制作用也可持续24h
氨基丁酸能作用	持续时间 3~10min	肺血管阻力和外周血管阻力不受影响	适用于心力衰竭	注射时疼痛、恶心、呕吐、呃逆、肌阵挛,持续时间约为1min
相较于乙二醇溶液,该药能更好溶解于油脂乳化液	清除半衰期为2~5h	无组胺释放	几乎没有呼吸抑制	
插管后可减少瑞芬太尼的用量				

◆ 诱导药物概述

- 术前用药:
  - 鼻腔内予右美托咪定 0.5μg/kg(用于 6 个月以上的患儿)。
- 麻醉诱导:
  - 静脉注射 S - 氯胺酮 2mg/kg。
  - 静脉注射顺阿曲库铵 0.15mg/kg。
- 失代偿性心力衰竭的麻醉诱导:
  - 依托咪酯静脉注射 0.3mg/kg。
  - 气管插管完成前给予瑞芬太尼 0.5μg/(kg·min)。
  - 静脉注射顺阿曲库铵 0.15mg/kg。
  - 气管插管后给予瑞芬太尼 0.15μg/(kg·min)。

在实施存在心内左向右分流的疾病手术时,由于肺内再循环,有可能导致有效的体循环和脑血流量减少,静脉给药时脑内药物浓度增加延迟。相反,右向左分流可加速脑内药物浓度的增加,因为右向左分流时,血液绕过肺循环直接到达体循环。因此,在存在左向右分流的手术中,静脉诱导剂的剂量大约可增加25%。这样做一方面是为了补偿药物在体循环中浓度的缓慢增加;另一方面,是为了补偿肺首过效应的影响,例如 S - 氯胺酮和阿片类药物。

18.8 监护与相关设备

监护和相关设备要符合儿童心脏麻醉的常规标准。超声引导有助于所有血管通路——中心静脉、动脉和外周静脉——的定位,可有效避免并发症,缩短麻醉诱导时间。

18.8.1 经食管超声心动图

根据超快通道实施方案,对于体重超过 2.5kg 的患儿,所有的心内手术和心外手术如遇特殊情况,均必须行经食管超声心动图(TEE)检查。在麻醉诱导结束后,将 TEE 探头插入食管,并保留在原位直到手术结束。在极少数情况下,超声探头会阻塞主气道、影响肺静脉回流、压迫升主动脉或主动脉弓,或因机械性刺激左心房而引发室上性心律失常。术中使用 TEE,旨在实现以下两个目标。

- 术中诊断:
  - 3% ~5% 的病例改变了术前诊断。
  - 5% ~15% 的病例需要修改手术流程。
  - 3% 的病例重新行体外循环手术。
  - 对 10% ~15% 病例的手术效果起到了根本作用。
- 拓展血流动力学监测:
  - 整体和局部的心室功能。
  - 前负荷和后负荷。
  - 每搏输出量和心排出量。
  - 血管内容量状态和容量反应性。
  - 心内压力。
  - 心脏瓣膜狭窄和(或)关闭不全。

术中 TEE 检查结果由儿童心脏外科医生和麻醉医生进行讨论和阐释,并从手术操作和血流动力学管理方面进行分析。

18.8.2 脑血氧测定

虽然目前还没有系统的研究证明使用近红外光谱(NIRS)或 NIRS 触发的干预措施可以获得更好的结果,但超快通道策略还是提供了使用 NIRS 测量区域脑组织氧饱和度($rScO_2$)的方法。由于成本原因,通常只使用一个电极。

如果在体外循环中使用选择性脑灌注技术,或患儿存在永存左上腔静脉,或者针对主动脉弓或其分支的血管畸形进行手术时,则需要考虑双侧脑氧监测。NIRS 监测仪可显示深至 6mm 的额叶血液中氧合血红蛋白的比例,以百分比显示。该传感器检测到的脑血容量由 75% 的静脉血、20% 的动脉血和 5% 的毛细血管血组成,说明 NIRS 法测得的血氧饱和度主要反映了氧输送链中静脉毛细血管循环的情况。

超快通道方案规定,在吸氧浓度为 21%、$PaCO_2$ 为 40mmHg 的机械通气时及血流动力学稳定的情况下,麻醉诱导过程中测得的 $rScO_2$ 值被定义为个体正常值。当 $rScO_2$ 的相对降低超过正常值的 20%,或绝对值低于 50% 时则提示大脑氧供受到威胁。当出现上述问题时,需启动纠正患儿脑氧平衡的治疗干预,同时取决于患儿当时是否已连接心肺机。首先执行最简单、最迅速的措施,旨在增加脑氧供或减少脑氧消耗。NIRS 指标降低后的处理方案如下。

- 在自主循环过程中 $rScO_2$ 严重降低的干预措施:
  - 改善大脑静脉回流(上身挺直,头部伸直)。
  - 增加吸氧浓度。
  - 根据呼气末二氧化碳图将呼气末二氧化碳分压增加到 45mmHg。
  - 增加脑灌注压(无禁忌证时给予 α1 受体激动剂,如静脉推注去氧肾上腺素 $1\sim5\mu g/kg$)。
  - 增加心排出量(如增加输液量、正性肌力药、血管扩张剂)。
  - 增加麻醉深度。
  - 体温降至 36℃。
  - 输注血制品以增加血红蛋白含量。
- 在体外循环过程中 $rScO_2$ 严重降低的干预措施:
  - 确保心肺机的静脉血引流通畅。
  - 增加心肺机的泵流量。
  - 增加灌注压(去氧肾上腺素 $1\sim5\mu g/kg$)
  - 增加 $PaCO_2$。
  - 增加 PaO_2。
  - 根据手术类型降低体温。
  - 输注血制品以增加血红蛋白含量。
  - 重新调整主动脉插管的位置,并保证足够的静脉回流。

虽然脑血氧测定成本很高,但它仍广受欢迎,并已广泛应用于临床。尽管如此,目前不可避免地从各种病例报道、病例系列及相关研究中得出如下两个结论:

- 没有明确的证据表明,$rScO_2$ 的测量可改善心脏手术患者的预后。
- 系统回顾未发现围手术期纠正 $rScO_2$ 的干预措施与心脏手术患儿的短期神经学预后的改善之间有任何相关性。

尽管有各种担忧和不确定性,德国先天性心脏缺陷管理网络仍要求在儿童心脏手术中进行 NIRS 监测以保证手术质量。

18.9 麻醉的维持

麻醉由七氟醚、瑞芬太尼和右美托咪定维持。

18.9.1 七氟醚

七氟醚用于超快通道吸入麻醉,最低肺泡有效浓度(MAC)为 0.5。MAC 代表了吸入性麻醉剂的麻醉效能。1.0 的 MAC 值被定义为 50% 的患者在切开皮肤时无疼痛反应的肺泡浓度。新生儿 MAC 值为 0.5 时,相当于吸入混合气体中七氟醚的浓度为 1.6%(体积百分比)。由于 MAC 具有年龄依赖性,上述 MAC 在幼儿中相对应的七氟醚浓度减少到 1.2%,在体外循环时,七氟醚以相同的浓度通过心肺机氧合器输送。核心体温低于 32℃ 时,七氟醚的浓度减半。七氟醚的输送装置是传统的麻醉蒸发器(Vapor),其与心肺机氧合器的气体回路连接。根据《德国医疗器械法》,这种性质的技术设置是允许的,得到了德国技术审查协会(TUV)的认证。

在幼儿中,每分钟肺泡通气与功能残气量比为 5,而成人为 1.5。儿童的这一高比例是导致儿童吸入麻醉药吸收相对较快的原因之一。现代的挥发性麻醉剂的血/气分配系数较低。如七氟醚的系数为 0.65,仅略高于一氧化氮。血/气分配系数越低,挥发性麻醉剂在吸入空气、肺泡腔、血液和中枢神经系统之间的分压平衡就越快。换言之,低血/气分配系数的挥发性麻醉剂可很快地被吸收和清除,催眠效果的出现和消退都很快,可控性极高。因此,七氟醚开始释放后患者的意识可很快就消失,但停止给药后,同样可迅速地恢复。

挥发性麻醉剂通过防止心肌缺血或再灌注损伤而起到心脏保护作用。人们由"缺血预处理"(通过预先短暂的缺血然后再灌注,来改善心肌对缺血的耐受性)类推,创造出了"麻醉诱导的药物预处理"这一术语。挥发性麻醉剂的药物预处理模仿了缺血预处理,其中,线粒体和胞质膜 ATP 敏感性钾通道的相互作用是最重要的分子作用机制。

存在右向左分流时,会延迟挥发性麻醉剂的吸收,因为分流的血液到达体循环时没有从肺泡腔吸收麻醉剂。该延迟与肺:体循环血流(Qp:Qs)成正比。与右向左分流相比,左向右分流对挥发性麻醉剂的吸收影响很小。虽然左向右分流增加了肺循环的血流量,加速了肺循环的吸收;但另一方面,在肺循环中回流的分流血已经开始吸收麻醉剂,致使静脉血与肺泡腔的分压差减小。在临床实践中,可以认为这两种效应在麻醉诱导速度上是相互平衡的。七氟醚的具体作用参见表 18.4 和表 18.5。

挥发性麻醉剂对心肌收缩的抑制作用在实验中得到了很好的证明。氟烷对心肌的抑制作用被认为是危险的,而七氟醚的影响为中等,且仅在 MAC 浓度高于 1.5 时才有临床表现。心肌抑制是通过细胞膜和肌浆网膜的电压依赖性 L 型钙通道抑制钙内流而产生。

表 18.4　七氟醚的作用特征

作用机制	药效学	药代动力学	优　点	不良作用
对可兴奋细胞膜的非特异性作用	催眠,轻微镇痛作用,轻微肌松作用	起效迅速(意识丧失),排泄迅速(麻醉后快速恢复)	可控性强,心肌保护	恶心、呕吐,大剂量时颅内压增高

表 18.5　七氟醚对心血管的影响

心肌收缩力	血　压	心排出量	心　率	心律失常	Qp:Qs	冠状动脉灌注
剂量依赖性负性肌力作用,尤其在新生儿和幼儿中(1 MAC 时收缩力下降约 25%)	剂量依赖性降低收缩压,在 1MAC 时收缩压下降约 15%,在 1.5 MAC 时下降约 20%	剂量依赖性降低心排出量,在 1 MAC 时下降 17%,在 1.5 MAC 时下降 21%	很少出现心率减慢	只有在高浓度时才会发生室性心律失常,对儿茶酚胺无致敏作用(与其他挥发性麻醉剂一样)	降低肺动脉压和肺血管阻力	剂量依赖性地降低冠状动脉血流和心肌耗氧量
可导致剂量依赖性的舒张功能不全	通过降低外周循环阻力(对血管平滑肌细胞的直接作用)、抑制中枢交感神经系统,以及直接的负性肌力作用降低平均动脉压	减少心肌耗氧量		10%的患儿出现房性或交界性心律失常,交界性心动过缓(<80/min)常见于 1 岁以内的儿童	双心室形态或左向右分流患儿的 Qp:Qs 比值无变化	扩张冠状动脉,降低冠状动脉阻力,无冠状动脉窃血效应

Qp:Qs:肺循环与体循环血流比;MAC:最低肺泡有效浓度

18.9.2　瑞芬太尼

在超快通道麻醉的手术中,瑞芬太尼以 $0.5 \sim 1\mu g/(kg \cdot min)$ 的剂量静脉持续输注。

瑞芬太尼在阿片类药物中占有特殊地位,因为它具有极强的药效和极佳的可控性,就像灯的"开 - 关"一样。其通过非常快速的、非器官依赖性的分子降解来清除,即由广泛存在的非特异性血清和组织酯酶来水解酯键完成。由于它起效和清除均很迅速,因此即使是持续输注时也不会积聚,瑞芬太尼特别适合在术后计划立即拔管的手术中消除神经体液刺激。然而,鉴于其效果的快速减退,通常需要叠加长效阿片类镇痛药以确保有效的术后镇痛(表 18.6)。

表 18.6　瑞芬太尼的药物特点

作用部位	作用机制	效 用	动力学	优 点	缺 点
高选择性地拮抗 μ 受体作用	通过 μ1 受体镇痛	镇痛效果是吗啡的 200 倍	立即起效	"开 – 关"动力学	胸壁僵硬
低程度地拮抗 κ 受体	通过 μ2 受体抑制呼吸	轻度镇静	依赖温度的酯水解,除新生儿外无须调整剂量	神经体液应激反应的安全抑制	停药后迅速出现谵妄,停药后可出现戒断症状,停药后出现快速耐受,停药后出现痛觉过敏
对 δ 和 σ 受体没有固有活性	通过皮质 κ 受体镇静	呼吸抑制明显	半衰期 5～10min,在体外循环期间低温时或长期输注后无蓄积	停药后,典型的阿片类药物胃肠道不良作用(恶心、呕吐、阿片类药物引起的便秘、麻痹性肠梗阻、Oddi 括约肌收缩)立即停止	
				无支气管收缩	出现快速耐受性

　　阿片类药物的特点是对心血管仅有轻微的不良作用,因此是心脏麻醉的标准用药之一。大部分阿片类药物对心血管系统的急性作用可归结为三个方面:

- 中枢性交感神经功能障碍。
- 中枢性类副交感神经作用伴迷走张力增加。
- 直接的血管舒张作用。

　　瑞芬太尼对心血管系统的影响详见表 18.7。仅单次大剂量给予瑞芬太尼后,患儿即可急性出现耐受性、戒断症状或痛觉过敏等。

表 18.7　瑞芬太尼对心血管的影响

心肌收缩力	血 压	心排出量	心 率	冠状动脉循环
轻微的负性肌力作用	中度低血压	几乎不受影响	心动过缓	平衡地减少心肌耗氧量和需氧量(以适应血压和心排血量的轻微下降,以及明显的心率减慢)
心率减慢后,收缩力可降低(Bowditch 效应,即力 – 频率耦合)	导致静脉淤积(注意体位)		迷走神经紧张,交感神经阻滞	
	中枢性的迷走神经紧张			
	中枢性的交感神经阻滞			

18.9.3　右美托咪定

在超快通道麻醉中,右美托咪定在麻醉诱导期的初始剂量为 $1.0\mu g/(kg \cdot h)$,在累积负荷剂量达到 $1.0\mu g/kg$ 后降至 $0.2\mu g/(kg \cdot h)$。3 个月以下的儿童,在累积负荷剂量达到 $0.5\mu g/kg$ 后即将输注速率降至 $0.1\mu g/(kg \cdot h)$。

由于右美托咪定在组织中的快速再分布特性,使它比可乐定更易控制,并且通过调整注射速度可以快速达到所需的镇静深度(表 18.8)。右美托咪定对不同器官和系统的影响及不良反应见表 18.9。在本文提出的超快通道概念中,右美托咪定虽然为适应证外使用,但仍占有关键地位。

表 18.8　右美托咪定的基本特征

作用部位	动力学	优点	缺点	剂量
突触前 α2 受体	分布半衰期为 6min	交感神经功能抑制	血压于用药初期升高	>6 个月儿童经鼻:0.5μg/(kg·min)(术前用药)
由于外周 α1 受体的刺激,几乎没有 α1 拮抗作用	清除半衰期为 2 h	迷走神经紧张	几分钟后血压和心率下降	麻醉诱导:1.0μg/(kg·h)
抑制中枢神经系统各种神经介质释放:多巴胺、血清素、γ-氨基丁酸、去甲肾上腺素	经肝脏清除(注意:肝功能)	易控制		负荷剂量达到 1.0μg/kg 后,给药速度降至0.2μg(/kg·h)
	肾功能损害不影响剂量			<3 个月婴儿,负荷剂量达到0.5μg/kg 后将给药速度降至 0.1μg/(kg·h)

右美托咪定成功用于术前抗焦虑;术中抑制神经内分泌应激反应,迅速恢复神经认知功能,有助于早期拔管;术后调节所需的镇静、镇痛和预防谵妄的深度。特别的益处是血流动力学更稳定,包括预防心动过速性心律失常(注意:依赖起搏器的心动过缓)、减少机械通气时间、降低阿片类药物使用总剂量、预防和治疗戒断综合征、降低血糖和皮质醇水平,以及减少术后谵妄的发生率。

由于新生儿肝脏对药物的分解延迟,建议在出生后的 2~4 周剂量减半。然而,Gleen 吻合术后,剂量反而需要略有增加(剂量需要增加 25%,因为包括肝脏在内的分流进入了体循环)。右美托咪定和依托咪酯在化学上相互关联(均为咪唑衍生物),这就解释了为什么这两种药物都会抑制肾上腺皮质功能。右美托咪定的作用比较弱,但同时使用这两种药物可能是有害的。到目前为止,关于这一问题上尚无一致性数据。

表 18.9　右美托咪定的作用特点

	作　用	不良作用
中枢神经系统	镇静,但不影响配合能力	幻觉
	缓解焦虑	梦魇
	剂量依赖性的失忆	失忆效应不可靠
	协同镇静作用(可减小阿片类药物的用量)	麻醉清醒
	阿片类药物耐受性延迟发生	
	抗谵妄作用	
	戒断症状中的自主神经抑制	
	对麻醉苏醒期急性谵妄的抑制	
	神经保护和术后神经认知功能的快速恢复	
血流动力学	无负性肌力作用	症状性心动过缓
	抗心律失常作用/抑制交界性异位性心动过速	房室传导阻滞
	减少心肌耗氧	窦性停搏
	心脏保护(增强对缺血和缺血 – 再灌注损伤的抵抗力)	舒张血管
	抑制对疼痛刺激的神经体液应激	对血压的双向作用:开始时升高,之后血压降低
	心动过缓和血压下降是通常可预测的	心排出量下降
呼吸	支气管扩张	
	无呼吸抑制,延髓呼吸中枢对 $PaCO_2$ 的反应无改变	
	不增加阿片类药物的呼吸抑制作用	
	保护和防御反射不受影响	
胃肠道	止吐作用	口干
		口渴
		便秘
		胃排空延迟
肾脏	尿量增加	多尿症
	肾血流量增加	
	肾小球滤过率增加	
	抑制抗利尿激素的释放	
血液	增加血小板聚集	血栓栓塞的风险增加
	减少术中出血	
肌肉	术后寒战减少	低体温
	抑制阿片类药物引起的肌肉僵硬	
内分泌	抑制应激激素的释放(去甲肾上腺素、肾上腺素、促肾上腺皮质激素、皮质醇等)	高血糖
	抑制胰岛素释放	抑制肾上腺皮质功能
	抑制肾素释放	
	抑制脂类分解	

◆ **麻醉维持用药概述**

- 七氟醚：
  - 在整个手术过程中吸入 0.5 MAC 的剂量。
  - 在体外循环阶段通过氧合器释放的剂量为 0.5 MAC。
  - 在手术结束前约 10min 停止吸入。
- 瑞芬太尼：
  - 在气管插管过程中,辅以依托咪酯诱导,瑞芬太尼以 $0.5\mu g/(kg \cdot min)$ 静脉输注;插管后,剂量减少至 $0.15 \mu g/(kg \cdot min)$。
  - 经 S - 氯胺酮诱导插管 10min 后,以 $0.15\mu g/(kg \cdot min)$ 持续静脉输注。
  - 在切开皮肤前 5min 开始将剂量增加至 $0.5 \sim 1.0\mu g/(kg \cdot min)$ 直至皮肤缝合。
- 右美托咪定
  - 在麻醉诱导期间,以 $1.0\mu g/(kg \cdot h)$ 开始持续静脉输注。
  - 超过 3 个月大的儿童,累积负荷剂量达到 $1.0\mu g/kg$ 后,剂量从 $1.0\mu g/(kg \cdot h)$ 减少至 $0.2\mu g/(kg \cdot h)$。
  - 3 个月以下儿童,累积负荷剂量达到 $0.5\mu g/kg$ 后,剂量从 $1.0\mu g/(kg \cdot h)$ 减少至 $0.1\mu g/(kg \cdot h)$。

18.10 术中凝血管理

有效的凝血管理可以减少甚至避免输血。在心脏手术中,输血使并发症发生率和死亡率增加,因为输血与许多免疫和非免疫介导的并发症有关,如感染、溶血反应、过敏反应、输血相关的急性肺损伤、移植物抗宿主反应及免疫抑制。

凝血管理和实施输血策略的程序大部分是基于以往的经验,在不同的儿童心脏外科中心之间存在显著差异。本文所述的超快通道程序还包括体外循环后快速恢复凝血功能的法则。

18.10.1 氨甲环酸

相比其他抗纤溶药物(如抑肽酶和 ε - 氨基己酸),氨甲环酸被证实能更有效地减少出血并发症,并降低医院内死亡率。这一改善不仅是因为对凝血的影响,同时也是由于氨甲环酸的抗炎特性。

- 在低血浆浓度时,氨甲环酸通过与纤维蛋白溶酶原结合抑制纤维蛋白溶解。
- 在中等浓度下,氨甲环酸还会抑制血小板活化(通过组织凝血酶),在较高至非常高的浓度下,它会抑制凝血酶的内源性活化(通过Ⅻa因子)。

在氨甲环酸的预防性使用中,目标值为低、中还是高的血药水平一直是研究的课题。然而,150μg/mL的高血浆水平伴有令人无法接受的癫痫发作高风险,因此,在本文所给出的方案中,高剂量氨甲环酸只能作为一种知识性介绍,无法常规使用,尽管它们对有严重出血并发症的成人更有效。超快通道方案规定,在正常体温或轻度低体温的体外循环下维持20μg/mL的低血浆浓度,深低温手术和再次手术时维持60μg/mL的中等血浆浓度。基于药代动力学研究的给药方案除了考虑手术的类型外,还考虑心肺机的预充容积和儿童的年龄,这对于以血浆浓度–时间曲线作为给药剂量的函数至关重要(表18.10)。

表18.10　特定年龄组以血浆氨甲环酸水平为指导的给药

	低血浆水平(正常体温或浅低温手术)(20μg/mL)	中等血浆水平(深低温手术和再次手术)(60μg/mL)
0~2个月	负荷剂量:15mg/kg	负荷剂量:50mg/kg
	输注剂量:2.5mg/(kg·h)	输注剂量:7mg/(kg·h)
	心肺机预充:20μg/mL预充量	心肺机预充:60μg/mL预充量
2~12个月	负荷剂量:9mg/kg(范围6~12mg/kg)	负荷剂量:25mg/kg(范围20~30mg/kg)
	输注剂量:2mg/(kg·h)	输注剂量:6mg/(kg·h)
	心肺机预充:20μg/mL预充量	心肺机预充:60μg/mL预充量
>12个月	负荷剂量:4mg/kg	负荷剂量:13mg/kg
	输注剂量:2mg/(kg·h)	输注剂量:5.5mg/(kg·h)
	心肺机预充:20 μg/mL预充量	心肺机预充:60μg/mL预充量

氨甲环酸的药代动力学特性会迅速改变,特别是在1岁以内的患儿中。因此,随着年龄的增长,2~12月龄的婴儿可给予低负荷剂量的氨甲环酸:从2个月的12mg/kg开始,到12个月的6mg/kg,负荷剂量的给药时间约需5min,麻醉诱导结束时开始输注,然后持续输注至手术结束。

18.10.2　凝血因子浓缩物

在体外循环心脏手术后,常常需要处理凝血功能障碍,这通常是由于失血、血液稀释、消耗性凝血障碍、高纤溶、血小板减少、血小板功能紊乱、体温过低、柠檬酸过量而引起的。事实证明,输血的速率和量可以因使用凝血因子浓缩物而降低和减少。相较于新鲜冷冻血浆,纤维蛋白原浓缩物在体外循环手术后出血并发症的治疗中更高效,不仅在成人,在儿童心脏手术后亦如此。4因子凝血酶原复合物浓缩物(PPSB)含有维生素K依赖的凝血因子(凝血酶原,Ⅱ因子)、前转化素(Ⅶ因子)、Stuart-Prower因子(Ⅹ因子)及抗血友病因子B(Ⅸ因子),可以优化体外循环后新生儿血浆凝血酶的生成,有效地促进止血,是治疗持续性出血的一种可靠的选择,但迄今为止在儿童中很少使用。在超快通道方案中,所有经历了深低温手术或者再次手术的儿童,一旦肝素效应被鱼精蛋白拮抗,则无须进一步的诊断研究即可接受纤维蛋白原和 PPSB 治疗。升级方案是基于以往文献和我们自己的经验。具体规定程序如下。

◆ 拮抗肝素

- 给予鱼精蛋白,输注时间 5min。
- 鱼精蛋白与肝素总剂量的比例为 1∶1。
- 监测全血激活凝血时间(ACT)。
- ACT 值较体外循环前更高时,有必要重复使用鱼精蛋白。
- 在深低温下再手术和有持续临床出血倾向时,按上述拮抗肝素,并给予其他治疗。

◆ 凝血因子浓缩物

- 无须之前的诊断性检查。
- 给予纤维蛋白原 50mg/kg,输注时间 5min。
- PPSB 30IU/kg,输注时间 5min。

◆ 血小板浓缩物

- 无须之前的诊断性检查。
- 来自自动的血小板分离。
- 初始剂量为 5mL/kg。
- 必要时,重复 5mL/kg 的剂量。

◆ 持续失血时床边检测(POCT)

- 旋转式血栓弹力计测定法(ROTEM®)。
- 阻抗聚集测定法(Multiplate®)。
- 根据分析结果针对性替代治疗:血小板、纤维蛋白原、PPSB、新鲜冷冻血浆、抗纤维蛋白溶解剂和鱼精蛋白。

◆ 如继续持续出血(极少见情况下),补救治疗

- 重组激活因子Ⅶ(浓缩因子Ⅶa,Novoseven®)
- 初始剂量 90μg/kg。
- 必要时,2h 后重复 90μg/kg 的剂量。

凝血病性出血的辅助性措施包括:使体温正常、钙水平在正常高值、pH 正常及血细胞比容水平超过 30%。"血小板优先"原则通常应用于儿科深低温心脏手术后,这一原则被逐步升级的"凝血因子优先"原则所转变。经验表明,如果开始时即使用纤维蛋白原和 PPSB,则很少需要再行血小板输注。确立严格的输注浓缩血小板的指征,不

仅能节约成本,还能避免感染性并发症。新鲜冷冻血浆的使用很少。与其他方案相比,只有在给予纤维蛋白原、PPSB 和首次血小板注射后仍存在弥漫性出血倾向时,才考虑术中行 POCT,这种情况极为罕见。由于 POCT 结果最快也要 15min 后才能获得,因此上述方法可以节省时间。

本文所描述的升级方案在文献中尚未见报道,特别是 PPSB 在先天性心脏病手术中的应用并不广泛。我们过去多年在诸多干预措施下得出的经验证明,这种疗法非常安全,而且十分有效;尚未发现血栓并发症,只有一次需要输注浓缩Ⅶa 因子。

18.11 体外循环

体外循环的应用会带来相当大的副作用,包括低体温、全身肝素化、无搏动血流、溶血或血小板脱颗粒和聚集等。血液和非上皮细胞表面的接触及缺血 – 再灌注过程触发了凝血和纤维蛋白溶解级联反应、补体系统和复杂的免疫机制的激活。不同的过程是相互联系的,并最终导致大量促炎性介质的释放,这些促炎介质物质可诱发全身炎症反应综合征(SIRS),SIRS 是心脏手术发生并发症和死亡的主要促进因素。

在超快通道中,减轻炎症反应(见第 10 章)自然是非常重要的。在体外循环系统的技术设计中,首先实施已确立的减轻灌注后综合征的措施,然后在进行体外循环时密切关注这些措施。详情如下所示。

◆ **体外循环**

- 滚轴泵。
- 即使在低温条件下,泵流量也为 2.4L/(min·m²)。
- 中空纤维氧合器:
  - Quadrox NEO® 1/4 英寸管道系统(1in = 2.54cm),流量高达 1.5L/min。
  - Quadrox PAED® 1/4 英寸管道系统,流量 1.5 ~ 2.8L/min。
  - Quadrox Small Adult® 3/8 英寸管道系统,流量 2.8 ~ 4.5L/min。
- 新生儿和婴儿的预充量为 250mL。
- 包括超滤机在内的新生儿和婴儿系统的预充量是 330mL。
- 预充液的组成:
  - 平衡晶体液 150mL。
  - 5% 人白蛋白 250mL。
  - 15% 甘露醇 3mL/kg。
- 将儿童的血液循环与心肺机连接后,在血细胞比容低于 24% 的情况下,向装置中添加浓缩红细胞。

- 在体外循环过程中平衡超滤,定量去除心脏停搏液,使血液浓缩,从而达到晶体液平衡。
- 顺行灌注心脏停搏液:Bretschneider Custodiol 30mL/kg。
- pH - 稳态调节酸碱平衡的温度最高为 30℃,α - 稳态调节需温度 <30℃。

不采用选择性顺行或逆行脑灌注技术,因为它们不会带来任何神经预后的改善,并且与更高的血栓栓塞性脑梗死发生率相关。一些在深低温停循环下(核心体温在 18 ~ 20℃)进行的手术,具有选择性脑灌注的适应证。

18.12 麻醉苏醒期

由于瑞芬太尼会在几分钟内被清除,在停止持续的瑞芬太尼输注前,有必要及时改用其他疼痛疗法。这涉及多模式策略的使用,旨在将长效阿片类药物、非甾体抗炎药及右美托咪定的镇痛效果结合起来。

◆ 停用瑞芬太尼后的疼痛治疗理念

- 长效阿片类药物:
  - 氢苯双哌酰胺 0.1mg/kg,体外循环结束前静脉注射。
- 联合镇痛:
  - 根据镇静的程度静脉输注 0.1 ~ 1.5μg/(kg·h)右美托咪定。

氢苯双哌酰胺比吗啡更适合作为阿片类药物使用,因为它有相对更强的镇静作用。在皮下缝合开始时停止瑞芬太尼的持续输注。皮肤缝合时,也停止七氟醚的吸入。机械通气转向辅助自主通气模式,吸气压力支持为 10cmH₂O,PEEP 为 5cmH₂O。通常在几分钟内就能达到充分的自主呼吸。将患儿从手术台转移至恒温箱或 ICU 病床之前拔管。在使用七氟醚和(或)瑞芬太尼后,可能出现激越(苏醒期谵妄),损害血流动力学的稳定性。根据明确的阶段性计划,用同一种方案治疗苏醒期谵妄。

◆ 治疗苏醒期谵妄的步骤计划

- 氢苯双哌酰胺:
  - 在出现呼吸急促和镇痛不充分的临床征象时,静脉注射 0.025 ~ 0.05mg/kg。
- 右美托咪定:
  - 出现严重的激越时,静脉注射 0.1 ~ 0.25μg/kg,注射时间 30s。
  - 出现不安静和不配合状态时,持续静脉注射 1 ~ 1.5μg/(kg·h)。
- 异丙酚:
  - 静脉注射 0.1 ~ 0.5mg/kg 作为难以控制的苏醒期谵妄的急救药物。
- 咪达唑仑:

– 静脉注射 0.05 ~ 0.1mg/kg 作为抢救用药。

如果患者处于安静入睡、无疼痛状态,可将患儿由手术台转运至儿科重症监护室(PICU)。转运期间和拔管后的第 1 个小时尤为重要,需要持续记录呼气末二氧化碳分压。可以采用专门的鼻导管式监测装置,上述鼻导管在两个鼻孔中各有一个独立孔,一个用于吸氧,另一个用于监测呼气末二氧化碳浓度。

在患儿到达 PICU 时,与重症监护组的交接情况将记录到报告中。这份报告包含儿童心脏外科医生的详细报告,涉及手术的类型和结果,以及由此得出的所有结论,以用于后续的治疗。心脏麻醉医生总结麻醉的过程,并描述重要器官当前的功能状态。众所周知,医疗错误的发生和致命的信息丢失常常发生在交接患者的过程中,交接过程通常遵循一个明确的方案。整个手术团队应一直在一起直到患者交接完成,在确定患儿心肺功能稳定后方能离开 PICU。

总 结

超快通道方案只有在手术成功时才能发挥真正的作用,而手术成功的内涵是指手术过程快速、精准,并严密按照术前治疗计划进行。新生儿复杂手术后在手术台上拔管没有意义,只会因为并发症而致使 2 h 后再插管。因此,超快通道的必要前提是手术过程中不留下明显的功能或解剖损伤,也不会产生可预见的急性并发症。正因如此,也可以理解为什么拔管时间开始成为心脏外科,尤其是儿童心脏外科重要的内部和外在评估标准。

快通道策略既能降低医疗花费,又能持续改善患者的预后。如果快通道策略比传统方法的并发症更多,那么为此所增加的花费无疑将会抵消其理论上可能的成本节约。因此,快通道策略有其自身内在的平衡。

除了经济原因外,快通道策略带来的良好的生理学表现也得到了证实。在手术过程中,现代的药物可以完全抑制神经体液反应,而不必非要避免手术结束时患者迅速苏醒和充分自主呼吸的情况。现在有许多可以想象得到的麻醉技术,可以克服过去应激保护与早期恢复器官生理功能的矛盾。综上所述,本章给出了一条可行的路径,最重要的是,这条路径在多学科团队中很容易学习。随着实践的增多和经验的积累,快通道策略可以成为改善儿童心脏外科手术预后的基石之一。

推荐阅读

[1] Achuff BJ, Nicolson SC, Elci OU, et al. Intraoperative Dexmedetomidine reduces post-operative mechanical ventilation in infants after open heart surgery. Pediatr Crit Care Med, 2015, 16: 440 – 447.

[2] Algra SO, Jansen NJ, van der Tweel I, et al. Neurological injury after neonatal cardiac surgery: a ran-

domized, controlled trial of 2 perfusion techniques. Circulation, 2014, 129: 224 – 233.

［3］Andropoulos DB. Anesthesia for congenital heart disease. 3rd ed. Oxford: Wiley-Blackwell, 2015.

［4］DiNardo JA. Con: Extubation in the operating room following pediatric cardiac surgery. J Cardiothorac Vasc Anesth, 2011, 25: 877 – 879.

［5］Franklin SW, Szlam F, Fernandez JD, et al. Optimizing thrombin generation with 4-factor prothrombin complex concentrates in neonatal plasma after cardiopulmonary bypass. Anesth Analg, 2016, 122: 935 – 942.

［6］Gelissen HP, Epema AH, Henning RH, et al. Inotropic effects of propofol, thiopental, midazolam, etomidate, and ketamine on isolated human atrial muscle. Anesthesiology, 1996, 84: 397 – 403.

［7］Greco M, Landoni G, Biondi – Zoccai G, et al. Remifentanil in cardiac surgery: a meta-analysis of randomized controlled trials. J Cardiothorac Vasc Anesth, 2012, 26: 110 – 116.

［8］Gupta P, Rettiganti M, Gossett JM, et al. Risk factors for mechanical ventilation and reintubation after pediatric heart surgery. J Thorac Cardiovasc Surg, 2016, 151: 451 – 458.

［9］Harris KC, Holowachuk S, Pitfield S, et al. Should early extubation be the goal for children after congenital cardiac surgery? J Thorac Cardiovasc Surg, 2014, 148: 2642 – 2648.

［10］Ji F, Li Z, Nguyen H, et al. Perioperative Dexmedetomidine improves outcomes of cardiac surgery. Circulation, 2013, 127: 1576 – 1584.

［11］Komatsu R, You J, Mascha EJ, et al. Anesthetic induction with Etomidate, rather than Propofol, is associated with increased 30-day mortality and cardiovascular morbidity after noncardiac surgery. Anesth Analg, 2013, 117: 1329 – 1337.

［12］Landoni G, GrecoT, Biondi – Zoccai G, et al. Anaesthetic drugs and survival: a Bayesian network meta-analysis of randomized trials in cardiac surgery. Br J Anaesth, 2013, 111: 886 – 896.

［13］Lawrence EJ, Nguyen K, Morris SA, et al. Economic and safety implications of introducing fast tracking in congenital heart surgery. Circ Cardiovasc Qual Outcomes, 2013, 6: 201 – 207.

［14］Mahle WT, Jacobs JP, Jacobs ML, et al. Early extubation after repair of tetralogy of Fallot and the Fontan procedure: an analysis of The Society of Thoracic Surgeons Congenital Heart Surgery Database. Ann Thorac Surg, 2016a, 102: 850 – 858.

［15］Mahle WT, Nicolson SC, Hollenbeck-Pringle D, et al. Utilizing a collaborative learning model to promote early extubation following infant heart surgery. Pediatr Crit Care Med, 2016b, 17: 939 – 947.

［16］Mosca RS. Who belongs on the "fast track"? J Thorac Cardiovasc Surg, 2014, 148: 2649 – 2650.

［17］Pan W, Wang Y, Lin L, et al. Outcomes of dexmedetomidine treatment in pediatric patients undergoing congenital heart disease surgery: a meta-analysis. Pediatr Anesth, 2016, 26: 239 – 248.

［18］Pasquali SK, Li JS, He X, et al. Comparative analysis of antifibrinolytic medications in pediatric heart surgery. J Thorac Cardiovasc Surg, 2012, 143: 550 – 557.

［19］Silbert BS, Myles PS. Is fast-track cardiac anesthesia now the global standard of care? Anesth Analg, 2009, 108: 689 – 691.

[20] Steppan J, Hogue CW. Cerebral and tissue oximetry. Best Pract Res Clin Anaesthesiol. 2014, 28: 429 – 439.

[21] Su F, Gastonguay MR, Nicolson SC, et al. Dexmedetomidine pharmacology in neonates and infants after open heart surgery. Anesth Analg, 2016, 122:1556 – 1566.

[22] SunY, Huang Y, Jiang H. Is dexmedetomidine superior to midazolam as a premedication in children? A meta-analysis of randomized controlled trials. Pediatr Anesth, 2014, 24: 863 – 874.

[23] VargheseJ, Kutty S, Abdullah I, et al. Preoperative and intraop-erative predictive factors of immediate extubation after neonatal cardiac surgery. Ann Thorac Surg, 2016, 102: 1588 – 1595.

[24] Vida VL, Leon-Wyss J, Rojas M, et al. Pulmonary artery hypertension: is it really a contraindicating factor for early extubation in children after cardiac surgery? Ann Thorac Surg, 2006, 81: 1460 – 1465.

[25] Wagner CE, Bick JS, Johnson D, et al. Etomidate use and postoperative outcomes among cardiac sur-gery patients. Anesthesiology, 2014, 120: 579 – 589.

[26] Winch PD, Staudt AM, Sebastian R, et al. Learning from experience: Improving early tracheal extu-bation success after congenital cardiac surgery. Pediatr Crit Care Med, 2016, 17: 630 – 637.

[27] Withington D, Ménard G, Varin F. Cisatracurium pharmacokinetics and pharmacodynamics during hy-pothermic cardiopulmonary bypass in infants and children. Pediatr Anesth, 2011, 21: 341 – 346.

[28] Wolf AR, Jackman L. Analgesia and sedation after pediatric cardiac surgery. Pediatr Anesth, 2011, 21: 567 – 576.

[29] Yvon A, Hanouz JL, Haelewyn B, et al. Mechanisms of sevoflurane-induced myocardial preconditio-ning in isolated human right atria in vitro. Anesthesiology, 2003, 99: 27 – 33.

第 19 章

药物列表

Josef Thul   Dietrich Klauwer

本章列举了 111 种用于治疗心脏重症患儿的药物,提供了相关药代动力学和药效学的详细资料,包括活性成分、药物名称、疗效、药物不良反应(ADR)、适应证、禁忌证和推荐剂量。同时介绍了关于 β 受体阻滞剂、止吐药物及苯丙香豆素的更多细节。

下面的药物清单(表 19.1)并不是很详尽。许多药物不适用于儿科(适应证外使用)。许多建议以成人剂量为导向,没有考虑药代动力学和药效学方面的潜在差异。肾功能损害或透析患者的剂量调整示例说明可通过网址(德语:www. docing. de 或 www. uniklinik – ulm. de/arzneimitteldosierung;英语见"儿科药物手册:肾脏疾病计划"https://kdpnet. kdp. louisville. edu/drugbook/pediatric/ 或 http://www. globalrph. com/renaldosing2.)查询。表 19.2 关于 β 受体阻滞剂的记忆表包含了选择性和非选择性 β 受体阻滞剂,它们具有或没有内在的拟交感神经活性。表 19.3 为止吐药物的概述。表 19.4 总结了抗凝剂苯丙香豆素的临床和药理学主要特点。

J. Thul (✉)
Pediatric Intensive Care Unit, Pediatric Heart Center of Giessen, Children's Heart
Transplantation Center, UKGM GmbH, Giessen, Germany
e-mail: josef. m. thul@ paediat. med. uni-giessen. de

D. Klauwer
Department of Pediatrics, Singen Medical Center, Gesundheitsverbund Landkreis Konstanz,
Krankenhausbetriebsgesellschaft Hegau-Bodensee-Klinikum, Singen, Germany

© Springer International Publishing AG, part of Springer Nature 2019
D. Klauwer et al. (eds.), *A Practical Handbook on Pediatric Cardiac Intensive Care Therapy*, https://doi. org/10. 1007/978-3-319-92441-0_19

表 19.1　药物目录

活性成分	商品名(德语)	药理作用	药物不良反应	适应证/禁忌证	剂　量
Acetyl-cysteine 乙酰半胱氨酸	ACC Bromuc Fluimucil	使二硫键断裂	过敏或异常的胃肠道反应	机械通气时降低黏液黏度,肝保护作用(高剂量),对乙酰氨基酚中毒	静脉注射 10mg/kg,每天 3 次;肝脏疾病时,40mg/kg,每天 3 次;对乙酰氨基酚中毒时,20h 内静脉注射 300mg/kg
Acetyl-salicylic acid 乙酰水杨酸 (ASA)	Aspirin (阿司匹林)	镇痛,抗炎,抑制血小板聚集	出血倾向,溃疡,高尿酸血症,酸中毒(中毒),哮喘,促进动脉导管关闭,雷氏综合征	退热,川崎综合征(急性期/长期治疗),抑制血小板聚集。注意:理想状态下,手术前 10d 停止或更换为其他药物(血小板的寿命大约为 8d)	退热:10～15mg/kg 静脉注射,最大剂量 100mg/(kg·d);川崎综合征:100mg/(kg·d)连用 14d,后改为 5mg/(kg·d)持续 3 个月;抑制血小板聚集:2～4mg/(kg·d)口服。ASA 抵抗:患病率为 30%(诊断上具有难度)
Adenosine 腺苷	Adrekar	离子通道阻滞剂,减缓钙离子流入,房室传导阻滞	血管舒张,支气管痉挛,恶心。注意:房室传导阻滞(需考虑心外起搏器是否可用),诱发心律失常	累及房室结的阵发性折返性室上性心动过速;用于诊断:例如发现心房扑动	0.1～0.3mg/kg(快速静脉推注)
Alprostadil Prostaglandin E1 前列地尔 前列腺素 E1	Minprog	前列腺素 E1 受体激动剂	低血压,呼吸暂停,易激惹,体温变化(↑↓),出血倾向	保持动脉导管开放,降低肺血管阻力。注意:大量出血(抑制血小板聚集)	静脉注射 5～50 ng/(kg·min),使用乙酰半胱氨酸支持;应寻求最低的有效剂量。需注意存在动脉导管依赖性外周灌注时,可引起血压的波动
Alteplase r–tPA 阿替普酶 (r-tPA)	Actilyse (爱通立)	激活纤溶酶原(在血栓部位),纤维蛋白溶解	诱发出血,过敏反应	用于即将发生的肢体或器官坏死,严重的脑栓塞(需父母签署知情同意书)。禁忌证:手术后状态,脑出血病史,使用香豆素类药物治疗,近期有不可压迫的地方的血管穿刺史	静脉注射 0.5mg/(kg·h),用时 6h;或用时 2min 静脉推注 0.1～0.2mg/kg。随后以 0.05～0.1mg/(kg·h)维持使用 24h。危及生命的血栓形成时:静脉推注 0.2mg/kg,然后以 0.8mg/kg 维持 2h;总是与肝素同时使用;使部分凝血活酶时间(PTT)> 40s(如需要,应确定纤溶酶原水平或与新鲜冷冻血浆联合使用)

表 19. 1(续)

活性成分	商品名(德语)	药理作用	药物不良反应	适应证/禁忌证	剂 量
Amiodarone 胺碘酮	Cordarex	Ⅲ类抗心律失常作用,抗肾上腺素能作用,延长动作电位及房室有效不应期,窦房结和房室结功能下降	低血压,房室传导阻滞,心肌抑制,甲状腺功能亢进/减退,肺纤维化,肝毒性,视觉障碍,血细胞计数和凝血功能障碍;与洋地黄类药物、抗心律失常药、苯丙香豆素、苯妥英等药物之间有相互作用	室上性和室性心动过速,以及交界性异位性心动过速;长期治疗前需咨询眼科医生,并检查肺功能、甲状腺功能和代谢状况	室性心动过速:快速静脉推注 5mg/kg。无脉性室性心动过速:先除颤,如需要,在重复复律和(或)除颤前静脉推注。交界性异位性心动过速:从10、20 或 30mg/(kg·d) 开始;在起搏治疗期间监测窦房结和固有频率。口服:确定有效剂量的最小值 [1~8mg/(kg·d),每天 1 次]
Amlodipine 氨氯地平	Norvasc (络活喜)	钙通道阻滞剂(钙拮抗剂),直接作用于血管平滑肌细胞,改善冠状动脉灌注,对心脏的传导系统几乎没有影响	血压下降,脸红,心悸,疲劳,恶心,血细胞计数变化。注意:存在毛细血管后肺动脉高压时,有肺水肿的风险	高血压,可有效作用于肺血管床	0.05~0.15 mg/(kg·d),每 5d 增加一次剂量,直至达到 0.5mg/(kg·d)
Antithymo-cyte globulin 抗胸腺细胞球蛋白 (ATG)	ATG Grafalon Thymoglobulin	抗胸腺细胞抗体(兔抗体),ATG 具有细胞毒性效应,主要抑制 T 淋巴细胞	发热,寒战,胃肠道并发症。需监测血细胞计数、肾功能和循环	预防术后早期排斥反应(诱导),治疗急性、严重排斥反应	根据淋巴细胞和血小板计数,剂量为 2~5mg/kg,输注时间为 2~4h。使用前先给予:二甲茚定(抗组胺药)、对乙酰氨基酚、静脉推注类固醇激素
Argatroban 阿加曲班	Argatra	直接凝血酶抑制剂	出血。注意:肝功能障碍患者应减量;没有特异性的拮抗药,如果需要,可给予因子Ⅶa	Ⅱ型肝素诱导的血小板减少症(HIPAA 试验后获批),体外生命支持(ECLS),连续肾脏替代(CRRT)	0.5~2μg/(kg·min),PTT 目标:达到基线 PTT 的 1.5~2 倍(1~3h 后趋于稳定状态)
Atenolol 阿替洛尔	Tenormin (天诺敏)	选择性 β1 受体阻滞剂,半衰期长(6 h)	心动过缓,低血压,心排出量下降,哮喘,使代谢综合征恶化。注意:与洋地黄和钙拮抗剂联合使用时的相互作用	收缩过度性心力衰竭,心肌肥厚,高血压,充血性心力衰竭;预防室性期前收缩和室性心动过速	0.3~1 mg/(kg·d)口服,每天 2 次

表 19.1(续)

活性成分	商品名(德语)	药理作用	药物不良反应	适应证/禁忌证	剂 量
Atropine 阿托品	Atropin	副交感神经阻滞剂	心动过速,扩张支气管和瞳孔,减少唾液和汗液分泌	作为拟副交感神经药物中毒的解毒剂,应用琥珀胆碱后插管时的备用药品	静脉注射 10μg/kg,单次剂量需超过 50μg
Azathioprine 硫唑嘌呤	Imurek	减少 DNA 和 RNA 合成,尤其是 B 淋巴细胞中的合成	肝肾功能障碍,血细胞计数改变。监测:血细胞计数(分类),肌酐,胆红素,转氨酶,蛋白质,凝血功能,真菌感染,胃肠道副作用	免疫抑制。添加入环孢菌素/他克莫司方案时,不宜再与血管紧张素转化酶抑制剂联合使用;与多种药物相互作用	初始为 2~3mg/kg,后期为 1~2mg/kg 口服。静脉注射:0.5~1mg/kg,根据单核细胞和淋巴细胞计数滴定剂量(第 17 章)
Basiliximab 巴利昔单抗	Simulect	抗白细胞介素 - 2(IL-2)受体抗体/抗 CD25$^+$ 淋巴细胞	过敏反应,心动过缓性心律失常,增加感染机会	心脏移植前后用于排斥风险升高的患者(既往输血、心室辅助装置植入、手术、HLA 抗体)	心脏移植前 2h 内首次给药,体重 < 35kg:10mg;体重 > 35kg:20mg。术后第 4 天第 2 次给药
Bisoprolol 比索洛尔	Concor	选择性 β1 受体阻滞剂,半衰期长(10h)	心动过缓,低血压,头晕,支气管痉挛,低血糖或高血糖	充血性心力衰竭,室上性心动过速	0.1~0.3mg/(kg·d) 口服(单剂用药)
Bosentan 波生坦	Tracleer	内皮素 - 1 受体拮抗剂	低血压,转氨酶升高;与其他药物相互作用,如环孢菌素 A	肺动脉高压,可能具有抗血管重塑作用	2~3mg/(kg·d) 口服,分 2 次服用
Butylsco-polamine 丁溴东莨菪碱	Buscopan (解痉灵)	副交感神经阻滞剂	出汗减少,心动过速,口干	用于内脏绞痛	单次剂量:0.3~0.5mg/kg,静脉注射或口服(几乎无重吸收),每天最多使用 3 次
Captopril 卡托普利	Lopirin (洛匹林)	血管紧张素转化酶抑制剂,降低外周阻力,增加静脉容量,降低前负荷,显著降低后负荷	咳嗽,过敏,低血压、盐缺乏,少数患者出现反射性心动过速。注意:高钾血症	用于高血压、心力衰竭,但梗阻性心力衰竭禁用(包括瓣膜狭窄、肥厚型梗阻性心肌病),双侧肾动脉狭窄禁用	婴儿:0.1~0.5mg/(kg·d),最大 1mg/(kg·d),分 2~3 次给药。儿童:1~5mg/(kg·d)。成人:12.5~100mg/d,严格由低起始剂量缓慢增加剂量

活性成分	商品名（德语）	药理作用	药物不良反应	适应证/禁忌证	剂 量
Carvedilol 卡维地洛	Dilatrend （达利全）	α1 受体和 β 受体阻滞剂	低血压，心动过缓（可致房室传导阻滞），高血糖，支气管阻塞，直立性低血压	用于充血性心力衰竭时血管紧张素转化酶抑制剂（ACEI）的替代药物，或与 ACEI 联合使用	0.1 ~ 0.8mg/（kg·d）口服，每天 2 次，耐受性好时，每 2 周剂量加倍；肝功能障碍时需减量
Clonazepam 氯硝西泮	Rivotril （利福全）	苯二氮䓬类药物（GABA 能）	与苯二氮䓬类药物合用时可致血压下降、呼吸抑制	抗惊厥，癫痫持续状态	0.1 ~ 0.2mg/kg，最大 0.5mg/kg，静脉注射，单次剂量取决于患者身高；可重复给药 1 ~ 2 次。在新生儿中会导致呼吸抑制
Clonidine 可乐定	Catapresan Paracefan	α2 受体激动剂，中枢性交感抑制，部分性吗啡激动剂	血压、心率、心排出量下降，房室传导阻滞，需提前优化血容量状态，可产生戒断效应	镇静，控制心率，药物戒断（镇痛）；在优化心率的情况下，可通过增加每搏输出量来改善心排出量	单剂量（麻醉诱导）：4 ~ 5μg/kg 静脉注射。镇静:0.5、1、2 或 3μg/（kg·h）（低初始剂量，缓慢增加）；逐渐减停：将静脉注射剂量分成 6 份每日 1 次的口服剂量，每 2 ~ 3d 减少一份
Clopidogrel 氯吡格雷	Plavix	抑制二磷酸腺苷（ADP）依赖的血小板黏附和聚集	出血，溃疡；与大环内酯类、利福平、溶栓剂、他汀类药物存在配伍禁忌	与阿司匹林联用治疗川崎病伴大的冠状动脉瘤。单独使用用于主动脉-肺动脉狭窄、分流术后、动脉导管支架植入术后和 Berlin Heart® 植入术后	0.2 ~ 1 mg/（kg·d），分 1 ~ 2 次给予；采用血栓弹力图或 Multiplate® 分析仪监测
Chloral-hydrate 水合氯醛	Chloralhydrate	作用机制未知	恶心，对儿茶酚胺引起的心律失常敏感，作用时间和强度不确定	镇静时注意：使用儿茶酚胺时，有肝脏损害者不可使用水合氯醛	单剂量:30mg/kg；可重复给药 1 ~ 2 次。作用时长无法预测

表 19.1(续)

活性成分	商品名(德语)	药理作用	药物不良反应	适应证/禁忌证	剂 量
Cyclosporin A 环孢素 A (CsA)	Sandimmune (山地明)	IL-2 转录抑制剂,钙调神经磷酸酶抑制剂	无尿伴高钾血症,动脉性高血压,肾毒性,神经系统异常(震颤、癫痫),牙龈增生,肝功能受损,引发淋巴瘤,多毛症。本药配伍禁忌不明确,需密切关注药物间的反应,通常包括:大环内酯类、抗惊厥药、非甾体类抗炎药、康唑类抗真菌剂等	心脏或其他器官移植后,中毒后不能经透析清除	心脏移植前:5mg/kg 口服 1 次,或 0.1mg/(kg·h)持续静脉滴注,从取出供体心脏开始,直至开始体外循环。心脏移植后:0.5~2mg/(kg·d)持续静脉滴注,根据利尿和目标水平调节;第 1 周 250~300ng/mL,之后约 200ng/mL,长期剂量为 100~150ng/mL(更改剂量前需检测血药浓度)。转为口服时,首次给药前 2 h 停止静脉用药;一般来说,从 20mg/(kg·d)开始,分 3 次(<3 岁)或 2 次服用
Desmopressin 去氨加压素 (DDAVP)	Minirin	抗利尿激素	用药过量可引发抗利尿激素分泌不当综合征(低钠血症性脑水肿)	增加凝血因子Ⅷ活性和 vW 因子浓度。治疗尿崩症	增加凝血因子Ⅷ活性和 vW 因子浓度:0.3μg/kg 短期输注(仅使用 1 次,因为此后细胞中存储的 vW 因子已释放完)。尿崩症:0.4~1μg/kg 静脉注射或肌内注射,1 次用药或分 2 次,或经鼻腔给药
Dexmedetomidine 右美托咪定	Precedex (盐酸右美托咪定)	可乐定的衍生物	与可乐定相比,血管扩张作用减弱,镇静作用更强,更少引起心动过缓	镇静,阿片类成瘾戒断反应	短期镇静:0.5~1μg/kg,推注时长 10min;静脉维持:1~3μg/(kg·h)
Diazepam 地西泮	Diazepam (安定)	苯二氮䓬类药物(GABA 能)	呼吸抑制,血压低(主要发生在容量不足时),有蓄积的风险	镇静,抗焦虑,顺行性遗忘,药物(酒精)的戒断治疗,抗惊厥,拔管前使用,在 21-三体患儿存在矛盾反应	单次剂量 0.1~0.2mg/kg,2~4min 开始起效,作用持续时间为数小时

表 19. 1（续）

活性成分	商品名（德语）	药理作用	药物不良反应	适应证/禁忌证	剂 量
Digoxin 地高辛	Lanicor Lanitop （甲基地高辛）	强心苷,抑制 $Na^+ - K^+$ ATP 酶,胞质内钙离子增加,对房室结具有副交感神经效应	低钾血症患者禁用。注意:肾衰竭患者的使用,药物相互作用可导致药物浓度增加;不能用于心室流出道狭窄患者	窦性心动过速,充血性心力衰竭（不再是首选）,治疗慢性房颤的血药浓度:0.9 ~ 2ng/mL	1 滴 = 0.013mg 甲基地高辛。新生儿饱和剂量:0.03mg/(kg·d),分 3 次使用;维持剂量: 0.005mg/(kg·d),分 1~2 次给药。婴儿饱和剂量:0.04mg/(kg·d),分 3 次给药;维持剂量:0.01mg/(kg·d),分 2 次给药。儿童饱和剂量:1mg/(m²·d);维持剂量:0.2mg/(m²·d)
Diltiazem 地尔硫草	Dilzem （迪太赞）	钙离子拮抗剂,对心脏传导系统具有中等强度的作用	房室传导阻滞,毛细血管后肺动脉高压,严重心力衰竭（抑制收缩力）,需监测肺水肿和肝功能。注意:谨慎与 β 受体阻滞剂和洋地黄药物合用	抗高血压（主要是肺血管）,用于减慢室上性心动过速、房颤或房扑中的房室传导	口服:0.5mg/kg,每天 3 次,每 5 天增加一次剂量。静脉推注:0.15 ~ 0.45mg/kg;静脉维持: 2μg/(kg·min)
Dimethin-dene 二甲茚定	Fenistil （吡啶茚胺）	抗组胺药物	嗜睡,抗胆碱能作用	过敏反应、过敏性休克	静脉注射:0.1mg/kg
Dimenhy-drinate 茶苯海明	Vomex	止吐	中枢竞争性 H_1 受体阻断剂	恶心、呕吐	静脉推注:单次剂量 0.5、1 或 2mg/kg,每 8h 1 次。栓剂:<6 岁, 40mg;> 6 岁,70mg; 青少年,150mg
Disopyra-mide 丙吡胺	Rytmodul	Ia 类抗心律失常药	房室传导阻滞,QT 间期延长	室上性心动过速:房性异位心律	静脉推注:2mg/kg（短期输注）;静脉维持: 0.4mg/(kg·h) 口服: < 2 岁,20 ~ 30mg/(kg·d); > 10 岁,5 ~10mg/(kg·d)
Dipyrida-mole 双嘧达莫	Persantin （潘生丁）	抑制 ADP 依赖的血小板黏附和聚集,血管舒张	出血,低血压,罕见的支气管痉挛,心律失常,与其他抗凝药物联合使用时需密切监测	长期抗凝（植入 Berlin Heart® 后）、心脏瓣膜置换术后	2、4 或 6 mg/(kg·d), 每天 4 次,通过血栓弹力图[使最大凝块强度(MA)降至 <50%] 或 Multiplate® 分析仪监测

表 19.1（续）

活性成分	商品名（德语）	药理作用	药物不良反应	适应证/禁忌证	剂 量
Dobutamine 多巴酚丁胺	Dobutrex	合成的 β1 及 β2 受体激动剂	心动过速	右心衰竭、心动过缓	持续静脉滴注：1 ~ 20 μg/(kg·min)
Dopamine 多巴胺	Dopamine	根据剂量作用：多巴胺受体 < β 受体 < α 受体	后负荷增加导致氧耗增加。注意：心脏功能差、泌乳素下降、心律失常（心动过速）的情况	低剂量：血管舒张（心/脑/肾）；中剂量[5μg/(kg·min)]：增加心排出量、心肌收缩力、血压（呼吸频率）；高剂量：类似去甲肾上腺素	2.5 ~ 5μg/(kg·min)，最大可达 20μg/(kg·min)。高剂量与去甲肾上腺素具有相同的作用（致心律失常的可能性更大）；对"肾脏剂量"存在争议
Dronabinol 屈大麻酚	Mrinol	四氢大麻酚（THC，大麻）	拟交感神经药，精神类药物	镇痛，恶心，厌食	起始剂量为 0.1 ~ 0.25 mg/(kg·d)，根据效果增加剂量
Enalapril 依那普利	Xanef（悦宁定）	血管紧张素转化酶抑制剂，降低外周阻力，增加静脉容量（降低前负荷，显著降低后负荷）。注意：高钾血症	咳嗽，过敏，低血压，盐缺乏，偶有反射性心动过速	用于高血压和心力衰竭；禁用于梗阻性心力衰竭（瓣膜狭窄、肥厚梗阻性心肌病）和双侧肾动脉狭窄	0.05mg/kg，分 2 次口服（低初始剂量，缓慢滴定）
Enoxaparin 依诺肝素	Clexane	低分子肝素			皮下注射：每12h 给予1mg/kg，4h 后查抗 Xa 水平，目标值为：0.5 ~ 1.0IU/mL。a) < 2 个月：1.5mg/kg，每12h 1 次；最大剂量 3.0mg/kg，每12h 1 次 b) > 2 个月：1.0 mg/kg，每12h 1 次；最大剂量 2.0mg/kg，每12h 1 次 预防性用药：a) < 2 个月：0.75mg/kg，每12h 1 次 b) > 2 个月：0.5mg/kg，每12h 1 次 新生儿：最好使用更高剂量

表 19.1(续)

活性成分	商品名(德语)	药理作用	药物不良反应	适应证/禁忌证	剂 量
Epoprostenol 前列环素	Flolan (依列前醇)	血管扩张剂,尤其是扩张肺动脉;抑制血小板聚集;半衰期约6min	血压下降,出血倾向;肺充气不均时可导致血流-通气不匹配	肺动脉高压时需长期泵维持,肝素诱导的血小板减少症的抗凝	长期治疗:5~20ng/(kg·min),逐渐加至20ng/(kg·min)
Esmolol 艾司洛尔	Brevibloc	选择性β1受体阻滞剂,起效快,作用时间短	心动过缓(传导阻滞),支气管阻塞,高血糖,可能掩盖低血糖症状,加重心力衰竭,便秘。注意:与洋地黄、钙拮抗剂及胺碘酮合用的情况	主要伴有心室舒张受损、心动过速、流出道梗阻性心脏病的的心力衰竭,高动力性心动过速,高血压;通过降低心率改善心排出量;可与去甲肾上腺素合用。注意:与洋地黄、钙拮抗剂合用的情况	静脉推注500μg/kg,用时1min;之后以10~25μg/(kg·min)或最大200μg/(kg·min)维持。术后首选可乐定:可在心排出量基本稳定的情况下降低心率
Ethacrynic acid 依他尼酸	Reomax	襻利尿剂,抑制髓襻升支钠离子、氯离子的重吸收,与呋塞米合用	低钾血症,低钙血症,低镁血症,低钠血症,低血容量,代谢性碱中毒,维生素K拮抗作用增强,糖耐量下降	呋塞米的支持治疗,预防透析,储备利尿剂	1、2或3mg/(kg·d),静脉注射,给予1~3次(作者的经验)
Etomidate 依托咪酯	Etomidate-Lipuro, (宜妥利) Hypnomidate	GABA能作用,尤其作用于脑干,无镇痛作用,心血管稳定性好,维持脑灌注压,降低颅内压	呕吐,初期可出现肌痉挛、抽搐,通气不足相对很少,肾上腺皮质功能不全,注射痛	用于不稳定患者的插管,短时间麻醉(10s起效,10min失效);可以很好地与阿片类药物联合使用	单剂0.2~0.4mg/(kg·d);持续静脉滴注:5~8μg/(kg·min),用于短时间内麻醉。由于本药可引起肾上腺皮质功能不全,故不能用于长时间麻醉
Everolimus 依维莫司	Certican	m-TOR抑制剂,抗细胞增殖剂	伤口愈合障碍,高脂血症,肺炎,肾衰竭等	心脏移植后与环孢菌素A或他克莫司联用,减少各自用药剂量,预防肾衰竭;治疗移植后淋巴细胞增生性疾病;据报道对移植血管病变有益	起始剂量2×0.05mg/(kg·d),谷浓度4~8ng/mL。相互作用:环孢菌素A可提高依维莫司浓度,根据肝功能障碍程度调整用量

表 19.1(续)

活性成分	商品名(德语)	药理作用	药物不良反应	适应证/禁忌证	剂　量
Flecainide 氟卡尼	Tambocor	Ic 类抗心律失常药,对动作电位持续时间无影响,治疗安全范围极窄	心肌抑制,心功能低下,传导阻滞,不适用于肝肾疾病或肝功能障碍;同时监测血细胞计数、肝肾功能及血药浓度	室上性心动过速(在首次发生异位性房性心动过速时),室性心动过速。氟卡尼中毒:静脉输注碳酸氢钠	口服:3~6mg/(kg·d),分3次给药;最大剂量 8mg/(kg·d)(每4~5d增加一次)。静脉:0.5mg/kg 短时间注射,10 min 后重复1次;持续静脉滴注:0.2~0.5mg/(kg·h)
Fludrocortisone 氟氢化可的松	Astonin-H	矿物质皮质类固醇			口服 0.005mg/(kg·d);长期治疗:0.001~0.002 mg/(kg·d)
Furosemide 呋塞米	Lasix (速尿)	襻利尿剂,抑制髓襻升支对钠离子、氯离子的重吸收	低钾血症,低钙血症,低镁血症,低钠血症,低血容量,代谢性碱中毒,与非甾体类抗炎药联合使用效果不佳;维生素 K 的拮抗作用可能增强,糖耐量下降	术后利尿,充血性心力衰竭,肾衰竭,高钾血症。注意:低钾血症和洋地黄中毒	静脉:单次剂量 0.2~0.5mg/kg,最大 5mg/kg,每天最多6次;持续静脉输注:6~10mg/(kg·d)。口服作用持续时间 6h,静脉注射作用持续时间 2~3h。持续静脉输注时必须经单独的通路给药
GHB, Gamma–hydro-xybutyrate γ-羟基丁酸	Somsanit Xyerem	内源性神经递质的原体,GABA 能作用,无呼吸抑制	昏睡症	麻醉,持续镇静	持续静脉输注:10~20mg/(kg·h)
Glucose–insulin 葡萄糖–胰岛素				高钾血症	15IU 常规胰岛素 + 40% 葡萄糖 100mL;持续静脉输注:3mL/(kg·h),必要时,静脉推注 1 次,1mL/kg
Glyceryl trinitrate 硝酸甘油	Nitrolingual Perliganit	血管的一氧化氮供体,静脉淤积	低血压,反射性心动过速,头痛,高铁血红蛋白形成。不适用于梗阻性心脏病(主动脉瓣狭窄、二尖瓣狭窄、肥厚型梗阻性心肌病),颅内压升高时不予使用	主要降低前负荷,改善外周微循环,特别是冠状动脉循环;手术:改善冠状动脉灌注	新生儿(如大动脉转位):0.1~2μg/(kg·min);年长儿:0.5~1μg/(kg·min);持续滴定剂量

表 19. 1(续)

活性成分	商品名(德语)	药理作用	药物不良反应	适应证/禁忌证	剂 量
Glycopyronium bromide 格隆溴铵	Robinul 1mL = 200μg	合成性抗胆碱能药物(几乎无中枢作用)	抗胆碱能作用,口干,心动过速,瞳孔散大,呕吐	咽/支气管分泌物增多,避免迷走神经刺激的并发症,毒扁豆碱/新斯的明的解毒剂	单剂 4 ~ 10μg/kg,静脉输注,可立即起效;滴定给药(如支气管镜检查)
Granisetron 格拉司琼	Kevatril	5-HT$_3$拮抗剂,止吐	降低肠动力,心律失常,降低对乙酰氨基酚的疗效	预防化疗、术后恶心	单剂 40μg/kg,静脉给药,每天 1 ~ 2 次;也可口服
Hydrochloro-thiazide 氢氯噻嗪	Esidrix (双氢克尿噻)	可逆性抑制肾小管管腔细胞膜内的钠氯协同转运,导致钠氯随尿液完全排出;同时钙离子排出减少,镁离子排出增加	大量电解质丢失,血压下降,肌酐、尿素上升,血细胞计数改变	心源性水肿,与螺内酯、呋塞米联合使用,支气管肺发育不良,轻度高血压	1 ~ 2mg/(kg·d),最大 4mg/(kg·d),分 2 次单剂量给药,较大儿童更适合较低剂量
Hydrocorti-sone 氢化可的松	Hydrocortisone			降低感染性/心源性休克对儿茶酚胺的需求	静脉推注 5mg/kg;静脉维持剂量:2mg/(kg·d),分 3 ~ 4 次应用
Ibuprofen 布洛芬	Ibuprofen	非选择性环氧合酶抑制剂	胃肠出血,转氨酶增高,严重肾衰竭,可能加重肝损伤	术后疼痛,退热,不与其他非甾体抗炎药联合使用,不与甲氨蝶呤、环孢素 A、他克莫司、苯妥英、洋地黄类药物联合使用	7mg/(kg·d),分 3 ~ 4 次给药
Iloprost 伊洛前列素	Ilomedin	合成性前列环素,肺血管扩张作用明显,抑制血小板聚集,半衰期 30min	血压下降,出血,肺膨胀不全时可引起通气/血流不匹配	降低毛细血管前肺动脉高压患者的肺动脉阻力,Glenn/TCPC 术后适应期,均可雾化吸入;较大的左向右分流伴反应性肺动脉高压,动脉阻塞性疾病,雷诺综合征	静脉连续输注:0.5 ~ 1ng/(kg·min),最大 2ng/(kg·min)。雾化吸入时:单次 0.25 ~ 0.5μg/kg 溶于生理盐水(10μg 溶于 10 ~ 20mL 生理盐水),最高每天 9 次,雾化微粒直径 < 7μm(根据效果调整用药剂量)

表 19.1(续)

活性成分	商品名(德语)	药理作用	药物不良反应	适应证/禁忌证	剂量
Indometha-cin 吲哚美辛	Indocin (消炎痛)	抗炎药,静脉给药促使动脉导管关闭,预防脑室内出血	少尿,电解质变化,出血(先前存在凝血障碍/血小板<100×10⁹/L);食物不耐受,同时服用类固醇可导致坏死性小肠结肠炎和肠穿孔,频繁性低血糖发作(不与其他非甾体抗炎药合用)	早产儿:脑室内出血预防用药;药理性关闭动脉导管,不与类固醇合用。在凝血障碍、血小板减少、近期出血、坏死性小肠结肠炎、肾衰竭时不要使用	动脉导管未闭:0.2mg/kg,每天3次;短时输注应长于30min,间隔12h。脑室内出血预防:每24h 0.1mg/kg,持续3d,出生后6h内开始
Irbesartan 厄贝沙坦	Aprovel	选择性血管紧张素受体Ⅱ拮抗剂(AT1型)	头痛,头晕,疲劳,血管性水肿。注意:在与螺内酯联合应用时易致高血钾	高血压,充血性心力衰竭:降低后负荷(如果因咳嗽等不耐受血管紧张素转化酶抑制剂时可使用)	0.5~1mg/(kg·d),最大6mg/(kg·d),每天1次
Ketamine 氯胺酮	Ketanest	NMDA受体拮抗剂,镇静、催眠、镇痛(木僵状分离麻醉)	健康个体:血压升高、交感神经过敏,与苯二氮䓬类药物联合应用在患病者中可能引发心肌抑制;肺动脉压升高,血压升高,心率可增加;致幻作用	保留通气下的短时间麻醉;支气管痉挛伴分泌物增加,咽反射亢进,长期镇静	单剂1~2mg/kg(1~2min后起效)。持续静脉滴注:1~5mg/(kg·h)。鼻内滴入:2mg/kg
Levomepro-mazine 左美丙嗪	Neurocil Nozinan	中等强度的精神安定作用,镇痛,镇静,止吐,抗过敏,缓解抑郁,局部麻醉,抑制温度调节中枢	运动障碍,增强其他镇痛剂的、镇静剂的作用,抗胆碱能不良反应,心律失常,低血压	难治性发热,急性精神病(严禁在醉酒状态下使用)	单剂0.1~0.5mg/kg(短期输注,用时15min)
Levosimen-dan 左西孟旦	Simdax	钙增敏剂,选择性磷酸二酯酶Ⅲ抑制剂,在良好的舒张功能下增强收缩能力,轻微的外周血管舒张作用	罕见出现低血压、心律失常、恶心、低血钾	严重心力衰竭,术前预防性使用,术后低心排出量;体外循环结束之前(ECMO, Berlin Heart®)	0.1~0.2μg/(kg·min),使用4~9d,不推荐快速推注(儿童为超说明书使用)5mL左西孟旦加入5%葡萄糖500mL,可外周给药(1:100)

表 19.1(续)

活性成分	商品名(德语)	药理作用	药物不良反应	适应证/禁忌证	剂　量
Lidocaine 利多卡因	Xylocaine	局部麻醉,Ⅰ类抗心律失常药物	心律失常,负性肌力作用,房室传导阻滞,呼吸抑制;中毒情况下的不良反应包括昏迷、癫痫	心肺复苏时(第12章),心室扑动、室颤;利多卡因中毒时使用碳酸氢钠	心肺复苏 1~2mg/kg,负荷剂量1mg/kg,继之以 20~50μg/(kg·min)静脉维持,心力衰竭时需减少用量;气管内给药可增加 2~10 倍。利多卡因中毒时用脂肪乳抢救治疗:20%脂肪乳 1~2mL/kg 静脉推注,然后以 6~8mL/kg 短时输注
Lisinopril 赖诺普利	Lisinopril	血管紧张素转化酶抑制剂,降低外周阻力,增加静脉容量(降低前负荷、显著降低后负荷)	咳嗽、过敏、低血压、盐缺乏,少见反射性心动过速。注意:高血钾	用于高血压、充血性心力衰竭,不适用于梗阻性心力衰竭(瓣膜狭窄、肥厚型梗阻性心肌病),不适用于双侧肾动脉狭窄	幼儿:单剂 0.05~0.1 mg/kg,初始给药从低剂量开始并缓慢滴定。较大儿童:1~2.5mg,最大至5mg,低初始剂量并缓慢滴定
Lorazepam 劳拉西泮	Tavor (氯羟安定)	苯二氮䓬类,GABA 能镇静剂;抗焦虑,抗癫痫	低血压,呼吸抑制,反常反应,快速产生药物依赖	恐慌状态,抗焦虑效果更持久(12~16h)	幼儿 0.5 mg(不推荐);年龄较大的儿童可应用 1mg、2.5mg、5mg 片剂或短期输注;癫痫发作时口服劳拉西泮或奥沙西泮紧急治疗
Magnesium 镁	Magnesium Chloride (氯化镁) Magnesium Sulfate (硫酸镁)			心律失常,尖端扭转型室性心动过速	10% 硫酸镁(10mL 相当于 1g 或 4 mmol);0.1~0.2mL/kg 缓慢推注;或 1~3mL/(kg·d)短期持续静脉输注
Methadone (levomethadone) 美沙酮 (左美沙酮)	L-Polamidon	强阿片类药物	包括 QT 间期延长	阿片类戒断,慢性疼痛的镇痛	0.1mg/kg,每天 2~6 次,每3d 减量一次
Metoclopramide 甲氧氯普胺	Paspertin (胃复安)	多巴胺拮抗剂,促动力药,止吐药	头晕,乏力,胆碱能作用,锥体外系效应(可用比哌立登拮抗这一效应)	用于术后恶心、呕吐,机械性肠梗阻、癫痫时禁用,肾衰竭时药物可蓄积	2 岁以上:,0.1~0.2mg/kg,每 4h 口服或静脉注射 1 次

表 19.1(续)

活性成分	商品名(德语)	药理作用	药物不良反应	适应证/禁忌证	剂　量
Metoprolol 美托洛尔	Beloc Beloc Zok	选择性β1受体阻滞剂,低水平的膜稳定特性	心动过缓(传导阻滞),支气管阻塞,低血糖,隐匿低血糖的症状,使心力衰竭加重,便秘。注意:与洋地黄类、钙离子拮抗剂、胺碘酮合用时的情况	充血性心力衰竭,降血压	口服:0.5~2mg/(kg·d),分2~3次。静脉注射:单剂0.1mg/kg;持续静脉滴注:1~5μg/(kg·min)
Midazolam 咪达唑仑	Dormicum	苯二氮䓬类(GABA能作用)	呼吸浅慢,动脉低血压(特别是容量不足时),蓄积风险低于地西泮	镇静,抗焦虑,顺行性失忆,静脉持续维持时与氯胺酮联用,抗惊厥,拔管前使用,用于短暂麻醉时(如拔引流管)可联合氯胺酮,21-三体患者可能出现反常反应	单剂0.05~0.1mg/kg,起效时间2~4min,作用持续时间30~90min。适用于持续静脉滴注:0.1~0.2mg/(kg·h);鼻内给药:0.2mg/kg
Milrinone 米力农	Corotrop	变力血管扩张剂,抑制环磷酸腺苷(cAMP)的降解,增加每搏输出量,氧消耗不变	低血压,心律失常,血小板减少,肝肾功能异常时需减量,支气管痉挛	心力衰竭,体外循环结束时;急性、间歇性和长期治疗	0.2~0.5μg/(kg·min),最大1μg/(kg·min);年轻人及成年低血压和肾功能不全者剂量减低
Morphine 吗啡	Morphin	阿片μ受体激动剂,镇痛,欣快感,瞳孔缩小,呼吸抑制,镇咳,早期引起呕吐、后期止吐,心动过缓,便秘,Oddi括约肌痉挛	呼吸抑制,血容量不足时引起低血压,早期应用可引起呕吐,瞳孔缩小,药物成瘾	镇痛,镇静;肠梗阻(回肠梗阻或肠其他部位阻塞)及存在胆道问题时禁用	单剂0.05~0.1mg/kg,新生儿和早产儿减半使用;起效时间2~5min,最大效应时间为30min,作用持续时间2~3h。持续静脉滴注:0.02~0.2mg/(kg·h);由于其镇静作用,同期可不使用苯二氮䓬类药物

表 19.1(续)

活性成分	商品名(德语)	药理作用	药物不良反应	适应证/禁忌证	剂 量
Mycopheno-late mofetil 霉酚酸酯 (MMF)	CellCept	抑制 T 细胞、B 细胞增殖,抑制 T 细胞毒性和抗体生成	恶心,发热,头痛,胃肠道副作用,逐渐增加剂量时以上副作用较少。抗酸药可降低 MMF 浓度,病毒抑制药物可增加 MMF 浓度	心脏等移植术后,硫唑嘌呤(AZA)的替代药物	静脉注射或口服 80mg/kg(或 1200mg/m²),分 2 次给药(婴儿分 3 次给药);果汁或胶囊剂型。该药可影响血细胞生成,使用剂量主要取决于血细胞计数;剂量 - 血药水平的关系无法预测;指示性血药谷浓度:2.5~4μg/mL
Nalbuphine 纳布啡	Nalpain	阿片类镇痛药,完全性激动 κ 受体,部分性 μ 受体拮抗剂(第 6 章)		镇痛,作为阿片类拮抗剂替代纳洛酮;与吗啡相比,对呼吸的抑制弱,致肠道弛缓的作用弱;不要与阿片类药物联合用于镇痛,(因其本身为部分拮抗剂)	0.1~0.2mg/kg 静脉注射,持续作用时间 2~3h
Naloxone 纳洛酮	Narcanti	中枢性阿片拮抗剂	疼痛,出汗,心动过速,呕吐,心脏停搏	术后呼吸抑制,其他阿片类药物引起的呼吸抑制	单剂 10μg/kg;为避免过量引起不良反应,在球囊面罩辅助呼吸下,用生理盐水按 1:10 稀释;婴儿每次 1mL,儿童每次 2mL,成人每次 5mL,每 2min 可重复给药一次
Sodium nitroprusside 硝普钠	Nipruss	通过产生一氧化氮,降低全身血管阻力,对动脉的作用远大于静脉;使用微量输液泵精确控制给药速度;接受治疗期间,应持续有创血压监测	起效迅速,并在数分钟内分解,可引起反射性心动过速;有导致氰化物中毒的风险(采用硫代硫酸钠透析);静脉持续滴注不超过 3~5d,避光使用	降低后负荷,降低左心室室壁张力以改善心排出量,高血压危象的强化治疗;禁用于左心室梗阻和主动脉峡部缩窄	输注速度 0.3~10μg/(kg·min);怀疑药物中毒时(如短时间内输注 50mg/kg),需监测氰化物的水平(必要时给予硫代硫酸钠)

表 19.1（续）

活性成分	商品名(德语)	药理作用	药物不良反应	适应证/禁忌证	剂　量
Nifedipine 硝苯地平	Adalat Nifical 1 滴 = 1mg	平滑肌和心肌细胞中的钙通道阻滞剂,血管舒张和负性肌力作用	低血压,反射性心动过速,水肿,潮红,肝功能指标升高,血细胞计数改变	高血压危象,缓释型药物用于肥厚型梗阻性心肌病,肺动脉高压患者首选络活喜(氨氯地平)	治疗高血压危象时单剂静脉注射 0.25 ~ 0.5mg/kg;静脉连续滴注:0.2~1μg/(kg·min);舌下含服:0.2~0.7 mg/kg;口服:0.5~1 mg/(kg·d),分 4 次口服
Novo Ⅶ Recombinant factor Ⅶa 重组人凝血因子Ⅶa	Novoseven (诺其)	在活化的血小板上形成凝血酶活化剂	只有在血小板功能正常和纤维蛋白原水平 >1.0g/L 时才有效,凝血、栓塞和血栓形成	难以治疗的术后出血,Glanzmann 病(出血性疾病),肝衰竭出血,使用新型抗凝血药物后的出血	单剂 50 ~ 90μg/kg(4500IU/kg),不能与其他凝血药物、新鲜冷冻血浆、血小板同用
Octreotide 奥曲肽	Sandostatin	生长激素、胰岛素和胰高血糖素抑制剂,减少内脏神经灌注,减少乳糜形成	呕吐,腹泻,肺动脉高压,高血糖	乳糜胸(术后或先天性),急性胃肠道出血,高胰岛素血症	静脉输注:5 ~ 10μg/(kg·h),通过单独的通路输注,需避光
Ondansetron 昂丹司琼	Zofran	5-HT$_3$ 受体拮抗剂	头痛,便秘,心律失常,降低乙酰氨基酚的作用	化疗、术后恶心	缓慢静脉注射 0.1mg/kg 或 5mg/m^2;更推荐作为预防用药;10 岁以下患儿使用剂量不超过 4mg,每天 2 次
Orciprenaline 奥西那林	Alupent	β1 和 β2 受体激动剂	心律失常,梗阻性心肌病	心动过缓,如窦性心动过缓、洋地黄制剂引起的心动过缓、房颤伴心动过缓、二度 Ⅰ 型(文氏型)房室传导阻滞,以及安装起搏器前的过渡期、β 受体阻滞剂过量的解毒剂	0.1~2μg/(kg·min),根据效果调整剂量
Paracetamol 对乙酰氨基酚	Perfalgan (扑热息痛)	镇痛,降低体温	恶心,转氨酶升高,血细胞计数改变	短期用于轻度疼痛和解热	每次 15mg/kg,每天不超过 4 次;中毒剂量:100mg/(kg·d)

表 19.1(续)

活性成分	商品名(德语)	药理作用	药物不良反应	适应证/禁忌证	剂　量
Pethidine 哌替啶	Dolantin (杜冷丁)	μ 受体激动剂;镇痛,欣快,轻度缩瞳作用,呼吸抑制,镇咳作用,呕吐(早期),止吐(后期),心动过缓,便秘,Oddi 括约肌痉挛少见	呼吸抑制,低血容量性低血压,呕吐,心动过速和癫痫	疼痛(术后),肌肉震颤,胆汁淤积症的镇痛	单剂 0.5 ~ 1mg/kg,起效时间 2 ~ 3min,最大药效时间 20 ~ 30min,作用维持时间 2 ~ 4h
Phenobarbital 苯巴比妥钠	Luminal (鲁米那)	GABA 能钠离子通道阻滞剂	心肌抑制,血压下降,酶诱导(或有引起骨病的可能),凝血功能障碍,呼吸抑制	抗惊厥,长期镇静,术后不立即给药;禁用于严重心力衰竭者	第 1 天:10mg/kg,每天 2 次;从第 4 天开始:3 ~ 5mg/(kg·d),分 2 次。血药浓度监测(20 ~ 40 μg/mL)。抗惊厥:10mg/kg,2 ~ 3 次;成人:50 ~ 200mg,缓慢静注
Phentolamine 酚妥拉明	Regitine (立其丁)	α 受体阻滞剂,中枢交感神经"切除"效应;可降低肺动脉压	反射性心动过速,休克,恶心、呕吐,胃痛,腹泻,心绞痛	动脉高血压;降低后负荷,故作用类似硝普钠;可增加心排出量。注意:不用于流出道梗阻性疾病	0.2 ~ 1μg/(kg·min),最大 10μg/(kg·min);半衰期 3 ~ 4h;使用过程中需严密监测血压
Piritramide 氰苯双哌酰胺	Dipidolor	μ 受体激动剂;镇痛,欣快,轻度缩瞳,呼吸抑制,镇咳效应,呕吐(早期),止吐(后期),心动过缓,便秘	呼吸抑制,低血压,低血容量,早期呕吐,缩瞳,药物成瘾	术后疼痛,经常有欣快效应,颤抖,自控式镇痛	单剂 0.1 ~ 0.2mg/kg;起效时间 2 ~ 5min,最大作用时间 30 ~ 40min,作用维持时间 2 ~ 6h;持续静脉滴注:10 ~ 30μg/(kg·h);自控式镇痛泵:最大使用量为每4h内推注 10 次,每次 2 ~ 3mg,间隔 10min
Prazosin 哌唑嗪	Minipress	α 肾上腺素受体阻滞剂		动脉高血压	0.5 ~ 1mg/(kg·d),分 3 ~ 4 次

表 19.1(续)

活性成分	商品名(德语)	药理作用	药物不良反应	适应证/禁忌证	剂　量
Promethazine 异丙嗪	Atosil	轻度神经安定药,强抗组胺药,镇静剂	镇静,止吐;心律失常时禁用;锥体外系副作用;常常出现矛盾效应	镇静,即使苯二氮䓬类效果不佳时也经常有效	静脉注射或口服,单剂 0.5~1mg/kg,最多每 6 h 给药 1 次
Propafenone 普罗帕酮	Rytmonorm (悦复隆)	Ic 类抗心律失常药,钠离子通道阻滞剂	减少窦房结和房室结冲动的产生,抑制传导,心动过缓、心律不齐和房室传导阻滞,心肌收缩力下降,恶心,发热	室上性心动过速(SVT),尤其是房性异位心律;对折返性 SVT 效果较差	静脉注射,剂量为 0.2~0.5mg/kg,10min 后重复,最大剂量为 2mg/kg。持续静脉滴注:4~7μg/(kg·min);需在心电监护下进行静脉注射;如果 QRS 波宽增加超过 20%,则停用。口服:150~200mg/(m²·d),最大剂量 300mg/(m²·d),分 3 次口服;或者 10~20mg/(kg·d),分 3 次口服(餐后 1h 给药,不与牛奶同服)
Propranolol 普萘洛尔	Dociton	非选择性 β 受体阻滞剂	疲劳,心动过缓,血压下降(初始应用血压有时会升高),哮喘,外周动脉灌注障碍,房室传导阻滞,加重代谢综合征	室上性心动过速,室上性期前收缩,室性期前收缩;肥厚型梗阻性心肌病,心力衰竭(选择性 β1 阻滞剂引起心肌抑制),法洛四联症伴右心室流出道梗阻。注意:与洋地黄和(或)钙离子拮抗剂联用时的相互作用	口服:1~5mg/(kg·d),最大 10mg/(kg·d),分 3~4 次;静脉注射:单剂短期注射 0.02~0.2mg/kg(室上性心动过速,缺氧发作)

表 19.1(续)

活性成分	商品名(德语)	药理作用	药物不良反应	适应证/禁忌证	剂 量
Propofol 异丙酚	Propofol-Lipuro, Disoprivan	GABA 能 效应	低血压,心动过缓,呼吸抑制,注射疼痛。对大豆、花生等食物过敏的患者禁用。罕见:异丙酚输注综合征(心动过缓,乳酸性酸中毒,高脂血症,横纹肌溶解症)	短时间麻醉,作为拔管前镇静剂(速效),禁止与抑制心脏药物合用(注意容量不足的问题)	婴儿:静脉注射 2.5 ~ 3.5mg/kg;大龄儿童:静脉注射 1.5 ~ 2.5mg/kg(患者体重越大,初始剂量越低);持续静脉滴注:3 ~ 5mg/(kg·h)),尽可能缩短使用时间,婴儿不超过 6h
Protamine 鱼精蛋白	Protamine	中和肝素,抗凝血酶 III 抑制剂,用药后 5 min 起效	可引起急性低血压,急性过敏反应;在外科手术中更有可能出现肺动脉高压危象(血栓素诱导),在 ICU 中很少见;鱼精蛋白本身可抑制凝血,过量可引起出血,半衰期为 5min(高分子肝素的半衰期为 1 ~ 5h)	术后肝素灭活,肝素过量时作为拮抗剂	1mg 中和 100IU 肝素,1mL = 10mg。给予肝素后 30min 以内用药可 100% 拮抗肝素,给予肝素后 30 ~ 60min 用药可拮抗 75% ~ 50% 的肝素,给予肝素后 60 ~ 120min 用药可拮抗 50% 的肝素,而 120min 以上则可拮抗 25% ~ 30%;因肝素的半衰期不同,可重复给药;低分子量肝素仅可拮抗约 60%;缓慢静脉输注或短时注射
Ranitidine 雷尼替丁	Zantic	可逆性 H₂ 受体阻断剂	便秘,过敏,心动过缓,心律失常	术后或类固醇治疗期间的胃保护	静脉注射 0.5mg/kg,每天 3 次;口服 1mg/kg,每天 3 次
Remifentanil 瑞芬太尼	Ultiva	特异性 μ 受体激动剂,镇痛,欣快,缩瞳,呼吸抑制,镇咳效应,呕吐(早期),止吐(后期),心动过缓,便秘,Oddi 括约肌痉挛	呼吸抑制,低血压,血容量不足时血压降低更明显	由于半衰期短,可用于 Glenn 术和 Fontan 术的快速拔管,在已经叠加使用了一种作用更长时效的阿片类药物或氯胺酮时方可停药	仅适用于持续静脉滴注:0.1 ~ 0.3μg/(kg·min),立即起效,作用时间 2 ~ 5min;因此在停药前需考虑使用吗啡/氰苯双哌酰胺等镇痛药

表 19.1(续)

活性成分	商品名(德语)	药理作用	药物不良反应	适应证/禁忌证	剂 量
Reproterol 瑞普特罗	Bronchospas-min	β2 受体激动剂	快速型心律失常	支气管阻塞,在急性心力衰竭中与 β 受体阻滞剂联用(基于试验研究结果)	持续静脉滴注: 0.1μg/(kg·min)
Sildenail 西地那非	Revatio Viagra Sildenafil	磷酸二酯酶-5 抑制剂,抑制环磷酸鸟苷(cGMP)降解,提高内源性一氧化氮浓度,血管舒张,可促进一氧化氮的效应	面色潮红,视力障碍,消化不良,头痛,鼻炎	肺动脉高压;因有引起低血压的风险,需避免同时使用硝基类药物	口服:2 ~ 3mg/kg,分3～4次;持续静脉滴注: 0.02 ~ 0.04mg/ (kg·h)
Sotalol 索他洛尔	Sotalex	Ⅲ型抗心律失常药、非选择性 β 受体阻滞剂,可延长不应期和动作电位持续时间	心动过缓,低血压,使心力衰竭恶化,心律不齐;尤其是 QT 间期延长,易出现尖端扭转型室速;疲劳,代谢问题恶化,哮喘	室上性心动过速,室性心动过速;禁用于 QT 间期延长和传导阻滞	90mg/m²,分 3 次给药,必要时可逐渐增加至2倍剂量,肾衰竭时减量;静脉短时输注:1mg/kg;持续静脉滴注:1mg/(kg·h)
Spironolac-tone 螺内酯	Aldactone	醛固酮拮抗剂	高钾血症,低钠血症,男性乳房发育	与其他利尿剂联合使用,用于因肝硬化、肾衰竭和心力衰竭引起的水肿;与血管紧张素转化酶抑制剂和非甾体抗炎药联用时应谨慎	新生儿:1～3mg/(kg·d),分 1～2 次给药;儿童: 1.5～4mg/(kg·d),分1～2次给药;成人:25～200mg/d,分 1～2次给药
Succinyl-choline 琥珀酰胆碱	Succinylcholine	去极化肌肉松弛剂	迷走神经紧张(用药前备好阿托品),过敏反应,血压下降,心律失常,恶性高热	用于快速序贯诱导,例如有误吸风险的患者	1～1.5mg/kg 静脉注射,起效时间 30～60s,药效持续时间 2～6min
Sucralfate 硫糖铝	Ulcogant	在食管、胃、十二指肠黏膜上形成保护膜	便秘,腹胀感	吸入性肺炎的预防,反流性食管炎、溃疡的治疗	幼儿:0.25～0.5g,每天 4 次;>10kg:1g,每天 4 次

表 19.1（续）

活性成分	商品名（德语）	药理作用	药物不良反应	适应证/禁忌证	剂　量
Sufentanil 舒芬太尼	Sufenta	强镇静作用；镇痛强度是芬太尼的 5～10 倍或吗啡的 500～1000 倍；相较于芬太尼呼吸抑制作用更弱，对 κ 受体有作用，可诱发焦虑	呼吸抑制，低血容量性低血压，呕吐，缩瞳	强力镇痛，呼吸抑制少；有效时间比芬太尼稍短	单剂 0.2～0.3μg/kg；持续静脉滴注：0.5～1.5μg/(kg·h)，最大 5μg/(kg·h)；新生儿尽可能不用；据文献报道，长期使用阿片类药物后更利于拔管
Tacrolimus 他克莫司	Prograf	抑制钙调磷酸酶，降低白介素水平	肾毒性，神经毒性，高血压，癫痫，低镁血症，糖尿病，厌食，恶心，高血糖，致癌性（如淋巴瘤）	心脏移植术后替代环孢素 A；血药浓度监测：第 1 周 10～15ng/mL，第 1 年 7～10ng/mL，以后 5～7ng/mL；持续监测肝脏、肾脏和神经系统功能	口服：0.1～0.2mg/(kg·d)，>2 岁分 2 次给药，<2 岁分 3 次给药；极少使用静脉注射：0.02～0.05mg/(kg·d)。一些抗生素（特别是大环内酯类）和抗心律失常药物会影响血药浓度
Terbutaline 特布他林	Bricanyl	β2 受体激动剂	心动过速，心律失常	支气管痉挛	静脉或皮下注射：5～10μg/kg；持续静脉滴注：1～10μg/(kg·h)；雾化吸入：溶于 2mL 生理盐水中，0.5 滴/kg
Terlipressin 特利加压素	Haemopressin	增加小动脉的血管张力，比血管升压素的作用时间长，具有抗利尿激素分泌的效应	高血压，左心室后负荷性衰竭，水中毒，外周循环紊乱导致器官衰竭	顽固性低血压，在心动过速治疗中替代去甲肾上腺素，食管静脉曲张出血（降低内脏神经灌注）	单剂 5～10μg/kg，最大 20μg/kg，每 4h 用药 1 次；持续静脉滴注：起始 5～10ng/(kg·min)，根据治疗效果追加
Theophylline 茶碱	Euphylline Solosin	甲基黄嘌呤，磷酸二酯酶抑制剂	快速型心律失常，癫痫患者禁用	恢复呼吸，扩张支气管时从约 20mg/(kg·d) 开始，意向性窦性心动过速，改善利尿	加入呋塞米中持续静脉输注：5mg/(kg·d)；恢复呼吸：10mg/(kg·d)；作为支气管扩张剂：20mg/(kg·d)

表 19.1(续)

活性成分	商品名(德语)	药理作用	药物不良反应	适应证/禁忌证	剂 量
Thiopental 硫喷妥钠	Trapanal	GABA 能效应,钠通道阻滞剂	心肌抑制,血压下降,呼吸抑制,酶诱导(有引发骨病的风险),支气管痉挛、喉痉挛(使用阿托品拮抗),长期应用易出现感染	血压稳定且无循环损害患者的插管,颅脑压迫的治疗(纠正全麻药导致的颅内压升高,一般均有效,但对病理性的颅内高压,如颅内占位性病变、脑水肿、急性脑损伤效果不明,无益),癫痫持续状态的麻醉。注意:容量不足时可引起心脏抑制;重复给药时可出现蓄积,肌肉震颤、血管刺激	作为短期麻醉用药时,单剂 4~5mg/kg(作用持续时间 5~10min);脑水肿时,单剂 1~3mg/kg;在脑电图监测下,快速推注后持续静脉输注 1~10mg/(kg·h),直至暴发抑制。半衰期 3~8h(脂肪内蓄积)
Tolvaptan 托伐普坦	Samsca	竞争性精氨酸加压素受体-2 拮抗剂	避免钠过快增加,否则有脱髓鞘风险	抗利尿激素分泌异常引起的低钠血症,禁用于低容量性低钠血症	儿童剂量未经验证,需以低于成人的剂量进行滴定;成人 15mg/d
Tramadol 反胺苯环醇(曲马多)	Tramal	吗啡受体激动剂,抗焦虑、抗抑郁作用,效应强度约为吗啡的 1/10	恶心、呕吐,在约 30% 的患者中无镇痛作用,便秘、Oddi 括约肌异常	轻微的呼吸抑制,在有自主呼吸的患者中作为镇痛剂。有中枢神经疾病者禁用,不可与苯丙香豆素或抗抑郁药合用	口服:单剂 1mg/kg,每 4h 1 次;静脉注射:0.5~1mg/kg,每 4h 1 次;持续静脉滴注:1~8mg/(kg·d)
Tranexamic acid 氨甲环酸	Cyklokapron(止血环酸)	通过纤溶酶复合物来抑制纤维蛋白消耗	输液过快会造成恶心、呕吐、低血压,在有血栓形成倾向的患者中引起血栓形成	确诊或疑似的高纤溶状态(经血栓弹力图及旋转式血栓弹力计检测),疑似有局部的高纤溶(术后血肿),局部鼻出血(浸渍填塞)	单剂 10~20mg/kg,短时推注(5min);推注后以 1mg/(kg·h)持续静脉滴注

表 19.1(续)

活性成分	商品名(德语)	药理作用	药物不良反应	适应证/禁忌证	剂 量
Urapidil 乌拉地尔	Ebrantil (压宁定)	外周 α1 受体阻滞剂,中枢交感神经阻滞剂	轻度反射性心动过速,体位性低血压,呕吐,不得与西咪替丁同时使用,有梗阻性心功能障碍患者不得使用	动脉高血压,心力衰竭(后负荷降低),改善支气管阻塞;作用效果与硝普钠类似,但可控性低,效果差	持续静脉滴注:0.2 ~ 1mg/(kg·h);推注:0.2 ~ 0.5mg/kg(用时10min)
Vasopressin 血管加压素	Pitressin (抗利尿激素)	升压、抗利尿,半衰期1min	高血压,心动过缓,血管痉挛,癫痫,发热,坏疽,支气管痉挛,水中毒	休克伴血管麻痹;注意:心源性休克,胃肠出血;或可用于心肺复苏	用于休克伴血管麻痹时:0.000 5 ~ 0.001IU/(kg·min),按需增加剂量;用于心肺复苏时:单剂0.5IU/kg
Verapamil 维拉帕米	Verapamil Isoptin (异搏定)	钙离子拮抗剂,对心肌作用明显,对血管作用较弱	血压下降,传导阻滞,转氨酶升高,不能与洋地黄和 β 受体阻滞剂联用	心房扑动、心房颤动和室上性心动过速时心室率的控制;不能用于 WPW 综合征、传导阻滞、休克、心泵功能差,以及肌肉疾病和呼吸衰竭	静脉注射:单剂0.1 ~ 0.2mg/kg,20min 后重复给药;解毒剂:钙剂;持续静脉滴注:5μg/(kg·min);口服:1.5 ~ 2mg/kg,每天3次;肥厚型梗阻性心肌病:5 ~ 10mg/(kg·d),分3次
Vecuronium 维库溴铵	Norcuron (万可松)	非去极化肌松药	无迷走神经松弛反应,无组胺释放,低血容量时可引起低血压,肾功能损害时可蓄积	强效肌肉松弛剂,适用于各种手术和气管插管	单剂:0.05 ~ 0.1mg/kg;持续静脉滴注:0.1mg/(kg·h)。注射后 2min 后起效,作用时间30 ~ 60min
Vitamin K 维生素 K	Konakion (维生素 K1,植物甲萘醌)	维生素 K1 的作用,通过 Quick/INR 测试因子 Ⅱ、Ⅶ、Ⅸ、Ⅹ 的羧基化(蛋白 S 及蛋白 C 的羧基化也取决于维生素 K)	罕见循环障碍	出生后第1、3、28天预防性应用;维生素 K 缺乏引起出血、肾损害	预防性应用:早产儿0.4mg/kg 静脉注射或肌内注射;新生儿1 ~ 2mg 口服。吸收障碍:1 ~ 2mg 静脉注射;维生素 K 缺乏引起的出血:1 ~ 10mg 静脉注射,4h 后行实验室检查。避光保存

表 19.2　β 受体阻滞剂

β 受体阻滞剂	无内源性拟交感神经活性	有内源性拟交感神经活性
β1 选择性	阿替洛尔,比索洛尔,美托洛尔,艾司洛尔,倍他洛尔,尼必洛尔	塞利洛尔,醋丁洛尔
非选择性	普萘洛尔,噻吗洛尔,索他洛尔,卡维地洛	阿普洛尔,氧烯洛尔,吲哚洛尔

表 19.3　治疗恶心的药物

药　物	一般说明
苯海拉明氯苯碱(茶苯海明)	糖衣片或栓剂,有助于减轻程度不太严重的恶心,静脉给药单剂 0.5 ~ 1mg/kg,每6 ~ 8h 1 次,术后效果良好
地塞米松(氟美松)	标准的治疗恶心的类固醇药物:婴儿1 ~ 2mg,儿童2 ~ 4mg,成人8mg 静脉注射;可引起高血糖、β 受体致敏(拟交感神经副作用)
格拉司琼(格兰西龙)	5-HT$_3$ 拮抗剂,1mg 静脉注射或2mg 口服,作用时间约24h,不良反应:头痛、便秘,可与地塞米松联合应用
昂丹司琼(枢复宁)	与格拉司琼(5-HT$_3$ 拮抗剂)非常相似;作用时间更短,必须使用较高剂量,但有口服分散片
甲氧氯普胺(胃复安)	首选口服滴剂,因会引起运动障碍,故 12 岁以下患儿禁用,这一不良作用易被拮抗
劳拉西泮,地西泮,咪达唑仑	苯二氮䓬类药物,通常与止吐药有协同作用,可减少由抗焦虑药引起的恶心
氟哌啶醇	精神安定剂,可通过抑制自主神经系统来减少恶心,因此适于联合使用;用药经验多是从青春期以后的患儿中总结得来

表 19.4　苯丙香豆素

作　用	维生素 K 依赖的因子 Ⅱ、Ⅶ、Ⅸ、Ⅹ 和蛋白 C 及蛋白 S 的 γ – 羧化的抑制作用
适应证	人工瓣膜
	植入物
	预防血栓
	体外循环装置
	罕见心律失常
目标管理	凝血酶原时间,国际标准化比值(INR)目标2 ~ 3.5
不良反应	胃肠道出血
	骨密度降低
	由于对促凝血因子的抑制作用比抗凝因子的抑制作用持续时间长,所以需要与肝素重叠开始使用
	与各种药物的相互作用

表 19. 4(续)

剂 量	0. 1mg/(kg · d)					
	婴幼儿					
	INR	第 2 天	第 3 天	第 4 天	第 5 天	第 6 天
	<1. 5	100%	100%	125%	150%	150%
	1. 5~1. 7	75%	100%	100%	100%	125%
	1. 8~2. 0	50%	50%	75%	75%	75%
	2. 1~2. 5	50%	50%	50%	50%	50%
	2. 6~3. 0	25%	25%	25%	25%	25%
	>3. 0	0	0	12. 5%	12. 5%	12. 5%
药理学	口服剂量吸收可达 99%					
	代谢产物主要经肾脏排出					
	半衰期 3~6d					
	起效时间 2~3d					
	注意:肝脏疾病、心功能失代偿、胃肠道感染					

参见:http://www. staff. uni-mainz. de/goldinge/dosmatrx. htm

推荐阅读

[1] Munoz R, et al. Handbook of pediatric cardiovascular drμgs. Heidelberg:Springer, 2008.

[2] Brunton L, et al. Goodman and Gilman's the pharmacological basis of therapeutics. 13th edition. New York:McGraw Hill Education, 2017.

[3] Vincent J. Dμgs and the Kidneys. Clin Pharmacol Ther, 2017,102(3):368 – 372.